普通高等教育“十一五”规划教材
北京高等教育精品教材
北京大学口腔医学教材
住院医师规范化培训辅导教材

口腔颌面医学影像学

Oral and Maxillofacial Medical Imaging

（第3版）

主　　编　张祖燕　傅开元
副 主 编　李　刚　孙志鹏
编　　委（按姓名汉语拼音排序）
傅开元（北京大学口腔医学院）
李　刚（北京大学口腔医学院）
柳登高（北京大学口腔医学院）
马绪臣（北京大学口腔医学院）
孙志鹏（北京大学口腔医学院）
吴运堂（北京大学口腔医学院）
杨　杰（美国 Temple 大学）
余　强（上海交通大学口腔医学院）
张　刚（北京大学口腔医学院）
张万林（北京大学口腔医学院）
张祖燕（北京大学口腔医学院）
赵燕平（北京大学口腔医学院）
编写秘书　谢晓艳（北京大学口腔医学院）

北京大学医学出版社

KOUQIANG HEMIAN YIXUE YINGXIANGXUE

图书在版编目（CIP）数据

口腔颌面医学影像学 / 张祖燕，傅开元主编 . —3 版 . —北京：北京大学医学出版社，2023.7

ISBN 978-7-5659-2761-4

Ⅰ . ①口…　Ⅱ . ①张… ②傅…　Ⅲ . ①口腔颌面部疾病 – 影象诊断 – 医学院校 – 教材　Ⅳ . ① R816.98

中国国家版本馆 CIP 数据核字（2022）第 186484 号

口腔颌面医学影像学（第 3 版）

主　　编：张祖燕　傅开元
出版发行：北京大学医学出版社
地　　址：（100191）北京市海淀区学院路 38 号　北京大学医学部院内
电　　话：发行部 010-82802230；图书邮购 010-82802495
网　　址：http://www.pumpress.com.cn
E-mail：booksale@bjmu.edu.cn
印　　刷：北京信彩瑞禾印刷厂
经　　销：新华书店
责任编辑：刘陶陶　　**责任校对：**靳新强　　**责任印制：**李　啸
开　　本：850 mm×1168 mm　1/16　　**印张：**21　　**字数：**590 千字
版　　次：2023 年 7 月第 3 版　2023 年 7 月第 1 次印刷
书　　号：ISBN 978-7-5659-2761-4
定　　价：85.00 元

北京大学口腔医学教材编委会名单

第 3 轮序

八年制口腔医学教育是培养高素质口腔医学人才的重要途径。2001 年至今，北京大学口腔医学院已招收口腔医学八年制学生 765 名，培养毕业生 445 名。绝大多数毕业生已经扎根祖国大地，成为许多院校和医疗机构口腔医学的重要人才。近 20 年的教学实践证明，口腔医学八年制教育对于我国口腔医学人才培养、口腔医学教育模式探索以及口腔医疗事业的发展做出了重要贡献。

人才培养离不开优秀的教材。第 1 轮北京大学口腔医学长学制教材编撰于 2004 年，于 2014 年再版。两版教材的科学性和实用性已经得到普遍的认可和高度评价。自两轮教材发行以来，印数已逾 50 万册，成为长学制、本科五年制及其他各学制、各层次学生全面系统掌握口腔医学基本理论、基础知识、基本技能的良师益友，也是各基层口腔医院、诊所、口腔科医生的参考书、工具书。

近年来，口腔医学取得了一些有益的进展。数字化口腔医学技术在临床中普遍应用，口腔医学新知识、新技术和新疗法不断涌现并逐步成熟。第 3 轮北京大学口腔医学教材在重点介绍经典理论知识体系的同时，注意结合前沿新理念、新概念和新知识，以培养学生的创新性思维和提升临床实践能力为导向。同时，第 3 轮教材新增加了《口腔药物学》和《口腔设备学》，使整套教材体系更趋完整。在呈现方式上，本轮教材采用了现代图书出版的数字化技术，这使得教材的呈现方式更加多元化和立体化；同时，通过二维码等方式呈现的视频、动画、临床案例等数字化素材极大地丰富了教材内容，并显著提高了教材质量。这些新型编写方式的采用既给编者们提供了更多展示教材内容的手段，也提出了新的挑战，感谢各位编委在繁忙的工作中，适应新的要求，为第 3 轮教材的编写所付出的辛勤劳动和智慧。

八年制口腔医学教材建设是北京大学口腔医学院近八十年来口腔医学教育不断进步、几代口腔人付出巨大辛劳后的丰硕教育成果的体现。教材建设在探索中前进，在曲折中前进，在改革中前进，在前进中不断完善，承载着成熟和先进的教育思想和理念。大学之“大”在于大师，北京大学拥有诸多教育教学大师，他们犹如我国口腔医学史上璀璨的群星。第 1 轮和第 2 轮教材共汇聚了 245 名口腔医学专家的集体智慧。在第 3 轮教材修订过程中，又吸纳 75 名理论扎实、业务过硬、学识丰富的中青年骨干专家参加教材编写，这为今后不断完善教材建设，打造了一支成熟稳定、朝气蓬勃、有开拓进取精神和自我更新能力的创作团队。

教育兴则国家兴，教育强则国家强。高等教育水平是衡量一个国家发展水平和发展潜力的重要标志。党和国家对高等教育人才培养的需要、对科学知识创新和优秀人才的需要就是我们的使命。北京大学口腔医院（口腔医学院）将更加积极地传授已知、更新旧知、开掘新知、探索未知，通过立德树人不断培养党和国家需要的人才，加快一流学科建设，实现口腔医学高等教育内涵式发展，为祖国口腔医学事业进步做出更大的贡献！

在此，向曾为北京大学口腔医学长学制教材建设做出过努力和贡献的全体前辈和同仁致以最崇高的敬意！向长期以来支持口腔医学教材建设的北京大学医学出版社表示最诚挚的感谢！

俞光岩　郭传瑸

二〇二〇年六月

第 2 轮序

2001 年教育部批准北京大学医学部开设口腔医学（八年制）专业，之后其他兄弟院校也开始培养八年制口腔专业学生。为配合口腔医学八年制学生的专业教学，2004 年第 1 版北京大学口腔医学长学制教材面世，编写内容包括口腔医学的基本概念、基本理论和基本规律，以及当时口腔医学的最新研究成果。近十年来，第 1 版的 14 本教材均多次印刷，在现代中国口腔医学教育中发挥了重要作用，反响良好，应用范围广泛：兄弟院校的长学制教材、5 年制学生的提高教材、考研学生的参考用书、研究生的学习用书，在口腔医学的诸多教材中具有一定的影响力。

社会的发展和科技的进步使口腔医学发生着日新月异的变化。第 1 版教材面世已近十年，去年我们组织百余名专家启动了第 2 版教材的编写工作，包括占编委总人数 15% 的院外乃至国外的专家，从一个崭新的视角重新审视长学制教材，并根据学科发展的特点，增加了新的口腔亚专业内容，使本套教材更加全面，保证了教材质量，增强了教材的先进性和适用性。

说完教材，我想再说些关于八年制教学，关于大学时光。同学们在高考填报志愿时肯定已对八年制有了一定了解，口腔医学专业八年制教学计划实行“八年一贯，本博融通”的原则，强调“加强基础，注重素质，整体优化，面向临床”的培养模式，目标是培养具有口腔医学博士专业学位的高层次、高素质的临床和科研人才。同学们以优异成绩考入北京大学医学部口腔医学八年制，一定是雄心勃勃、摩拳擦掌，力争顺利毕业获得博士学位，将来成为技艺精湛的口腔医生、桃李天下的口腔专业老师抑或前沿的口腔医学研究者。祝贺你们能有这样的目标和理想，这也正是八年制教育设立的初衷——培养中国乃至世界口腔医学界的精英，引领口腔医学的发展。希望你们能忠于自己的信念，克服困难，奋发向上，脚踏实地地实现自己的梦想，完善人生，升华人性，不虚度每一天，无愧于你们的青春岁月。

我以一个过来人的经历告诉你们，并且这也不是我一个人的想法：人生最美好的时光就是大学时代，二十岁上下的年纪，汗水、泪水都可以尽情挥洒，是充实自己的黄金时期。你们是幸运的，因为北京大学这所高等学府拥有一群充满责任感和正义感的老师，传道、授业、解惑。你们所要做的就是发挥自己的主观能动性，在老师的教导下，合理支配时间，学习、读书、参加社团活动、旅行……“读万卷书，行万里路”，做一切有意义的事，不被嘈杂的外界干扰。少些浮躁，多干实事，建设内涵。时刻牢记自己的身份：你们是现在中国口腔界的希望，你们是未来中国口腔界的精英；时刻牢记自己的任务：扎实学好口腔医学知识，开拓视野，提高人文素养；时刻牢记自己的使命：为引领中国口腔的发展做好充足准备，为提高大众的口腔健康水平而努力。

从现在起，你们每个人的未来都与中国口腔医学息息相关，“厚积而薄发”，衷心祝愿大家在宝贵而美好的大学时光扎实学好口腔医学知识，为发展中国口腔医学事业打下坚实的基础。

这是一个为口腔事业奋斗几十年的过来人对初生牛犊的你们——未来中国口腔界的精英的肺腑之言，代为序。

徐 韬

二〇一三年七月

第 1 轮序

北京大学医学教材口腔医学系列教材编审委员会邀请我为 14 本 8 年制口腔医学专业的教材写一个总序。我想所以邀请我写总序，也许在参加这 14 本教材编写的百余名教师中我是年长者，也许在半个世纪口腔医学教学改革和教材建设中，我是身临其境的参与者和实践者。

1952 年我作为学生进入北京大学医学院口腔医学系医预班。1953 年北京大学医学院口腔医学系更名为北京医学院口腔医学系，1985 年更名为北京医科大学口腔医学院，2000 年更名为北京大学口腔医学院。历史的轮回律使已是老教授的我又回到北京大学。新中国成立后学制改动得频繁：1949 年牙医学系为 6 年，1950 年毕业生为 5 年半，1951 年毕业生为 5 年并招收 3 年制，1952 年改为 4 年制，1954 年入学的为 4 年制，毕业时延长一年实为 5 年制，1955 年又重新定为 5 年制，1962 年变为 6 年制，1974 年招生又决定 3 年制，1977 年再次改为 5 年制，1980 年又再次定为 6 年制，1988 年首次定为 7 年制，2001 年首次招收 8 年制口腔医学生。

20 世纪 50 年代初期，没有全国统一的教科书，都是用的自编教材；到 50 年代末全国有三本统一的教科书，即《口腔内科学》《口腔颌面外科学》和《口腔矫形学》；到 70 年代除了上述三本教科书外增加了口腔基础医学的两本全国统一教材，即《口腔组织病理学》和《口腔解剖生理学》；80 年代除了上述五本教科书外又增加《口腔正畸学》《口腔材料学》《口腔颌面 X 线诊断学》和《口腔预防・儿童牙医学》，《口腔矫形学》更名为《口腔修复学》。至此口腔医学专业已有全国统一的九本教材；90 年代把《口腔内科学》教材分为《牙体牙髓病学》《牙周病学》《口腔黏膜病学》三本，把《口腔预防・儿童牙医学》分为《口腔预防学》和《儿童口腔病学》，《口腔颌面 X 线诊断学》更名为《口腔颌面医学影像诊断学》，同期还增设有《口腔临床药物学》《口腔生物学》和《口腔医学实验教程》。至此，全国已有 14 本统一编写的教材。到 21 世纪又加了一本《𬌗学》，共 15 本教材。以上学科名称的变更，学制的变换以及教材的改动，说明新中国成立后口腔医学教育在探索中前进，在曲折中前进，在改革中前进，在前进中不断完善。而这次为 8 年制编写 14 本教材是半个世纪口腔医学教育改革付出巨大辛劳后的丰硕收获。我相信，也许是在希望中相信我们的学制和课程不再有变动，而应该在教学质量上不断下功夫，应该在教材和质量上不断再提高。

书是知识的载体。口腔医学教材是口腔医学专业知识的载体。一套口腔医学专业的教材应该系统地、完整地包含口腔医学基本知识的总量，应该紧密对准培养目标所需要的知识框架和内涵去取舍和筛选。以严谨的词汇去阐述基本知识、基本概念、基本理论和基本规律。大学教材总是表达成熟的观点、多数学派和学者中公认的观点和主流派观点。也正因为是大学教材，适当反映有争议的观点、非主流派观点让大学生去思辨应该是有益的。口腔医学发展日新月异，知识的半衰期越来越短，教材在反映那些无可再更改的基本知识的同时，概括性介绍口腔医学的最新研究成果，也是必不可少的，使我们的大学生能够触摸到口腔医学科学前沿跳动的脉搏。创造性虽然是不可能教出来的，但是把教材中深邃的理论表达得深入浅出，引人入胜，激发兴趣，给予思考的空间，尽管写起来很难，却是可能的。这无疑有益于培养大学生的创造性思维能力。

本套教材共14本，是供8年制口腔医学专业的大学生用的。这14本教材为:《口腔组织学与病理学》《口腔颌面部解剖学》《牙体解剖与口腔生理学》《口腔生物学》《口腔材料学》《口腔颌面医学影像学》《牙体牙髓病学》《临床牙周病学》《儿童口腔医学》《口腔颌面外科学》《口腔修复学》《口腔正畸学》《预防口腔医学》《口腔医学导论》。可以看出这14本教材既有口腔基础医学类的，也有临床口腔医学类的，还有介于两者之间的桥梁类科目教材。这是一套完整的、系统的口腔医学专业知识体系。这不仅仅是新中国成立后第一套系统教材，也是1943年成立北大牙医学系以来的首次，还是实行8年制口腔医学学制以来的首套。为了把这套教材写好，教材编委会遴选了各学科资深的教授作为主编和副主编，百余名有丰富的教学经验并正在教学第一线工作的教授和副教授参加了编写工作。他们是尝试着按照上述的要求编写的。但是首次难免存在不足之处，好在道路已经通畅，目标已经明确，只要我们不断修订和完善，这套教材一定能成为北京大学口腔医学院的传世之作！

张震康

二○○四年五月

第 3 版前言

《口腔颌面医学影像学》第 2 版自 2014 年出版以来，受到口腔医学专业学生和口腔放射学专业工作者的好评。过去几年间，口腔颌面放射学相关研究有了许多新的进展，对于检查技术和疾病诊断都有了许多新的认识，因此，我们对教材内容进行了再版修订。

本版修订中，我们保留了上版教材各章结构，其中在第六章中增加了第二节“数字化放射学”和第三节“口腔颌面锥形束 CT”，重新编写了相关内容；第四章“放射防护”和第十九章“口腔颌面种植放射学”也由新的编者重新进行了编写；其他各章节都做了勘误和内容更新，反映了学科进展和新的研究成果；对于上版教材中的部分插图进行了更换；删除和简化了一些临床已很少应用的检查技术内容。

值此教材修订之际，我们更加怀念我国口腔颌面放射学奠基人邹兆菊教授和其他前辈们。本教材第 1 版和第 2 版的主编马绪臣教授为口腔颌面医学影像学教材建设付出了辛苦努力，做出了重要贡献，也为本次修订工作奠定了很好的基础，谨向马绪臣教授表示衷心感谢!

本教材的各位编者肩负教学、科研和临床工作重任，牺牲休息时间按时完成了编写任务，在此对各位编者表示深深的谢意。特别感谢上海交通大学口腔医学院的余强教授和美国 Temple 大学牙科学院的杨杰教授对本次修订工作的大力支持。

最后，诚恳希望广大读者对本教材编写和修订中的缺点和不足给予批评和指正。

张祖燕　傅开元

第 2 版前言

自本书第 1 版出版以来，已经过去了 7 年的时间。这一段时期是口腔颌面医学影像学发展较快的一个历史时期。同时，经过 8 届口腔医学专业八年制口腔颌面医学影像学教学实践，对于本书也有了进一步修订的要求。本版修订仍以长学制口腔颌面医学影像学教学需要为主要目的，但同时可以作为高等医药院校五年制同学的参考教材。

在本版修订中，各章节均作了勘误和适当的结构调整，大部分章节依据学科进展情况进行了内容更新。鉴于口腔颌面锥形束 CT 技术在近几年来的巨大进步和在我国的迅速推广，在本版修订中，各相关章节均增加了口腔颌面锥形束 CT 临床应用的有关内容。

近几十年来，我国口腔颌面医学影像学得到了迅速的发展，并跻身于国际先进行列。在看到这些进步时，我们总是要深切怀念和深深感谢我国口腔颌面放射学奠基人邹兆菊教授和诸多前辈为我国口腔颌面医学影像学事业所做出的无私奉献和重要的历史贡献。

本版增加了一位副主编（傅开元教授）和两位编委（李刚教授和孙志鹏副教授），从而为本书的修订工作增加了新的活力。

北京大学口腔医学院和上海交通大学口腔医学院对于本书的编撰及修订工作一贯给予大力支持，美国 Temple 大学杨杰教授积极参加本书的编写及修订工作，在此一并致谢。

对于长学制口腔颌面医学影像学的教学工作尚需积累更多的经验，教学方法的进一步改进也势在必行。如何编撰好一部适合于我国口腔医学专业长学制教育的口腔颌面医学影像学教材仍是一个值得探索的课题。因此，诚望得到应用本教材的广大师生和口腔医学界同仁的批评指正。

马绪臣

二〇一四年五月

第 1 版前言

本书为适应我国口腔医学专业八年制教学需要编写，主要以北京大学口腔医学院半个世纪以来积累的珍贵资料为依据编撰而成，涵盖了口腔颌面部多种医学影像检查技术及牙体、牙周疾病、颌面骨炎症、牙及颌面骨外伤、颌骨囊肿、肿瘤及瘤样病变、颌面颈部软组织肿块性病变、涎腺疾病、颞下颌关节疾病、系统病在口腔及颅 - 颌面骨的表现，口腔颌面部介入放射学和口腔颌面种植学等多方面的内容。此外，尚邀请了美国 Temple 大学杨杰教授编写了放射物理学概述和放射生物学效应两章，邀请了上海第二医科大学余强教授编写了颌面颈部软组织肿块性病变一章，从而使本书内容更为丰富和完善。

由于本教材主要读者对象为八年制口腔医学专业本科生，为提高学生对国外文献的理解能力，在各章之前均撰写了该章的英文摘要，并在正文内尽可能多地提供英语专业名词。各章节编写均以作者积累的资料为主要依据，并参考国内外最新文献，将有关新技术纳入本书，以使其既实用又能反映口腔颌面医学影像学的最新进展。此外，本书对某些有学术争议之处，亦予描述，以启发读者思考，提高自主学习能力和教学效果。

本书编撰过程中得到了北京大学口腔医学院和上海第二医科大学口腔医学院的大力支持和帮助，美国 Temple 大学杨杰教授除为本书撰写第二、三章外，尚为本书各章英文摘要进行了认真的修改，北京大学口腔医学院放射科刘燕婷技师为本书的文字录入及资料整理等做了大量工作，特此一并致谢。

尽管全体编者为编撰此书付出了极大的辛劳，但终因水平所限，且对八年制口腔医学专业教学工作缺乏经验，其中纰漏或错误难以避免，恳请广大师生及读者不吝指正，以便再版时修订。

主　编　马绪臣
副主编　张祖燕
二〇〇五年十一月

目　录

第一章 绪 论

Introduction

口腔颌面医学影像学（oral and maxillofacial medical imaging）包括对口腔颌面部疾病的 X 线、CT、磁共振成像及超声等现代医学影像技术的检查与诊断以及口腔颌面部介入放射学，是口腔医学专业必修课程之一。

一、学科发展概况

1895 年伦琴宣布发现 X 线，其后 2 周，Otto Walkhoff 等即将 X 线用于拍摄牙科 X 线片。美国人 C. E. Kells 1896 年拍摄了美国第一张根尖片。意大利人 Vellebonna 1930 年发明体层摄影机，并于 20 世纪 30 年代后期开始用于颞下颌关节病的检查，20 世纪 50 年代引入我国用于口腔颌面部疾病的诊断。第二次世界大战后，芬兰人 Peatero 开始设计曲面体层机，1954 年形成产品，后经多次更新换代，现已发展为数字化曲面体层机。 20 世纪 70 年代曲面体层机引入我国，近 10 余年来在我国得到了迅速的普及。1971 年英国物理学家 Hounsfield 及 Ambrose 医生创制 CT 装置，这是医学影像学上的一次划时代的进步。1979 年 Hounsfield 因此而荣获诺贝尔生理学或医学奖。CT 机问世 40 余年来，CT 扫描装置及扫描技术获得了极大的进步，从仅能对头颈进行扫描，发展为可对全身任何部位进行扫描，扫描速度大大加快，特别是随着多层螺旋 CT（multislice spiral computed tomography, MSCT）的问世及技术的迅速进步，其分辨力得到了极大的提高。1998 年意大利工程师 P. Mozzo 报道了意大利 Quantitative Radiology 公司生产的 NewTom 9000 卧式口腔颌面锥形束 CT(cone beam computed tomography, CBCT) 机；几乎同一时期，日本口腔颌面放射学家 Y. Arai 报道了坐式口腔颌面锥形束 CT 机——“Ortho-CT”。口腔颌面锥形束 CT 机的问世给口腔颌面放射学带来了革命性的进步，彻底改变了传统口腔颌面放射学设备仅能提供二维图像的历史，可以三维显示病变部位，极大地提高了口腔颌面影像学的诊断能力。传统医用 CT 于 20 世纪 80 年代初引入我国，并开始用于口腔颌面部疾病的检查；口腔颌面 CBCT 则于其问世后很快（1999 年）即引入我国，并得到了迅速推广。自 20 世纪 70 年代初开始，超声技术亦得到迅速的发展。磁共振成像装置于 20 世纪 80 年代初期问世，并于 80 年代后期引入我国，应用于口腔医学临床诊断。随着 20 世纪 70 年代初期以来 CT 和超声技术的迅速发展及 80 年代初期以来磁共振成像技术的巨大进步，口腔颌面医学影像学得以迅速发展；数字化牙科 X 线机、数字化曲面体层机的先后问世，亦进一步丰富了口腔颌面医学影像学的内容。

造影技术的发展在口腔颌面医学影像学发展史上占有重要位置。早在 1944 年 Nϕrgaard 就成功地报道了颞下颌关节造影术。我国学者早在 20 世纪 60 年代便开始了这方面的研究工作，我国也因此成为最早开展颞下颌关节造影为数不多的几个国家之一。1913 年 Arcelin 最早报告用铋作为造影剂显示了下颌下腺导管结石，但因造影剂重金属反应而停止使用。我国学者于

20世纪30年代开始将唾液腺造影用于唾液腺肿瘤的检查。颌面部血管造影较早见于20世纪50年代，我国则始于20世纪60年代。数字减影技术与造影技术的结合极大地推动了造影技术的发展。Eiedses des Plantes于1961年发明图像减影法。美国威斯康星大学于1980年2月研制成功数字减影血管造影设备，并将其大量用于血管造影减影。1987年Jacobs和Manaster首先将数字减影技术用于颞下颌关节下腔造影，而我国学者则首先将此项技术用于颞下颌关节上腔造影。同时，数字减影唾液腺造影的工作也得到了开展。

口腔放射学在伦琴射线发现之后一个很长的历史时期内，仅限于拍摄根尖片及颌骨平片，实际上仅为牙科放射学。随着X线技术的发展，多种X线机应用到临床实践中，这使得口腔放射学已由单纯对牙及颌骨病变的检查诊断发展为对口腔颌面部骨折、炎症、发育性疾病、肿瘤，唾液腺疾病及颞下颌关节疾病等多种疾病进行检查和诊断的口腔颌面放射学。在口腔颌面部X线检查技术及设备不断发展的基础上，各种造影技术如普通唾液腺造影、颞下颌关节造影、颈动脉造影，以及数字减影血管造影、唾液腺造影、颞下颌关节造影等，也大大丰富了口腔颌面放射学的内容。灰阶超声、同位素、数字化放射学、CT及磁共振成像等现代医学影像技术的巨大进步及其在口腔医学中的应用，极大地促进了口腔颌面放射学的发展，并逐渐进入口腔颌面医学影像学的新时代。可以认为，口腔颌面医学影像学是过去近20年的时间内发展最快的口腔医学学科之一；同时，其发展也无疑大大地推进了口腔医学其他相关学科的进步。

二、医学影像检查方法选择及影像诊断

（一）医学影像检查方法选择

口腔颌面医学影像检查技术包括普通放射学检查、数字化放射学检查、CT、超声、放射性核素显像及磁共振成像等。口腔医学工作者必须掌握各种检查技术的适应证、禁忌证和优缺点，必须全面了解不同检查技术对患者疾病诊断和设定治疗计划帮助的大小，以及给患者可能造成损害的风险和经济负担，以选择最佳的检查方案。

对于牙及牙周疾病的检查以根尖片为主，必要时可采用曲面体层片对全口牙情况进行检查。对少数疑难病例，可采用近几年来生产的口腔颌面锥形束CT检查。对于埋伏牙定位，可采用根尖片埋伏牙定位投照检查方法，以了解阻生牙位于牙列唇颊侧或舌腭侧。口腔颌面锥形束CT检查可从多个方位对埋伏牙进行定位，对临床诊断和治疗帮助颇大，已被日益广泛地用于埋伏牙的定位。

颌面骨炎症的诊断一般亦以普通放射学检查为主要检查方法，如㕮片、下颌骨侧斜位片、下颌骨升支切线位片、曲面体层片、华特位片等，必要时可采用CBCT检查。对于累及范围较大的口腔颌面部软组织炎症，则应进行MSCT和磁共振成像检查。

口腔颌面部囊肿、肿瘤和瘤样病变的医学影像检查方法包括普通放射学检查、超声、CT、磁共振成像、数字减影血管造影及核素显像等。对于颌骨病变，一般均首先进行普通放射学检查，然后再根据具体情况，选用CT、磁共振成像及其他检查方法。对于口腔颌面部软组织病变，则应选用B超、MSCT及磁共振成像检查。对于口腔颌面部恶性肿瘤，除应进行普通放射学检查外，一般应进行MSCT和（或）磁共振成像检查。

对颌面骨骨折，目前仍以普通X线检查为临床主要检查方法，如㕮片、曲面体层片、华特位片、下颌骨侧斜位片、下颌骨开口后-前位片及颧弓轴位片等。但对于复杂的骨折，特别是累及多骨的面中部骨折，最好进行MSCT检查，以明确其范围及骨折移位情况。此外，对于髁突矢状骨折、骨折段移位不明显者，CT检查具有重要价值。

唾液腺疾病的检查在不同的临床情况有较大的区别。对于唾液腺阳性结石，首选X线平

片；对唾液腺阴性结石，可采用唾液腺造影检查。此外，超声检查有助于诊断。对于唾液腺慢性炎症、舍格伦综合征，应首选唾液腺造影，超声检查也有助于诊断。对于唾液腺肿瘤，应首选超声检查，并常需增加 MSCT 或磁共振成像检查。

对颞下颌关节疾病，应首选普通 X 线检查，如许勒位片、髁突经咽侧位片或曲面体层片等。在拟对关节盘病变进行诊断时，可选用磁共振成像或关节造影检查。在疑有关节肿瘤性病变时，应根据临床情况选择 CBCT、MSCT 和（或）磁共振成像检查。对于关节强直的检查，可选用曲面体层片、平面体层片及 CBCT 或 MSCT 检查。

对于口腔颌面部血管畸形，除需进行普通 X 线检查外，数字减影血管造影检查为最重要的检查方法；此外，尚可在造影的同时进行介入治疗。必要时可进行 MSCT 及 (或) 磁共振成像检查，以进一步明确病变范围及与周围结构的关系。

总之，必须依据患者的具体情况，选择不同的医学影像检查方法，综合考虑诊断效果和检查费用及可能给患者带来的损害之间的平衡，实现最合理的检查方法组合。

（二）医学影像诊断

同一种疾病可以有较大区别的或完全不同的影像学表现，而完全不同的疾病亦可有类似的影像学表现。因此必须进行疾病的鉴别诊断。对于疾病的诊断过程是临床医师根据临床特征及多种客观检查结果综合判断的过程。医学影像诊断为临床医师诊断疾病的重要参考依据，但除此之外，临床医师尚须参考其他多种临床检查资料才能做出较准确的判断。由于疾病影像诊断的复杂性和往往缺乏特异性诊断指征，医学影像诊断往往不能作为临床医师诊断的唯一依据。这就要求医师须具有良好的专业教育背景、丰富的临床工作经验及对疾病相关特征和规律的深刻认识。

三、学习方法

医学影像诊断学是以医学图像为主要依据进行疾病诊断的。因此，我们学习时必须遵循和强调理论与实践相结合的原则，注重实习教学。应了解不同检查技术的成像原理及图像特征，注重对于不同图像特征的观察、比较和综合分析，并在诊断时注意密切结合临床情况。在学习过程中，应牢牢掌握各种不同检查技术的适应证、禁忌证及优缺点。要注重影像学特点与术中所见及病理学特征的对比观察，应从影像学、病理学及临床三个方面去深刻认识一种疾病，并特别注重掌握不同疾病的诊断和鉴别诊断要点，这将十分有益于口腔颌面医学影像学的学习。

Summary

Oral and maxillofacial medical imaging includes the imaging diagnoses for oral and maxillofacial diseases by conventional radiology, digital radiology, computed tomography（CT）, magnetic resonance imaging（MRI）, ultrasound and other advanced medical imaging modalities, as well as interventional radiology of this region. The history of oral and maxillofacial diagnostic imaging, selection of imaging modalities for different diseases, the importance versus limitations of the imaging diagnosis are described. In addition, the methodology for students to learn the oral and maxillofacial medical imaging is also discussed.

参考文献

[1] 马绪臣 . 口腔颌面医学影像诊断学 . 6 版 . 北京：人民卫生出版社 , 2012.
[2] 马绪臣 . 口腔颌面锥形束 CT 的临床应用 . 北京：人民卫生出版社 , 2011.
[3] 吴恩惠 . 医学影像学 . 5 版 . 北京：人民卫生出版社 , 2004.
[4] Arai Y, Tammisalo E, Iwai K, et al. Development of a compact computed tomographic apparatus for dental use. Dentomaxillofac Radiol, 1999, 28(4):245-248.
[5] Langlais RP, Langland OE & Nortjé CJ. Diagnostic Imaging of the Jaws. Baltimore：Williams & Wilkins, 1995.
[6] Mozzo P, Procacci C, Tacconi A, et al. A new volumetric CT machine for dental imaging based on the cone-beam technique: preliminary results. Eur. Radiol, 1998, 8(9) :1558-1564.
[7] White SC, Pharoah MJ. Oral Radiology：Principles and Interpretation. 6th ed. St. Louis：Mosby Inc. , 2009.

（马绪臣）

第二章　放射物理学概述

Concepts of Radiation Physics

放射物理学（radiation physics）是研究有关放射线产生及放射线与物质相互作用的一门学科。放射线或辐射（radiation）实际上是能量在空间或物体间传递的一个过程，它既存在于大自然，也可通过人工的方法产生。辐射可分为粒子辐射（particulate radiation）和电磁辐射（electromagnetic radiation）两种。粒子射线包括 α-射线、β-射线、阴极射线、质子和中子。电磁辐射根据能量的大小（由高向低）可分成 γ-射线、X线、紫外线、可见光、红外线、电视、雷达、微波等低能射线。

物质由分子和原子构成。原子又由带正电荷的原子核（nucleus）和带负电荷的电子（electrons）云构成。除氢核只含单个质子以外，其他所有原子核都由带正电荷的质子（protons）和中性中子（neutrons）组成。当原子核外的电子数量等于原子核的质子数量时，电子和原子核通过静电相互吸引形成稳定的原子结构。该原子也处于电中性状态。如果这种电中性原子失去了核外电子，它将变成一个正离子（positive ion），而自由电子则变成一个负离子（negative ion）。这一正负离子对（ion pair）的形成过程称作电离（ionization）。粒子射线及电磁辐射的 γ-射线、X线和紫外线具有足够的能量使物质产生电离，这些辐射又被称为电离辐射（ionizing radiation）。相反，可见光，红外线，无线电波，微波，以及其他低能辐射没有足够的能量使物质产生电离，又被称为非电离辐射（non-ionizing radiation）。

X线（X-ray）是口腔颌面部及其他医学影像领域应用最多的放射线。它是一种无重量、不带电的能量光子（photons），以每秒 3×10^8 m 的光速在空间快速传递。X线能量的大小取决于其波长。波长越短，X线所携带的能量越大，对物体的穿透力也越强；反之，波长越长，能量越小，对物体的穿透力也越弱。X线与其他电磁波一样，遵循光学上的有关定律，同时有以下特性：①不可见。②X线除与物体发生相互作用产生折射外，沿直线穿行，所以无法像可见光一样聚焦。③X线不带电，不受电场和磁场的影响。④X线从X线球管发出，是一个连续的多能谱。最短的波长由球管的电压所决定。它的波长范围通常是 0.01 ～ 0.05 μm。由于X线的波长极短，所以可穿透可见光无法穿透的物体。⑤X线可以被物体所吸收。吸收的多少取决于物体的密度和厚度。根据这一特性，X线可用于影像诊断。比如牙釉质和牙本质有不同的密度和厚度，它们对X线的吸收也就有所不同，所以利用X线可以将它们区分开来。⑥X线能使相关物体发出荧光，并且转换成波长较长的可见光或紫外线。利用此特性可以制作增感屏做口外X线片的投照，以减少投照的剂量。⑦X线可以对气体、液体和固体电离并产生化学、物理及生物学效应。放射治疗就是根据该效应进行，但是从辐射防护的角度来讲，应该尽可能地避免这些电离效应。

第一节　X线的产生
Production of X-rays

X线机（X-ray machine）由X线球管、管电压和管电流供应装置，以及控制盘所组成（图2-1）。X线的产生是由X线球管内阴极发射的高速电子撞击阳极的靶区而突然降速所致。X线的产生必须具备以下几个条件：①有电子来源，②有高电压使电子加速，③有一个阳极靶供电子撞击，在口腔及医学影像学领域通常采用钨靶（tungsten target），④有真空状态的球管。

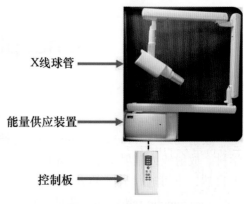

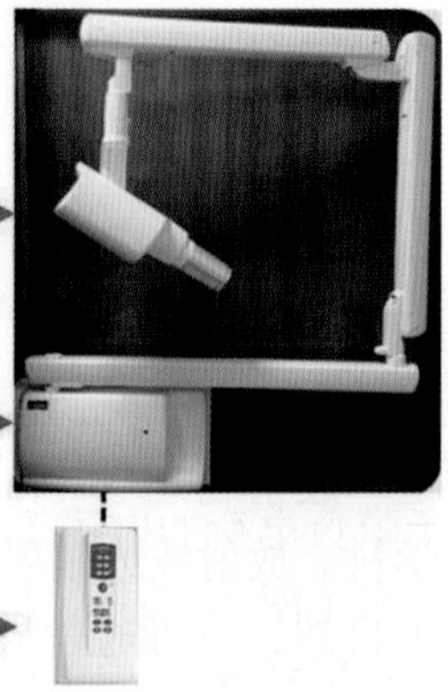

图2-1　口腔X线机的组成

一、X线球管的基本结构

X线球管（图2-2）的基本结构包括阴极和阳极两部分（图2-3）。阴极（cathode）是X线球管的负极，高速电子的发源地。它的主要结构包括线圈（filament）和聚焦杯（focusing cup）。线圈由紧密包绕的钨丝组成。线圈内有两个不同的电流通过，其中一个用于对线圈加热，产生电子云。另一个提供管电压使电子高速射向阳极的靶区。对线圈加热需由一个降压变压器（step-down transformer）来完成。X线机的毫安表（milliammeter）与降压变压器相连，控制线圈的电子流量。电子流量的大小又决定X线产生的多少（X线的量）。聚焦杯是一个带负电的凹形折射面，位于线圈的外侧，聚焦点由钼（molybdenum）元素组成。聚焦杯使线圈内产生的电子云聚集成一条窄的电子流。当阳极和阴极之间的管电压由一个升压变压器（step-up transformer）提高到60～100 kV时，电子流将以高速射向阳极的靶区，电子流轰击靶区而突然降速，多余的能量将会以X线的方式从靶区释放出来。管电压的大小将决定新产生X线的最大能量值。

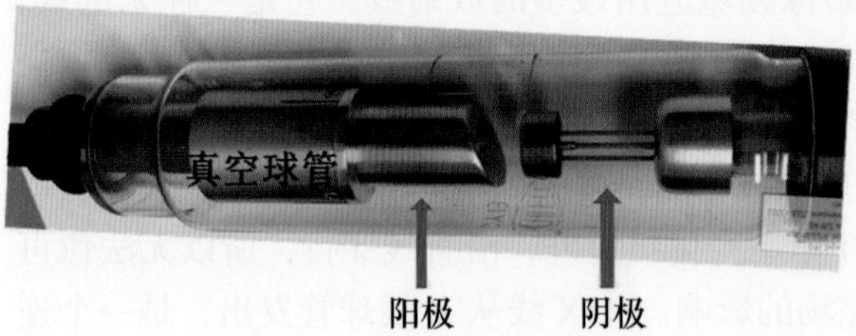

图2-2　X线球管

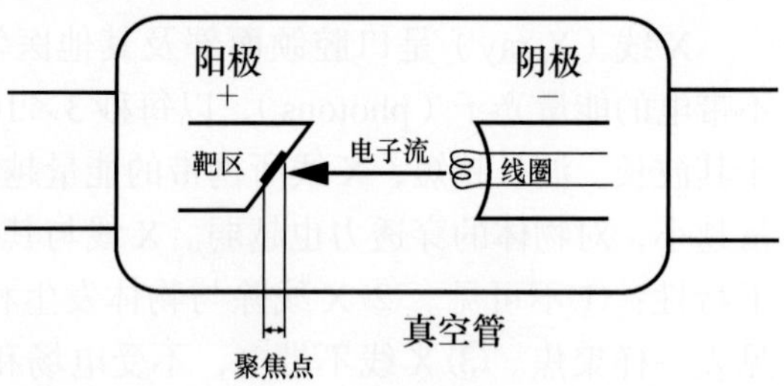

图2-3　X线球管的基本结构

阳极（anode）是X线球管的正极，X线的发源地。它由钨靶和铜芯（copper stem）组成。使用钨靶的主要目的是使阴极高速电子的动能转换成X线。钨元素之所以被选用为靶材料是因为它的高原子序数及高熔点。铜芯的作用在于散热。当阴极电子高速轰击靶区时，99%以上的电子动能都转换成热能，少于1%的能量以X线的方式发出。铜芯是良好的导热材料，可以将靶区产生的热迅速地扩散到球管周围的介质（气体或油）中。如果热量被聚集在靶区而无法扩散，最终将会导致靶区的破坏和溶解。在阳极，实际上高速电子只轰击靶区的很小部分，这个小部分被称作聚焦点（focal spot）。聚焦点的大小对X线影像的清晰度（sharpness）有很大的影响。通常口腔放射使用的聚焦点大小从1 mm×1 mm到5 mm×5 mm不等。聚焦点愈小，影像愈清晰，然而局部受热也愈高，所以聚焦点不可能无限制地缩小。在实际应用中，可以将阳极靶区倾斜一个角度（20°）以增加实际的聚焦点大小和热扩散能力，而又不至于改变影像的清晰度。另外，在医学影像学领域也可以利用转动阳极（rotating anode）的办法以均匀分散靶区的受热程度。以上所述的阴极和阳极都位于一个真空管（vacuum tube）内。真空管的目的是使高速电子不至于同周围气体分子产生碰撞而导致线圈氧化。

二、X线在阳极产生的基本原理

如前所述，当高速运行的阴极电子轰击阳极的靶区时，有一部分动能转换成了X线。其转换的原理包括以下两个：韧致辐射（bremsstrahlung radiation）和特性X线（characteristic radiation）。

1. 韧致辐射　口腔颌面放射应用的X线机所产生的放射线多属于该辐射。它的产生是由于带负电荷的电子受到阳极靶区钨核的吸引而失去部分动能，失去的动能以X线的形式释放出来（图2-4）。电子距离靶核愈近，吸引力愈大，释放出的X线的能量也愈大。反之，电子距离靶核愈远，吸引力愈小，释放出的X线的能量也愈低。所以说韧致辐射并非表现为一个均值，而是表现为一个连续的能量谱，称作X线光谱（X-ray spectrum）。X线的能量谱通常以X线机的最大电压（管电压）来表述。口腔用的X线机多采用60～70 kV的管电压，如果所有的电子能量都转换成X线的能量，X线的最大能量可以达到60～70 kV。

2. 特性X线　其产生不同于韧致辐射，它是由高速电子同靶区钨核内层轨道电子直接作用，而将内层电子弹出轨道产生电离所致（图2-5）。当靶核处于电离或不稳定状态时，轨道电子的空缺很快会被外层电子填布。多余的能量将会以X线的方式释放出来。由于该X线的能量等同于原子特有的电子结合能，所以被称作特性X线。特性X线同韧致辐射相比属于少数，波长长，能量小，很容易被表面皮肤组织吸收而无法到达X线胶片或感应器成像。

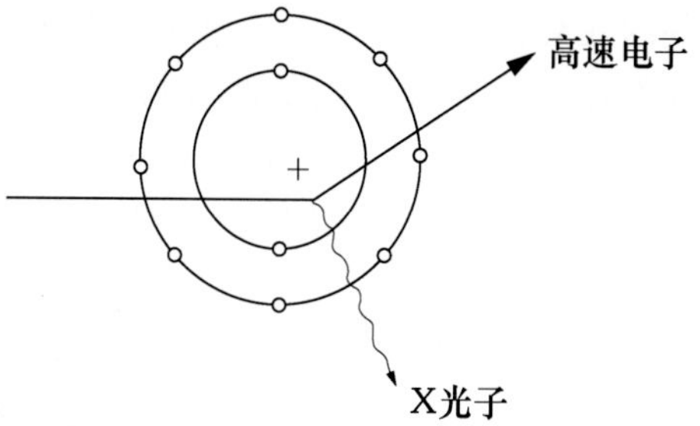

图2-4　韧致辐射产生的原理

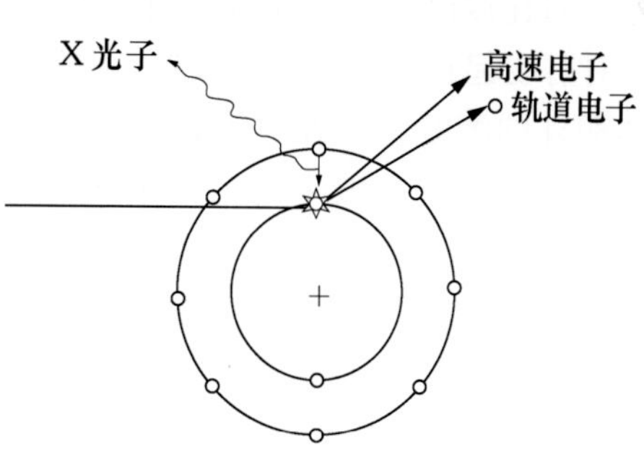

图2-5　特性X线产生的原理

三、X线产生的能量供应

X线产生的能量供应靠两个变压器，即降压变压器和升压变压器。如前所述，降压变压器用于对线圈加热，升压变压器则用于提高阴极和阳极之间的电压。降压变压器将交流电压调降到10 V左右，X线机控制板上的毫安表调节线圈的电子流量。电子高速射向阳极所产生的电流称作管电流（tube current）。X线的产生需要阳极和阴极之间的高电压，这个高电压称作管电压（tube voltage）。X线机的控制板上会有一个自动调压装置，一般来讲医用X线机的电压可调节到60～100 kV或更高。口腔用X线机固定在电压70 kV左右。

整流装置（rectification）：交流电每秒由60个正弦波组成，平均每1/120 s变换一次电流的方向。为了使X线球管的电流方向一致，我们必须采用整流的方式。整流方式可以包括半波整流（half-wave rectified）和全波整流（full-wave rectified）两种。半波整流只利用电流正弦波的正方向产生X线，而全波整流则同时利用正弦波的正、反方向产生X线。目前多数口腔用X线机采用半波整流方式。

定时器（timer）：用于调节X线机的曝光时间。曝光时间可单纯使用秒，例如0.1 s、0.2 s、0.3 s、1 s或2 s等。但多数口腔用X线机采用脉冲（impulses）数来计算，每秒等于60个脉冲。例如20个脉冲就相当于1/3 s的曝光时间。

四、影响X线产生强弱的有关因素

X线从X线球管的产生可以受到以下因素的影响：投照的时间、球管电流、球管电压、滤线板（filter）、光束准直仪（light-beam collimator）及投照距离。

1. 投照的时间和球管电流 投照的时间越长，X线产生的量也越大。如果投照的时间增加1倍，我们可以预测，X线的产生也会多1倍。同样，球管电流的改变也会影响X线产生的量，电流越大，阴极高速电子流也越大，产生的X线也会越多。所以X线产生的量或投照率（exposure rate）通常都以时间和电流的乘积来表示：

投照率（mA · s）＝投照时间 × 球管电流

例如：10 mA · s ＝ 1 s · 10 mA（1秒 ×10毫安）

2. 球管电压 阴极和阳极之间的电压差愈大，电子携带的动能也愈大，由此产生的X线的量会增加，但更主要的是X线的平均能量和最大能量会增大，所以X线机的管电压可以控制X线产生的质，以及射线对物体的穿透力。电压增加，X线的能量增大，射线对物体的穿透力越大；反之，电压越小，X线对物体的穿透力也会越弱。

3. 滤线板 滤线板的安装有助于提高有效X线的能量。X线是一个连续的能谱。能量太低的射线不能穿透组织结构成像，只会被组织吸收而增加其辐射量。此外，过多的低能射线会使影像的对比度降低。X线所经过的途径，例如X线球管的玻璃墙、用于绝缘的油面和窗孔等可以对射线起到一定的过滤效果，但是仅靠这些内在装置的过滤不能达到预期的目的，而需要增加额外的滤线板。在美国，联邦政府和各州政府对于X线机内的滤线板材料和厚度都制定了相关法规。一般来讲，如果X线机的管电压在70 kV以内，滤线板的材料要相当于1.5 mm厚的铝片，如果管电压超过70 kV就需要相当于2.5 mm厚的铝质滤线板。滤线板的使用也可以用来测量X线的质量或强度。半过滤层指的是能将X线能量减少到一半时所需滤线板的厚度。X线能量愈高，所需要的半过滤层就愈厚；反之，X线的能量愈低，所需要的半过滤层就愈薄。

4. 光束准直仪 光束准直仪可以减少对患者的投照范围。准直仪通常由金属铅所组成，可以是圆形和长方形，中间有一个孔径。孔径的直径大小不能超过7 cm。长方形的光束准直仪同圆形准直仪相比可以减少患者皮肤辐射量的60%。光束准直仪同样可以降低射线散射，增加影像的清晰度。

5. 投照距离 X线与可见光类似，距离X线的光源愈远，X线的强度愈低。反之，距离X线的光源愈近，X线的强度愈高。X线强度的改变和投照距离的关系可用反平方定律（inverse square law）来表示（图2-6）：

$$I_1 / I_2 = (D_2)^2 / (D_1)^2$$

式中，I_1表示射线在距离一的强度；I_2表示射线在距离二的强度；D_1表示距离一；D_2表示距离二。

因此，可以说X线的强度与距离的平方成反比。在实际工作中，该定律有很重要的意义。

此外，在辐射作用下，电子可从水分子中逸出，游离的电子通过与其他水分子碰撞消耗动能并与水分子形成水合电子（e_{aq}^-）。与水合电子接近的水分子受其影响可分解为·OH 和·H 自由基，即 $2e_{aq}^- + H_2O \rightarrow \cdot H + \cdot OH$。

这些高活性的自由基可以继续同其他的大分子发生作用并使其生物结构发生改变和细胞的破坏。最终这些自由基将重新结合还原成水分子或变成 H_2O_2 等分子而清除。

二、射线对生物大分子的作用

射线对核酸的影响：射线对 DNA 的影响是射线导致细胞死亡（细胞死亡是指细胞失去再生的能力）、基因突变和射线致癌的最根本原理。射线对 DNA 大分子的破坏可以包括以下几类：① DNA 单链或双链的断裂；②断裂后的 DNA 发生链内或链外重组及 DNA 链和蛋白质的重组；③碱基的丢失和改变；④ DNA 双链之间的氢键断裂。

DNA 单链或双链断裂对细胞的损伤较为显著。如果只是单纯的单链断裂，许多情况下都能利用 DNA 的另一条链作为模板而修复。如果双链同时断裂，修复就比较困难。由于双链断裂，DNA 分子变小或者 DNA 片段丢失，导致的后果也最严重，是细胞死亡、癌变和基因突变的主要原因。断裂后的错位重组、不同分子间的重组也将导致基因的改变。碱基的丢失和改变将使基因在某一特定位置发生改变，虽然此一点状改变对一个大分子来说损伤较轻，但也足可导致辐射以后的远期效应和机体损伤。

射线对蛋白质的作用通常不是导致细胞死亡和改变的主要原因。蛋白质对射线的敏感性一般比 DNA 和 RNA 低。蛋白质受到辐射后可以导致氢键或者双硫键的断裂，以及二级或三级结构的改变，最终使蛋白变性。蛋白质的一级结构一般不易受到影响。断裂后的蛋白结合键也可能像 DNA 一样发生错位重组。蛋白酶受到辐射后，其结果将可能导致酶的失活。

脱氧核糖核酸和染色体损伤及损伤反应

细胞脱氧核糖核酸（DNA）的损伤是辐射诱导的细胞死亡、遗传突变和致癌作用的主要原因。电离辐射通过产生自由基而在 DNA 中产生许多不同类型的改变，包括以上提到的几种破坏和损伤：

- 碱基损伤
- 单链断裂
- 双链断裂
- DNA-DNA-DNA 和 DNA- 蛋白质交联

哺乳动物细胞已经进化出复杂的机制来响应 DNA 损伤。这些传感器包括识别特定 DNA 损伤类型的传感器分子和激活或上调 DNA 修复机制的信号转导途径。碱基切除修复和核苷酸切除修复机制可有效修复大多数碱基损伤，单链断裂和 DNA 交联。DNA 双链断裂是最重要的损伤类型，被认为是对细胞杀伤，肿瘤诱导和电离辐射的遗传作用的有害事件。DNA 双链断裂可通过非同源末端连接或同源重组修复。非同源末端连接是易于出错的机制，并解释了许多电离辐射诱导的突变。电离辐射也可能导致簇状的 DNA 损伤——在 DNA 螺旋的两圈内发生两个或两个以上间隔较小的损伤（碱基损伤，链断裂）（图 3-1）。来自单个 X 射线光子的能量沉积模式可能会导致这些损伤簇，这些损伤簇被认为是细胞杀死和诱变的关键损伤。

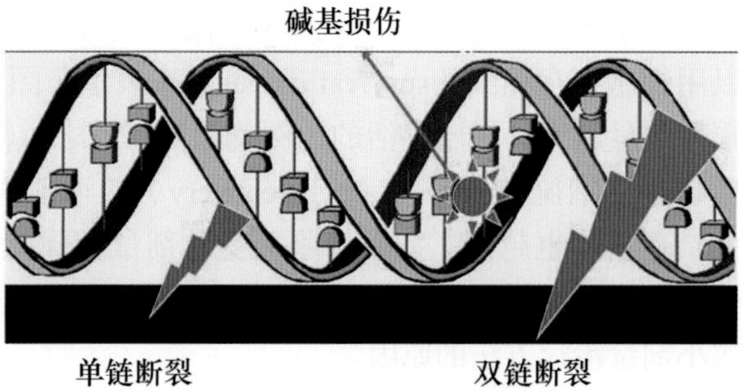

图 3-1　电离辐射可能导致的 DNA 损伤

三、射线对细胞产生的效应

机体大多数细胞都会经历一个典型的周期变化，包括以下四个阶段（图3-2）：有丝分裂期（M-phase）、第一间歇期（G1-phase）、DNA合成期（S-phase）、第二间歇期（G2-phase）。细胞结构的损伤来源于射线对大分子的破坏。由于DNA比蛋白质对射线敏感，所以细胞核自然比细胞质更容易受到射线伤害。当细胞核染色体内的DNA受到辐射损伤后，染色体将产生畸变，这种染色体内的畸变很容易在显微镜下观察和识别。虽然每个细胞周期都有可能受到射线的损伤，但不同时期细胞受到的损伤和染色体发生的改变情况会有所不同。例如，辐射发生在DNA合成以后的G2或M期，由于只是染色体的单臂受到影响，可以只表现为染色体单体的改变（图3-3）。如果辐射发生在这之前的G1期，同样的损伤经过S期的DNA合成复制过程将造成染色体的畸变，而且这些畸变都会在以后的有丝分裂期表现出来（图3-4）。当然，很多简单的DNA损伤很容易在细胞周期中得到修复，不会导致永久的染色体基因畸变。

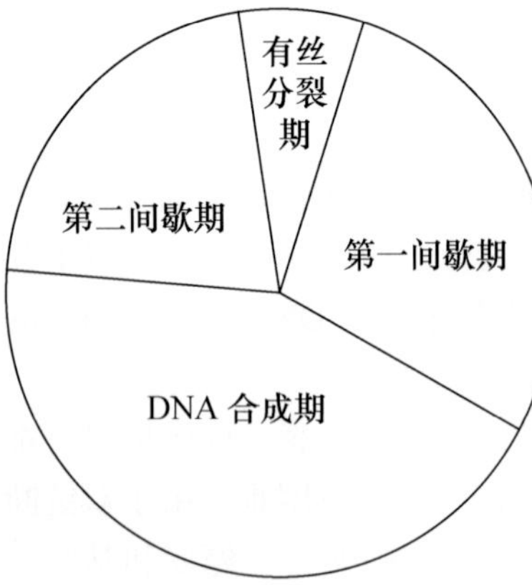

图3-2 典型的细胞周期变化

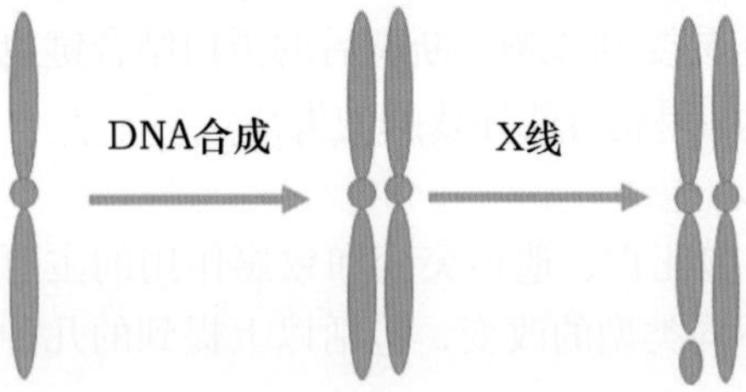

图3-3 辐射发生在DNA合成以后的染色体单臂损伤

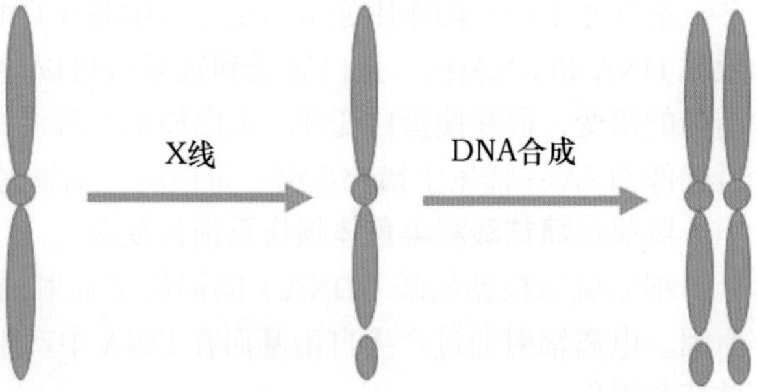

图3-4 辐射发生在DNA合成之前的染色体单臂损伤

射线除了可以使细胞核染色体的结构异常，也可以导致细胞动力学（cell kinetics）的改变。两种最重要的改变是：有丝分裂延期（mitotic delay）和细胞死亡（cell death），小剂量的辐射可能只会导致轻度的有丝分裂延期，大剂量的辐射可以导致有丝分裂的显著延迟，甚至细胞死亡。前面提到过细胞死亡指的是细胞失去了有丝分裂和再生功能。不同辐射剂量对细胞的影响可以用细胞生存曲线（survival curves）来表示（图3-5）。辐射剂量越大，细胞存活的比例就越低。反之，辐射剂量越小，细胞自身修复（cell recovery）的可能性就越大，存活率也越高。如果细胞接受总剂量相同的照射，分次辐射的细胞生存率比单次大剂量辐射要高。这就是为什么在临床放射治疗过程中多采用多次小剂量治疗方法的原因。

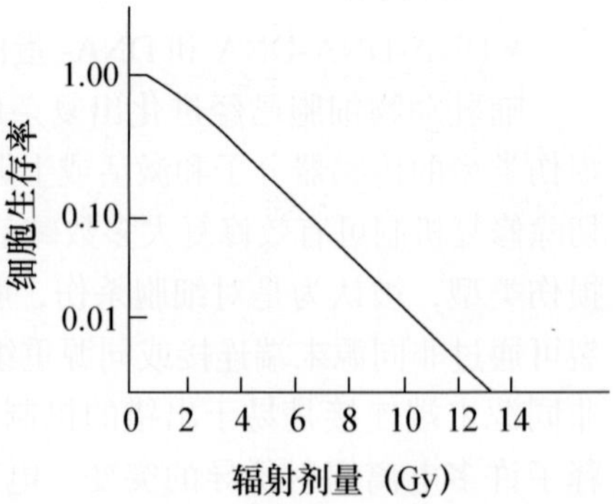

图3-5 细胞生存曲线

不同的细胞对于放射线的敏感性也不同。一般来讲，低分化的原始细胞和有丝分裂活性强（快速或多次分裂）的细胞较高分化和有丝分裂活性低的细胞对射线敏感。其中两个例外是淋巴细胞和卵母细胞，这两种细胞虽然都是成熟的高分化细胞，但它们对于放射线却相当敏感。根据以上的规律，生殖细胞、造血细胞、淋巴细胞、肠黏膜的基底细胞等对放射线非常敏感；而神经细胞和肌纤维细胞已经成熟，对放射线就很不敏感。其他的细胞，如上皮细胞、唾液腺和骨细胞对放射线的敏感性介于它们之间。

四、射线对组织和器官的影响

射线对组织和器官的影响取决于多种因素，包括细胞对射线的敏感程度和受辐射的剂量。组织细胞对射线愈敏感，细胞伤亡率就愈大。此外，辐射剂量愈大，细胞对辐射损伤的修复可能就愈低，细胞死亡率就增高，对组织器官的结构和功能影响也愈大。射线对组织器官的影响可分为短期效应和长期效应。短期效应包括人体受辐射以后口腔黏膜的炎症、溃疡，以及骨髓抑制、血象降低等造血干细胞损伤的表现。长期效应多由于组织器官的毛细血管受到影响而破坏，组织器官逐渐萎缩和纤维化。各种组织器官对辐射的敏感程度可分为高、中、低三档。高敏感组织包括淋巴组织、骨髓组织、睾丸及肠黏膜等；中等敏感组织包括处于生长期的骨与软骨组织、唾液腺、肝、胃及肺等器官；低敏感组织包括成熟的红细胞、神经和肌肉组织等。

辐射剂量和剂量率及组织器官的含氧程度也决定组织器官损伤的大小。如前所述，辐射剂量愈大，组织器官的损伤就愈大。如果剂量一定，多次分散照射对组织的损伤则较轻。组织器官含氧程度愈高，对射线就愈敏感。此外，不同种类的放射线对组织器官产生的作用也不同，因为不同的放射线有不同的线性能量传递（linear energy transfer，LET）。LET 以每单位距离射线对组织能量的传递来表示。例如，α - 射线的 LET 比 β - 射线和 X 线的 LET 大，所以其对组织器官的杀伤力也大。因此，在评估不同射线对人体的伤害时，根据 LET 的大小，人们通常会用到相对生物效应（relative biologic effectiveness，RBE）这样一个概念。

五、射线对口腔组织的影响

放射线在口腔颌面部的应用包括诊断和治疗两方面。不同的实验模式对低剂量辐射是否引起危害有不同的答案。无阈值理论认为任何射线不论其强弱都是危险的，有阈值理论则认为小剂量的辐射对身体无害甚至有益，而治疗剂量（总剂量超过 50 Gy）才会导致明显的口腔颌面组织形态和功能变化。

1. 射线对生长发育的影响　一般认为胚胎及不成熟的细胞对射线较为敏感，所以婴幼儿对辐射的承受力比成人要低，例如儿童只需要成人剂量的 25% ～ 50% 就可引起皮肤红斑。大剂量的辐射可以引起颌骨甚至牙齿组织的发育受阻。

2. 射线对皮肤和黏膜的影响　当口腔颌面部接受大剂量放射治疗时，最早期的表现是口腔黏膜红斑（erythema）和黏膜炎（mucositis）。这种表现可在放射治疗后的几天内发生，如果及时停止照射，这些改变有可能很快消失。口腔黏膜接受照射后，很容易发生白色念珠菌的感染。皮肤的改变包括皮肤变薄，皮脂腺及汗腺功能降低或消失而引起的皮肤干燥。由于皮肤毛囊对射线特别敏感，所以射线可导致暂时或永久的毛发脱落。

3. 射线对味觉的影响　辐射可以使口腔味觉部分或完全消失。味觉的损伤可以是由于射线直接对味蕾或其支配神经的作用，也可以是由于唾液的分泌减少导致味蕾数目下降所致。很多患者在停止放疗后，味觉能够缓慢地恢复，但有些患者将会长期遗留味觉功能降低或异常的后遗症。

4. 射线对唾液腺的作用　如果唾液腺包括在放射治疗的范围内，其所分泌的唾液量，唾液的黏稠度、酸碱度、有机和无机成分均将发生改变。口腔干燥（xerostomia）是放射治疗以后较普遍的并发症之一，通常伴随唾液腺的肿大、触痛。在组织学上，早期可见淋巴细胞、浆细胞对腺体组织的浸润和组织充血、水肿等病理表现，最后发展为腺体间叶组织纤维化和腺体退行性改变。

通常腺体的浆液性细胞对射线最敏感，其次是黏液细胞和导管上皮细胞。所以在临床上可以看到放疗的患者唾液变稠，容量减少。唾液减少使其对口腔的缓冲作用降低，口腔菌种结构发生改变，容易引起龋齿、牙周炎及其他口腔并发症。

5. 射线对牙齿组织的影响 除牙齿处于早期发育阶段外，放射线对牙齿的作用通常都是间接的。唾液量减少引起的牙体牙周组织改变最为常见。因此，牙齿的改变并不限于辐射区。临床上一般在放疗 6 ～ 8 个月可以观察到牙颈部龋坏，通常从颊面开始。除颈部组织外，其他牙冠组织似不受影响，但牙齿变脆，且易发生牙釉质的断裂。放射引起的龋病与普遍龋病不同，它首先起于牙颈部，且往往多个牙齿同时受到影响破坏。临床修复治疗并不能阻止龋病的继续发展。该龋病很易导致牙髓炎及根尖周炎的发生。

6. 射线对骨组织的影响 尽管成骨组织对射线较敏感，但总体来讲骨组织本身对射线抵抗力较强。骨质密度是软组织的 1.8 倍，等量的骨组织比等量的软组织吸收更多的射线。由于下颌骨比上颌骨骨质致密，所以下颌骨最易受到放射损伤而导致放射性骨坏死（osteoradionecrosis）。此外，下颌骨血液供应较上颌骨局限，修复能力较差，这样更加重了骨组织破坏的程度。放射性骨坏死是上述口腔并发症中最严重的并发症之一，组织学上可以看到骨膜及密质骨内的血管组织受损，或骨细胞甚至破骨细胞的坏死，骨髓被脂肪及纤维组织取代成为缺血、缺氧和低细胞的坏死性骨组织，该组织很容易受到微生物的侵害，导致更严重的损害。所以在放射治疗之前，应尽可能治疗好口腔内的疾患，以减少放疗以后的感染机会。放疗后发生骨坏死的比例亦与肿瘤的部位有关，在治疗口腔癌时约有 13% 的患者可能会发生放射性骨坏死，但如肿瘤发生在颌骨部位，则高达 40% 的患者会发生该并发症。

第二节　全身辐射的急性反应
Acute Reaction of Whole-Body Irradiation

全身辐射（whole-body radiation）不同于诊断和治疗时所受到的局部照射，多由于核爆炸和意外事故而产生。这种全身性的辐射危害性极大，受害人可在短时间内死亡，死亡的原因可表现为以下几种综合征。①血管神经系统综合征：如果全身辐射的剂量达到 50 Gy 或更高，全身所有的组织器官都会受到严重的损害，患者可在数小时或 1 ～ 2 天内死亡，死亡的原因是神经系统和心血管系统的衰竭。患者在受辐射后的数分钟内可出现严重的呕吐、肌肉运动失调、呼吸紧迫、腹泻、惊厥及昏迷等，最后可致死亡。②胃肠道综合征：当全身辐射剂量达到 8 ～ 10 Gy 或更高时，死亡的原因主要由胃肠功能的衰竭所致。死亡可在辐射后 3 ～ 10 天发生。典型的症状是恶心、呕吐和长时间的腹泻。患者食欲缺乏、呆滞、嗜睡、全身脱水，最后死亡。以上症状是由于胃肠黏膜破坏、细胞消失所致。③造血系统综合征：是唯一有生存希望的全身辐射综合征。受辐射的剂量可在 3 ～ 8 Gy。死亡的原因是由于造血干细胞受到破坏，导致血液红细胞、白细胞及血小板减少。由于骨髓和脾是造血干细胞的发源地，该类脏器受到的损害最大。辐射后症状的表现取决于红细胞、白细胞以及血小板的存活期。一般白细胞的存活期最短，在血液中减少、消失得最早。由于白细胞的减少，患者首先出现全身感染等并发症，其次由于血小板的减少出现出血，以及红细胞减少所致的贫血。如果不及时治疗，该类患者可在 10 ～ 30 天死亡。治疗方法包括尽早进行骨髓移植及减少感染的可能。

第三节　辐射引起的慢性及远期效应
Late Somatic Effects of Radiation

辐射的远期效应（late effects of radiation）可以出现在辐射以后的数年，甚至数代，包括致癌效应、基因及染色体突变或移位。足够剂量的辐射可以导致癌症已是一个公认的结论，但对于小剂量的辐射，例如诊断剂量是否致癌却有很大的争议，多数的追踪研究报告显示，其致癌的概率极低。但从辐射防护的角度来看，还是应当尽可能地减少不必要的辐射。

放射线致癌的机制主要是通过基因突变。多数学者认为射线起了一个启动（initiator）作用，使得细胞无法进行正常成熟分化。也有证据表明射线可能起一个促进（promoter）作用，使得细胞快速分裂。另外，基因的突变也可能导致肿瘤抑制基因（tumor-suppressor genes）的失活。辐射可能导致的肿瘤包括皮肤癌、白血病、骨肉瘤及甲状腺、肺和乳腺等脏器的肿瘤。皮肤癌的报道最早，在 1902 年就有报道从事放射诊断的医务工作者手部得了皮肤肿瘤，随后相继的报道增多。人们发现这些医务工作者都是因为长期用手操作放射设施，而受到重复辐射所致。早期的症状为皮肤红斑、水疱及疼痛，随后皮肤萎缩、溃疡，最后癌变。辐射导致皮肤癌所需的剂量比导致其他肿瘤相对要低，一般在辐射以后的 10 ～ 20 年出现。

辐射引起白血病的报道最早出现在 1911 年。导致白血病的原因为红骨髓受到辐射，当红骨髓受到辐射后，除慢性淋巴细胞性白血病外的其他类型白血病的发病可能性都会增加。其中儿童受辐射后的发病风险最高，7 岁左右达到高峰，而在 30 岁左右时逐渐下降。从第二次世界大战时期日本受原子弹辐射的情况来看，受辐射剂量大的日本人（离爆炸中心近）可在 1 ～ 1.5 年出现白血病，而受辐射剂量小（离爆炸中心远）的日本人 10 ～ 15 年才患病。辐射剂量超过 1 Sv 的日本人出现白血病的概率远远大于其他非辐射区的人群。放射引起白血病的报道也可以从以前的一份针对美国放射科医生的调查报告中得到证实，该报告表明美国放射科医生患白血病的比例是非放射科医生的 2.5 倍。

辐射引起骨肉瘤最早发现于一些从事夜光表制作的工作人员中，这些工作人员长期用嘴湿润含有镭（radium）和钍（mesothorium）的毛笔和油漆，从而食入过多的放射性物质而致肿瘤。通常该类肿瘤出现在受辐射以后的 25 年左右，快则可在 10 年以后。除骨肉瘤外，该类辐射尚可导致纤维肉瘤、鼻旁窦癌和鼻咽癌。

辐射引起甲状腺癌，也可以从第二次世界大战时期日本原子弹爆炸的幸存者，以及美国 1954 年有关马歇尔群岛核试验的报道中得到证实。尤其是在马歇尔群岛的调查中发现该岛 10 岁以上的许多儿童患了甲状腺肿瘤，而该岛在核试验以前没有出现过相关的病例报道。甲状腺肿瘤也与青少年接受放射治疗有关。此外，尚有铀矿工人肺癌发病率高及胸部受到辐射而致乳腺癌的报道。总之，在一定的条件下，辐射可以导致多种脏器的肿瘤。

当患者在子宫内接受诊断性辐射检查，并在儿童期或成年后接受放射治疗剂量（平均脑部剂量约为 1 μGy）患者对良性和恶性脑肿瘤的发病风险会增加。有病例对照研究显示颅内脑膜瘤与患者以前的医学或者口腔投照次数存在关联。当然，这种关联也很可能是由于更多的医学或者口腔投照用于诊断肿瘤引起的面部疼痛，而不是医学或者口腔投照本身导致更多的脑膜瘤。

遗传效应

遗传效应是个体受辐射以后，对受辐射本人及其后代的遗传影响。这种遗传损伤是由于生殖细胞中的DNA受损所致。但在低水平的辐射接触，例如射线在口腔领域的应用，它们的临床诊断重要性要远远超过其可能导致遗传损伤的远期风险。我们对辐射引起遗传效应的了解主要来自原子弹爆炸的幸存者。迄今为止，还没有证据证明口腔诊断辐射与任何遗传损伤有关。即使是对原子弹爆炸幸存者的孩子的不良妊娠、白血病或其他癌症及生长发育情况的研究，也没有发现受损增加的概率。同样，对接受放射治疗患者子女的研究也表明，遗传疾病的发生率没有可检测到的增加。当然，这些研究结果并不排除此类遗传损伤发生在频率非常低的水平。

Summary

Radiation biology is a subject that deals with the effects of ionizing radiation on living organisms. When cells and tissues are irradiated，physical，chemical，and biological alterations may occur. The first two changes happen in less than one second after irradiation，however，the biological alterations or effects may last hours，years，decades，or even generations. There are two types of biological effects for ionizing radiations，stochastic effects and non-stochastic effects；the latter is also called deterministic effects.

Radiation causes damages to living organisms through direct and indirect effects. When energy of radiation photons is deposited to macromolecules，such as DNA，RNA，proteins，the damages referred to as a direct effect. However，the human cells contain approximately 80% water，the radiation most likely interacts with water and produces free radicals first，and then the free radicals lead to the damage of macromolecules. This type of the damage is called an indirect effect.

DNA is considered as the main target for the biological effects of ionizing radiation. DNA damages could lead to cell killing，mutation，and carcinogenesis. Typical DNA damages are as follows：① single-or double-strand break；② cross-linking of DNA strands；③ change or loss of a base；④ disruption of hydrogen bonds. Protein is less sensitive to radiation than DNA. Radiation usually causes changes in secondary and tertiary structures of the protein. Radiation may also induce cross-linking of protein molecules. A typical cell cycle includes four stages（Mitosis，Gap one，DNA synthesis，and Gap two）. Irradiation of cells in different stages may lead to different types of biological effects. Radiation can cause mitotic delay or cell death. Nucleus is more sensitive to radiation than cytoplasm. Usually undifferentiated cells and cells with high mitoticrate are more radiosensitive than those with low mitotic rate and differentiated. The exceptionsare lymphocytes and oocytes that are very radiosensitive although they are well-differentiated. Radiation induced damages to tissues and organs are dependant on the cell types and radiation doses. In addition，dose rate and oxygen levels of tissues and organs may alter the damages. Tissues are classified into high，medium，and low levels based on their different radiosensitivities.

Radiation can be used for both diagnosis and treatment. Only therapeutic radiation exposure could cause significant oral tissue damages，including mucositis，damage of taste buds， xerostomia, radiation caries, and osteoradionecrosis. When an individual receives whole-body irradiation, following acute radiation syndromes may occur: cardiovascular and central nervous system syndrome, gastrointestinal syndrome, and hematopoietic syndrome. These syndromes can lead to death of the individual. The late effects of radiation may occur years or even generations after irradiation. They include carcinogenesis, gene mutation, impairment of growth and development, and cataracts. However, so far there has been no evidence to show a relationship between dental radiographs and genetic damage for patients and their offsprings.

参考文献

[1] 夏寿萱. 放射生物学. 北京：军事医学科学出版社，1998.
[2] Atkinson JC, Wu AJ. Salivary gland dysfunction: causes, symptoms, treatment. J Am Dent Assoc. 1994, 125 (4): 409-416.
[3] Bras J, de Jonge HK, van Merkesteyn JP. Osteoradionecrosis of the mandible: pathogenesis. Am J Otolaryngol. 1990, 11 (4): 244-250.
[4] Bushberg JT, Seibert JA, Leidholdt EM, Boone JM. The Essential Physics of Medical Imaging. 2nd ed. Baltimore: Lippincott Williams & Wilkins, 2001.
[5] Forshier S. Essentials of Radiation Biology and Protection. Albany: Thomson Learning, 2002
[6] Hall EJ. Radiobiology for the Radiologist. 5th ed. Baltimore: Lippincott Williams & Wilkins, 2000.
[7] Hujoel PP, Bollen AM, Noonan CJ, del Aguila MA. Antepartum dental radiography and infant low birth weight. JAMA. 2004; 291 (16): 1987-1993.
[8] Jansma J, Buskes JA, Vissink A, Mehta DM, Gravenmade EJ. The effect of X-ray irradiation on the demineralization of bovine dental enamel. A constant composition study. Caries Res. 1988, 22 (4): 199-203.
[9] Jansma J, Vissink A, Gravenmade EJ, de Josselin de Jong E, Jongebloed WL, Retief DH. A model to investigate xerostomia-related dental caries. Caries Res. 1988, 22 (6): 357-361.
[10] Joyston-Bechal S. Management of oral complications following radiotherapy. Dent Update. 1992, 19 (6): 232-234, 236-238.
[11] Langland OE, Langlais RP, Preece JW. Principle of Dental Imaging. 2nd ed. Baltimore: Lippincott Williams & Wilkins, 2002.
[12] Whaites E. Essentials of Dental Radiography and Radiology. 3rd ed. London: Churchill Livingstone, 2002.
[13] White SC, Pharoah MJ. Oral Radiology: Principles and Interpretation. 5th ed. St. Louis: Mosby Inc., 2004.
[14] White SC, Pharoah MJ. Oral Radiology: Principles and Interpretation. 6th ed.St.Louis: Mosby-Elsevier Inc., 2009.
[15] White and Pharoah's Oral Radiology: Principles and Interpretation. 8th ed. St. Louis: Mosby Inc., 2019.

（杨 杰）

第四章　放射防护

Radiation Protection

第一节　放射防护原则

Fundamental Principles of Radiation Protection

尽管诊断用小剂量 X 线对人体的真正损害并未完全得到科学证实，但是由于其对人体可能引起潜在损害，故在进行 X 线检查时，应使患者所接受的照射剂量减少到最小。总体来说，放射防护应遵循以下 3 个原则。

1. 实践的正当性　为了防止不必要的照射，在进行辐射照射实践之前，都必须经过正当性判断，确认这种实践具有正当的理由，获得的净利益超过付出的代价（包括健康损害的代价）。特别是进行复杂疾病的诊断时应注意到患者接受的辐射累积剂量。

2. 放射防护的最优化　在考虑到经济和社会因素的条件下，所有辐射照射都应保持在合理的尽可能低的水平。医生应在满足诊断的前提下尽可能减少照射剂量，这一原则对于儿童患者更为重要。

3. 个人剂量的限制　对个人所受的照射，利用剂量限值加以限制。根据国际放射防护委员会（ICRP）的建议，在通常条件下辐射剂量限值为：职业人员平均年有效剂量不得超过 20 mSv，普通人员年平均剂量不得超过 1 mSv。我国放射防护条例规定：所有的 X 线机必须经过卫生防护部门鉴定并得到防护性能合格证后方可在临床使用。临床使用过程中应每年定期检查 X 线机的性能，保证其辐射泄漏剂量在国家规定的范围内，所有与辐射有关的工作人员都必须进行个人剂量监测，以保证安全。

第二节　口腔放射检查防护措施

Approach to Radiation Protection in Oral Radiology

在符合放射防护三原则的基础上，结合口腔颌面部 X 线检查的特点，口腔颌面 X 线防护应特别注意减少照射时间，进行必要的屏蔽，提高 X 线的透过系数和与 X 线源保持一定距离等几个方面的问题。

一、减少照射时间

在保证 X 线诊断的前提下可通过如下措施减少照射时间：

1. 提高记录和显像系统的灵敏度　使用高灵敏度的显影药和显影技术、高灵敏的增感屏及敏感的胶片可以明显减少曝光时间。拍摄根尖片时推荐使用 E- 速（E-speed film），和 F- 速（Insight film）胶片，这是目前生产的感光速度最快、最敏感的 X 线片。使用 E- 速胶片比使用 D- 速胶片时曝光量低 40% ～ 50%。如果使用比 E- 速胶片更加敏感的 F- 速胶片或数字成像系统，则 X 线曝光量可以再减少 50% ～ 80%。在拍摄口外片时，如果使用高分辨率的稀土屏可比一般慢速增感屏感光灵敏度提高 16 倍，从而明显缩短照射时间。

2. 提高成像质量，减少重复检查 建立 X 线检查的质量保证系统和质量控制程序是保证获得良好 X 线片，减少重复检查，从而减少患者 X 线接受剂量的重要条件。其具体措施包括：①准确定时。为了保证使用最小的曝光量拍摄出质量恒定的诊断用 X 线片，医生应使用准确的曝光定时器。②保证暗室工作质量。保证暗室工作质量是获得高质量 X 线片的重要条件之一。恰当的显影、定影时间，保持显影液、定影液的适当温度，保证暗室安全灯的正确使用及暗室不漏光等措施，都可以提高照片质量，减少重复拍片的可能性。③适当延长显影时间。据报道，缩短 1 min 显影时间则约需增加至少 30% 的曝光量。因而，暗室技术的质量与减少患者曝光量是直接相关的。④使用口腔数字成像系统。使用口腔数字成像系统可以在一定范围内调节图像的亮度和对比度，提高图像的可读性，也可以明显减少重复检查。⑤精准投照，减少重复拍摄。

二、屏蔽防护

1. 使用长遮线筒及限制射线束的大小 在拍摄根尖片时，应调整限制射线束在患者皮肤照射直径不超过 6 cm。推荐使用末端开放式含铅长遮线筒（20 cm 或更长）。使用末端开放式长圆遮线筒比近似直径的短遮线筒照射组织体积少 27%，而使用矩形遮线筒（rectangular cone）时比使用圆形短遮线筒照射组织体积少 80% ～ 85%。应禁止使用塑料制锥形遮线筒。因为在使用这种遮线筒时对患者头、颈及生殖器官的散射线明显增加，而且对患者的照射野也比末端开放式圆形遮线筒和矩形遮线筒要大得多。有学者报告，这种遮线筒对于人体的全部照射野约为 251 cm^2。

2. 限制 X 线管组装体的 X 线泄漏 各种 X 线机除供 X 线束通过的特设窗口外，X 线管组装体应有足够的屏蔽厚度，以便将漏射线辐射水平降低到规定值以下。我国规定牙科用 X 线机的 X 线管组装体应有足够铅当量的防护层，以使距焦点 1 m 处的漏射线在任一 100 cm^2 区域内平均空气比释动能率不超过 0.25 mGy/h。其末端的有用线直径不得超过 60 mm。

3. 使用持片器 我国牙科 X 线检查防护规程规定，牙科 X 线检查时，不能使直射线束照射到受检者以外的任何人。牙科胶片应固定在所需的位置上或由受检者本人扶持。在拍摄根尖片时，使用持片器可以代替患者的手指将胶片固定在口腔内的适当位置，不仅减少患者手部接受的剂量，而且避免了其他人受到直接照射。目前在临床上已有多种持片器在应用。

4. 患者防护屏蔽 对患者使用甲状腺铅领进行防护是十分重要的，特别是对儿童更应使用。在发达国家早已普遍使用，我国一些单位也已经开始使用，并逐渐得到普遍的重视。甲状腺铅领不能减少对患者面部的曝光量，但是可以减少原发射线对甲状腺照射量的 50%。口腔 X 线检查时不需要常规使用铅围裙，仅当射线束朝向患者躯干方向的 片检查时，铅围裙的使用才有一定的实际防护作用，而且也仅推荐用于小龄儿童和已经或可能怀孕患者。一名受检者正在接受 X 线检查时，其他受检者不得在 X 线室内停留。无清楚的临床指标时，不应进行 X 线检查。对儿童和孕妇如无周密的检查和治疗计划，不应扩大或重复 X 线检查。

5. 工作环境的屏蔽 我国规定 X 线检查时屏蔽初级射线不应使用空心预制板而应采用不少于 1 mm 铅当量的屏蔽厚度，或在有用线束照射范围内铺设铅板。此外，机房门应具有与防护墙同等的屏蔽厚度。机房一般应开设高窗防止射线通过窗口照射到邻室中去。工作人员在进行 X 线检查前应关闭照射室的防护门。不可将有用线束直接照射窗户及 X 线室与操纵台或暗室之间的墙壁。一般活动的铅屏风只可用作屏蔽二次射线，不应作为操作者的唯一屏蔽设施。

经测定，在距牙科 X 线机 1 m 远的铅屏风后面二次射线量率为 6.708×10^{-3} mC/(kg · h)，故进行 X 线摄影时工作人员必须站在屏蔽室内，通过铅玻璃观察受检者。在满足诊断要求的条件下，应将照射野和照射时间减到最小值。

三、提高 X 线透过系数

1. 适当提高管电压 一般情况下，X 线管电压越高，所加的滤过片越厚，它所产生的 X 线束的穿透力越强，用来进行 X 线诊断时，受检身体表面 X 线射出处的平均照射量与射入处平均照射量的比值——透过系数也越大。这样可以用较小的入射照射量获得相同的射出照射量，用来形成可供诊断的影像。如需用管电压 65 kV、管电流 4 mA 的条件曝光时，若改用管电压为 80 kV，则管电流仅需 0.5 mA 即可，此时管电流降低为原来的 1/8，受检查的皮肤照射量减少到原来的 1/5。因此应尽可能采用高管电压。

2. 适当增加射线管口滤过厚度 X 线具有连续的能谱，X 线束的低能部分很快被人体吸收，形成 X 线图像的无用射线。为了使受检者不受这种无用的低能 X 线的照射，X 线机应使用不小于规定的固定滤过厚度。我国规定管电压在 60 ～ 70 kV 的 X 线机固定滤过不能少于 1.5 mm 厚度铝。管电压在 70 ～ 100 kV 的 X 线机固定滤过不应少于 2.0 mm 厚度铝。

3. 注意事项 增加管电压与加大滤过层厚度虽然可以减少受检者的照射剂量，但是这种方法有一定的局限性。因为提高 X 线的半值层（X 线穿过物质剂量衰减一半时该物质的厚度，代表了射线的穿透能力）会减少影像的反差，特别是骨骼与软组织的反差。同时，还使散射线增多。

四、距离防护

1. 工作人员距离 从事 X 线操作的工作人员在进行曝光时必须与 X 线源保持一定的距离以减少辐射损害。我国牙科用 X 线机的防护性能技术要求规定：工作人员所用的 X 线机曝光开关电缆长度不得小于 2 m。另外，牙科 X 线检查防护规程规定：照射时，工作人员应尽可能远离受检者，以减少散射线的照射。如果站在距受检者 1 m 处，每周工作量超过 1800 mA · s 就应佩戴铅围裙。在进行颌面部血管瘤瘤腔造影时，工作人员必须站在受检者身旁注射造影剂，如果工作人员从距照射野 10 cm 处，移至 30 cm 处就可使其所受照射量减少近 90%。

2. 患者被照射部位皮肤至射线源的距离 X 线检查时，若 X 线机的最高管电压为 60 kV（峰值）或 60 kV 以下时，焦点距患者皮肤不得小于 100 mm，若 X 线机管电压在 60 kV（峰值）以上时，则焦点距患者皮肤不得少于 200 mm。

3. 患者其他部位至射线源的距离 在接受 X 线检查时，除受检部位外，应使患者身体的其他部位尽量远离有用线束及其照射部位。例如，对于某些正畸治疗的患者需照手部 X 线片判断骨龄，一般患者为坐位，被照手放在身前的台面上，这时如果不用遮线器将照射范围缩小，则性腺位于有用线束照射野内，性腺接受的照射剂量为 93 mGy，如果尽量缩小照射野使性腺位于照射野外，则其接受的照射剂量仅为 0.5 mGy。如果让患者手部保持原位不动，身体旋转使被照手从身体侧方伸出，则性腺接受的照射剂量仅为 0.03 mGy。这一姿势可使性腺接受的照射剂量减少到第一种姿势的 1/3000。可见不同体位时患者接受的照射剂量可有很大差别。使用持片器对于 X 线防护也有一定帮助。

五、防护应限于可能实现的程度

医疗实践与其他辐射职业相比有较大的特殊性。对于患者而言，放射检查对于疾病诊断往往必不可少，检查结果常常直接影响治疗方案的制定和修改。医生在决定进行医疗放射检查或治疗时，是直接从患者利益出发的，如果检查确实具有正当性，而且防护是最优化的，患者在接受放射检查时，剂量确实在符合医学目的时做到尽量低的水平，在这种前提下，ICRP 建议不应对医疗照射的剂量加以约束，以保证医学诊断和治疗的正常进行。基于这个理由，在考虑是否符合局部辐射剂量限值时，不应包括患者在诊断和治疗中所接受的照射剂量。

一种较特殊的情况是孕妇的医疗照射问题。虽有证据表明口腔 X 线检查时胎儿接受的辐射剂量非常之小以致其辐射风险可以忽略不计，但考虑到患者心理情感方面的反应，避免或推迟 X 线检查可以作为她们的一个选择。

第三节　口腔常用 X 线检查的辐射剂量

Radiation Dose of Dental Radiographic Examinations

前两节已经重点讲述了放射防护的基本原则及口腔放射检查的具体防护。本节将重点讲述口腔常用 X 线检查的辐射剂量。通过与前述有关数字的对比，可对口腔常用 X 线检查可能对人体造成的潜在损害有一个比较全面的了解。

目前，不断增加的医疗诊断检查所导致的医疗照射已经是人工电离辐射的最大来源。传统意义上的牙科检查虽然一直被认为剂量很低，不足以对人体造成危害，但是由于 X 线的累积性和检查频次的大幅度增加，以及三维影像技术口腔颌面锥形束 CT 在临床中的广泛应用，其可能对人体造成的潜在危害越来越引起人们的关注。最新的一项研究表明，口腔低剂量诊断 X 线检查的累积剂量与颊黏膜脱落细胞中微核率的增加呈现弱的相关性。美国的一项对 35 705 名注册的美国放射技师近 20 年的追踪调查研究显示，X 线所致眼晶体白内障发生的辐射剂量远低于国际放射防护委员会（internationalcommission of radiationprotection，ICRP）所规定的剂量限制 2 Gy 或累计剂量 5 Gy。另一项研究表明，在 20 岁以前拍摄包括根尖片𬌗翼片在内的全口 X 线片检查的人群，比未拍照人群罹患唾液腺肿瘤的风险高。一项在 15 个国家内进行的调查研究显示，由诊断性放射线检查引起的癌症患者数量不断增加，在美国和英国分别有 0.9% 和 0.6% 的癌症患者是由于诊断性放射学检查引起。2007 年国际放射防护委员会在 1990 年出版物 ICRP-60 的基础上修改了组织和器官权重因子，第一次将唾液腺和脑组织单列出来，就是因为对放射线与唾液腺肿瘤、放射线与脑组织肿瘤发生的关系，以及放射线对细胞的破坏作用有了更为深刻的认识。

辐射量的测定包括对放射线曝光量和剂量的测定两部分。剂量（dose）是用来描述一个兴趣区内每单位物质吸收的电离辐射能量。曝光量是对标准温度和压力下放射线在空气中产生电离辐射能力的测定。目前，国际上常用的对辐射量测定的表达方式主要有 3 种。①曝光量（exposure dose）是对放射线量的测定，表达的是放射线对空气电离的能力，与放射线到达所投照物体表面的剂量基本相当。它从电荷量的角度来反映放射线的强度，表达的是能量在光子和电子间的动态转换。曝光量的国际单位是库仑 / 千克（Coulombs per kilogram）。近几年，Kerma 被用来表示曝光量，是英文 kenetic energy released in matter 的首字母缩略词。②吸收剂量（absorbed dose）是指每单位质量任何物质所吸收的任何电离辐射的能量。由于放射线不仅仅包括 X 射线，还有 α 射线、γ 射线和 β 射线等，这些射线产生的辐射能量是不相同的。同样，不同物质对不同射线的吸收程度也是不一样的，所以针对不同物质、不同射线，吸收剂量是不一样的。吸收剂量的国际单位是戈瑞（Gray，Gy），在实际工作中，应用的单位是mGy，即千分之一戈瑞。③有效剂量（effective dose）是采用针对不同组织器官的修正因子对吸收剂量进行加权，使修正后的吸收剂量更能反映放射线对整个机体的危害程度，其既可以用来估算所吸收的放射线对人体危害的大小，也可以用来比较不同机体部位接受放射线照射后，对整个机体的损害。有效剂量的国际单位是希沃特（Sivert，Sv），在实际工作中应用的单位是μSv，也就是百万分之一希沃特。由此可见，有效剂量更能反映X线影像拍摄系统对患者和工作人员可能造成的损害。

有效剂量的测定通常应用放射仿真头模。此类仿真头模通常由9个薄层组成。在每个薄层内需要测定的组织结构处有事先预制的小孔，用来放置测量放射剂量的芯片。通常测定的组织器官包括：骨髓、脑组织、脑垂体、眼晶体、腮腺、下颌下腺、甲状腺、皮肤和食管等。全身有效剂量就是对这些可能遭受放射线损害的组织器官的一个综合评价。本节将主要依据有效剂量来介绍口腔医学临床常用X线检查的辐射剂量。

一、常用X线片检查

临床上常用的X线片检查（plain radiographic examinations）主要包括口内和口外X线片检查两大类。口内X线片检查主要包括根尖片、𬌗翼片和咬合片，而在临床中根尖片、𬌗翼片应用最为广泛。表4-1列出了拍摄全口根尖片和𬌗翼片时患者受到的有效剂量。从该表可以看出，依据所采用拍摄技术（胶片系统或数字化系统）的不同，应用遮线筒形状（圆形或矩形），以及遮线筒长短的不同，患者受到的有效剂量差别很大。如在相同管电压（70 kVp）、采用E速胶片、同为拍摄21张根尖片的条件下，应用长圆形遮线筒时患者的有效剂量为74 μSv，而应用长矩形遮线筒时患者的有效剂量仅为14 μSv。采用矩形遮线筒，患者的有效剂量降低了近81%。影像技术的不同也极大地影响着患者受到的辐射剂量。在其他条件相同的情况下，应用D速胶片拍摄18张根尖片（388 μSv）要比应用F-速胶片或者磷光板数字化影像系统（170.7 μSv）拍摄时患者的有效剂量增加两倍多，可见胶片的速度在很大程度上决定着患者受到的辐射剂量。这里需要强调的是，拍摄不同牙位的根尖片时，患者受到的有效剂量并不相同。一般来说，拍摄后牙区时患者受到的辐射剂量明显高于前牙区。

临床中常用的口外X线片检查主要有曲面体层片、头颅正位片和头颅侧位片等。与口内X线片相似，由于各个生产厂商采用的投照技术、曝光条件设置等的不同，患者实际

表4-1　口内X-线片有效剂量（μSv）

作者	曝光参数	总剂量（平均）
Gibbs	70 kVp，短圆形遮线筒，E速胶片，18张根尖片，分角线投照	100（5.6）[a]
	70 kVp，长圆形遮线筒，E速胶片，21张根尖片，平行投照	74（3.5）[a]
	70 kVp，长矩形遮线筒，E速胶片，21张根尖片，平行投照	14（0.67）[a]
	70 kVp，短圆形遮线筒，E速胶片，4张咬合翼片，分角线投照	14（3.5）[a]
	70 kVp，长圆形遮线筒，E速胶片，4张咬合翼片，平行投照	12（3）[a]
	70 kVp，长矩形遮线筒，E速胶片，4张咬合翼片，平行投照	2.6（0.65）[a]
Ludlow et al.	70 kVp，8 mA，圆形遮线筒，D速胶片，18张根尖片	388（21.6）[b]
	70 kVp，8 mA，圆形遮线筒，PSP或F速胶片，18张根尖片	170.7（9.5）[b]
	70 kVp，8 mA，矩形遮线筒，PSP或F速胶片，18张根尖片	34.9（1.9）[b]
	70 kVp，8 mA，矩形遮线筒，PSP或F速胶片，4张咬合翼片	5（1.25）[b]

[a]：ICRP60，1990；[b]：ICRP103，2007。PSP：phosphor simulated plate，磷光板

接受的辐射剂量也不尽相同。一般来说，拍摄一张曲面体层片时，患者接受的有效剂量在 3.85 ～ 30 μSv 之间；拍摄一张头颅正位片或一张头颅侧位片接受的有效剂量不高于 6 μSv。

综上所述，我们可以看出在讨论患者的辐射剂量时，一定要和所采用的影像技术，遮线筒的形状、长短，以及曝光条件等一并分析，这样才能客观地反映出患者实际接受的辐射剂量。

二、口腔颌面锥形束 CT 检查

与口腔常用的 X 线片检查不同，口腔颌面锥形束 CT（cone beam computed tomography，CBCT）是能够提供三维影像的 X 线检查技术。由于它能从三维角度（轴位、冠状位和矢状位）显示正常组织结构和病变组织，避免了二维图像上的影像重叠、扭曲、变形等固有缺点，一经推出便在临床中得到广泛应用。但是，与 X 线平片检查相比，口腔颌面锥形束 CT 的辐射剂量也要高几倍甚至几十倍，所以近几年口腔颌面锥形束 CT 的辐射剂量问题受到广泛关注。表 4-2 列出了在不同的扫描视野情况下，市场上最早的 3 种品牌口腔颌面锥形束 CT 机的有效剂量。从该表可以看出，在扫描视野相同的条件下，应用不同品牌的口腔颌面锥形束 CT 进行拍摄时，患者受到的有效剂量不同；而对于同一品牌的口腔颌面锥形束 CT 机而言，所选用扫描视野越大，患者受到的有效剂量越高。例如，在同样应用 12 英寸（约 365.8 cm）大视野进行扫描时，口腔颌面锥形束 CT 机 NewTom3G 产生的有效剂量为 44.7 μSv，i-CAT 是 134.8 μSv，而 CB Mercuray 则高达 477.6 μSv，是 NewTom3G 的 10 倍。而对于 i-CAT 和 CB Mercuray 而言，在应用 12 英寸（约 365.8 cm）大视野进行扫描时，患者的有效剂量几乎是应用 9 英寸（约 274.3 cm）视野扫描时的两倍。因此，不能抛开扫描参数和品牌固有特性来单独讨论口腔颌面锥形束 CT 的辐射剂量。依据欧盟最新颁布的有关放射防护的第 172 号文件中的相关数据，中、小扫描视野（< 15 cm×15 cm）口腔颌面锥形束 CT 的有效剂量在 11 ～ 674 μSv 之间，而大视野（> 15 cm×15 cm）口腔颌面锥形束 CT 的有效剂量范围是 30 ～ 1073 μSv。

表 4-2 常见口腔颌面锥形束 CT 有效剂量（μSv）

	12 英寸 FOV	9 英寸 FOV
NewTom 3G	44.7 μSv	36.9 μSv
i-CAT	134.8 μSv	68.7 μSv
CB MercuRay	476.6 μSv	288.9 μSv

FOV：field of view。

虽然与临床医学常用 X 线检查相比，口腔医学常用 X 线检查产生的辐射剂量很低，但是在临床应用中还是要牢记 X 线可能对人体造成的潜在危害，在实践正当性的原则下，正确选择临床适应证，尽可能减少不必要的 X 线检查，同时做好防护，将可能对人体造成的潜在危害降到最低点。

Summary

Diagnostic radiation may potentially cause damage to patients if it is not used appropriately. When we make a decision on radiological examination, we should follow three fundamental principles of radiological protection, namely justification, optimisation, and the application of dose limits, clarifying how they apply to radiation sources delivering exposure and to individuals receiving exposure.

In the practice of oral radiological examination, the following protection approaches should be considered:（1）minimizing exposure time,（2）properly using shielding device,（3）increasing energy of X-ray beam,（4）keeping distances when taking radiographs, and（5）justifying the prescription of an oral radiological examination.

The measured radiation doses of dental radiographic examinations are also present. Although the effective doses from the examinations are low, we have to keep in mind that X-ray can introduce potential harmful effect to human body and we must comply with the three fundamental principles of radiation protection to perform an X-ray examination.

参考文献

［1］李德平，潘自强. 辐射防护手册·第三分册. 北京：原子能出版社，1990.

［2］邹兆菊. 口腔颌面部X线诊断学. 北京：人民卫生出版社，1988.

［3］中华人民共和国国家卫生和计划生育委员会. 医用X射线诊断放射防护要求. 北京：中国标准出版社，中国国家职业卫生标准（GBZ 130-2013），2013.

［4］Berrington de Gonzale A，Darby S. Risk of cancer from diagnostic X-rays：estimates for the UK and 14 other countries. Lancet 2006；9406：345-51.

［5］Chodick G，Bekiroglu N，Hauptmann M，et al. Risk of cataract after exposure to low doses of ionizing radiation：A 20-year propective cohort study among US radiologic technologists. Am J Epidemiol 2008；168：620-631.

［6］European Commission，Radiation protection N°172. Cone beam CT for dental and maxillofacial radiology. Evidence based guidelines.（Luxembourg：Office for Official Publications of the European Communities）2012. ISSN 1681-6803.

［7］Gibbs SJ. Effectivedoseequivalent and effectivedose：comparison for commonprojections in oral and maxillofacial radiology. Oral Surg Oral Med Oral Pathol Oral Radiol Endod. 2000，90：538-545.

［8］Li G，Yang P，Hao S，Hu W，Liang C，Zou BS，Ma XC. Buccal Mucosa Cell Damage in Individuals Following Dental X-ray Examinations. Scientific Reports（2018）8：2509 | DOI：10.1038/s41598-018-20964-3.

［9］WhiteSC，PharoahMJ.OralRadiology：PrinciplesandInterpretation.8thed.St.Louis：MosbyInc.，2019.

［10］Valentin J. The 2007 Recommendations of the International Commission on Radiological Protection. Publication 103. Ann ICRP 2007;37：1-332.

［11］Ludlow JB，Davies-Ludlow LE，Brooks S L，et al. Dosimetry of 3 CBCT devices for oral and maxillofacial radiology：CB Mercuray，NewTom 3G and i-CAT. Dentomaxillofac Radiol 2006；35：219-226.

（李　刚　张　刚）

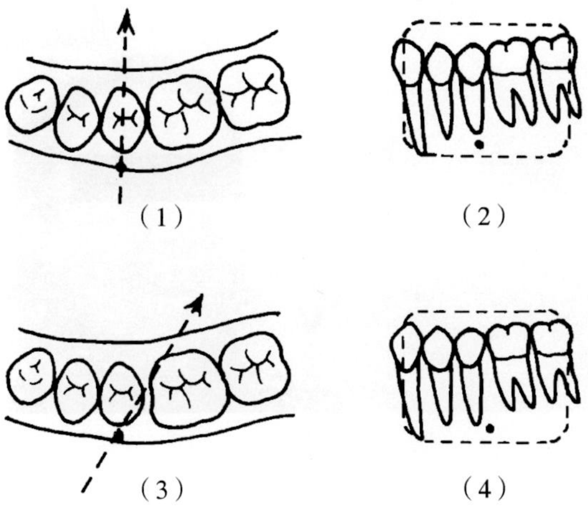

图 5-24　根尖片埋伏牙定位

(1) 常规拍摄参照牙的投照角度；(2) 所得根尖片示意图；(3) X 线球管向近中方向转动后的投照角度；(4) 所得根尖片示意图，埋伏牙（黑点）向远中移动

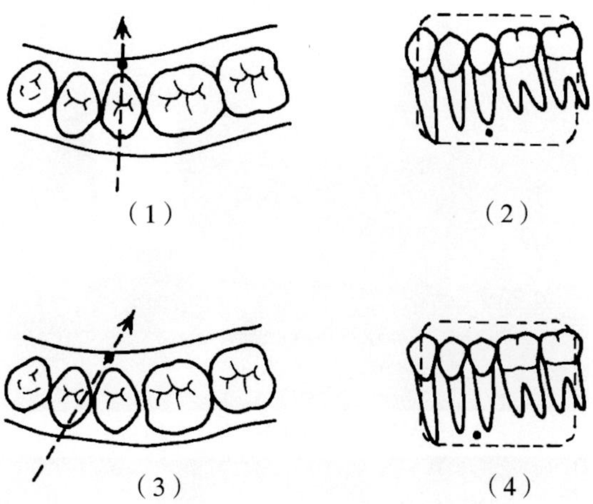

图 5-25　根尖片埋伏牙定位

(1) 常规拍摄参照牙的投照角度；(2) 所得根尖片示意图；(3) X 线球管向近中方向转动后的投照角度；(4) 所得的根尖片示意图，埋伏牙（黑点）向近中移动

第二节　䝼翼片
Bitewing Radiography

一、投照技术

䝼翼片所用胶片由 3 cm×4 cm 根尖片改制而成，方法是在胶片感光面的平分面上自制一翼片（或市场成品），投照时，嘱患者咬住翼片以固定胶片位置，并保证胶片上部分在上颌牙的腭侧，胶片下部分在下颌牙的舌侧，或用专门的䝼翼片持片器（图 5-26）。

1. 切牙䝼翼片投照　患者坐于牙科椅上，听鼻线与地面平行，头矢状面与地面垂直。将胶片长轴与切牙长轴平行，放置于上、下颌切牙的舌侧。嘱患者用上、下切牙咬住翼片。X 线中心线垂直向以＋ 8° 角对准两中切牙之间，通过上颌切牙缘上方 0.5 cm 射入，X 线水平方向与被照牙邻面平行。

2. 磨牙䝼翼片投照　患者坐于牙科椅上，使头的矢状面与地面垂直，听口线与地面平行。将胶片横轴与磨牙长轴平行，放置于下颌磨牙舌侧，将翼片放于被照䝼面上，然后嘱患者轻轻在正中䝼位咬住翼片。X 线中心线垂直向以＋ 8° 角对准胶片中心，通过上颌磨牙䝼平面上方 0.5 cm 射入，并使 X 线水平方向与被照牙邻面平行。

二、正常图像

䝼翼片主要显示上、下牙牙冠部分及相应的牙槽嵴顶影像（图 5-26）。临床上主要用来检查邻面龋，特别是临床尚不易发现的早期龋，以及充填后的继发龋。䝼翼片可以很好地评价投照部位牙周情况，清楚地显示牙槽骨质，观察牙槽嵴顶高度变化。此外，临床还可用于发现邻面牙结石情况。

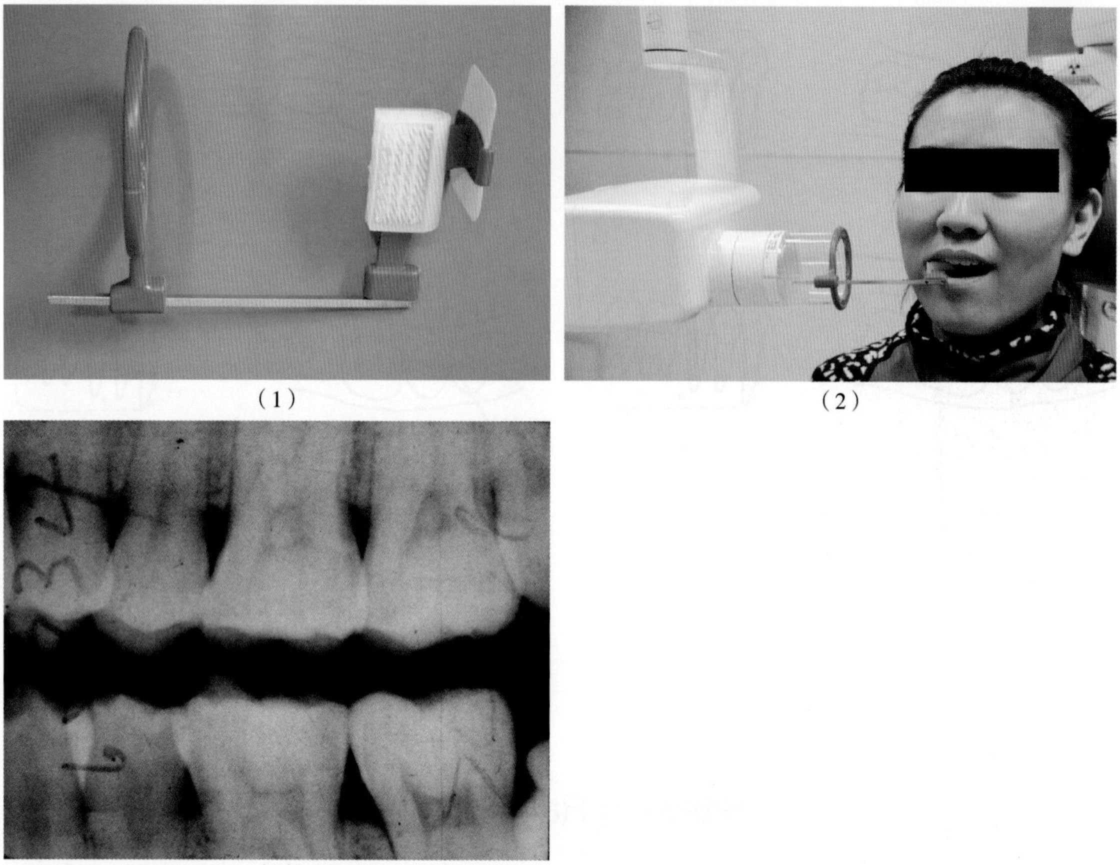

（1） （2） （3）

图 5-26 殆翼片投照

（1）专用殆翼片投照持片器；（2）球管直接对准持片器另一侧的定位圈投照；（3）磨牙位殆翼片，显示上、下牙冠及相应的牙槽嵴顶影像

第三节 殆片
Occlusal Radiography

殆片是口内片中尺寸最大的一种，6 cm×8 cm 胶片放置于被照区牙列殆面上，嘱患者轻咬固定胶片，所以也叫咬合片。殆片可以显示比根尖片更大范围的牙颌骨影像。上颌殆片可以包含腭骨，下颌殆片可以包含口底，所以临床上殆片可用于以下情况：①多生牙、埋伏牙和阻生牙在颌骨内位置的定位；②颌骨内异物和颌下腺导管结石的定位；③判定上颌窦壁（前、内、外侧壁）的连续性；④对于不能开口无法投照根尖片的患者，殆片可以替代；⑤显示颌骨骨折和错位情况；⑥判断颌骨病变（囊肿、骨髓炎、肿瘤）颊舌侧膨胀或破坏的情况、判断口底和腭部病变是否累及颌骨等。

一、上颌前部殆片

1. 投照技术 投照上颌前部殆片（anterior maxillary occlusal projection）时，请患者坐于牙科椅上，头矢状面与地面垂直，听鼻线与地面平行。将胶片置于口内，胶片长轴与头矢状面平行，感光面正对上颌骨，胶片后缘触到下颌升支，嘱患者轻咬胶片固定。X 线中心线向足侧倾斜 65°角，按头矢状面方向对准鼻骨和鼻软骨交界处射入胶片中心（图 5-27）。

2. 正常图像　上颌前部𬌗片显示上颌前部牙和牙槽骨情况，同时可显示腭板骨质、上颌窦、鼻泪管、鼻中隔等结构（图 5-27）。

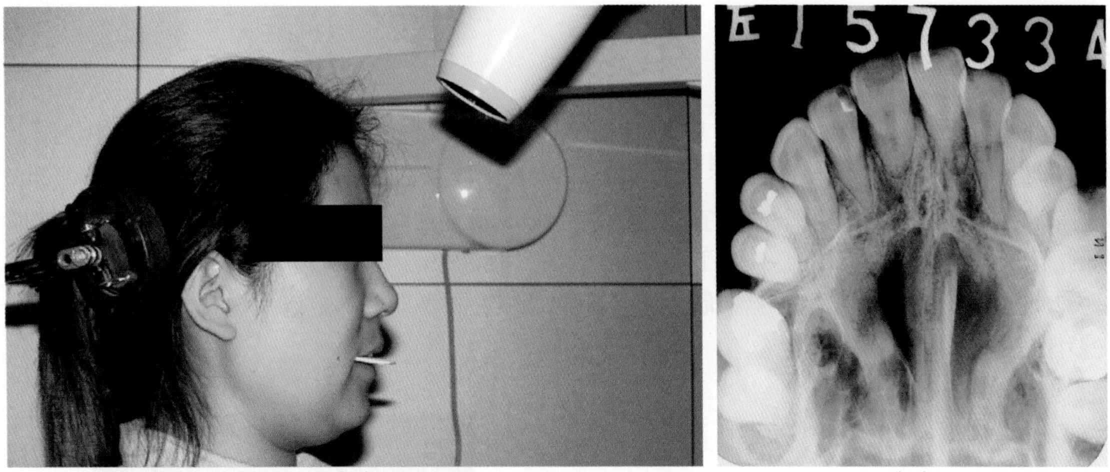

（1）　　　　（2）

图 5-27　上颌前部𬌗片投照

（1）患者体位和投照角度；（2）上颌前部𬌗片 X 线影像

二、上颌前部横断𬌗片

上颌前部横断𬌗片（cross-sectional occlusal projection of anterior maxilla）也称上颌前部切牙横断𬌗片，显示上颌前部切牙横断面影像。常用于上颌前牙区埋伏牙或异物的定位。

1. 投照技术　患者坐于牙科椅上，头矢状面与地面垂直，鼻翼至外耳道口上缘连线与地面平行。胶片直放，胶片长轴划分为三等份，后 1/3 线置于上前牙切缘处，胶片长轴放在上颌两中切牙之间，嘱患者轻轻咬住胶片。X 线中心线根据上前牙长轴与咬合平面倾斜角度大小而定，使 X 线中心线与上前牙的长轴平行（图 5-28）。

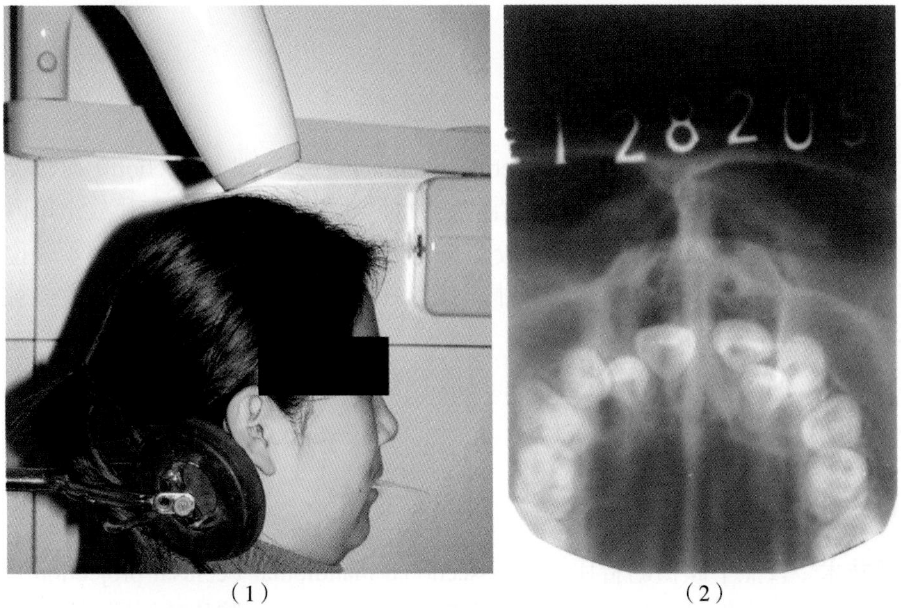

（1）　　　　（2）

图 5-28　上颌前部横断𬌗片投照

（1）患者体位和投照角度；（2）上颌前部横断𬌗片 X 线影像

2. 正常图像 显示上颌牙列冠根方向重叠影像，如埋伏牙（或异物）影像位于牙列唇侧，则埋伏牙位于相应前牙的唇侧；如埋伏牙影像位于牙列腭侧，则埋伏牙位于相应前牙的腭侧（图 5-28）。

三、上颌后部𬌗片

1. 投照技术 投照上颌后部𬌗片（posterior maxillary occlusal projection）时患者体位同上颌前部𬌗片，将胶片置于口内，尽量往后并向检查侧放置，使胶片边缘距后牙颊面约 1 cm，嘱患者咬住胶片固定。球管放在检查侧，X 线中心线垂直角向足侧倾斜 60° 角，水平角与被检查侧前磨牙邻面平行，对准眼外眦下方 2 cm 处射入胶片中心（图 5-29）。

2. 正常图像 此片显示一侧上颌牙列和牙槽骨、上颌窦外下部，以及重叠于磨牙牙根的颧突影像（图 5-29）。

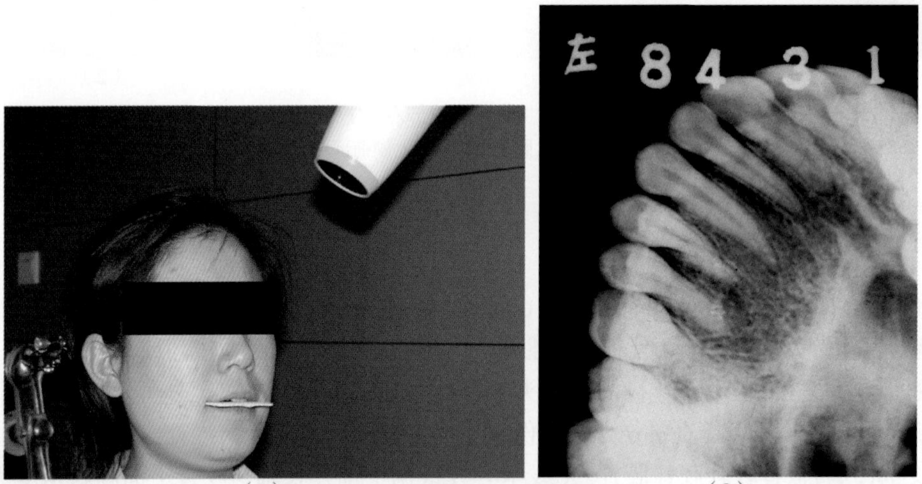

（1）　　　　（2）

图 5-29　上颌后部𬌗片投照

（1）左侧上颌后部𬌗片投照体位和投照角度；（2）左侧上颌后部𬌗片 X 线影像

四、下颌前部𬌗片

1. 投照技术 投照下颌前部𬌗片（anterior mandibular occlusal projection）时，要求患者坐于牙科椅上，头后仰，头矢状面与地面垂直，𬌗平面与地面呈 55°。将胶片放于口内上、下颌牙之间，尽量向后放置接触到下颌升支。胶片长轴与头矢状面平行，并使胶片长轴位于两下中切牙之间，嘱患者轻咬住胶片固定。X 线中心线以 0 °对准头正中矢状面，由颏部射入胶片中心（图 5-30）。

2. 正常图像 此片显示下颌颏部情况，包括下颌前部牙列和颌骨，以及下颌骨下缘。临床常用于观察颏部骨折等（图 5-30）。

五、下颌横断𬌗片

1. 投照技术 投照下颌横断𬌗片（cross-sectional mandibular occlusal projection）时，要求患者坐于牙科椅上，头矢状面与地面垂直，听鼻线与地面垂直，胶片放置同下颌前部𬌗片。X 线中心线对准正中头矢状面，经两侧下颌第一磨牙连线中点垂直胶片射入（图 5-31）。

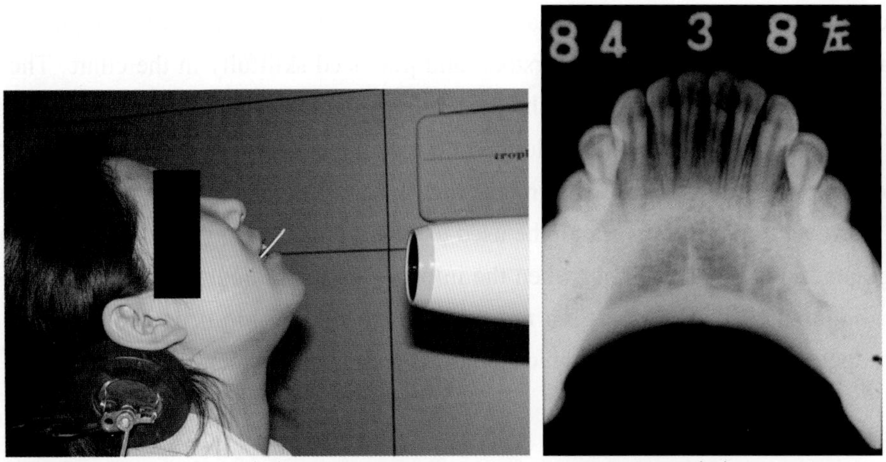

（1）　　　　　　　　　　　　　　（2）

图 5-30　下颌前部殆片投照

（1）患者体位和投照角度；（2）下颌前部殆片 X 线影像

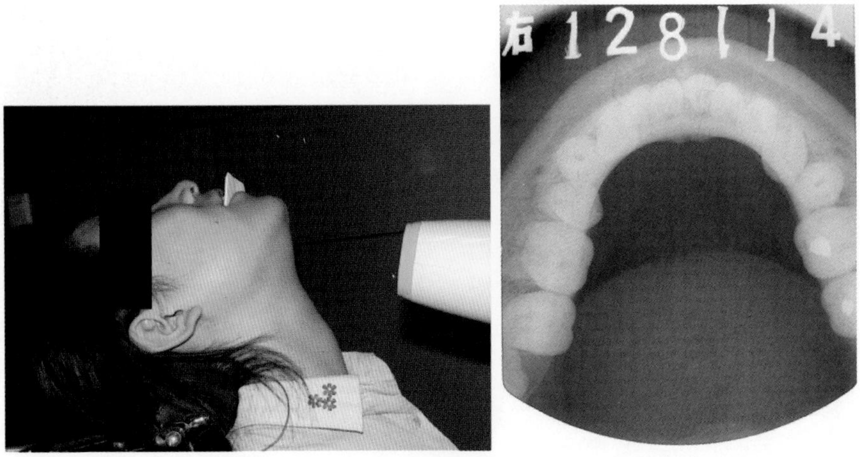

（1）　　　　　　　　　　　　　　（2）

图 5-31　下颌横断殆片投照

（1）患者体位和投照角度；（2）下颌横断殆片 X 线影像

2. 正常图像　显示下颌体和牙弓的横断面影像，包括下牙列横断面、下颌颊侧和舌侧皮质骨板（图 5-31），所以临床常用于检查下颌骨颊、舌侧皮质骨膨胀或病变情况，也可辅助诊断下颌体骨折移位、异物或埋伏牙定位。如了解口底颌下腺导管结石，需以投照软组织条件曝光。

Summary

Intraoral radiographic examinations are the backbone of dental radiography. Intraoral radiographic techniques include three categories—periapical projections, bitewing projections, and occlusal projections. Periapical radiographs should show all of a tooth and the surrounding bone structures. Bitewing radiographs show only the crowns of both the upper and the lower teeth and the adjacent alveolar crests. Occlusal radiographs show a large area of jaw bone and the teeth in the area.

In this chapter, all the intraoral radiographic techniques, their clinical procedures, and radiographic appearances of normal anatomy are introduced. The goals and selection criteria of the intraoral radiographic techniques are emphasized. The technical procedures of periapical radiographs for the entire dentition must be fully understood and practiced skillfully in the clinic. The principles of both the bisecting-angle technique and the paralleling technique should be known. The paralleling technique，also called the right-angle or long cone technique，is the preferred method for making intraoral radiographs. This procedure minimizes image distortion and best incorporates the imaging principles，however，film holders should be used to support the film in the patient's mouth.

Radiographs should be made only when the information the radiograph may provide is essential for a clear diagnosis. The radiographic recognition of disease requires full knowledge of the radiographic appearance of normal anatomic structures with wide range of variations.

参考文献

[1] 马绪臣 . 口腔颌面医学影像诊断学 . 6 版 . 北京：人民卫生出版社，2012.
[2] White SC and Pharoah MJ. Oral Radiology：Principles and Interpretation. 7th ed. St. Louis：Mosby Inc.，2014.

（傅开元）

第六章 口腔颌面部常用口外 X 线片及其他影像检查技术和正常图像

Techniques and Normal Features of Extra-Oral Projections and Other Imaging Techniques

第一节 口腔颌面专用 X 线机
X-Ray Equipment for Oral Maxillofacial Region

一、牙科 X 线机

牙科 X 线机（dental X-ray machine）分为壁挂式（图 6-1）、固定式和移动式等类型，主要由 X 线机头（head）、控制系统（control box）和支臂（arm）组成，可用于投照口内和口外 X 线片。为叙述方便，将牙科 X 线机在此节内一并叙述。

1. X 线机头 由 X 线管、灯丝加热变压器和高压变压器等构成，封闭在充满绝缘油的铅封金属结构中。X 线管容量较小；灯丝加热变压器将 100 ～ 200 V 的交流电源电压降低后，加热灯丝，发生热电子；高压变压器将 100 ～ 200 V 的电源通过电磁诱导得到 60 ～ 70 kV 的高电压，将高电压施加在阴极和阳极之间，将灯丝发生的热电子加速为高速电子。

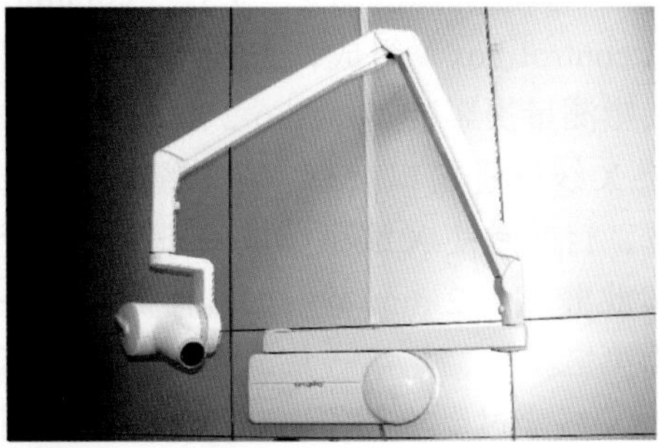

图 6-1 牙科 X 线机

X 线窗口装有铝滤过板（filter）、准直器（collimator）和遮线筒（cone）。《中华人民共和国医用诊断 X 线卫生防护标准》对牙科 X 线机的防护性能做了以下规定：①距焦点 1 m 处的漏射线 1 h 累计量不得超过 0.25 mGy；②总滤过不小于 1.5 mm 铝当量；③末端有效线束直径不得超过 7 cm；④管电压 40 kV 以下者，焦点-皮肤间距离不得小于 10 cm，60 kV 以上者焦点-皮肤间距离不得小于 20 cm；⑤电缆长度不得小于 2 m。

X 线球管窗口的圆筒状或漏斗状金属准直器可限定焦点发射的 X 线照射野，国际辐射防护委员会（international commission on radiological protection，ICRP）建议照射筒末端照射野直径不超过 7.5 cm，最好不超过 6 cm。窗口前方的合成树脂或金属制遮线筒便于确定照射方向，并保证一定的焦点-皮肤间距离。过去曾使用锥形遮线筒，导致散射线量增加，现在已不主张使用，而改用末端开放的圆筒形或矩形遮线筒，分为 20 cm 的短遮线筒和 40 cm 的长遮线筒两种。长遮线筒增加了焦点-皮肤间距离，X 线束相对平行，图像的放大和变形较小。

2. 控制系统 用于 X 线曝光条件的设定，牙科 X 线机的管电压多设定为 60 kV 或 70 kV，管电流多设定为 10 mA。因此，曝光条件的调节多为曝光时间的调节。控制系统包括电源开关、电压表、计时器、曝光开关和各种指示灯。计时器多采用电子计时器，误差小，可设定较短的曝光时间。曝光发生错误时曝光开关可自动终止。目前许多牙科 X 线机的控制系统已实现智能化，可根据预制参数自动调节曝光条件。

3. 支臂 可使机头在各个方向自由活动，并确保在任意位置的定位，可根据临床需要在任何部位、任何方向进行投照。

二、曲面体层 X 线机

曲面体层摄影（panoramic radiography）应用体层摄影（tomography）和狭缝摄影（narrow-beam radiography）原理，使 X 线源和胶片（或其他探测器）围绕患者做相对旋转，一次曝光得到双侧上、下颌牙及颌骨的影像。这种一次曝光使整个颌骨成像技术的开发始于 20 世纪初，早期的研究使用了口内 X 线源，即口腔体腔机。

曲面体层片中可清晰显示的受检体范围称为体层域，在曲面体层机的发展历史上，为了使体层域形态与受检者牙弓形态一致，根据 X 线源和胶片间旋转中心的数目和位置不同，先后出现了单轴旋转式、双轴旋转式和三轴旋转式，目前的曲面体层机已发展成为多轴连续移动式。X 线的水平入射角连续改变，对牙弓进行体层扫描。体层域的厚度与 X 线束的宽度、旋转轴与受检体的距离、胶片运动速度等因素有关，目前的曲面体层机常预设多种不同的体层域形态（image-layerform）和位置，以满足临床不同颌弓形态的需要。普通 X 线摄影的放大率是由焦点、受检体和胶片的位置关系决定的，曲面体层摄影中由于胶片的移动造成了特殊的水平放大率。因此，常调整胶片的旋转速度，使曲面体层的水平放大率和垂直放大率相等。X 线中心线向头侧倾斜 8°。口腔临床医学的发展对口腔影像学提出了新的要求，口腔种植学治疗设计和随访要求对颌骨进行唇舌向观察，因此出现了颌骨横断面体层摄影技术。1988 年 Scanora 体层摄影装置首先将曲面体层和多向体层摄影技术（multidirectional tomography）结合，实现了颌骨轴位体层摄影。随后，多种曲面体层机可进行颌骨轴位体层扫描，但目前这一技术已多被口腔颌面锥形束 CT 取代。

常用的曲面体层 X 线机由 X 线机头（head）、持片架（cassette holder）、旋转支臂（arm）、头颅固定装置（head positioner）、立柱（column）和控制系统（control box）组成，目前的曲面体层机多配备有头影测量摄影装置（图 6-2）。

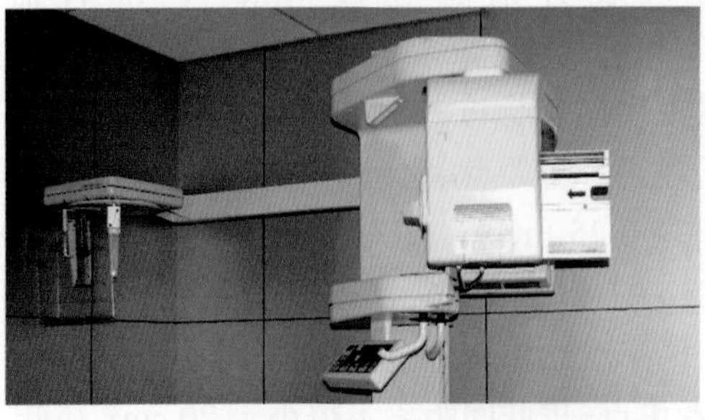

图 6-2 曲面体层机及头影测量摄影装置

曲面体层 X 线球管窗口前有一个狭缝限线板，称为第一狭缝，目的是使 X 线束形成一条窄的平行直线束，一般此缝隙为 2 mm 宽。探测器侧有另一个狭缝，称为第二狭缝，与第一狭缝相对应，由第一狭缝射出的 X 线穿过受检部位，通过第二狭缝到达胶片。旋转支臂维持机头和持片架的相对位置关系，使两者成为一体，围绕旋转中心运动。头颅固定装置是为了在曲面体层摄影过程中，使体层域和患者牙弓处于正确的位置关系，并使患者头部保持稳定的装置。颏托和咬合件可以前后移动，并有指示其位置变化的刻度表，用以确定体层深度；颞夹可防止头位左右移动，并保持头部矢状面与地面垂直；额托可以防止头位前后移动。此外，尚有调节各种体表标志线的定位灯，作为将患者头位调整至正确位置的指示。控制面板上有管电压、管电流、体层域的选择键和曝光开关，曲面体层的曝光时间一般是固定的。现在的曲面体层机程序化水平提高，可适应多种部位投照。

三、X 线头影测量装置

头影测量片是按照一定的几何学要求投照的头颅 X 线片，用于颅颌面部的测量。头影测量源于解剖学和人类学研究中对于颅骨标本的测量，随着放射学技术的出现，开始了对于人体颅骨的测量。1922 年 Pacini 提出了头颅定位进行标准化投照的概念，1931 年德国学者 Hofrath 和美国学者 Broadbent 分别提出了 X 线头影测量技术（radiographic cephalometrics），并应用于口腔正畸工作，头影测量技术通过对牙、颌骨、颅骨等各标志点形成的线径、角度测量，分析口腔颌面软、硬组织的结构，常用于口腔正畸、正颌外科，以及人类学的测量和牙、颌、面部组织结构的形态记录。投照时要求保持足够的焦点-胶片间距离，一般在 150 cm 以上，以避免影像失真和放大。头颅固定装置通过耳杆（ear rod）插入双侧外耳道，眶点指针指于眶点，将头部固定于一定位置，保证测量结果的可靠性（图 6-3）。

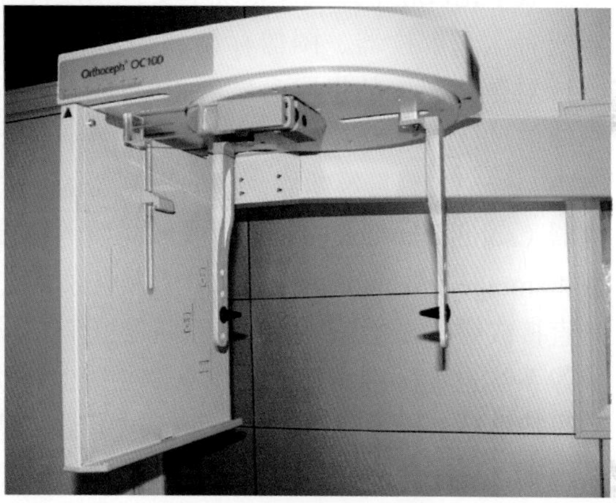

图 6-3　头颅固定装置

第二节　数字化放射学
Digital Radiography

1989 年，法国牙科医生弗朗西斯·莫恩（Francis Mouyen）第一次将数字化影像技术应用于牙齿的诊断和治疗，发明了世界上第一台以固态半导体探测器为基础的数字化根尖片成影系统，被法国 Trophy 公司命名为 RadioVisoGraphy（RVG），开创了数字化口腔医学时代。此项技术随后被广泛应用于曲面体层、头颅正位和头颅侧位等 X 线片的数字化影像系统。20 世纪末，口腔颌面锥形束 CT 的发明，更是将口腔医学影像由二维拓展到了三维。现在，数字化口腔医学影像技术不仅广泛应用于口腔疾病的诊断，而且在治疗计划的设计和实施过程中扮演着越来越重要的角色。

与胶片成像系统相比，数字化口腔医学影像拍摄系统最突出的特点是可以利用各种图像再处理技术来改变图像的明暗度和对比度，即使在低剂量照射下获得的图像，也可以满足临床诊断的需要；同时，通过图像再处理技术的应用，使病变更易于观察和诊断。这在胶片成像系统中是不可能实现的，因为胶片在经过 X 线曝光后，其明暗度和对比度都已固定在胶片上，不能再改变。应用数字化成像系统的其他优势包括：①节约了暗房空间和对化学试剂的应用，减少了化学物品及来自于胶片上金属汞对环境的污染；②提高了 X 线片的成像速度；③降低了患者的辐射剂量。据实验证实，在不影响成像质量的前提下，拍摄一张数字化根尖片所需的辐射剂量最高可减少到 E- 速度胶片的 10%；④节约了档案的储存空间；⑤改变了影像资料的传递方式。胶片影像资料只能通过邮寄、携带等方式进行传递，而数字影像资料除了以上方式外，还可以通过互联网传送；⑥利于临床医生宣教，加强与患者沟通；⑦是远程医疗、无纸化医院和大数据平台建设的基础。在临床应用中，数字化成像系统的不足也逐渐被认知：①设备价格比较昂贵；②对技师的要求比较高；③由于图像摄取相对容易，重新拍摄概率较高；④图像再处理技术的应用，使图像信息易于被更改。美国曾报道了由此产生的骗保行为；⑤由于 SPP 板的宽容度比较大和图像再处理技术的应用，使过度照射的物体也能显示为正常影像，过度照射得不到及时纠正，间接增加了辐射剂量等。本节将重点介绍数字化口腔平片成像系统的基本组成、探测器的分辨率及图像再处理技术。有关口腔颌面锥形束 CT 的内容将在第三节中介绍。

一、数字化口腔平片成像系统的基本组成和工作原理

数字化口腔平片成像系统主要包括硬件和软件两部分。硬件部分主要由探测器、数模转换器或者激光解读器、图像存储和显示的计算机系统，以及与之相匹配的 X 线机等构成，以支持对数字图像的摄取、显示和储存。软件部分则主要用于驱动硬件设备来获取图像，完善影像信息，同时为了满足不同临床诊断任务的需求而对图像进行再处理，和实现图像的放大、缩小、标记和测量等功能。依据探测器的不同，数字化口腔成像系统主要包括由固态半导体探测器（solid-state detectors）为成像介质的直接成像系统（direct imaging system）和由储存磷光板（storage phosphor plate，SPP）为成像介质的间接成像系统（indirect imaging system）。无论是直接成像系统还是间接成像系统，它们在成像原理与应用的投照技术上都是相同的，与胶片成像系统也无区别，都是利用 X 线在成像介质上留下“印记”，“印记”的深浅与透过人体的 X 线数量呈正比。胶片成像系统通过定影、显影将这些“印记”保留在胶片上，而数字化成像系统则直接把这些“印记”转化为数字信息，以图像的形式显示在显示器屏幕上。

直接成像系统中的固态半导体探测器主要由电耦合器件（charge-coupled device，CCD）、互补金属氧化物半导体（complementary metal oxide semiconductor, CMOS）和平板探测器（flat panel detectors）组成，但是由于成本等原因，在实际应用中，探测器主要由 CCD 或 CMOS 构成。虽然 CCD 与 CMOS 二者在电子信号的传输方式上不同，但是它们都有一个共同点，即都是通过导线与计算机相连接，从而实现数据的传输。在这一过程中需要一个能将模拟信号转换成数字信息的转换器（analogue-digital converter）（图 6-4）。直接成像系统的最大优点是成像速度快。它几乎可以在拍摄结束的同时就能在计算机显示器上显示出图像，所以这种成像系统被称作直接成像系统。缺点是，应用于牙片拍摄的探测器由坚硬的塑料保护壳包裹，相对来说比较厚（2 ～ 5 mm），在口腔内较难固位，以及容易引起患者的不舒适感，重拍率较高。同时，大多数此类探测器实际接收 X 线的面积比 2 号胶片（31 mm×41 mm）小，仅为 27 mm×37 mm。这些都在一定程度上弱化了固态半导体探测器在牙片拍摄中对患者放射剂量低的优势。迄今为止，还没有可用于咬殆片拍摄的固态半导体探测器。

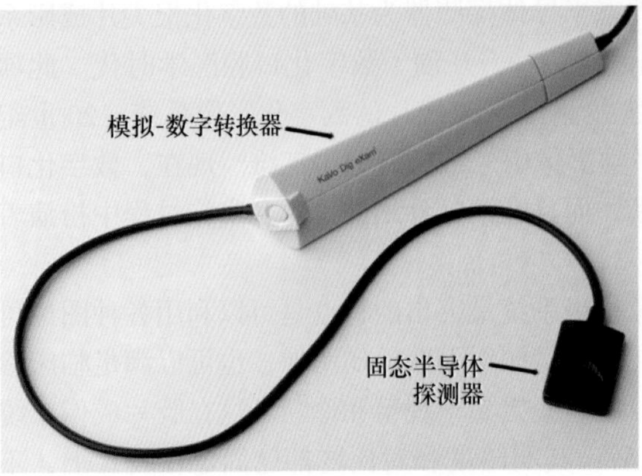

图 6-4 直接成像系统中的模拟-数字转换器和固态半导体探测器

直接成像系统中的一个例外是由美国 Schick 公司生产的无线探测器。其特点是利

用类似于路由器的射频转换器来接收和传输由无线固态半导体探测器发出的射频信号。

间接成像系统中的探测器应用的是储存磷光板，又称作光激励磷光板（photostimulable phosphor plate，PSP）。它是利用感光材料（BaFBr：Eu2 ＋）来储存 X 线图像信息的。与固态半导体探测器不同的是，储存磷光板在受到 X 线照射后，不是将代表图像信息的、能量不同的 X 线直接转换成数字信息，而是将它们储存在 SPP 上形成隐含的图像（latent image）。这个隐含有图像信息的储存磷光板然后被放到一个特殊的激光解读器中，在激光的照射下，将隐含的图像信息转换成电压信号，再通过模拟-数字转换器将电压信号转变成数字信息，进而通过计算机将数字信息还原成图像显示在显示器屏幕上。这样，SPP 在受到 X 线照射后，不会立即在显示器屏幕上显示出图像，而是需要一定的读取时间，故以 SPP 为探测器的数字化成像系统称作间接成像系统。世界上第一台牙片 SPP 成像系统是由芬兰的 Soredex Finndent Orion 有限公司在 1995 年推出的 Digora 系统，当时的激光解读器一次只能读取一张牙片，读取时间也长达 25 s。现在，已有数家公司可提供同时解读数张 SPP 的激光解读器，最快读取时间也已缩短为 8 s（图 6-5）。

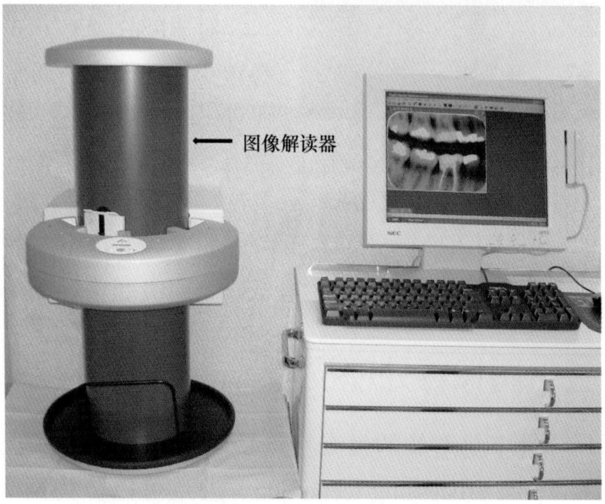

图 6-5　间接成像系统中可同时解读数张 SPP 的解读器

用于拍摄牙片的 SPP 的外形与传统胶片很相像，型号一致，厚度也差不多，所以与固态半导体探测器相比，比较容易在口腔内固位和操作。同时，由于 SPP 与解读器之间不需要导线连接，一台解读器可同时支持多台 X 线机工作。SPP 的另一个优点是它的曝光宽容度比固态半导体探测器更大，这样所拍摄图片的对比度与灰度会在较宽的一个范围内变化，从而能够提供更多的诊断信息。

间接成像系统的缺点是：①成像速度相对于直接成像系统慢，SPP 表面易于划损、破坏；②能够自动调解图像的灰度，使在过低或过量 X 线照射下取得的图像都能显现出满意的影像，但这也容易由于操作不当而引起过度照射。

二、空间分辨率和对比度分辨率

空间分辨率（spatial resolution）是指图像中可辨认的临界物体空间几何长度的最小极限，即对细微结构的分辨率。空间分辨率越高说明图像对微细结构的分辨能力越强，解剖或病变结构细节的展示越清晰。通常，空间分辨率的表达有 3 种方式：①理论空间分辨率，即应用一定的公式通过探测器的像素大小推算出的空间分辨率；②通过调制传递函数（modulation transfer function，MTF）的计算测定的空间分辨率。通常，一幅图像由有用信息和干扰信息，即噪声两部分组成。这一方法测定的仅仅是图像中的有用信息，而没有考虑图像中噪声可能对图像空间分辨能力的影响，故往往不能反映一个系统在实际工作中的真实空间分辨率；③通过高对比度测试卡的应用，直接检测的空间分辨率，此为实测空间分辨率。由于此种测试方法不仅测定了包括图像中的信息和各种噪声的情况，而且包括了人类视觉系统可能对图像认读产生的影响，所以实测空间分辨率能够真实地反映一个影像系统对拍摄物体的空间分辨能力。空间分辨率通常以毫米为单位或以“线对 / 毫米（line pairs/mm，LP/mm）”来表示。图 6-6 中每一个灰

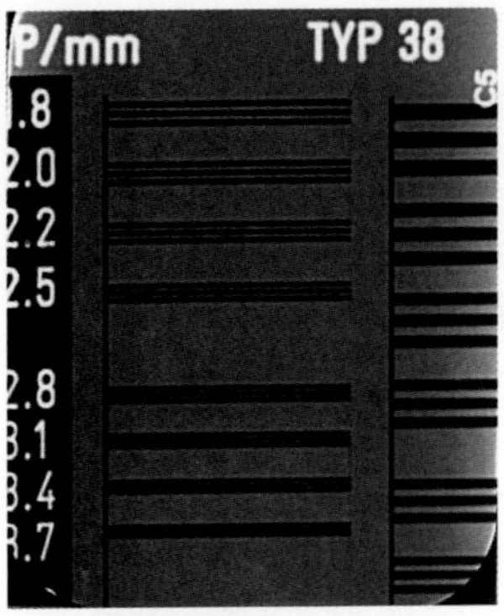

图 6-6 高对比度卡 X 线片，其中每一条黑色和灰色条纹的组合是一个线对

色条纹和黑色条纹的组合是一个线对。每毫米距离内可辨别的线对数越多代表该系统的空间分辨率越高。

美国学者曾对 18 个口腔医学影像拍摄系统的空间分辨率进行了测定，结果如表 6-1 所示。我们可以看到，理论空间分辨率不等于实测空间分辨率且通常小于实测空间分辨率，所以我们在临床工作中不能仅仅以像素大小来判定一个影像系统的空间分辨率。

对比度分辨率（contrast resolution）是指拍摄系统记录物体间灰度差异变化的能力，通常与探测器的曝光范围密切相关。曝光范围宽，则对比度分辨率高；曝光范围窄，则对比度分辨率低。在数字化探测器中，对比度分辨率还与获取图像的字节数（bit）有关。字节数代表了每一个像素变化的能力。1 个字节，代表图像有两种变化，即黑和白。如果是 8 个字节图像，那么图像中每一个像素有 $2^8 = 256$ 种变化，即由黑到白的过程中有 256 个层级变化。现在临床中摄取图像普遍采用的是 12 bit 或 14 bit。

三、图像再处理技术

数字化图像的最大特点是可以利用各种再处理技术来提高图像的可读性。图像再处理技术（post-processing technique）大致可以分为两大类。一类是以强化物体间对比度为主的技术，如边缘强化（edge enhancement）、亮度和对比度调节（brightness and contrast adjustments）等（图 6-7），另一类是以减少图像中噪声为主的再处理技术，如各种降低噪声的滤片（noise-reduction filters）的应用（图 6-8）。为了适应不同诊断需求，有的公司开发出了针对某一特定

表 6-1 常用口腔数字化和胶片拍摄系统的理论空间分辨率和实测空间分辨率

品牌	探测器技术	像素（μm）	理论空间分辨率（lp/mm）	实测空间分辨率（lp/mm）
CDR	CMOS	40×40	12.5	9
CDR wireless	CMOS	40×40	12.5	9
CygnusRay MPS	CCD	22×22	22.7	8
Dexis	CCD	40×40	12.5	11
Dixi 2 v3	CCD	19×19	26.3	≥ 16
DSX 730-USB	CCD	21×21	23.8	11
DSX 730-Evolution	CCD	21×21	23.8	13
Sigma	CCD	39×39	12.8	11
Sidexis	CCD	39×39	12.8	< 10
RVG-ui	CCD	19.5×19.5	25.6	≥ 20
RVG 6000	CMOS	18.5×18.5	27	≥ 20
RVG 5000	CMOS	18.5×8.5	27	≥ 14
ViperRay M	CCD	22.5×2.5	22.2	7
Visualix HDI	CCD	22×22	22.7	11
Visiodent RSV	CCD	22×22	22.7	6
DenOptix（SPP）	SPP	600dpi	11.8	11
ScanX（SPP）	SPP	standard resolution	—	7
InSight	胶片	—	—	≥ 20

诊断任务，如龋病、牙周炎的图像再处理技术，并将这一类图像再处理技术总称为特定任务图像再处理技术（task-specific processing techniques）。基于人类的视觉系统对色彩比较敏感这一事实，有的公司开发出不同的伪彩技术来彩化图片（图 6-9）。

这里需要指出的是，各种图像再处理技术，包括伪彩技术的应用，虽然可以在一定程度上

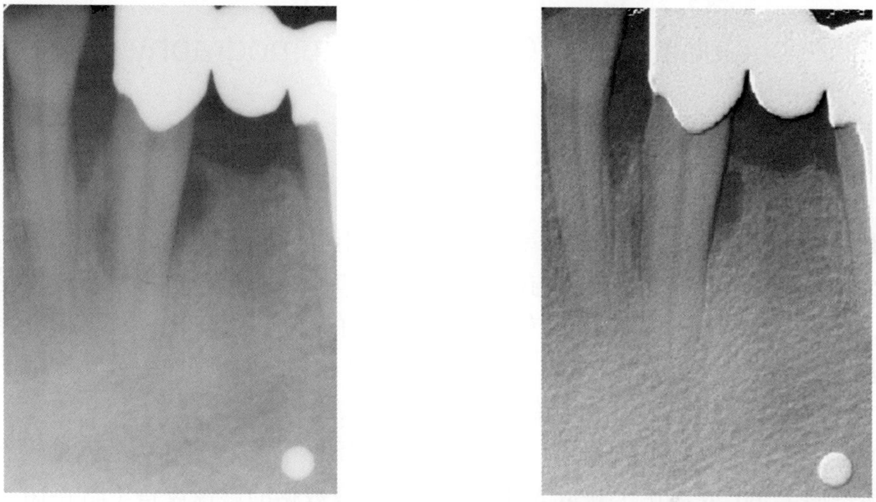

图 6-7　原图和应用边缘强化再处理技术的图像

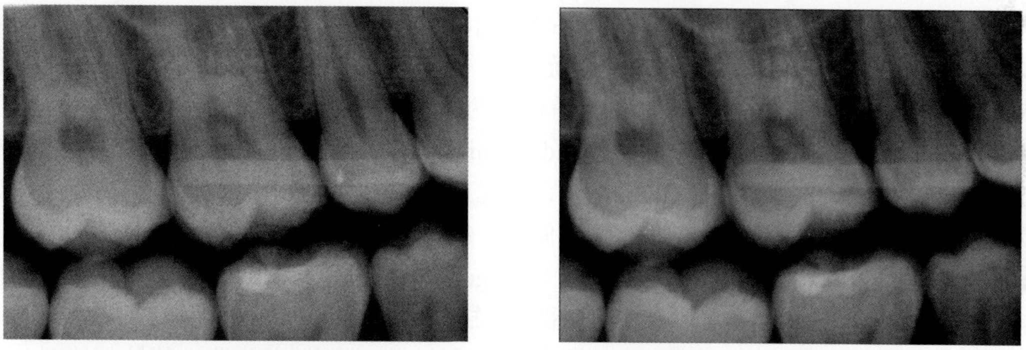

图 6-8　原图和应用降噪滤片的图像

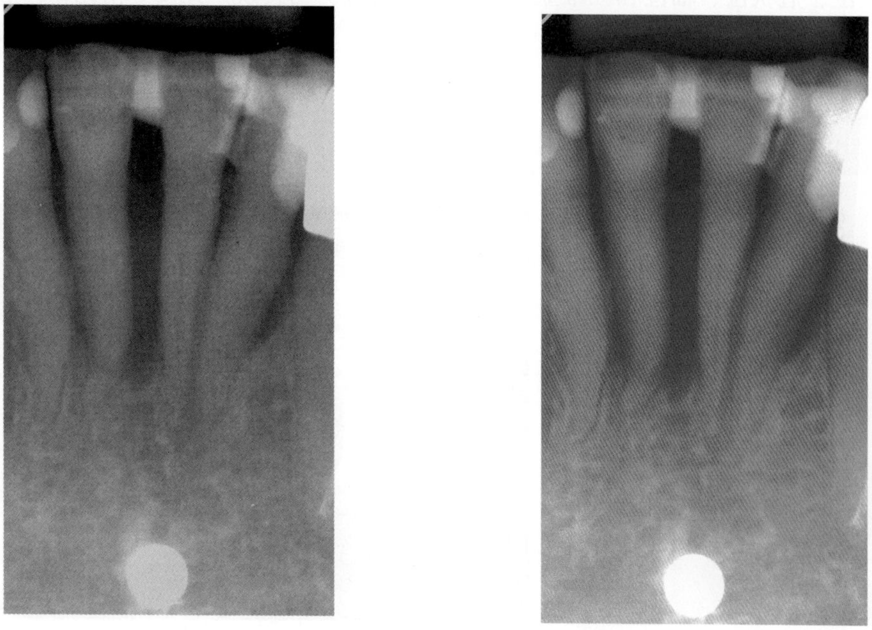

图 6-9　原图和应用伪彩技术的图像

提高图像的可读性，但是并不能提高图像诊断的准确率。同时不正确地应用图像再处理技术，还有可能降低图像的诊断准确性，这一点在临床应用中要注意。

第三节 口腔颌面锥形束 CT
Cone Beam Computed Tomography

一、口腔颌面锥形束 CT 概述

意大利工程师 P.Mozzo 于 1998 年率先报道了专用于口腔医学的锥形束 CT（cone beam computed tomography，CBCT）。几乎与此同时，日本口腔颌面放射学家 Y.Arai 教授也进行了相关研究。我国于 1999 年引进第一台专用于口腔医学的锥形束 CT 机，是国际口腔医学界较早应用和进行锥形束 CT 研究的国家之一。随着锥形束 CT 技术的不断发展，专用于口腔医学的锥形束 CT 在我国最终被命名为口腔颌面锥形束 CT。

口腔颌面锥形束 CT 是以呈锥形发出的 X 线为射线源，面积探测器为数据接收器，通过围绕人体旋转一周（360°或 270°）获取人体组织三维影像数据的影像设备（图 6-10，图 6-11）。口腔颌面锥形束 CT 机主要由硬件和软件两部分组成。硬件部分主要包括：①固位支架和“C”型臂。仰卧位或坐位拍摄的 CBCT，还包括诊疗床或可移动座椅；② X 射线源和影像探测器组成的影像拍摄系统；③作为操作软件系统和图像显示、储存载体的计算机系统。其中面积探测器主要包括平板型（flat-panel）和非平板型两种类型。平板型探测器主要基于互补性金属氧化物半导体（complementary metal-oxide-semiconductor，CMOS）或非晶硅薄膜晶体管（amorphous silicon thin-film-transistor）技术，其优点是空间分辨率高，几何失真小；成像对比度较高，影像清晰；外形小巧，整机占用空间小。缺点是容易产生伪影和坏点。非平板型口腔颌面锥形束 CT 的探测器主要由电耦合器件（charge-coupled device，CCD）和影像增强器构成，优点是 X 线转换效率高、患者所受辐射剂量少；缺点是噪声较大，容易产生几何失真。口腔颌面锥形束 CT 的软件部分主要用于操控影像拍摄系统，完成图像的采集、传输、处理，以及图像在矢状位、冠状位、轴位和三维立体图像的重建等。与传统医用 CT 相比，口腔颌面锥形

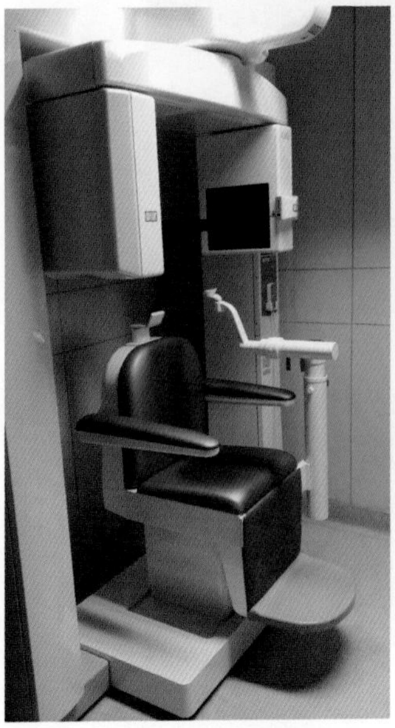

图 6-10 口腔颌面锥形束 CT 机

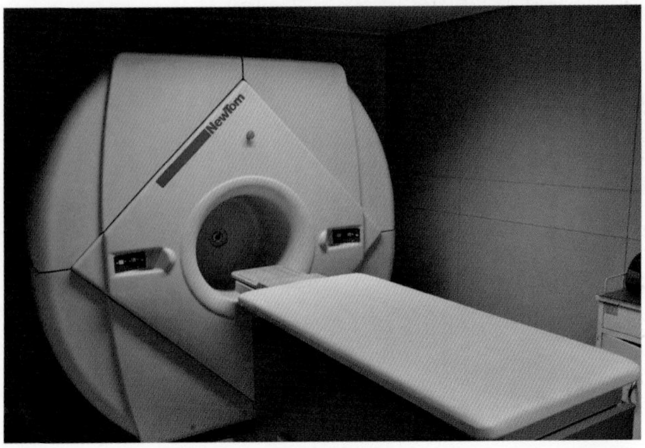

图 6-11 我国引进的第一台口腔颌面锥形束 CT 机 NewTom 9000

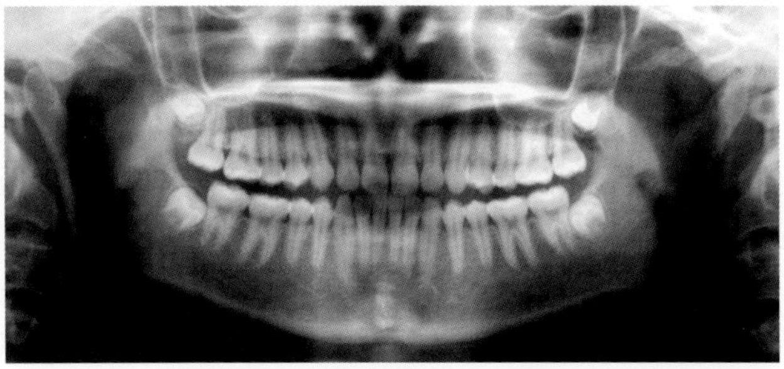
图 6-21　曲面体层片正常图像

投照全口牙位曲面体层片时，患者颈椎呈垂直状态或稍向前倾斜，颏部置于颏托正中，头矢状面与地面垂直，听眶线与听鼻线的分角线与地面平行，用额托和颞夹将头固定。目前的曲面体层设备多采用计算机控制，操作简便。

正常图像：全口牙位曲面体层片可以在一张图像上显示双侧上、下颌骨，上颌窦，颞下颌关节，以及全口牙的影像（图 6-21）。

三、普通造影检查

利用造影剂改变器官的密度对比，从而显示器官形态和功能的检查方法称为造影检查。随着造影剂的更新和成像设备的改进，各种造影技术逐步发展起来，已扩展到介入放射学的领域，成为影像诊断和摄影技术中的重要组成部分。口腔颌面部常用普通造影检查包括唾液腺造影、颞下颌关节造影、血管畸形瘤腔造影，以及窦腔、窦道、瘘管造影等。唾液腺造影、颞下颌关节造影、血管畸形瘤腔造影及数字减影造影详见各相关章节。

瘘管及窦道造影　骨及软组织的炎症、肿瘤、囊肿、存留于病变区的死骨、异物等可形成瘘管或窦道，长期不愈合，临床上单纯依靠探针检查较困难。瘘管及窦道造影可观察瘘管及窦道的位置、走行、范围及与邻近解剖结构的关系，以协助确定治疗方案。适应证为鳃裂瘘、甲状舌管瘘等疾病，以及炎症、损伤造成的瘘管或窦道。对碘对比剂过敏及急性炎症应视为禁忌证。

瘘管及窦道造影多采用 40% 的碘化油。局部消毒后，用钝探针探诊了解瘘管或窦道走行方向，用钝针头注入对比剂。拔出针头后，摄片，拍片范围应将瘘管或窦道口和病变范围包括完全。

第五节　CT 检查
Computed Tomographic Examination

CT（computed tomography）由 G.N. Hounsfield 1969 年首次完成设计，于 1972 年在英国首先应用于临床。1989 年螺旋 CT（spiral computed tomography，SCT）问世，之后又成功设计了多层螺旋 CT（multislice spiral computed tomography，MSCT），使 CT 扫描速度明显加快，分辨率大大提高，并可以进行较高质量的图像后处理，使重组冠状位和矢状位图像质量提高。此外，MSCT 获得的容积数据可避免微小病灶的遗漏。在口腔颌面部可用于肿瘤、复杂外伤，以及唾液腺疾病和颞下颌关节疾病等多种疾病的检查。

一、多层螺旋 CT 检查方法

1. 平扫　又称为普通扫描或非增强扫描，是不用对比剂增强或造影的扫描。在口腔颌面部疾病的诊断中，多数情况下需要通过多平面重组进行任意平面的观察，因此多采用螺旋扫描方式。

2. 增强扫描　指血管内注射对比剂后再行扫描的方法。正常与病变组织摄取对比剂后，可以表现出不同程度的强化，有利于提高密度分辨率和对病变的检出率，对疾病做出定性诊断有所帮助。增强扫描中依据疾病需要可以采用常规增强扫描、动态增强扫描、延迟增强扫描、双期或多期增强扫描。

无论平扫或增强扫描，均采用螺旋扫描方式获得横轴位图像后进行冠状面重组，必要时可进行矢状面及其他所需平面的重组。常规扫描范围为自听眦线或听眶线至下颌骨下缘 2 cm，但必须以包括全部病变为原则，必要时应扩大扫描范围。例如，在检查口腔颌面部恶性肿瘤时为确定有无颈部淋巴结转移，扫描范围应向下扩大至颈根部；在行颞下窝检查时，扫描范围为自蝶骨至硬腭下方，扫描平面与硬腭平行；在检查鼻窦时，扫描范围为自额窦顶至上颌牙槽突；在检查翼腭窝时，主要扫描上颌窦上部及中部平面，扫描平面与听眦平面平行；在检查腮腺时，则以听眦线为基线平行向下，至下颌角；在检查下颌下腺时，扫描范围为自下颌骨牙槽突水平至甲状切迹下 2 cm；唾液腺 CT 检查详见本章第七节；颞下颌关节 CT 检查方法见本章第八节。

二、正常图像

1. 横断面图像　在不同层面上可显示口腔颌面部不同结构的正常图像（图 6-22 ～图 6-27）。在口腔颌面部结构中应特别注意如下几个部位：

（1）颞下窝：位于颧弓内侧、颅中窝下面和翼板的外侧。其前为上颌窦后壁，顶部主要由蝶骨构成，小部分由颞骨构成，为重点观察部位之一。

（2）鼻窦：任一鼻窦正常黏膜均很菲薄，CT 中不能显示。窦内空气呈低密度影像，似与窦壁直接接触。因此，凡于 CT 片上见到的窦壁内的软组织影像均为异常改变。

（3）翼腭窝：在经上颌窦上部及中部横断面图像上可见到翼腭窝的影像。其位于上颌窦后壁与翼板之间，经翼腭管与口腔相通，经蝶腭管与鼻腔相通，经眶下裂与眼眶相通，经翼上颌缝与颞下窝相通，经圆孔与颅内相通。翼腭窝亦为一重要的观察部位，在临床诊断上有重要意义。

（4）腮腺：因腮腺内含有不同程度的脂肪成分，在 CT 平扫片上，其密度往往低于周围肌肉组织，CT 值通常为 －40 ～ 40 Hu。在不同层面上均可显示腮腺影像，但其形态不同。在下颌小舌平面，腮腺呈近三角形，向外稍有突出，浅叶向前伸于咬肌表面，向后与二腹肌后腹及胸锁乳突肌相邻。腮腺深叶向内延伸至下颌升支内侧，前为翼内肌，后为茎突及其附着的肌肉。颈外动脉和下颌后静脉在下颌升支后方穿越腮腺，颈内静脉位于腺体及茎突的深面。在腮腺造影后 CT 图像上，可见腮腺呈高密度影像，并可显示腮腺导管。

（5）下颌下腺：位于下颌下区，轴位为类圆形影像，其密度一般较腮腺稍高，而与周围肌肉影像密度相近。下颌下腺大部位于下颌舌骨肌的浅面，其延伸部包绕下颌舌骨肌游离缘向口底区伸展。下颌下腺导管开口于舌下肉阜。

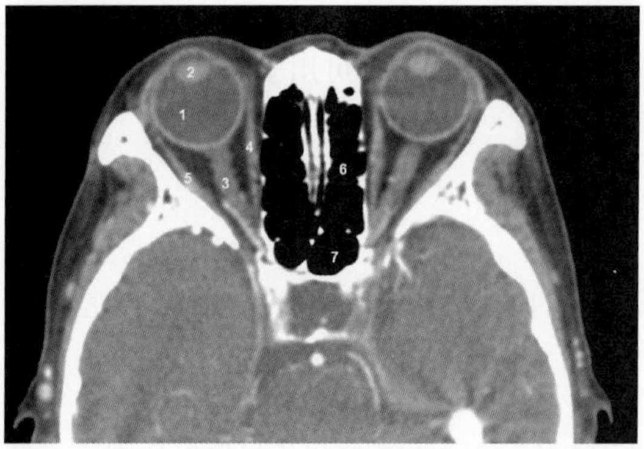

图 6-22　经眼眶视神经平面 CT 平扫横断面图像
1. 眼球玻璃体；2. 晶状体；3. 视神经；4. 内直肌；5. 外直肌；6. 筛窦；7. 蝶窦

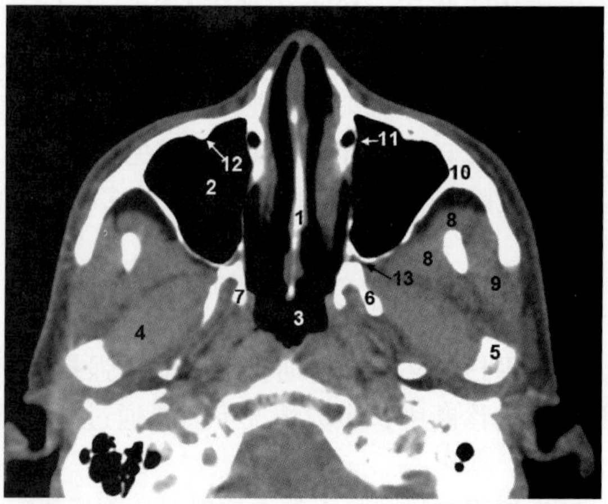

图 6-23　经上颌窦上部平面 CT 平扫横断面图像
1. 鼻中隔；2. 上颌窦；3. 鼻咽；4. 翼外肌；5. 髁突；6. 翼外板；7. 翼内板；8. 颞肌；9. 咬肌；10. 颧骨；11. 鼻泪管；12. 眶下管；13. 翼腭窝

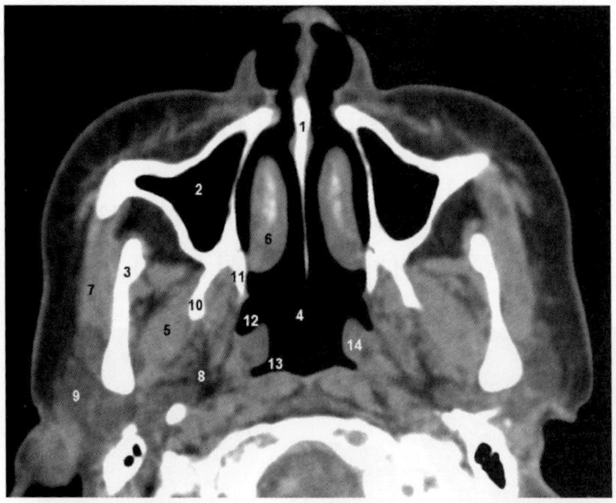

图 6-24　经上颌窦中部平面 CT 平扫横断面图像
1. 鼻中隔；2. 上颌窦；3. 下颌支；4. 鼻咽；5. 翼外肌；6. 下鼻甲；7. 咬肌；8. 咽旁间隙；9. 腮腺；10. 翼突外侧板；11. 翼突内侧板；12. 咽鼓管咽口；13. 咽隐窝；14. 咽鼓管圆枕

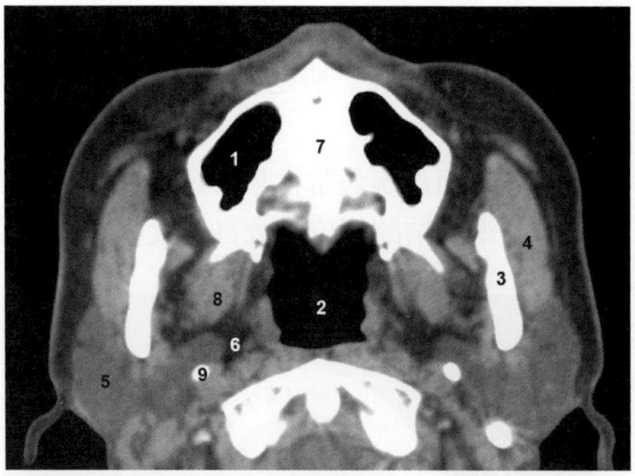

图 6-25　经上颌窦底部平面 CT 平扫横断面图像
1. 上颌窦；2. 鼻咽；3. 下颌支；4. 咬肌；5. 腮腺；6. 咽旁间隙；7. 硬腭；8. 翼内肌；9. 茎突

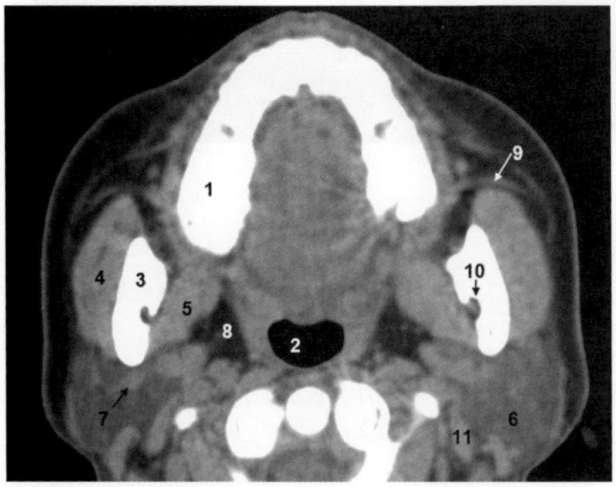

图 6-26　经上颌骨齿槽突平面 CT 平扫横断面图像
1. 上颌骨牙槽突；2. 口咽；3. 下颌支；4. 咬肌；5. 翼内肌；6. 腮腺；7. 下颌后静脉；8. 咽旁间隙；9. 腮腺主导管；10. 下颌孔；11. 二腹肌后腹

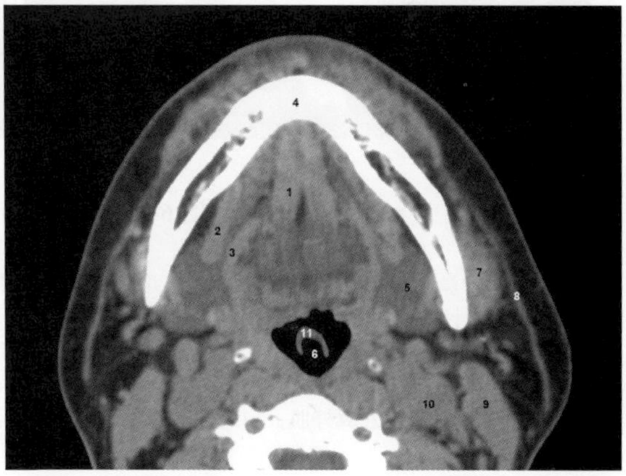

图 6-27　经会厌平面 CT 平扫横断面图像
1. 颏舌肌；2. 下颌舌骨肌；3. 舌骨舌肌；4. 下颌骨；5. 下颌下腺；6. 喉咽；7. 咬肌；8. 颈阔肌；9. 胸锁乳突肌；10. 颈鞘

近年来，诸多研究者多采用解剖间隙的概念来描述其中解剖结构病变的 CT 及 MRI 表现，包括舌下间隙、下颌下间隙、咀嚼肌间隙、咽后间隙、腮腺间隙、颈动脉间隙、咽旁间隙、颊间隙及椎周间隙等。对这些间隙解剖结构的了解，极有利于对这些区域的占位性病变及颌面间隙感染做出诊断。

2. 冠状面图像　对于口腔颌面部疾病常需要结合冠状位图像观察，以多层面显示口腔颌面部冠状位不同层面的正常解剖结构（图 6-28）。在判读 CT 冠状位片时，除常规观察各解剖结构外，尚应了解上述口腔颌面部多个间隙的解剖关系，这对判断和描述病变范围及其与周围重要解剖结构的关系至关重要。

3. 颈部图像　颈部包括多种组织结构。在 CT 图像上，脂肪组织呈较均匀的低密度影像，血管、神经、肌肉、淋巴结呈中等密度影像。甲状腺影像密度高于肌肉组织，边界清晰，密度均匀。在行强化扫描时，甲状腺腺体呈均匀性强化表现。不同组织间充以结缔组织及脂肪，为低密度影像。正常情况下，不能显示筋膜影像。为便于判读 CT 图像及描述病变范围，颅外头颈部以舌骨为界分为舌骨上颈部和舌骨下颈部。舌骨上颈部包括咽旁间隙、咽黏膜间隙、咀嚼肌间隙、腮腺间隙、颈动脉间隙、咽后间隙及椎周间隙等。舌下间隙和颌下间隙局限于口腔范围，无上、下延伸。舌骨下颈部主要分为5个间隙：颈动脉间隙、颈后间隙、脏器间隙、咽后间隙及椎周间隙。清楚地了解上述间隙的范围及其所含解剖结构，将有利于我们对病变进行分析。

口腔颌面部疾病常常累及颈部淋巴结。增强CT可以作为颈部淋巴结疾病的首选检查，它能够显示淋巴结的部位、数目、大小、密度变化，以及与颈鞘的位置关系（图6-29）。

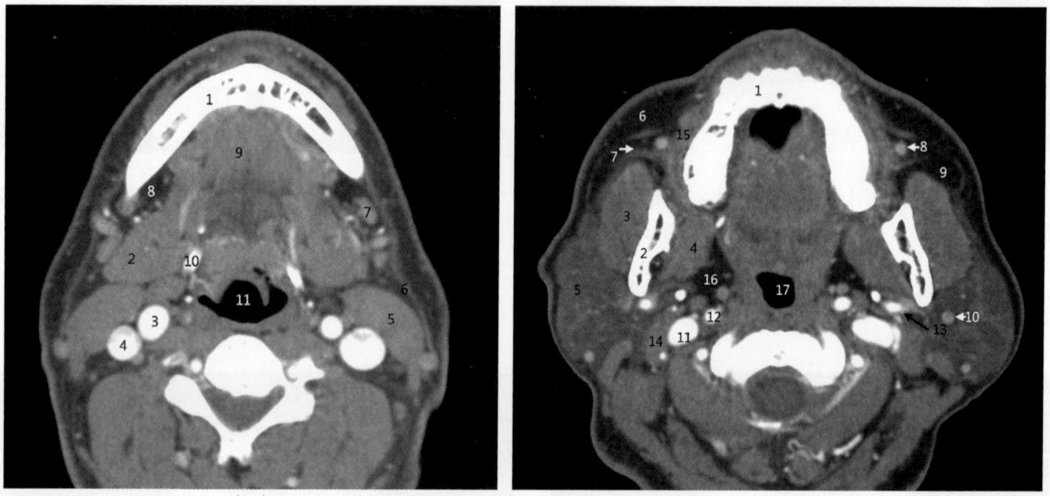

（1）　　（2）

图6-28　口腔颌面部平扫冠状位图像

（1）经上颌窦冠状位CT图像

1. 下鼻甲；2. 中鼻甲；3. 硬腭；4. 上颌窦；5. 筛窦；6. 上颌骨（牙槽突）；7. 下颌骨；8. 颧骨；9. 颞肌；10 咬肌；11. 颏舌肌；12. 下颌舌骨肌；13. 二腹肌前腹；14. 眶；15. 眶下裂

（2）经翼板层面冠状位CT图像

1. 蝶窦；2. 鼻咽；3. 翼突外侧板；4. 翼突内侧板；5. 翼钩；6. 蝶骨大翼颞下面；7. 蝶骨大翼颞面；8. 蝶骨小翼；9. 颧弓；10. 咬肌；11. 翼内肌；12. 翼外肌；13. 颞肌；14. 软腭；15. 舌；16. 下颌下腺；17. 下颌支

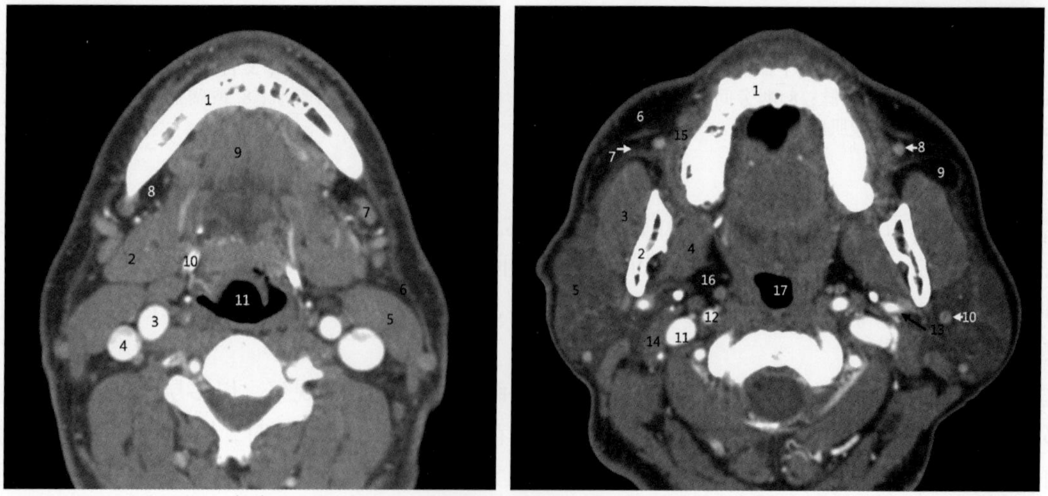

（1）　　（2）

图6-29　口腔颌面部增强CT横断面图像

（1）经下颌下腺层面增强CT横断面图像

1. 下颌骨；2. 下颌下腺；3. 颈总动脉；4. 颈内静脉；5. 胸锁乳突肌；6. 颈阔肌；7. 下颌下区淋巴结；8. 下颌下间隙；9. 颏舌肌；10. 舌骨大角；11. 咽腔

（2）经下颌孔层面增强CT横断面图像

1. 上颌骨；2. 下颌支；3. 咬肌；4. 翼内肌；5. 腮腺；6. 颊间隙；7. 腮腺主导管；8. 面静脉；9. 颊脂垫；10. 下颌后静脉；11. 颈内静脉；12. 颈内动脉；13. 颈外动脉；14. 二腹肌后腹；15. 颊肌；16. 咽旁间隙；17. 口咽

（2）正常图像：在横断面 CT 图像上，下颌下腺前外侧为下颌骨，前内侧为下颌舌骨肌和舌骨舌肌，后内侧可见颈内动、静脉。下颌下腺显示为圆形，密度高于腮腺。

五、磁共振成像

磁共振成像用于唾液腺疾病诊断的主要优点是无放射性损害，可显示多个角度的层面图像，软组织分辨率优于 CT，适用于确定唾液腺肿瘤范围，辅助鉴别唾液腺内外肿物，不需注入造影剂即可观察重要的血管结构，对于了解唾液腺肿瘤和周围血管的关系具有诊断意义，能反映人体组织内的化学变化，可对多种病变进行早期诊断。

1. 检查方法　唾液腺检查常用头部线圈。多采用自旋回波序列，常规做 T1 加权像和 T2 加权像，也可用质子密度加权像。可进行轴位、冠状位及矢状位检查，轴位扫描线和听眶线平行，检查范围在舌骨下缘至蝶鞍之间；冠状位扫描线和听眶线垂直，检查范围在上颌窦前壁至乳突之间；矢状位扫描线和正中矢状面平行，检查范围应包括整个被检查侧。

2. 正常图像　腮腺信号强度较周围肌肉高，信号均匀，在 T2 加权像上信号无明显增高。大血管腔因流空现象为无信号区，因此，颈部血管很容易识别。

第八节　颞下颌关节疾病常用影像学检查技术

Imaging Modalities for Temporomandibular Joint Diseases

颞下颌关节（temporomandibular joint，TMJ）疾病常用影像学检查技术包括 X 线平片、体层摄影、关节造影、CT 及磁共振成像检查。

一、X 线平片

（一）许勒位片

许勒位（Schüller’s projection）又称为颞下颌关节经颅侧斜位（transcranial lateral-oblique projection of TMJ），或颞下颌关节经颅位（transcranial projection of TMJ）。

1. 投照技术　被投照侧关节靠近片子，头矢状面与暗盒平行，听眶线与听鼻线的分角线与定位架短轴平行，使用 12.5 cm×17.5 cm 片，X 线中心线向足侧倾斜 25°，对准对侧的外耳道口上方 5 cm 处。焦点、胶片间距离为 75 cm，投照时用遮线筒、滤线器。

临床应用一般要求于正位时拍摄，在有需要时可拍摄开口位片。最好使用颞下颌关节定位架拍摄，以保证双侧投照位置角度相同，并提高追踪观察时对比病变改变的可靠性。

2. 正常图像　此片主要显示颞下颌关节外侧 1/3 侧斜位影像，可同时显示关节窝、关节结节、髁突及关节间隙（图 6-41）。颞骨岩部投影于髁突的下方，双侧颞下颌关节的形态一般是对称的。由于髁突的水平角及垂直角存在个体差异，而许勒位投照法采用固定投照角度拍摄，无法适应于每位患者关节具体的解剖情况，且因投照角度影响，导致关节解剖形态发生或多或少的变形。因此，许勒位片常无法准确显示关节间隙及关节结构的精细改变。

（1）髁突：不同个体之间髁突小头的形态变异较大，最常见的为双斜形、圆柱形或椭圆形。Yale 从髁突标本的不同方向观察髁突，发现有 32 种不同的形态。一般健康成人髁突表面可见覆盖有一薄层连续、均匀、致密的密质骨边缘；而 15 岁以下儿童一般未形成清晰、致密的密质骨影像，但其髁突表面光滑、完整，为正常表现的重要标志，不要误认为是病理性改变。髁突前斜面为功能面。正常髁突松质骨纹理清晰，分布均匀。

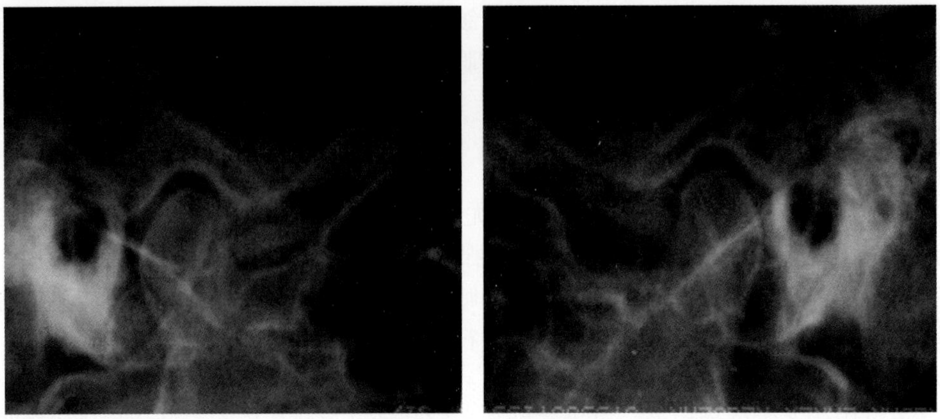

图 6-41　正常许勒位图像

一般认为，髁突正常运动范围为在开口时，髁突顶部位于关节结节顶部后方 5 mm 至关节顶部前方 10 mm 之间。

（2）关节结节、关节窝：关节结节高度和斜度存在个体差异，但其高度多在 7 mm，斜度约为 54°角。双侧关节结节、关节窝形态基本一致。若关节窝较深，关节结节高度、斜度较大；或关节窝较浅，关节结节高度较低、斜度较小，均可表现为关节窝与髁突解剖结构的不协调，但可属正常解剖变异范畴。关节结节多为圆弧形突起，曲线圆滑，其后斜面为功能面。有的个体关节窝外缘较为圆钝而呈坡形，此时于许勒位片可能会显示出关节窝密质骨不清晰或与关节结节的密质骨连续性欠佳等，易被误认为是病理改变。在无法确定是否为病变时，最好通过其他影像学方法确认，如关节侧位体层或 CBCT 等检查。

（3）关节间隙：为一项重要的观察内容，特别是对于某些有特定要求的修复科、正畸科患者，更为重要。但许勒位片所提供的关节间隙情况，仅为一项粗略的评价，并不能准确反映关节间隙的细微变化，在对观察关节间隙有特殊要求时，应进行口腔颌面锥形束 CT 检查。根据以往报告对许勒位关节间隙测量结果，正常成人关节上间隙最宽（平均 2.80 mm），后间隙次之（平均 2.30 mm），前间隙最窄（平均 2.06 mm）。在临床上则多以关节前、后间隙相等作为正常标准，称为髁突中心位。一般双侧关节间隙对称。

随着 X 线检查技术的迅速发展，口腔颌面锥形束 CT 可以完全按照临床需要，进行关节多层面、多方位的检查，从而可以更准确地评价正常人关节间隙的状况和髁突在关节窝中的位置。

（二）矫正许勒位片

矫正许勒位（corrected Shüller's projection）又称个体化颞下颌关节经颅侧斜位（individual transcranial lateral-oblique projection of TMJ）。这一技术是基于常规许勒位片是以一种固定的投照方式进行拍摄，不能适应于不同个体的髁突水平角和垂直角而造成关节图像误差较大这一缺陷而设计的。在拍摄此片前，应先在患者颅底位和头颅后前位片（或双侧关节正位平片、体层片）分别测量出髁突的水平角和垂直角，然后根据髁突水平角和垂直角的测量结果，调整 X 线中心线的方向。拍摄矫正许勒位片可以同时矫正 X 线中心线的水平角和垂直角，多用于研究工作。一般临床应用，多仅矫正水平角，因为临床上主要关注的是髁突在关节窝中的前后位置即关节前、后间隙，主要受 X 线中心线水平角的影响；而垂直角主要影响颞骨岩部在髁突上重叠的位置，仅当其在髁突上重叠的位置过高或过低时才予以校正垂直角。Yale 根据颅骨测量结果，80% 的个体髁突水平角在 10°～ 20°，髁突垂直角平均为＋ 5°。因此，一般可以此数据对多数患者进行矫正许勒位摄影，而无须常规拍摄颅底位片及关节正位片。由于矫正许勒位片摄影操作较复杂，临床上较难推广。CBCT 机通过相关软件，可以迅速完成对髁突水平角及垂直角的矫正，已广泛用于关节间隙的检查。

1. 投照技术　投照时，患者取坐位，头矢状面与地面垂直，被检查侧关节靠暗盒。按所测得的髁突水平角和垂直角调整 X 线中心线方向进行拍摄。焦点、胶片间距离为 60 cm。

根据 Palla 研究资料，标准校正许勒位投照时 X 线中心线垂直角为 22°，水平角为 10°。也有作者常规仅矫正水平角，以 10°～ 20°进行标准水平角矫正摄影。

2. 正常图像　X 线片与标准许勒位片所见基本相同，但髁突前斜面经矫正投照后呈与水平面基本垂直的影像，翼肌窝角较小。

（三）髁突经咽侧位片

髁突经咽侧位（transpharyngeal projection of condyle）投照方法由英国颞下颌关节病专家 Toller P.A. 首先提出。与许勒位片相比较，其最大优点是可以避免髁突与颅骨影像重叠，可以显示髁突较细微的骨质结构。主要用于观察髁突骨质改变情况，常规将两侧髁突同摄于一张胶片上，便于对比观察。

1. 投照技术　患者侧位坐于牙科椅上，被投照侧关节贴靠暗盒，髁突位于胶片中心。患者于投照时保持半开口位，头矢状面与胶片平行；听鼻线和地面平行。暗盒置于摄片架上，与地面垂直。一般用牙科 X 线机以近距离投照，X 线球管窗口贴于对侧乙状切迹处，X 线中心线向头侧、枕侧各倾斜 10°，对准被检查侧拍摄。胶片为 12.5 cm×17.5 cm 的 1/2，由于此投照方法为近距离投照，患者接受的放射剂量相对较大，为此国内有作者研制出专用定位摄影架，摄片距离为 20 cm，投照时 X 线中心线分别向头侧和枕侧各倾斜 5°，已于临床普遍应用。

2. 正常图像　髁突经咽侧位片所显示的为髁突前后斜、侧位影像。健康成人髁突表面为一薄层连续、均匀、致密的密质骨，呈高密度致密线条影像，表面光滑。髓质骨骨纹理均匀、清晰（图 6-42）。一般 15 岁以下儿童髁突无致密的密质骨覆盖，但其表面光滑、整齐。

（四）其他

其他可用于观察髁突骨质改变的 X 线平片检查方法尚有髁突经眶位片、下颌骨开口后前位片及下颌骨侧斜位片等，但均不作为常规颞下颌关节 X 线检查方法。

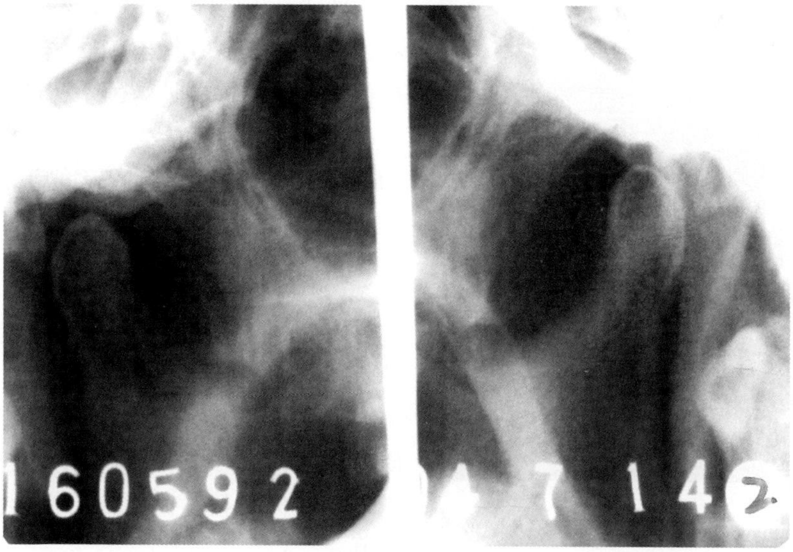

图 6-42　正常髁突经咽侧位图像

二、体层摄影

体层摄影（tomography）技术自 20 世纪 30 年代末期开始用于颞下颌关节疾病的检查，之后半个多世纪以来，一直是颞下颌关节疾病常用的重要的 X 线检查方法，包括平面体层摄影检查和曲面体层摄影检查。随着 CT 检查技术的问世和广泛应用于临床，特别是口腔颌面锥形束 CT 机的问世及迅速推广，平面体层摄影已渐为 CT 检查所代替；然而，曲面体层摄影仍广泛应用于颞下颌关节疾病的检查。

（一）平面体层摄影

平面体层摄影包括标准颞下颌关节后-前位体层摄影（conventional coronal tomography of TMJ）、标准颞下颌关节侧位体层摄影（lateral tomography of TMJ）和矫正颞下颌关节侧位体层摄影（corrected lateral tomography of TMJ）。

1. 投照技术　患者俯卧于摄影台面上。拍摄标准颞下颌关节后-前位体层片时，头矢状面与台面垂直，鼻额部靠向台面，听鼻线与台面垂直。拍摄标准颞下颌关节侧位体层片时，头矢状面与台面平行，听鼻线与台面短轴平行。拍摄矫正颞下颌关节侧位体层片时，首先按标准颞下颌关节侧位体层摄影要求摆好体位，然后按患者髁突水平角和垂直角矫正其头位。投照时均应使被投照侧髁突位于胶片中心，X 线中心线与台面垂直并对准被投照侧髁突，X 线球管移动角度为 50°，投照时最好应用固位架，以保证体位准确。一般选择关节冠状位或矢状位中间层面拍摄，胶片为 12.5 cm×17.5 cm（侧位体层片可使用其纵向的 1/2），焦点-胶片距离为 100 cm。如使用具有多幅拍摄系统的 X 线机时，可根据需要预先设置好拍摄片数，进行多层体层摄影。

2. 正常图像　上述 3 种关节体层摄影技术可分别显示标准关节冠状面、矢状面和矫正矢状面的关节骨性结构影像，包括关节窝及髁突。健康成人髁突表面光滑，覆以连续、均匀、致密的密质骨板（图 6-43）。关节后-前位体层片可用于观察髁突内、外部骨质情况，在颞下颌关节造影时，可用于观察有无关节盘内、外移位及关节囊扩张。在标准关节侧位体层片上尚可见关节结节呈曲线光滑的圆弧形突起。据以往作者报告，在标准关节侧位体层片上，关节上间隙为 3.65 mm，后间隙为 2.75 mm，而前间隙为 2.70 mm。由于不同个体之间关节间隙情况存在差异，以及因不同个体髁突水平角和垂直角的变异而造成的摄影误差，此关节间隙数值并不能准确地反映每个个体的关节间隙情况。矫正关节侧位体层片可较准确地反映个体的关节间隙情况，根据作者等以往测量结果，健康成人正位时，平均位置为基本中性，且有轻度后移倾向，但个体之间关节前、后间隙的变异范围较大。

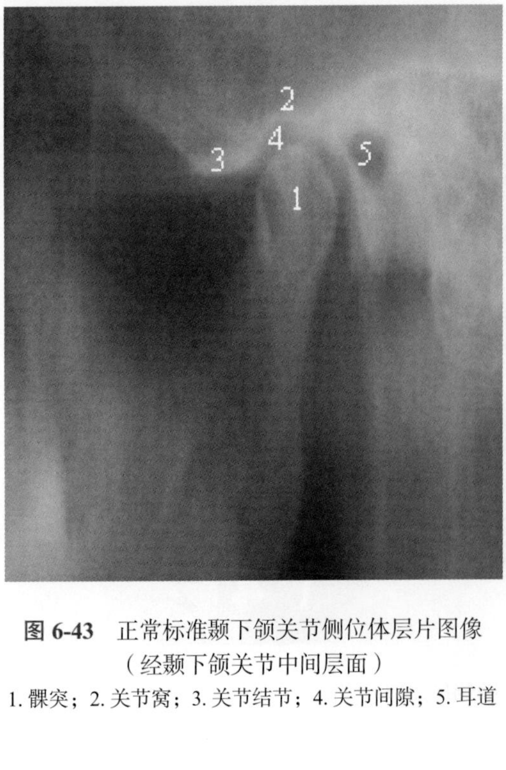

图 6-43　正常标准颞下颌关节侧位体层片图像（经颞下颌关节中间层面）
1. 髁突；2. 关节窝；3. 关节结节；4. 关节间隙；5. 耳道

（二）曲面体层摄影

曲面体层摄影片可同时显示双侧颞下颌关节的骨性结构，特别是髁突的形态。健康成人髁突表面光滑，有一薄层连续、均匀、致密的密质骨覆盖，15 岁以下儿童则无此影像，但表面光滑，结构完整。曲面体层摄影技术见本章第二节。

三、关节造影检查

颞下颌关节造影（arthrography of TMJ）按使用造影剂不同可分为单纯碘水造影和双对比造影；按造影部位可分为关节上腔造影和关节下腔造影；按 X 线检查技术不同分为普通颞下颌关节造影、数字减影颞下颌关节造影及颞下颌关节造影后动态 X 线录像检查。其中以普通单纯碘水上腔造影在我国应用最为广泛，而在欧、美国家则以普通单纯碘水下腔造影最常应用。

（一）普通单纯碘水关节造影

1. 适应证　主要用于关节盘穿孔和关节盘移位的检查。随着磁共振设备的逐渐普及，关节造影检查已逐渐为磁共振检查所取代。然而，在无磁共振检查设备条件时，关节造影仍不失为检查关节盘移位及穿孔的有效方法。而且，对于关节盘穿孔的诊断，关节造影的敏感度要优于磁共振。此外，对于某些需要明确关节盘的位置及病理改变而又因体内有金属植入体等原因不能行磁共振检查的患者，关节造影尤显需要。

2. 禁忌证　凡有碘过敏反应史、关节局部皮肤感染、出血性疾病及使用抗凝血药物治疗的患者，不宜进行关节造影检查。

3. 造影技术

（1）关节上腔单纯碘水造影：在造影前首先以食指或无名指对关节进行触诊，嘱患者行开闭口运动，以明确髁突及关节窝的体表解剖位置。一般于患者保持大开口位时，自耳屏前 1 cm 处进针，针尖指向前、上、内，直抵关节结节后斜面，此时可有刺及软骨的感觉，将针尖退回少许，注入少量 20% ～ 30% 的泛影葡胺水剂，如无阻力且可回吸，则表明针尖已进入关节上腔，此时即可注入全量造影剂，一般为 1.0 ～ 1.2 ml，颞下颌关节紊乱病患者关节上腔容量一般较健康人增加 30% ～ 50%。如遇关节囊扩张患者，所需造影剂可能比单纯关节盘移位患者更多。在操作不熟练或估计患者关节穿刺有困难时，应首先用 2% 的利多卡因于髁后区做局部浸润麻醉后，再以盛有 2% 的利多卡因的针具进行关节上腔穿刺，操作过程同前，但在穿刺成功后应吸尽关节腔内的利多卡因后再更换针管，注入适量的造影剂。

（2）关节下腔单纯碘水造影：常规碘酊、乙醇溶液消毒局部皮肤。由于关节下腔穿刺往往较关节上腔穿刺困难，一般均需在髁后区局部浸润麻醉下进行。嘱患者保持小开口位置（可以用咬住一个小软木塞等方法保持此位置），于髁后区注入 2% 的利多卡因约 1 ml 后，进行关节下腔穿刺。做左侧下腔造影时，穿刺点在髁突后斜面约 1 点或 2 点的位置；做右侧下腔造影时，穿刺点在髁突后斜面约 10 点或 11 点的位置。穿刺针可直抵髁突后斜面，当确认针尖抵达该部位时，嘱患者进行缓慢的开闭口运动，可见针头随髁突活动。此时将针尖向内、上沿髁突后斜面滑入关节下腔。注入少量 2% 的利多卡因，如注射无阻力并可回吸，则一般可确认穿刺针已进入关节下腔。吸尽关节腔内利多卡因后，更换针管，注入全量造影剂，一般为 0.5 ～ 0.8 ml，但颞下颌关节紊乱病患者关节下腔容量可增加 30% 左右。

注射造影剂后，无论关节上腔或下腔造影，均需拍摄经关节中间层面的侧位体层闭、开口位片，上腔造影尚应拍摄闭口后-前位体层片及闭口许勒位片。近年来口腔颌面锥形束 CT 设备在我国得到普及，在有此设备的单位，可于注射造影剂后采用口腔颌面锥形束 CT 进行检查，可获得矢状位、冠状位及轴位多个层面的图像资料，可以提供更多、更准确的信息资料。

（3）并发症：颞下颌关节造影一般无严重并发症，可能发生患者对造影剂过敏，但一般反应轻微，且极少见。如果穿刺技术不熟练，则可能发生穿刺针误入外耳道。如果造影剂过度超量注射则可能会引起关节囊撕裂。如果术者不注意无菌操作，则可能导致化脓性关节炎，此为严重并发症。

（二）数字减影颞下颌关节造影

1. 适应证和禁忌证 数字减影颞下颌关节造影（digital subtraction arthrography of TMJ）的适应证和禁忌证均与普通单纯碘水关节造影基本相同。但此检查方法更适用于普通关节造影较难发现的关节盘小穿孔和普通关节造影图像怀疑有关节盘穿孔，但图像特征不典型而不能诊断的病例。此外，该检查方法的禁忌证除与普通碘水关节造影相同者外，对于在检查中不能合作，如不能保持头位稳定者，亦不宜进行数字减影关节造影检查。因为在检查过程中，头位不能保持稳定，将严重降低图像质量。

2. 造影技术 分别按关节上、下腔单纯碘水造影关节腔穿刺技术，用盛有 2% 的利多卡因的穿刺针进行关节腔穿刺。在确认穿刺针已进入关节腔后，留置穿刺针头，更换针管，使留置针头与充满 30% 的泛影葡胺水剂的延伸导管和注射器连接，在 X 线荧光透视监视下，按标准许勒位摆好头位，以头带固定头部，在减影状态下，注入全量造影剂。一般关节上腔注入 1.0 ～ 1.2 ml，关节下腔注入 0.5 ～ 0.8 ml。在 X 线荧光透视下，可根据关节上腔或下腔充盈程度确定增加或减少造影剂用量。

3. 优缺点 数字减影颞下颌关节造影图像由于消除了颅骨影像的干扰，使造影图像更为清晰，即使仅有少量造影剂发生关节上、下腔交通征，也易于发现。因此，对于关节盘穿孔，特别是关节盘小穿孔的诊断有重要价值，为其主要优点。此外，在减影造影过程中，可从监视器上判断关节腔内造影剂充盈程度，以及时调整造影剂用量，从而避免关节腔造影剂充盈不足或充盈过度致关节囊撕裂等病变假象。其缺点主要为不能进行动态观察，不能对关节盘的运动情况做出诊断。由于设备的限制及操作相对复杂，此技术在临床上未能得到推广应用。

（三）其他

在 20 世纪 80 年代，国内外均有学者应用颞下颌关节双对比造影技术（double contrast arthrography of temporomandibular joint），其上、下腔穿刺技术与单纯碘水造影相同。所使用的造影剂为 30% 的泛影葡胺和无菌空气。一般向关节上腔注入 30% 的泛影葡胺水剂 0.3 ～ 0.4 ml，无菌空气 0.5 ～ 1.0 ml；向关节下腔注入 30% 的泛影葡胺水剂和无菌空气各 0.2 ～ 0.4 ml。关节双重造影的主要优点为：①造影剂主要为空气，可以避免单纯碘水造影体层域以外的高密度造影剂对所拍摄体层面图像产生影响，从而提高了关节造影体层片的清晰度。如行关节造影 CBCT 检查，则图像更为清晰。②空气和碘剂双重对比，可以更清楚地显示关节盘的形态、前后位置及关节盘的颞前、后附着。此项技术由于操作较为复杂，穿刺技术不熟练可能引起皮下气肿等，目前在临床上已很少应用。

此外，颞下颌关节造影后进行动态 X 线录像检查，可以对髁突和关节盘的运动状态进行观察，有利于关节盘位置和形态的诊断。但由于该项检查所需设备的限制，在我国仅用于研究工作而未能普遍应用于临床。

（四）正常图像

1. 关节上腔碘水造影正常图像 关节造影侧位体层闭口位片，最常选用关节中间层面。在此层面上，关节上腔造影剂呈“S”形致密影像，前、后分别为关节前上隐窝和后上隐窝的影像（图 6-44）。前上隐窝前端稍向前超过关节结节，笔者研究资料表明颞前附着止点至关节结节最低点的距离为 5.7 ~ 11.8 mm，中位数为 9.3 mm；后上隐窝后界在外耳道前壁的前方，其最低点至外耳道中点水平线距离为 0 ~ 4.0 mm，中位数为 0.4 mm。前、后隐窝造影剂分布均匀。造影剂下缘为关节盘本体部及其颞前、后附着的上缘影像，自前而后分别为颞前附着、关节盘本体部及颞后附着。关节盘本体部位于髁突前斜面与关节结节后斜面之间，髁突横嵴与关节盘后带相对应（图 6-44）。

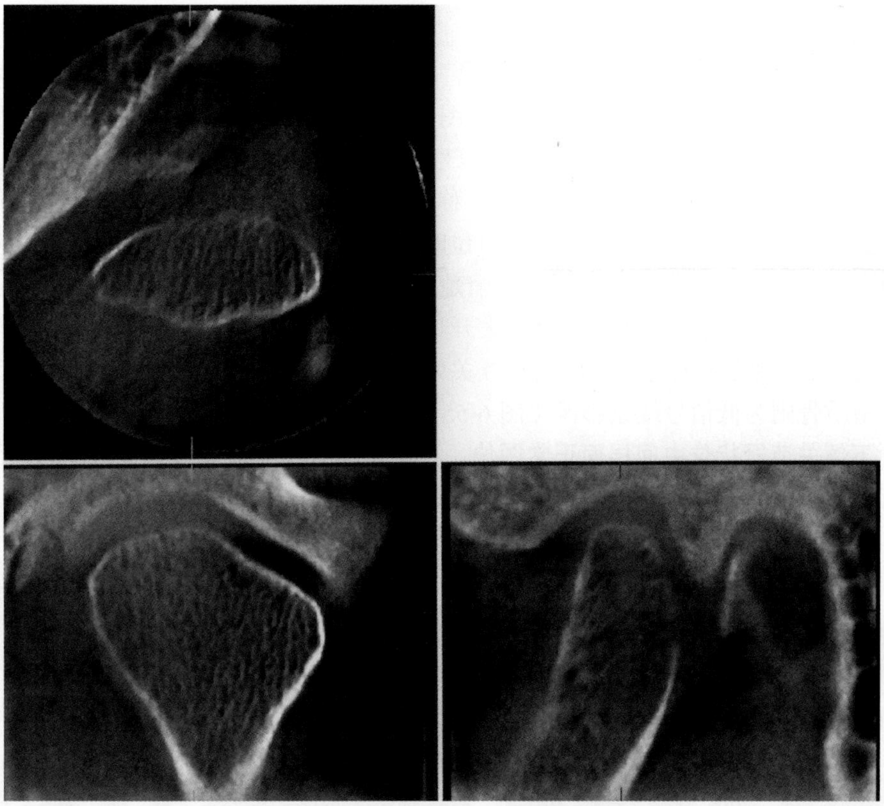

图 6-54 正常颞下颌关节 CBCT 图像

五、磁共振成像检查

（一）适应证

磁共振成像（magnetic resonance imaging，MRI）于 20 世纪 80 年代开始用于颞下颌关节疾病的检查，主要用于颞下颌关节紊乱病、原发性或累及颞下颌关节的肿瘤及瘤样病变，其中以颞下颌关节紊乱应用最为普遍。MRI 用于颞下颌关节紊乱检查时，主要在于观察关节盘的形态与位置、滑膜病变、关节囊病变及关节腔内积液等，也可同时用于观察髁突骨赘及有无髁突顶部的无菌性坏死等。MRI 用于观察原发性或累及颞下颌关节的肿瘤时，主要在于明确肿瘤病变的范围、性质及其与周围组织结构的关系。

（二）检查方法

对颞下颌关节紊乱病患者进行 MRI 检查时，应使用颞下颌关节专用表面线圈，对检查侧关节矢状面或斜矢状面连续扫描，层厚 3 mm。每一层面均在正位及大开口位进行扫描；在进行研究工作或有特殊需要时，尚可行自闭口位至最大开口位不同开口度位置的扫描，如开口度为 5 mm、10 mm、20 mm、30 mm 及最大开口位等。冠状面或斜冠状面扫描一般于正位进行，层厚 3 mm。无论在进行矢状位还是冠状位扫描时，扫描范围均需包括关节全部结构。在对原发性或累及颞下颌关节的肿瘤或瘤样病变患者进行检查时，需注意扫描范围必须包括全部肿瘤及周边部分正常组织结构，以利于临床观察其范围和与周围组织结构的关系。

颞下颌关节检查一般均常规获得 T1 和 T2 加权像，最好同时获得质子加权像，必要时尚可采用其他相应特殊检查技术。近年来有作者采用磁共振电影（magnetic resonance cine，MRC）检查技术对颞下颌关节紊乱病进行检查，有助于对颞下颌关节运动的理解。

（三）正常图像

1. 经颞下颌关节矢状位中间层面正常图像 正中𬌗位时，典型的正常关节盘本体部形态呈双凹形，中带最薄，前带次之，后带最厚（图 6-55）。但可有不同程度的正常形态变异。关节盘后带位于髁突顶部。关节盘本体部呈低信号影像，双板区为中等偏高信号强度。关节盘双板区和本体部后带之间有较明显的分界线，称为盘分界线，其与髁突 12 点位垂线形成的夹角，称盘分界线角，一般在 ±10°之内。开口位时，髁突顶部与关节盘中带相对应，双板区被拉长，关节盘前、中、后 3 带亦显示得更为清楚（图 6-56）。开口过大时，髁突可抵关节盘前带的下方（图 6-57）。如进行自闭口位至最大开口位不同开口程度的矢状面检查，则可见在开口过程中髁突-关节盘在不同运动阶段的相互关系。髁突及关节结节内骨髓组织显示为高信号影像，而其密质骨则为低信号线条影像（图 6-55 ～图 6-57）。

2. 经颞下颌关节冠状位中间层面正常图像 可显示髁突、关节窝及关节盘中间层面冠状位影像。关节盘内侧较厚，而外侧较薄，内外端分别附着于髁突内、外极（图 6-58）。

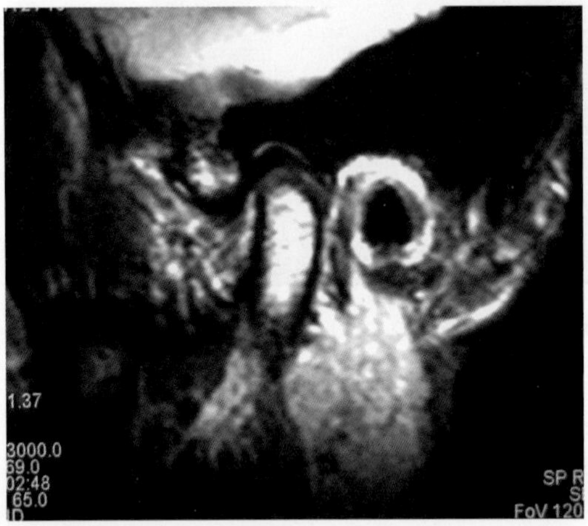

图 6-55 正中位时经颞下颌关节矢状位中间层面磁共振 T1 正常图像

示关节盘本体部呈低信号影像，髁突顶部与关节盘后带相对应

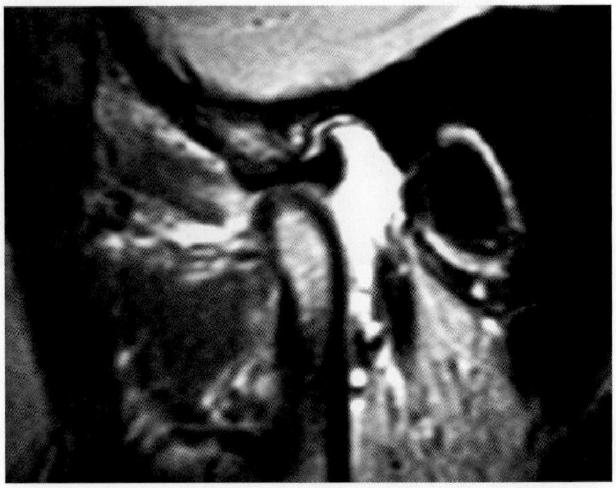

图 6-56 经颞下颌关节矢状位中间层面开口位磁共振 T2 正常图像

示关节盘本体部呈低信号改变，髁突顶部与关节盘中带相对应

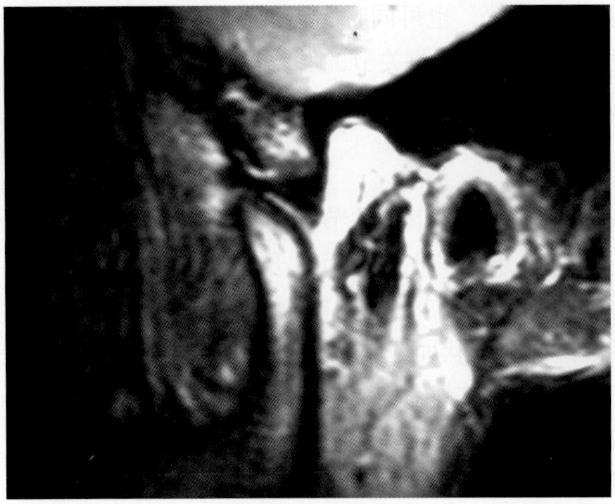

图 6-57 经颞下颌关节矢状位中间层面过大开口位磁共振 T2 正常图像

示髁突顶部抵达关节盘前带的下方

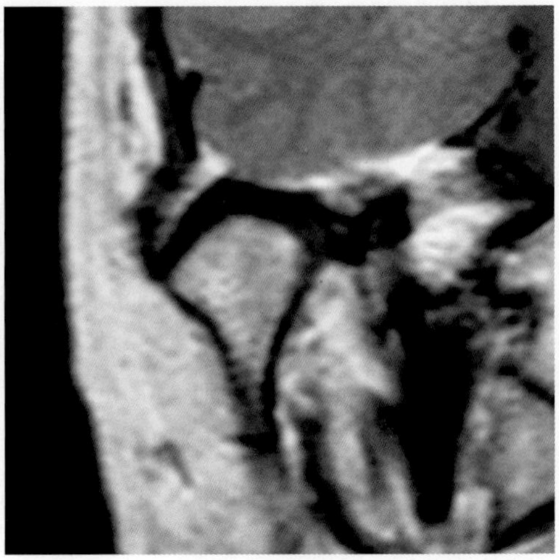

图 6-58 经颞下颌关节冠状位中间层面闭口位磁共振 T1 图像

示关节盘中、内部较厚，外侧较薄

除上述经关节矢状位及冠状位中间层面外，关节磁共振成像检查尚可同时提供其他多个层面的图像，对于全面评估关节盘位置、形态有所帮助，特别是在检查关节肿瘤或其他占位性病变时，多层面观察有助于明确其范围和手术方案设计。

Summary

Imaging diagnosis in oral and maxillofacial radiology covers not only hard tissues, such as teeth, jaws and skull, but also soft tissues, salivary glands for instance, in the head and neck region. Conventional radiographic techniques might be difficult for detailed examinations of the oral and maxillofacial region due to the complicated anatomic structures and irregular shape. Therefore, advanced equipments have been developed to improve imaging quality for the region. Digital radiography was introduced to the dental profession over the last two decades. Important features of digital dental radiography, when compared with conventional dental radiography, include less radiation exposure to patients, higher speed of image acquisition, and elimination of the darkroom. Computed tomography, magnetic resonance imaging, ultrasound, and radionuclide imaging are the major imaging modalities in contemporary oral and maxillofacial radiology. In this chapter, the equipments, principles and techniques for these imaging modalities are discussed. Since recognition of normal anatomic structures is the basis for imaging diagnosis, the features and appearances of normal anatomy on each imaging modality are introduced.

参考文献

[1] 陈炽贤．实用放射学．2 版．北京：人民卫生出版社，1998.
[2] 李刚，马绪臣．口腔专用锥形束 CT 概述．中华口腔医学杂志 2009；44（11）：702-703.
[3] 李果珍．临床 CT 诊断学．北京：中国科学技术出版社，1994.
[4] 李松年，唐光健．现代全身 CT 诊断学．2 版．北京：中国医药科技出版社，2007.
[5] 马绪臣，Truelove E，Schuman WP 等．颞下颌关节紊乱综合征磁共振成像及 X 线透视研究．中华口腔医学杂志，1988；23（6）：321.
[6] 马绪臣，张震康，邹兆菊，等．数字减影关节造影对颞下颌关节紊乱综合征的诊断价值．中华口腔医学杂志，1992，27（3）：131.
[7] 马绪臣，邹兆菊，孙广熙，等．颞下颌关节紊乱综合征 CT 观察的初步报告．北京医科大学学报，1984，16（4）：299.
[8] 马绪臣，邹兆菊，张祖燕，等．颞下颌关节数字减影造影技术的临床应用．中华医学杂志，1990；70（5）：262.
[9] 马绪臣．口腔颌面医学影像诊断学．6 版．北京：人民卫生出版社，2012.
[10] 马绪臣．口腔颌面影像医学图谱．北京：人民卫生出版社，2004.
[11] 马绪臣．口腔颌面锥形束 CT 在我国临床研究和应用的回顾及展望．中华口腔医学杂志 2014；49（1）：2-4.
[12] 邱蔚六．口腔颌面外科理论与实践．北京：人民卫生出版社，1998.
[13] 王瑞永，马绪臣，张万林，等．健康成人颞下颌关节间隙锥形束计算机体层摄影术测量分析．北京大学学报（医学版），2007，39（5）：503.
[14] 吴恩惠．医学影像学．5 版．北京：人民卫生出版社，2004.
[15] 张震康，孙广熙．正常成人颞颌关节 100 例 X 线分析．中华医学杂志，1975. 55：130.
[16] 周前，屈婉莹．中华影像医学：影像核医学卷.2 版．北京：人民卫生出版社，2010.
[17] 邹兆菊，马绪臣．口腔颌面医学影像诊断学．2 版．北京：人民卫生出版社，1997.
[18] 邹兆菊．口腔颌面 X 线诊断学．2 版．北京：人民卫生出版社，1993.
[19] Analoui M. Radiographic image enhancement. I. spatial domain techniques. Dentomaxillofac Radiol. 2001；30：1-9.

[20] Analoui M. Radiographic digital image enhancement. II. transfor domain techniques. Dentomaxillofac Radiol. 2001；30：65-67.
[21] Farman A，FarmanTT. A comparison of 18 different X-ray detectors currently used in dentistry. Oral surg Oral Med Oral Pathol Oral Radiol Endod 2005；99：485-489.
[22] Li G，Yoshiura K，Welander U，Shi X-Q，McDavid WD. Detection of approximal caries in digital radiographs before and after correction for attenuation and visual response. An in vitro study. Dentomaxillofac Radiol. 2002；31：113-116.
[23] Li G，Sanderink GCH，Berkhout WER，Syriopoulos PF，van der Stelt PF. Detection of proximal caries in vitro using standard and task-specific enhanced storage phosphor images from a storage phosphor plate system. Caries Res. 2007;41：231-234.
[24] Li G，Sanderink GCH，Welander U，McDavid W.D，Näsström K. Evaluation of endodontic files in digital radiographs before and after employing three image processing algorithms. Dentomaxillofac Radiol. 2004；33：6-11.
[25] Li G，Engström PE，Welander U. Measurement accuracy of marginal bone levels in digital radiographs with and without color coding. Acta Odontol Scand. 2007；65：254-258.
[26] Mouyen F，Benz C，Sonnabend E，et al. Presentation and physical evaluation of radiovisiography. Oral surg Oral Med Oral Pathol 1989；68：238-242.
[27] Matzen LH，Christensen J，Wenzel A. Patient discomfort and retakes in periapical examination of mandibular third molars using digital receptors and film. Oral Surg Oral Med Oral Pathol Oral Radiol Endod. 2009；107：566-572.
[28] Scarfe WC，Czerniejewski VJ，Farman AG，et al. In vivo accuracy and reliability of color-coded image enhancements for the assessment of periradicular lesion dimensions. Oral Surg Oral Med Oral Pathol Oral Radiol Endod. 1999;88（5）：603-611
[29] White SC，Pharoah MJ. Oral Radiology：Principles and Interpretation. 8th ed. St. Louis：Mosby Inc.，2019.
[30] Mozzo P，Procacci C，Tacconi A，et al. A new volumetric CT machine for dental imaging based on the cone-beam technique：preliminary results. Eur.Radiol 1998；8（9）：1558-1564.
[31] Arai Y，Tammisalo E，Iwai K，et al. Development of a compact computed tomographic apparatus for dental use. Dentomaxillofac Radiol 1999，28（4）：245-248.
[32] Ludlow JB，Timothy R，Walker C，Hunter R，Benavides E，Samuelson DB，et al. Effective dose of dental CBCT—a meta analysis of published data and additional data for nine CBCT units. Dentomaxillofac Radiol 2015；44：20140197.
[33] Harnsberger HR. Diagnostic Imaging：Head and Neck. Salt Lake City：Amirsys Inc.，2004.
[34] Harnsberger HR. Handbook of head and neck imaging. 2nd ed. St. Louis：Mosby-year Book，Inc.，1995.
[35] Ludlow J B，Ivanovic M. Comparative dosimetry of dental CBCT devices and 64-slice CT for oral and maxillofacial radiology. Oral Surg Oral Med Oral Pathol Oral Radiol Endod，2008，106（1）：106-114.
[36] Mancuso AA，Hanafee WN. Computed tomography of the Head and Neck. Baltimore：Williams & Wilkins，1982.
[37] Scarfe WC，Farman AG. What is cone-beam CT and how does it work? Dent Clin N Am，2008，52（4）：707-30.
[38] White SC，Pharoah MJ. Oral Radiology：Principles and Interpretation. 6th ed. St. Louis：Mosby Inc.，2009.

（张祖燕　马绪臣　李　刚　孙志鹏）

第七章　牙、颌面骨发育异常

Developmental Disturbances of the Teeth and Maxillofacial Bones

发育过程中，由于发育障碍而引起的颌面部和（或）牙形态、数目及组织结构改变，超过了正常范围，称为颌面部、牙发育异常或畸形。引起牙及颌面部发育异常的原因目前尚不十分明确。任何涉及胚胎和发育的过程都是十分复杂的。牙、颌面骨发育异常（developmental disturbances of the teeth and maxillofacial bones）是复杂因素相互作用的结果。其中不仅涉及机体内部复杂的控制机制之间的十分微妙的相互作用，还涉及多重基因对胚胎的影响，也涉及环境因素对于胎儿的作用。许多影响因素尚有待深入探讨和研究。

第一节　牙数量及萌出异常

Anomalies of Tooth Number and Eruption

无论乳牙还是恒牙，牙的大小在男女之间有一定差别，X 染色体与 Y 染色体均可影响牙齿的大小，Y 染色体的影响更大些。牙数量、萌出异常（tooth number and eruption anomalies）可以分为额外牙、先天性牙缺失、牙易位等。

一、额外牙与阻生牙

【概述】

额外牙（supernumerary tooth）指发育的牙数量超过正常数目，这种发育异常比较常见，在人群中发生率约为 1%。乳牙和恒牙均可发生额外牙，以恒牙更常见，特别是上颌中切牙和上颌第三磨牙附近更常见。额外牙的形态可以基本正常，也可以形态变异得难以辨认。

额外牙有一定的家族倾向，多数患者为多基因的自发突变。如果家族中有持续的额外牙的情况，其遗传方式可能为常染色体隐性遗传。与某些综合征相关的额外牙则为常染色体显性遗传。男性发生额外牙者比女性多 1 倍。由于系统性疾病所产生的影响远远大于牙发育异常的影响，所以当发现多数额外牙时，临床医生还应检查患者全身情况以排除系统性疾病的可能性。常见的与额外牙有关的系统性疾病有颅骨锁骨发育不全（cleidocranial dysplasia），Gardner 综合征（Gardner's syndrome：家族性大肠息肉病、额外牙、头颅纤维性结构不良、骨瘤、纤维瘤和皮脂囊肿），眼下颌综合征（Hallermann-Streiff syndrome：短头畸形，鹦鹉鼻，下颌骨发育不全，侏儒症，毛发稀少，先天性白内障及眼小），口–面–指（趾）综合征（oral-facial-digital syndrome），与唇裂或腭裂伴发的额外牙等。

【影像学表现】

1. 额外牙最多见于上颌中切牙之间，可萌出或埋伏于颌骨内，称正中额外牙（图 7-1）。

2. 磨牙区的额外牙多位于上颌，位于上颌第三磨牙远中的额外牙称第四磨牙，其形态一般

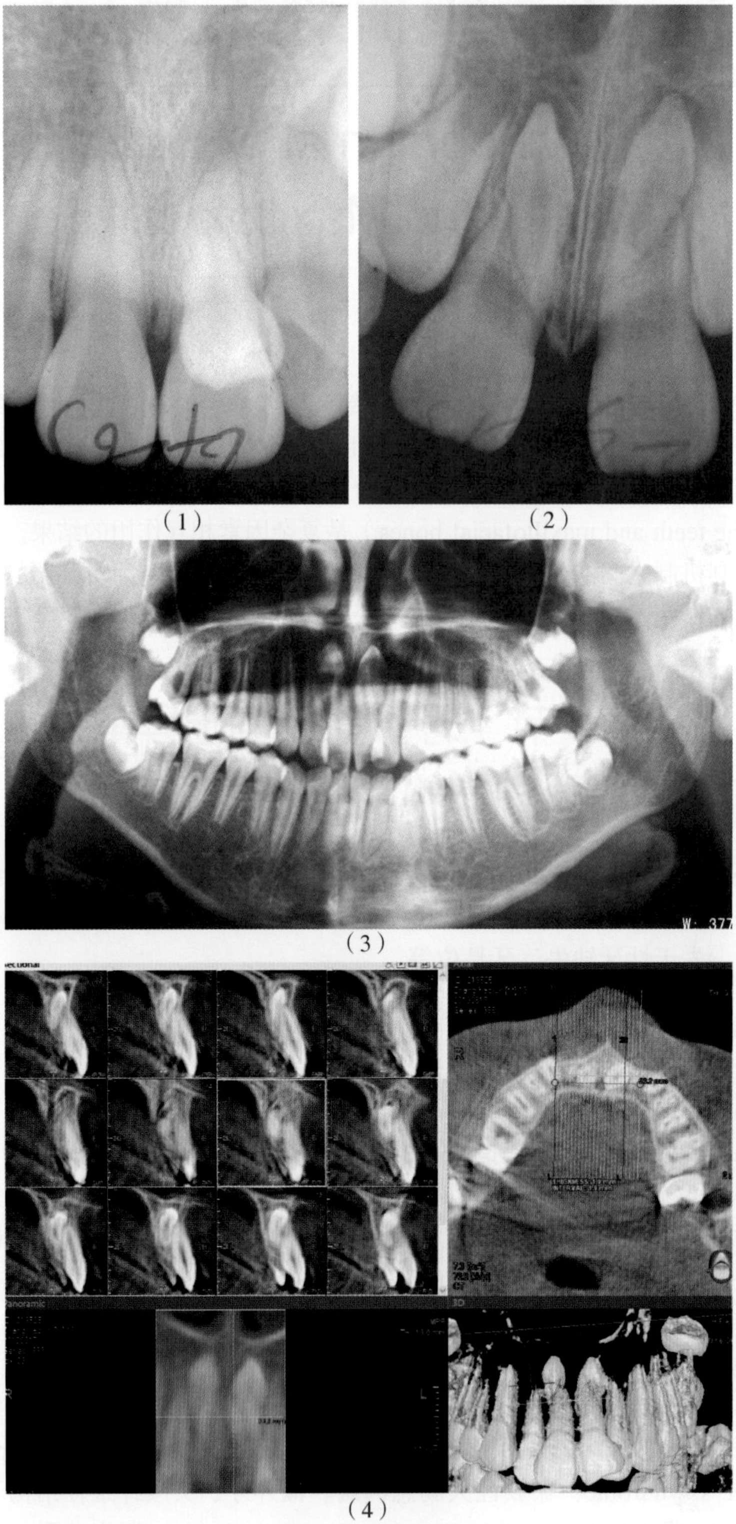

图 7-1　正中额外牙

（1）根尖片示左上中切牙处额外牙；（2）根尖片示两侧中切牙附近额外牙；（3）曲面体层片显示两个上中切牙根方各有一个倒置埋伏额外牙，但是不易判断其位于牙列的腭侧还是唇侧；（4）为图 7-1（3）同一患者口腔颌面锥形束 CT 图像，可以从多个角度清楚显示两个埋伏牙位于牙列的腭侧，埋伏牙没有影响正常牙根的发育

较正常牙小且多为锥形。

3. 额外牙形态往往不正常。

4. 额外牙可能造成正常牙的迟萌甚至埋伏。这时临床检查可能仅仅看到额外牙，看不到阻生的正常牙，需要经过 X 线检查才能了解全面的情况。埋伏的额外牙造成的牙列不齐、拥挤及牙错位也需要经过 X 线检查方可明确诊断。额外牙造成的牙列拥挤、错位易形成龋病及牙周炎。

5. 阻生牙（impacted tooth）以下颌第三磨牙最常见，其次为上颌第三磨牙、上颌尖牙等。上、下颌第三磨牙阻生常引起冠周炎，乃至间隙感染（图 7-2）。

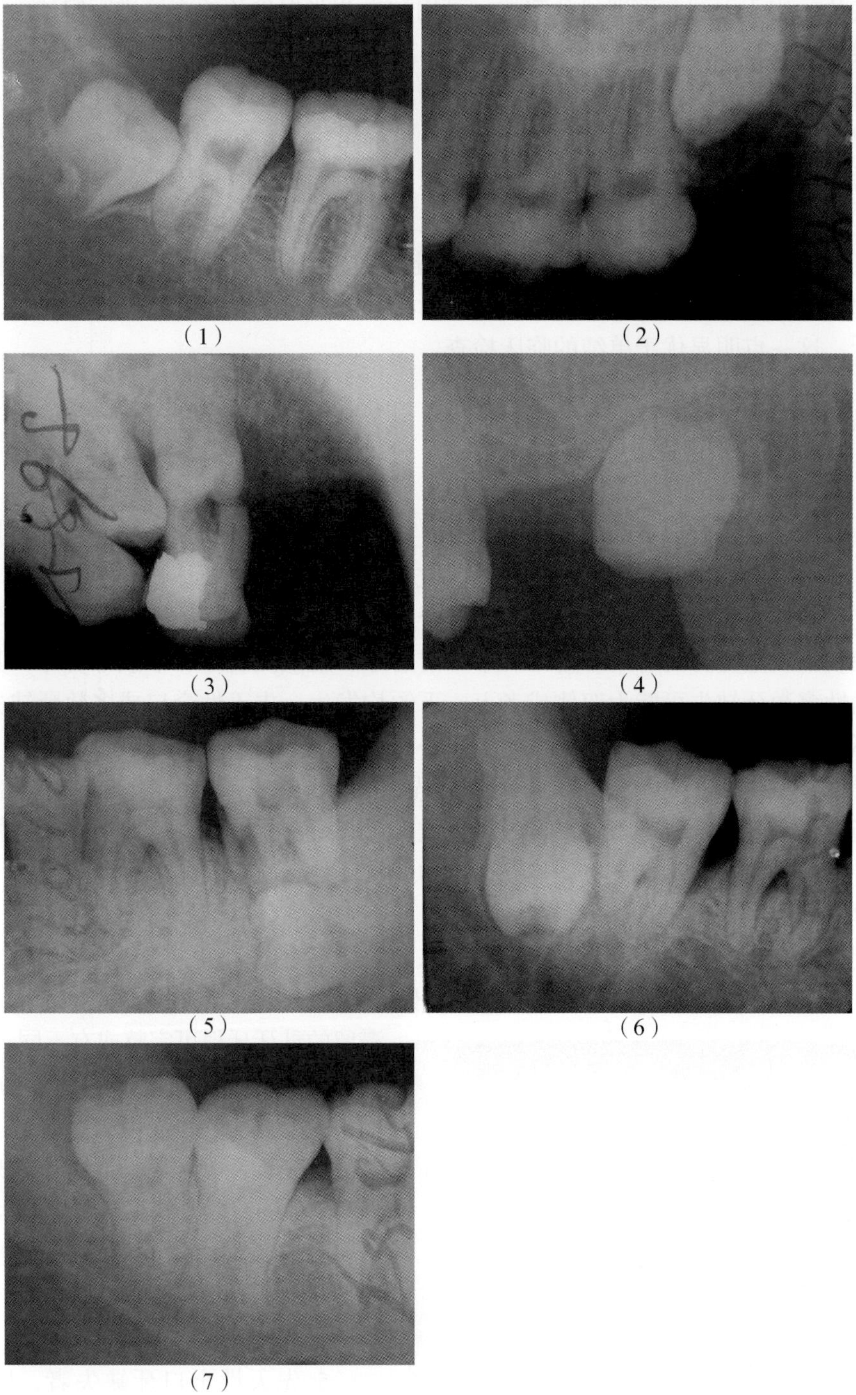

图 7-2　第三磨牙阻生

（1）右下第三磨牙阻生，第二磨牙远中根龋；（2）左上第三磨牙阻生；（3）左上第三磨牙阻生，位于第二磨牙根方；（4）左上第三磨牙阻生，其下方可见喙突；（5）左下第三磨牙阻生，位于第二磨牙根方；（6）右下第三磨牙倒置阻生；（7）右下第三磨牙正位阻生

6. 额外牙可以单发或多发，必要时可拍摄曲面体层片观察全口牙发育情况。

【埋伏牙定位可供选择的X线检查方法】

1. 上颌或下颌横断殆片 此片摄影角度适当时可以确定上颌或下颌额外埋伏牙在牙列的舌腭侧或唇颊侧，并且能确定其埋伏方向。如摄影时X线方向与正常牙列的牙长轴不平行则可能影响判断结果的准确性，故应特别注意摄影角度。

2. 头颅侧位片 此片可以用于确定位于牙列唇侧接近中线的额外埋伏牙。对于其他埋伏牙的定位作用不大。

3. 根尖片 用于上颌前部埋伏牙定位。可用拍摄两张根尖片的方法进行定位。

4. 口腔颌面锥形束CT 可以进行三维图像观察，准确确定埋伏牙的位置及方向，具有重要的诊断应用价值，近年来已愈来愈广泛地用于临床。

第三磨牙阻生在拔牙术前应拍摄X线片，了解阻生牙的方向，判断是垂直位、前倾位、水平位、后倾位、颊舌向横位，还是倒置位，以及确定牙根数目、牙根形态、有无弯曲、根尖是否肥大、根分叉等情况，对预计拔牙的难易及拔牙方法的选择具有重要意义。

乳牙列在出生后3～4岁可以X线检查确定牙数量，恒牙列则需要在9～12岁检查。额外牙的X线诊断基本没有困难。X线检查可以结合观察已经萌出和尚未萌出的牙，确定缺失牙或多生牙，这一点明显优于单纯的临床检查。

二、先天性牙缺失

【概述】

先天性牙缺失（developmental missing teeth）可以发生于单个或数个牙（hypodontia），也可为先天性多数牙缺失（oligodontia），甚至为先天性全口牙缺失（total anodontia）。

乳牙先天缺失和全口恒牙缺失比较少见。个别乳牙缺失多为上颌切牙。个别恒牙缺失较常见，牙列中较常发生变异的有第三磨牙、第二前磨牙、上颌侧切牙和下颌中切牙，其余牙均较稳定。先天性多数牙缺失可能为双侧或者上、下颌均发生。先天性全口或多数牙缺失常常为外胚叶发育不全患者的表现。

影响牙胚发育的任何病理过程均可能产生先天性牙缺失，例如，口-面-指综合征，牙胚未能在恰当的时间开始发育，颌骨发育障碍导致的牙胚没有足够的发育空间。先天性牙缺失有家族倾向，具有外显不全的常染色体显性遗传的特点。

【影像学表现】

1. 个别恒牙先天缺失最常见于上、下颌第二前磨牙及上颌侧切牙。

2. 先天性个别牙缺失者行X线检查，可见该牙位的颌骨内无恒牙胚存在，有时可见乳牙滞留。滞留的乳牙牙根可完整或有不同程度地吸收，甚至牙冠也可部分吸收，而使牙冠悬浮于牙槽嵴顶上方的软组织中（图7-3）。

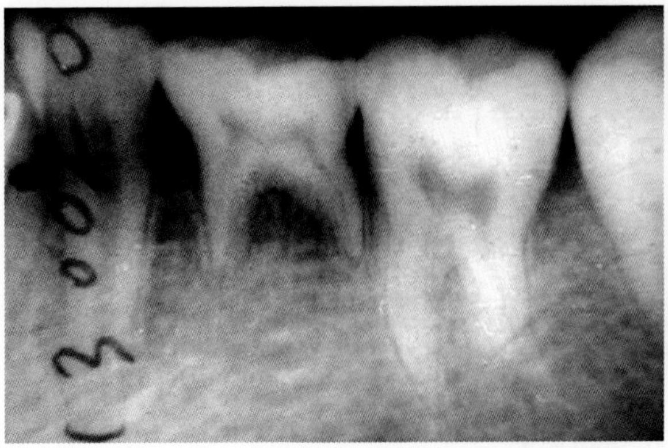

图7-3 根尖片示左下第二前磨牙缺失，左下乳磨牙滞留

3. 先天性无牙畸形者可以表现为乳、恒牙全缺失，恒牙全缺失或乳恒牙大部缺失。

4. 先天性多数牙缺失者口腔内所存在的牙的形态常有异常，例如牙较小而牙冠呈锥形（图7-4）。

5. 先天性全口牙缺失者，因无牙支撑及功能丧失，可以导致整个牙槽嵴低平，但下颌骨的长度仍正常（图7-5）。

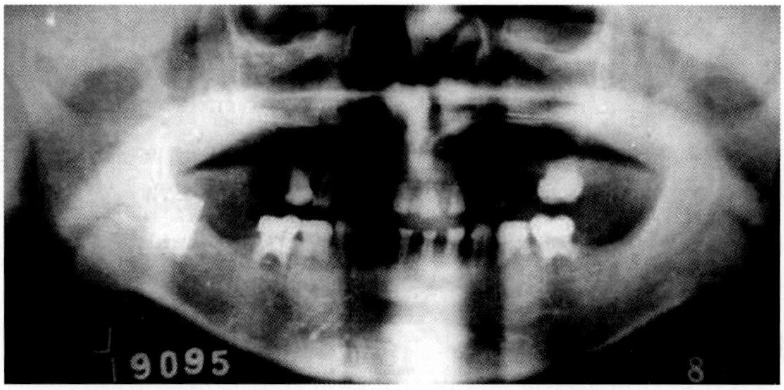

图 7-4　曲面体层片示全口多数恒牙先天缺失

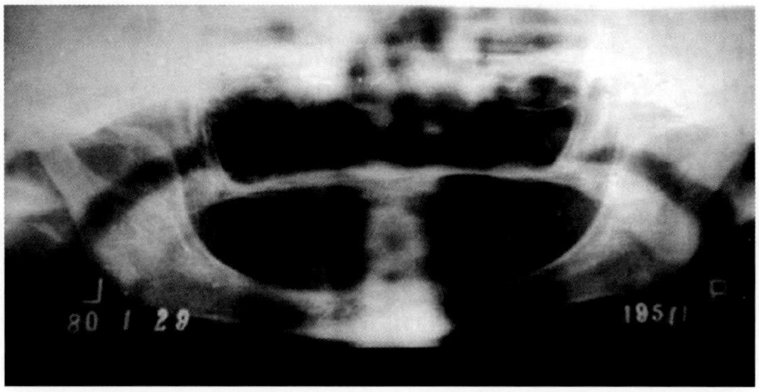

图 7-5　曲面体层片示全口乳、恒牙均先天缺失，颌骨发育基本正常

三、牙易位

【概述】

个别牙离开牙弓的正常位置与其他牙的位置发生交换，称为牙易位（transposition）。

【影像学表现】

1. 牙易位多发生于恒牙列的尖牙，尖牙向后与第一前磨牙易位的机会明显多于向前与侧切牙易位。

2. 有时可见第二前磨牙易位到第一、二磨牙之间。

3. 乳牙几乎不发生易位。

4. 牙易位可以同时伴有牙缺失或多生牙。

5. 尽管牙易位可以发生于上颌或者下颌，但极少在上、下颌同时发生。X 线检查容易发现和诊断牙易位。

第二节　牙形态及大小发育异常
Anomalies of Tooth Shape and Size

牙形态及大小发育异常可以分为融合牙、巨大牙、过小牙、弯曲牙，以及牙根异常等。

一、融合牙

【概述】

两个原本分离的牙胚在发育过程中融合造成的畸形称为融合牙（fused tooth）。融合的原因不明，有人认为是由于发育过程中相邻的两个牙胚过于接近，有人认为是由于牙胚钙化前外力使牙胚相互靠近所致，也有人认为是外显不全的常染色体遗传。

融合后的牙齿外观可能是正常大小，或明显增大至相当于两个牙齿的大小。融合后的牙齿可以表现为两颗牙全部融合、牙冠分裂牙体融合，也可以是两个牙齿形态仅有少部分牙本质融合。融合牙发生的性别比例为1∶1。国人发生融合牙的比例比白人或黑人高。融合牙常造成牙列上牙齿数目减少。融合牙在乳牙比恒牙常见，并且发生乳牙融合时相应恒牙可能发生缺失。

【影像学表现】

1. 乳牙发生融合较恒牙更为常见，正常牙与额外牙有时也发生融合。

2. 若为不完全融合牙，在X线片上则可显示牙冠融合牙根分离或牙根融合牙冠分离（图7-6）。

3. 完全融合牙显示为一个巨大畸形牙（图7-6）。

4. X线检查可为融合牙的诊断提供更加可靠的证据。无论临床表现如何，X线检查可见任何一种融合牙的牙本质都连接在一起，一般均有髓腔和根管形态的异常。

5. 有时融合牙与双生牙（gemination）在影像上较难鉴别。后者来源于同一个牙胚，不完全分裂时，牙冠或牙根表现与融合牙相似，区别要点在于双生牙时，牙列上的牙齿数目不减少；完全分裂时则发育成完全相同的两颗牙，在牙列上表现为多生牙。

6. 如果需要对融合的恒牙进行改进外形的修复治疗，则修复前必须进行X线检查，确定根管、髓腔的形态和数量，以便于牙体牙髓科医生进行根管治疗前充分了解髓腔和根管的复杂程度。如果根管形态过于复杂可以放弃任何治疗，保持牙齿原有状态。

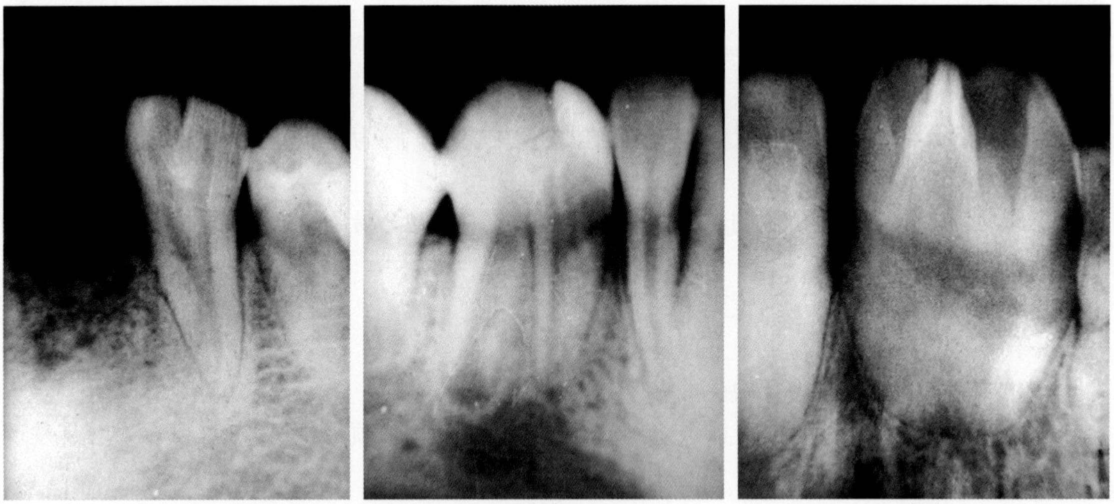

（1）　　（2）　　（3）

图7-6　融合牙

（1）牙根融合；（2）牙冠融合；（3）牙冠、牙根完全融合

二、巨大牙

【概述】

牙齿超过正常大小称为巨大牙（macrodontia），有些人牙齿大小正常但是颌骨发育较小可称为相对巨大牙。巨大牙可以发生于单个牙、一组牙或一侧牙列，极少发生于全口牙。巨大牙有时可以同时伴有半侧颜面肥大和颌面部血管瘤。有些遗传性巨大牙可以伴发巨人症。

【影像学表现】

1. 巨大牙的体积增大但是牙釉质和牙本质正常。

2. 巨大牙可以造成牙列拥挤、咬合紊乱和阻生牙；而阻生牙可能造成牙源性囊肿。

3. 有时巨大牙与融合牙很难鉴别。

三、过小牙

【概述】

过小牙（microdontia）指牙齿发育完成后体积明显小于正常同名牙。

【影像学表现】

1. X线检查可以确定已经萌出或尚未萌出的过小牙。

2. 过小磨牙的形态可能发生变化，下颌磨牙可以由正常的5个牙尖变为4个牙尖，上颌磨牙可以由正常的4个牙尖变为3个牙尖。过小的切牙形态可能变为类似锥形。

3. 多生牙常为过小牙。

4. 过小牙可以为全口牙、一组牙或者是个别牙。个别过小牙常发生于侧切牙（图7-7）或第三磨牙。

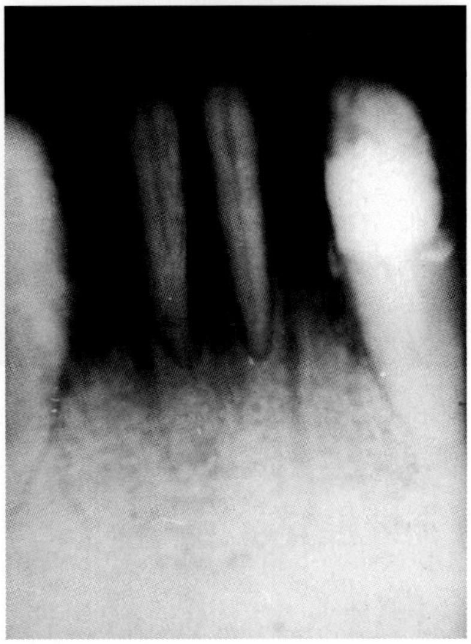

图7-7　根尖片示两侧下颌中切牙过小，侧切牙缺失，牙槽骨水平吸收明显

四、弯曲牙

【概述】

弯曲牙（dilaceration）是牙体明显而急剧的弯曲畸形。有人认为弯曲牙形成的原因可能是在牙钙化期间受到外力，使得钙化的方向发生改变。但是对患者追问病史时很少能发现患处有创伤史。有人认为弯曲牙是单纯的发育异常，与外伤无关。

【影像学表现】

1. 弯曲牙的弯曲点可以发生于牙冠或牙根的任何部位。有些明显的弯曲牙导致无法正常萌出，这时常被临床诊断为牙缺失。

2. 弯曲牙常发生于上颌恒切牙（图7-8），可以发生于一颗牙也可以发生于多颗牙。

3. X线检查对弯曲牙可以做出确定性诊断，并且可以根据弯曲的位置、方向和程度指导、确定治疗原则。

4. 如果弯曲牙弯曲的方向为近远中方向，则根尖片可以明确诊断。如果弯曲牙牙根的弯曲方向为颊舌向并且与X线的方向一致，则有可能看不出弯曲的形态，临床X线检查时应注意避免漏诊的可能性。这时可以看到牙根有一个圆形密度增高影，在密度增高的中心有时可以看到根管的密度减低影，在密度增高区域的周围可以看到牙周膜间隙的影像。这时，改变投照角度重复拍摄根尖片可以明确诊断。

5. 大多数弯曲牙根不影响任何功能，也无法从临床上诊断。但是由于拔除弯曲牙根会比较复杂，临床医生在拔牙前应常规拍摄根尖片，排除弯曲牙的可能性（图7-9）。

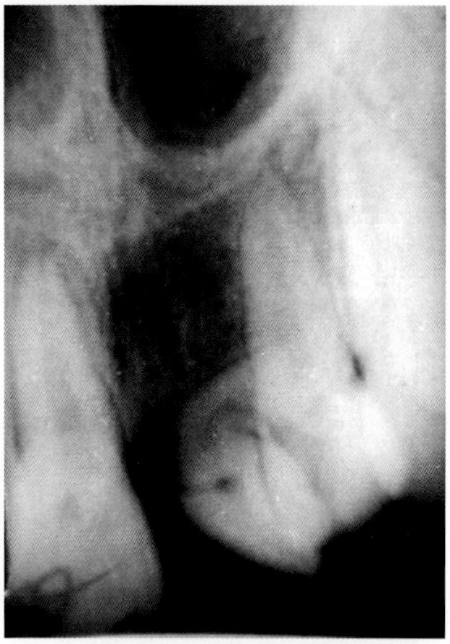

图 7-8　根尖片示左上中切牙弯根畸形

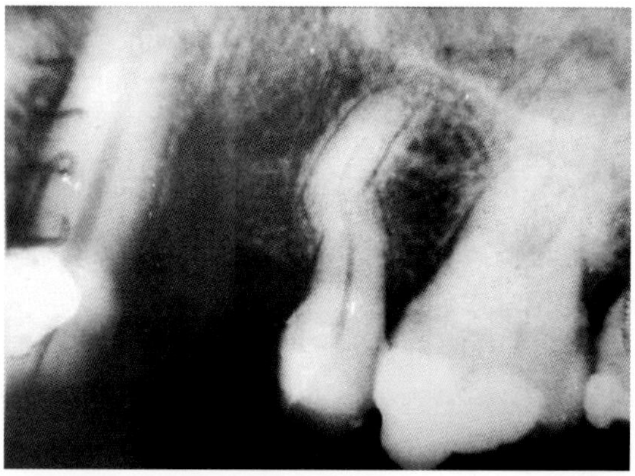

图 7-9　根尖片示左上第二前磨牙弯根畸形

五、牙根异常

【概述】

牙根异常（root anomalies）十分常见，绝大多数为牙根融合。临床上并无任何症状，但是常常给临床医生进行根管治疗或拔牙带来困难。根管治疗或拔牙前行 X 线检查可以提供十分重要的诊断治疗依据。

【影像学表现】

X 线片上可显示为牙根过短、牙根过长、额外牙根（图 7-10，图 7-11）、牙根融合等。牙根异常多见于恒磨牙，尤其第三磨牙变异最大，有时是 1 个融合根，有时为 2 个或 3 个融合根，甚至 4 个融合根。有的根尖圆钝，有的根部弯曲。

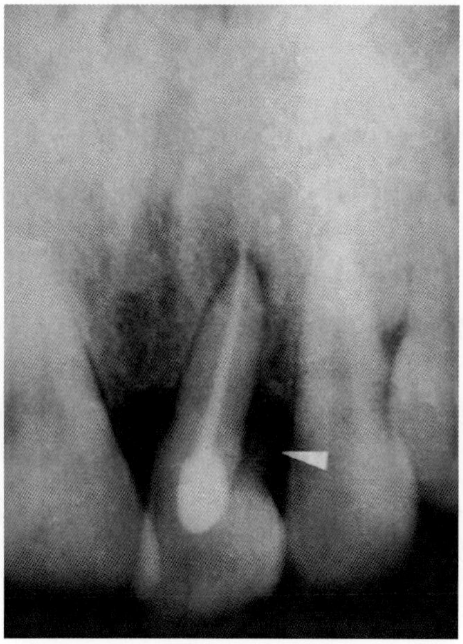

图 7-10　根尖片示左上中切牙额外牙根畸形（↑）

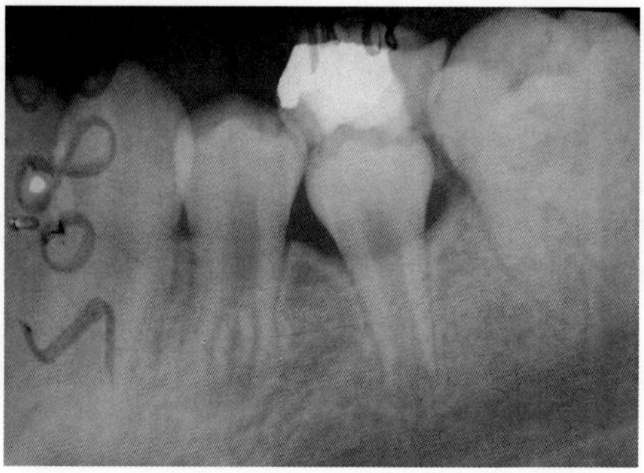

图 7-11　根尖片示左下第一前磨牙牙根发育畸形

第三节　牙结构发育异常
Tooth Structure Anomalies

一、畸形中央尖

【概述】

畸形中央尖（central cusp deformity）是发育过程中位于咬合面中央的牙釉质外翻形成的结节状畸形，其中可包含一部分髓腔。畸形中央尖多发生于前磨牙或磨牙，偶尔发生于尖牙，可以左右双侧发生，下颌较多见。畸形中央尖有较明显的遗传倾向，先天愚型的患儿几乎都有牙的畸形中央尖。但详细的遗传方式尚未明了。临床上患牙刚萌出时畸形中央尖比较容易辨认，当患牙的畸形中央尖已经磨平后则仅可看到咬合面中央的一个环形牙本质区，有时其中可以见到黑色的牙髓腔，这时患牙常常已经发生牙髓炎。

【影像学表现】

X线片上可显示前磨牙中央有一个突起的尖，其髓室顶部有时可见突向中央尖的髓角（图7-12）。中央尖折断后，X线片上可以看不到中央尖形态，但畸形尖折断后常引起牙髓感染，以致引起根尖周病变，故可见该牙根尖周围骨质破坏呈密度减低影像（图7-12）。若牙髓及根尖周病变影响牙根继续发育，则患牙根尖呈喇叭口状，有时可见患牙比其他同名牙发育迟缓。

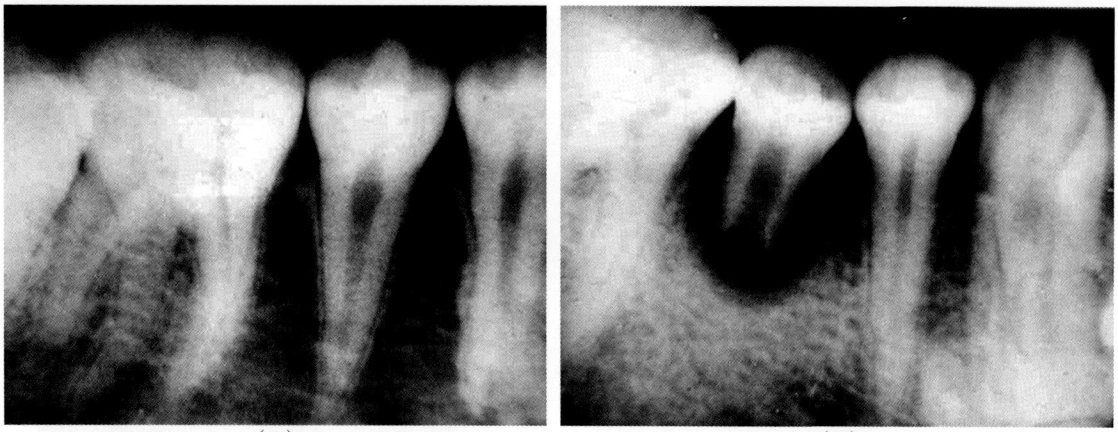

（1）　　　　（2）

图7-12　畸形中央尖

（1）第二前磨牙畸形中央尖，牙根发育正常；（2）第二前磨牙畸形中央尖已磨损，牙根发育中止，根尖骨质吸收

二、牙内陷

【概述】

牙内陷（dens invaginatus）指发育过程中牙的一部分表面组织向内翻卷造成的畸形。当向内翻卷的不仅仅有牙冠或牙根的牙本质，还包括一部分牙髓时，X线影像很像在牙内部形成另外一个牙，这种情况称之为牙中牙。

牙内陷多发生于牙冠，表现为牙冠上有凹陷。牙冠牙内陷的原因是牙发育过程中，一部分牙釉质组织向内陷入到牙乳头之中，患牙发育成熟后在内陷的牙本质沟中有一层牙釉质。牙冠牙内陷可以发生于任何牙位，最常发生于恒牙的上颌侧切牙，其次为上颌中切牙、上颌前磨牙和上颌尖牙。约有半数的患者双侧对称发生，有些患者中切牙和侧切牙可以同时发生。牙冠牙内陷极少发生于下颌恒牙及乳牙。

牙根牙内陷最常见于下颌第一前磨牙和第二磨牙。发生于牙根的牙内陷可能由于赫特维希上皮根鞘向内陷造成牙根表面的纵形沟痕。与牙冠牙内陷不同的是，牙根牙内陷的牙本质沟中有一层牙骨质。拔出患牙可以看到几乎纵贯牙根全长的沟（甚至深达根管）内有牙骨质、骨和牙周上皮剩余。有些患牙的牙根表面的牙骨质可以失去连续性。极少数的牙根牙内陷的牙本质沟中有牙釉质衬里。

牙内陷在人群中的发生率大约为5%。性别差异不大。患者的发病似乎有遗传倾向，但目前尚未确定遗传方式。

临床检查仅可发现牙冠牙内陷，表现为上颌侧切牙的舌侧隆突特别粗大（畸形舌侧尖）或舌侧边缘嵴深陷（畸形舌侧沟），沟内的牙釉质常常比较薄弱，甚至部分区域釉质缺失。牙髓腔经过内陷的沟与口腔相通，引起牙髓炎。

【影像学表现】

1. 多见于上颌侧切牙，有时亦见于上颌中切牙。

2. 患牙往往呈圆锥状。有的呈一纵沟使舌隆突分裂为二，称为畸形舌侧沟（图7-13）。

3. X线片上可见上颌切牙舌隆突处，有一致密似牙尖的影像，称为畸形舌侧尖（图7-14）。

4. 如果舌侧窝向髓腔内陷入很深，则似有一个小牙被包于此牙的髓腔之中，因此有牙中牙之称（图7-15）。

5. 如畸形牙引起根尖周病变，可见该牙根尖周围骨质破坏（图7-16）。

牙根牙内陷的患者牙冠不一定发生异常，有时临床较难发现，大多数牙根牙内陷的患者需要由X线检查发现和确定诊断，理想的X线影像甚至可以看到牙内陷的牙釉质衬里，沿着牙长轴可以看到根管内边界不清的密度较低的结构。

牙冠牙内陷的宽度和深度可以有较大变异，并可导致牙冠形态异常，同时可发现牙根管口宽大（图7-17）。

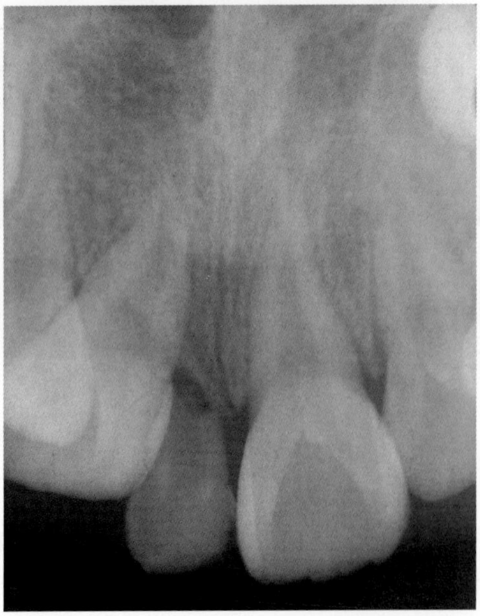

图7-13 根尖片示切牙畸形舌侧沟

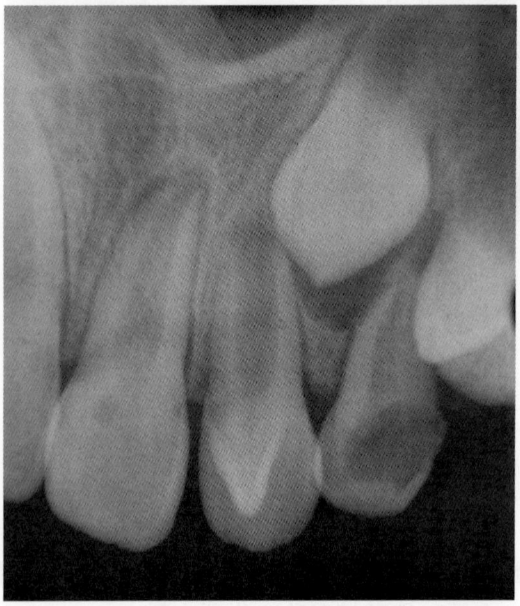

图7-14 根尖片示左上侧切牙畸形舌侧尖

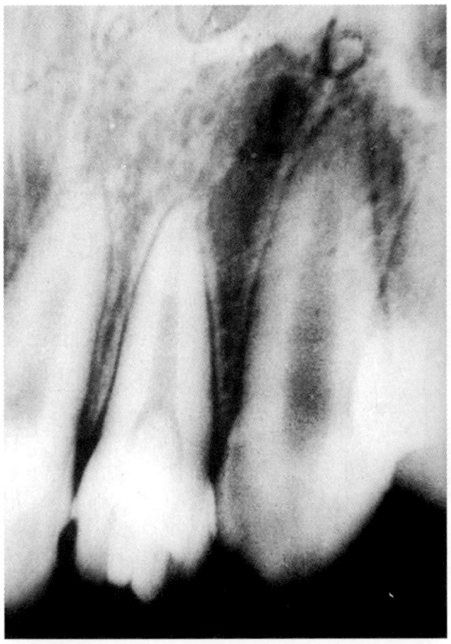

图 7-15　根尖片示左上侧切牙牙中牙

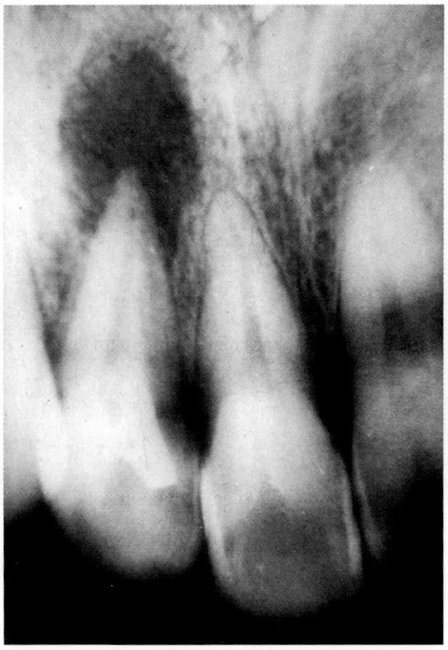

图 7-16　根尖片示右上侧切牙畸形舌侧沟引起根尖感染

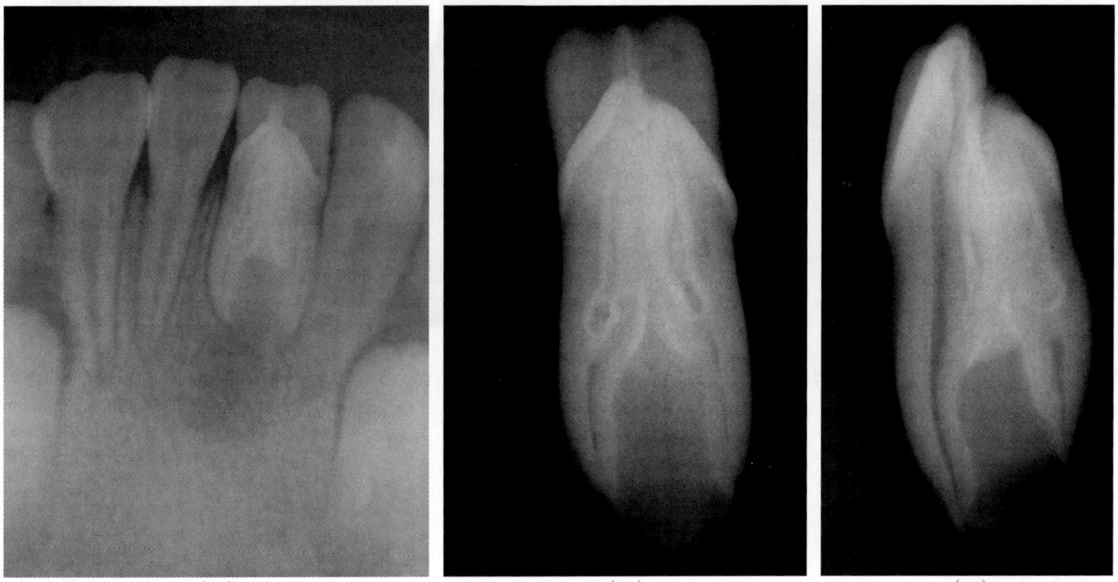

（1）　（2）　（3）

图 7-17　牙内陷

（1）根尖片示左下切牙牙内陷畸形；（2）同一患者的下前牙标本正位 X 线片；（3）同一患者的下前牙标本侧位 X 线片

三、牛牙症

【概述】

牛牙症（Taurodontism）是一种在乳、恒牙中均可发生的发育异常，磨牙和前磨牙的发生比率较高。主要表现为牙体部分变长，髓室底向根方移动，釉牙骨质界与根分歧间距离加大，牙根变短。由于牙冠外形和大小正常，牙体与牙根部分被牙槽骨覆盖，所以在临床检查中不易发现，只能依靠影像学检查诊断。

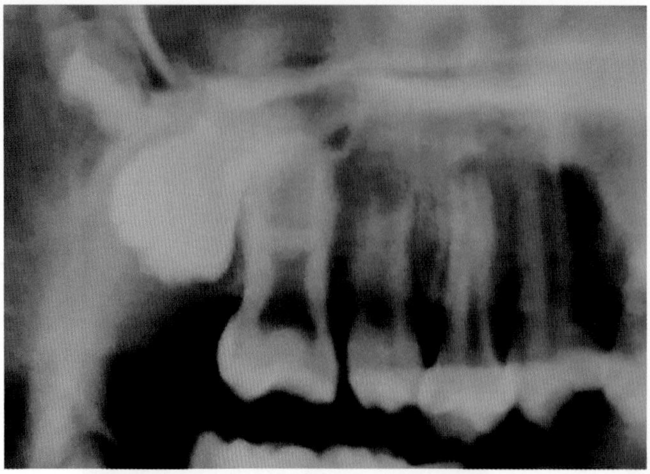

图 7-18　右侧上颌第一恒磨牙髓腔增大，髓室底向根方移动，牙根变短

【影像学表现】

1. X 线片表现具有特征性，牙冠大小正常，髓室腔增大，根分歧移向根尖方向，牙根变短（图 7-18）。

2. 多根磨牙髓腔宽大，髓室延长成长方形；单根磨牙髓腔呈长三角形扩大。

3. 釉质和牙本质密度正常。

4. 由于影像重叠，前磨牙中的牛牙症很难在根尖片及曲面体层片中观察到（图 7-19）。

【鉴别诊断】

牛牙症主要与发育中的牙齿相鉴别。发育中的牙齿根尖口未闭合，较宽大。

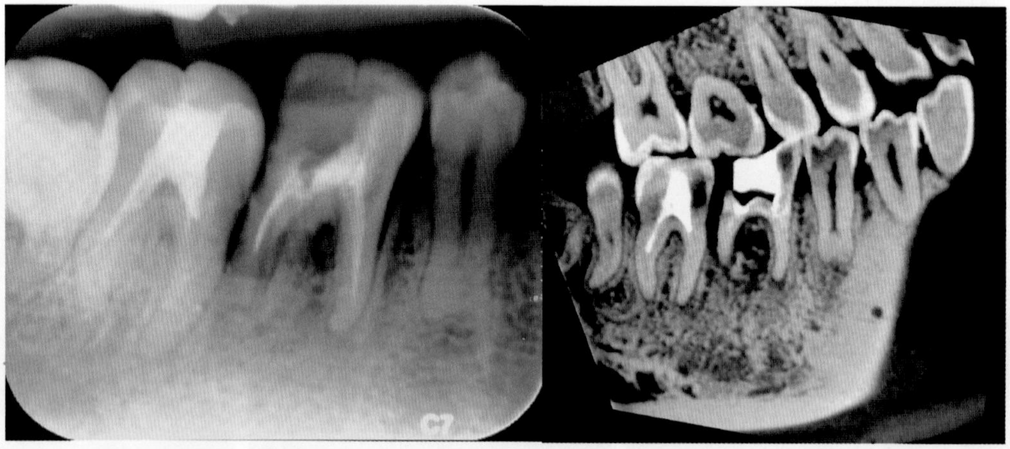

图 7-19　根尖片示右侧下颌第二前磨牙牙根变短，但观察不明显；CBCT 矢状位示右下颌第二前磨牙髓室底向根方移动，牙根明显变短

四、釉质发育不全

【概述】

釉质发育不全（enamel hypoplasia）指发生于全口或多数牙的牙釉质的发育障碍。这里不包括由于疾病或饮食造成的牙釉质和其他牙组织的发育异常。本病可能由于遗传或自然发生。牙本质和牙根基本正常。但是牙釉质缺乏棱柱形（prismatic）的结构，在牙釉质全层或外层形成层状结构，结果釉质易于损坏。受累牙常常发生迟萌或阻生。一般可分为 3 种类型：全口牙釉质发育不全、局部性牙釉质发育不全、牙釉质矿化不全。

全口牙釉质发育不全：由于成釉细胞的缺陷，病变牙釉质变得很薄，牙本质颜色可以透出来，牙齿显棕黄色。

局部性釉质发育不全：可以发生于乳牙和恒牙，有些乳牙釉质厚度明显变薄。恒牙的牙釉质厚度可以接近正常，牙釉质的硬度和颜色均正常，但是在恒牙的咬合面和唇面有针头大小的凹陷。第一磨牙表现比较特殊，牙冠较正常小，甚至小于第二磨牙，最有特征的是第一磨牙的咬合面收缩，使得牙咬合面比牙冠的长度还小，这些牙的牙尖也发育不足，明显变小，覆盖在牙冠表面的牙釉质发育不全，表面不平整，形成桑葚状。

【影像学表现】

1. 局部性釉质发育不全患者的 X 线片可见多数牙或个别牙的牙釉质厚度比正常牙釉质薄（图 7-20）。

2. 冠部密度减低，釉质、牙本质两者之间正常的对比消失。

3. 牙呈严重磨耗，失去正常接触点。

4. 牙根、牙周膜及骨硬板、牙髓腔形态正常。

5. 全口牙釉质发育不全，牙冠略呈方形，牙较小，牙间隙较大，后牙的咬合面较平坦，牙尖较小，形成类似磨损的牙咬合面。

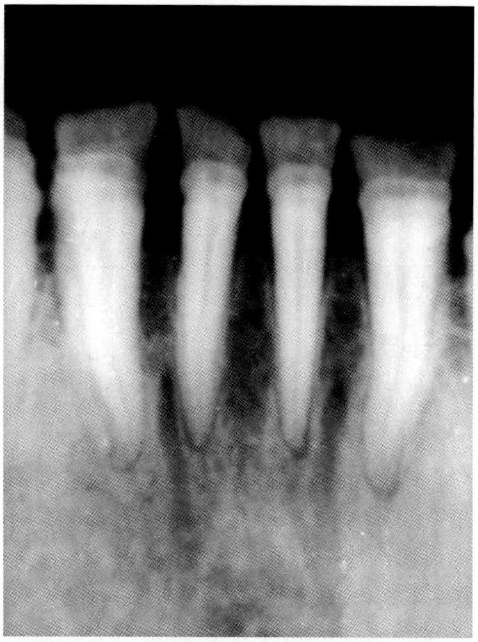

图 7-20　根尖片示多数牙釉质发育不全，牙根基本正常

【鉴别诊断】

牙釉质发育不全需与乳光牙本质鉴别，其要点是釉质发育不全的髓腔影像正常，乳光牙本质的髓腔缩小。

有些先天性梅毒患者的牙外观与牙釉质发育不全的表现类似。但是并不是所有 Hutchinson 切牙或者桑葚样磨牙的患者一定是先天性梅毒，有些先天性梅毒患者没有牙发育异常的表现。先天性梅毒患者牙发育异常形成的时间为 1 岁左右，故在这些牙尚未萌出前 4 ～ 5 年即可用 X 线检查发现牙的发育异常。

五、遗传性乳光牙本质

【概述】

遗传性乳光牙本质（hereditary opalescent dentin）属于常染色体显性遗传病，临床表现为乳牙和恒牙呈乳光色，牙易磨损。有些患者伴有蓝巩膜、耳聋，甚至有易于骨折的倾向。

【影像学表现】

1. 牙冠短小，呈严重磨耗表现，牙间隙大（图 7-21）。冠根交界处变窄。

2. 早期发育牙髓宽于正常（图 7-22），但是由于髓腔不断有牙本质形成，导致髓腔容积缩小，甚至堵塞。

3. 牙根比正常薄而短，有些牙根尖细。

【鉴别诊断】

此病需与牙釉质发育不全鉴别，其要点是釉质发育不全的髓腔影像正常，本病髓腔缩小。

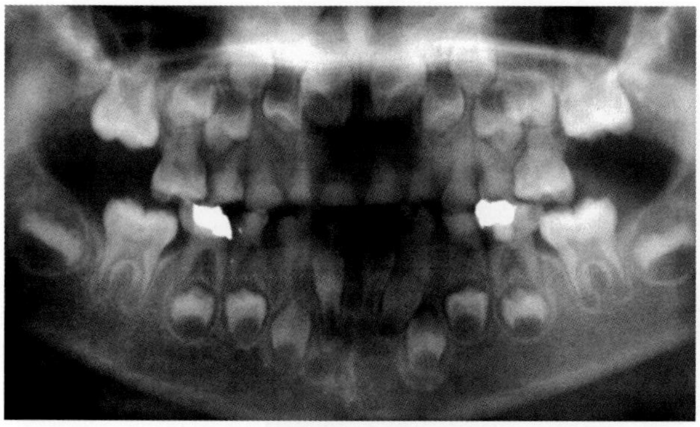

图 7-21　遗传性乳光牙本质
曲面体层片示乳牙明显短小，磨损严重，牙间隙增大，冠根交界处缩窄

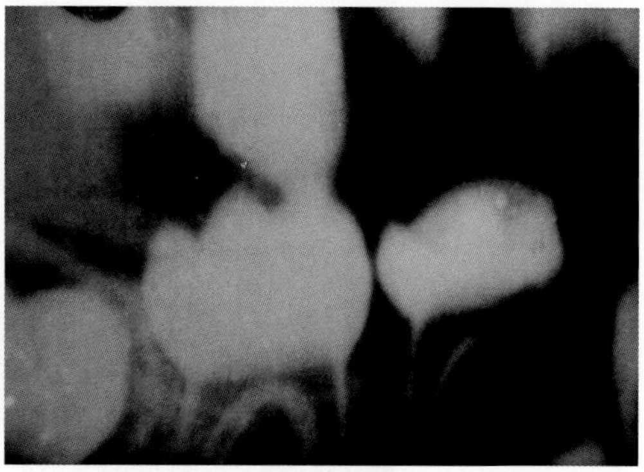

图 7-22　遗传 性乳光牙本质
殆翼片示患牙牙本质变薄，髓腔较大

第四节　面部及颌骨发育异常

Anomalies of Face and Jaw

一、唇腭裂

【概述】

唇腭裂（cleft lip and palate）的发生主要是在胚胎早期，胎儿口腔的唇部和腭部的中胚叶组织发育受阻所致，发生率为 1∶500 ～ 1∶1000。下唇裂和下颌骨裂十分罕见。腭裂程度可以仅限于悬雍垂或软腭，也可贯穿整个腭部，以及一侧或两侧的牙槽嵴，形成完全性唇腭裂。腭裂可以造成发音不准。牙槽嵴裂大多位于上颌侧切牙位置，可以为完全性唇腭裂的一部分，也可以与唇裂伴发。

【影像学表现】

腭裂部位的 X 线检查可以发现硬腭有不同程度的裂隙，裂隙边缘整齐，口鼻腔相通。牙槽嵴裂部位的鼻底通常不连续，呈裂隙状，附近可以伴有各种各样的牙发育异常，包括上颌侧切牙缺失或该部位有多生牙，这一部位的牙形态和位置经常发生异常（图 7-23，图 7-24）。

腭裂患者如未能及时治疗常常引起上颌骨发育不足（图 7-25）。

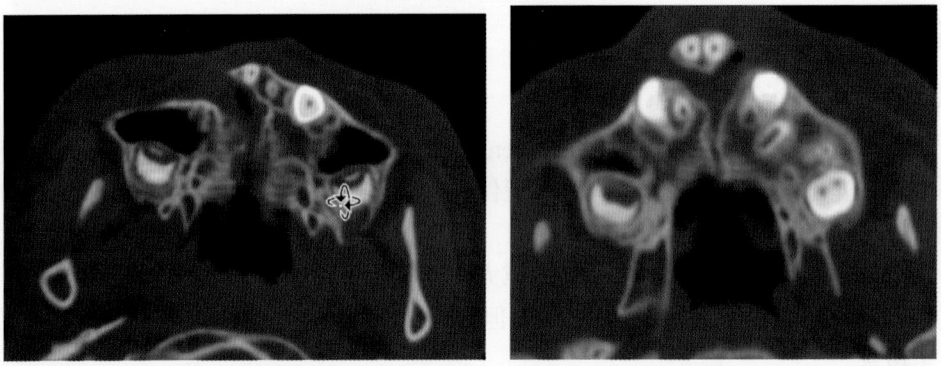

(1)　　(2)

图 7-23　CT 轴位示单侧（1）和双侧（2）完全性腭裂

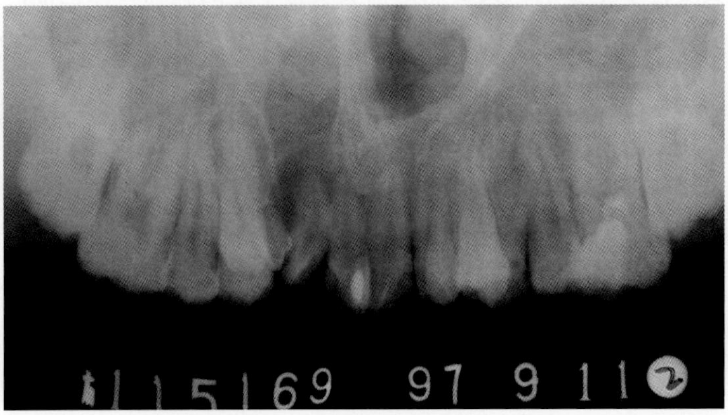

图 7-24　上颌体腔片示右侧上颌侧切牙与尖牙之间的牙槽嵴裂，牙列拥挤

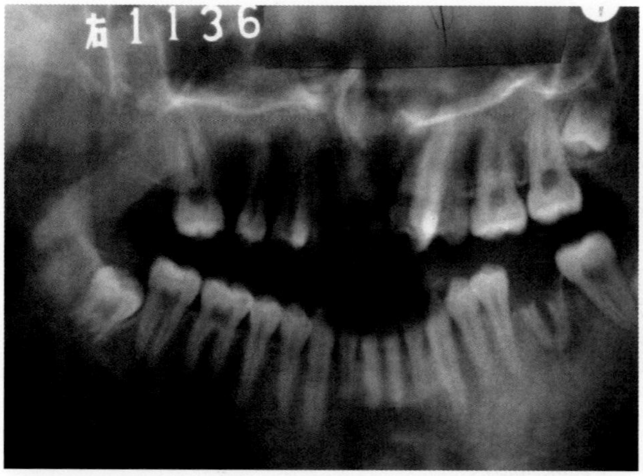

(1)

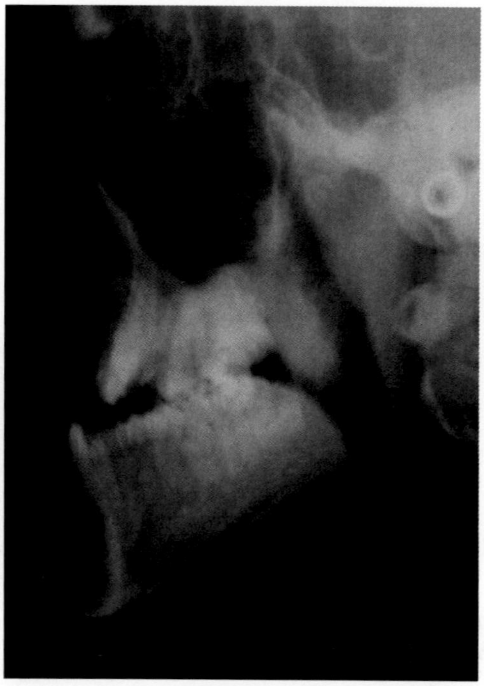
(2)

图 7-25　同一患者的曲面体层片（1）和头颅侧位头影测量片（2）示左侧上颌腭裂，上颌骨发育不足

二、半侧颜面肥大

【概述】

半侧颜面肥大（hemifacial hypertrophy）为半侧颜面骨异常增生，可以伴有全身其他部位的增生。病因不详，好发于年轻人，年龄为 5 ～ 10 岁，女性明显多于男性，通常在发育期持续增长，发育完成后畸形的发展也逐渐缓慢并停止，手术切除病变侧的髁突后，畸形则可停止发展。患者一般无开口受限。该病常同时发生颅面部多个骨畸形，同时还可以发生同侧唇、舌、耳、唾液腺及面部皮肤、皮下组织和肌肉组织的肥大，有些患者伴有同侧肢体的肥大。

【影像学表现】

X 线检查应该包括患者的全部头颅，可见患侧的骨明显增大，包括下颌骨、上颌骨、颧骨、额骨和颞骨等（图 7-26）。患者的牙列中线偏向健侧，前牙长轴向患侧倾斜，健侧后牙可有反殆，患侧咬合平面低于健侧。有时可见开殆。患侧下颌骨髁突增生肥大明显，失去正常形态，髁突颈延长增粗；下颌升支增长、增宽，下颌角圆钝，下颌下缘呈弓形下垂。同时伴有同侧软组织明显肥大，甚至有患侧牙槽骨和牙（尖牙、前磨牙和磨牙的牙冠和牙根）增大并且发育较快等表现。患者可以有乳牙过早脱落。

【鉴别诊断】

半侧颜面发育不全：对侧颌面骨发育不足，而较大一侧的骨和牙的大小、形态正常。

单纯髁突肥大畸形：增大的髁突形态异常，但是颌骨其他部位大小和形态正常，不伴有下颌升支的增宽、增长，下颌角圆钝及下颌骨下缘弓形下垂等表现。

半侧下颌骨肥大：一侧下颌骨包括髁突、髁突颈和下颌体部均增大、增宽，但是这种增宽、增大止于正中联合，不累及对侧下颌骨。同时，没有相应软组织肥大畸形。

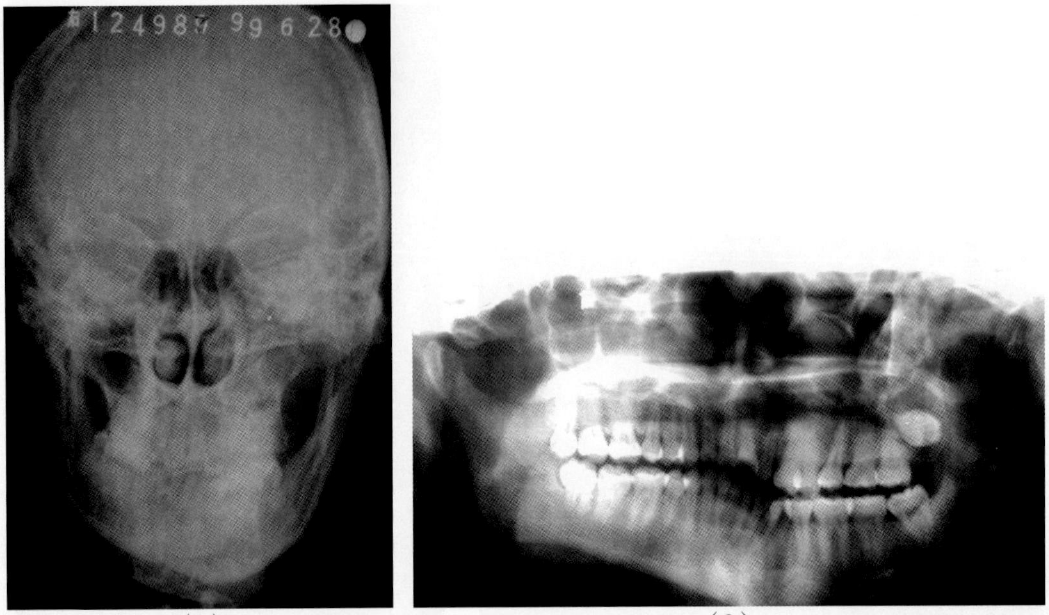

（1）　　（2）

图 7-26　半侧颜面肥大

（1）头影测量片示头颅正位右侧面部骨外形增大；（2）曲面体层片示右侧上、下颌骨明显增大

三、半侧颜面发育不全

【概述】

半侧颜面发育不全（hemifacial hypoplasia）为患侧的发育不足。患者多见整个半侧面部的发育不足，单独半侧下颌骨发育不足也不少见。病变大多发生于年轻时期，但也可以发生于出生后到面部发育停止之间的任何时期，表现是患侧停止发育且相对较小，几乎 100% 的患者都有外耳发育不足、耳郭的皱褶或卷曲。外耳道常缺失，有些患者颅骨不受影响，有些则颅骨较小。患者没有性别倾向。该病没有遗传性的特征。90% 的患者有患侧的咬合紊乱，但患者的牙形态和大小正常。

【影像学表现】

X 线表现均与患侧骨发育不足相关，下颌骨表现最突出，表现为髁突、喙突或者整个下颌骨体和升支发育不良（图 7-27）。

患侧牙可能有先天缺失或牙形态的减小。

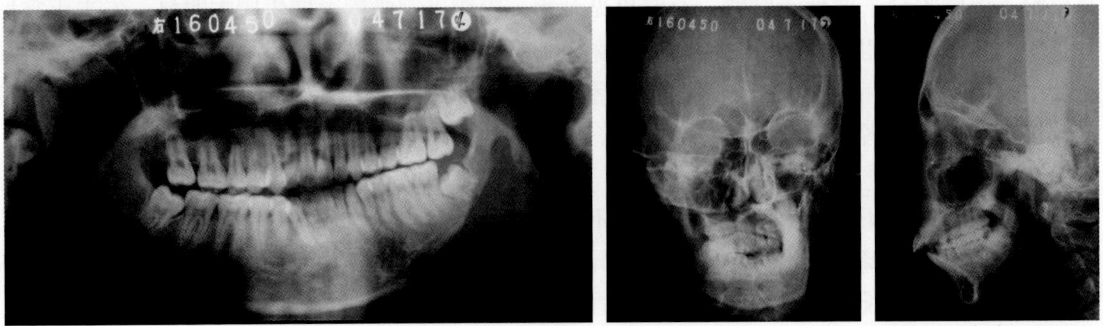

（1）　　（2）　　（3）

图 7-27　半侧颜面发育不全

（1）曲面体层片示半侧颜面发育不全，左侧上、下颌骨发育不足，升支短小；（2）同一患者头影测量头颅正位片；（3）同一患者头影测量头颅侧位片

【鉴别诊断】

半侧颜面发育不全比较有特点，如没有遗传倾向，面骨的缩小不明显，没有腭裂发生。这几点十分有利于将该病与其他疾病鉴别。

四、短面综合征

【概述】

短面综合征（short face syndrome）为颌骨在垂直方向上发育不足，面中份基本正常而面下1/3明显变短，面型显得方而宽，以颏前突、嚼肌的附着点靠前并显肥大，前牙深覆殆、闭锁殆为特征的畸形。严重者上切牙常咬及下颌唇侧牙龈，而下切牙亦可咬及上颌腭侧牙龈。上颌切牙腭侧面、下颌切牙唇侧面常有重度磨耗。患者的Spee曲线过大；鼻翼基底宽、鼻孔扁平而宽大；常伴有颞下颌关节紊乱病。

【影像学表现】

前颅底、腭平面、殆平面、下颌平面、舌骨平面常趋于平行。面型较宽，下颌角较突出。颏前突，前牙深覆殆、闭锁殆（图7-28）。

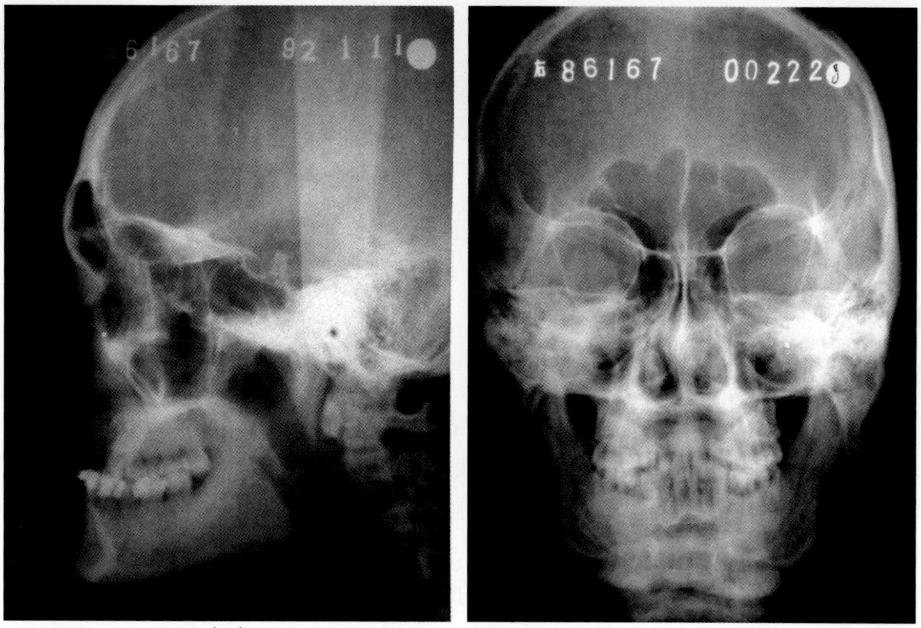

（1）　　　　　　　　　　（2）

图7-28　短面综合征

（1）头影测量头颅侧位片示上颌高度不足，颏前突，反殆，下颌平面较平；（2）同一患者头影测量正位片示面部较宽

五、长面综合征

【概述】

长面综合征（long face syndrome）是以上颌骨在垂直方向的发育过长，颏后缩，开殆，鼻背高穹、鼻翼基底狭窄等为特点的颌面部畸形。患者临床表现为面部较长，开唇露齿，双唇不能自然闭拢，上、下唇之间的自然间隙过大，微笑时牙龈外露过多，常有明显的颏后缩畸形，以及全牙列的开殆畸形，患者的鼻背常呈驼峰鼻，鼻翼基底间宽度变窄及下颌角过钝。

【影像学表现】

头颅侧位X线片上可以看到颌骨垂直方向过长，上前牙牙槽高度明显增大。下颌后缩，可以有开殆。上颌后牙牙槽骨高度增加，下颌体后牙区高度也大于正常（图7-29）。伴有开殆的长面综合征的患者，下颌骨向下向后旋转更为严重，下颌后缩更加明显，下颌升支高度较正常短小或接近正常，下颌平面角更大。不伴有开𬌗的长面综合征患者下颌升支高度显著增加，这一点与伴有开𬌗的患者有所不同，也说明升支高度增加是阻止开𬌗形成的主要原因。

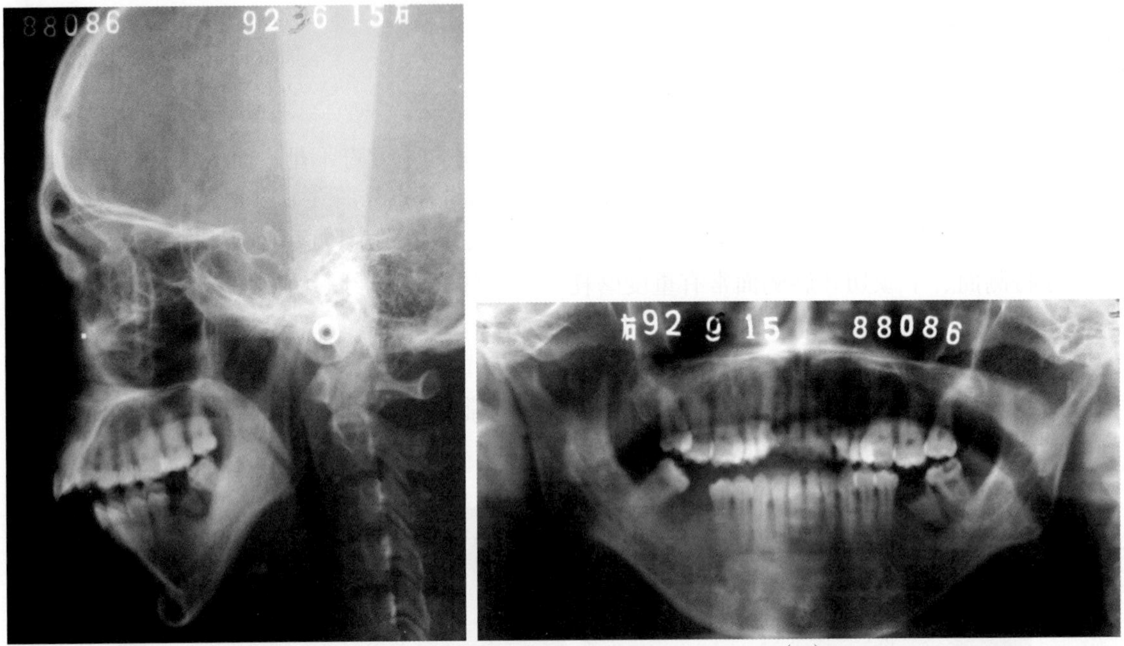

（1） （2）

图 7-29 长面综合征

（1）头颅侧位片示下颌后缩，下颌角增大，下颌颈部较长；（2）同一患者曲面体层片

六、面裂

【概述】

面裂（facial cleft）的原因比较复杂，临床表现形式多种多样，甚至有人提出了一个分类系统（Tessier clefting system）。临床发现面部软组织裂应及时进行 X 线检查，以便发现骨裂。面裂可以是单侧或双侧，多为不完全性，面裂可以伴发指（趾）畸形。

【影像学表现】

曲面体层片是检查面裂患者是否存在骨裂的较好的 X 线检查方法。曲面体层片可见上颌骨有异常的裂隙存在，裂隙可以双侧多发，表现多种多样（图 7-30）。下颌骨也可有发育异常。

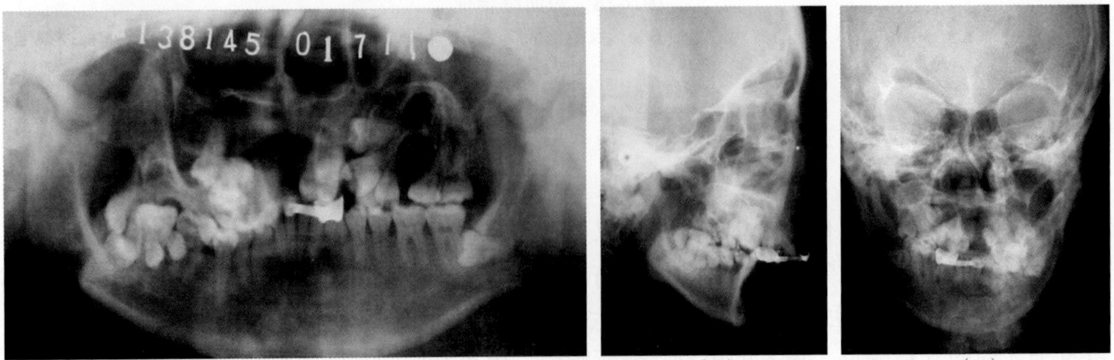

（1） （2） （3）

图 7-30 面裂畸形

（1）曲面体层片示双侧上颌骨多发面裂，伴发牙列拥挤和埋伏牙；（2）同一患者头影测量头颅侧位片；（3）同一患者头影测量头颅正位片

七、颅骨锁骨发育异常

【概述】

颅骨锁骨发育异常（cleidocranial dysplasia）是一种颅骨、锁骨和牙的发育异常，可能是一种遗传性疾病，可以不分性别地进行显性遗传。该病主要表现为颅顶和枕部扁平，颅骨前后径缩短而左右径增加，囟门愈合延迟或不闭合，出现颅骨骨缝开裂，上颌骨和鼻旁窦有特征性的发育不足，锁骨有不同程度的发育不足，10% 的患者有锁骨缺失，这时患者可以将两侧肩关节向中线靠拢。其他骨也可以受累，包括长骨、脊柱、骨盆，以及手和足骨。下颌骨不受影响。乳牙脱落和恒牙萌出均延迟是本病的特征，这时即使拔除乳牙也不能促进恒牙的萌出，以至于此病的患者到成人仍然为混合牙列。研究表明，无论是否已经萌出，患者牙齿的牙骨质均极少，甚至缺如。此外，患者常常有大量的阻生的多生牙，多生牙类似于前磨牙的形态，口腔内有明显的牙列拥挤和恒牙的发育异常。

【影像学表现】

颅骨 X 线片显示颅骨囟门开放，有缝间骨（sutural bones）（图 7-31）。颌骨 X 线片显示乳牙滞留和大量的阻生多生牙。特征性的表现为阻生牙位置都位于前牙区，最远可以位于第一磨牙。下颌骨纹理增粗，角前切迹消失。胸片可见锁骨异常或缺失。

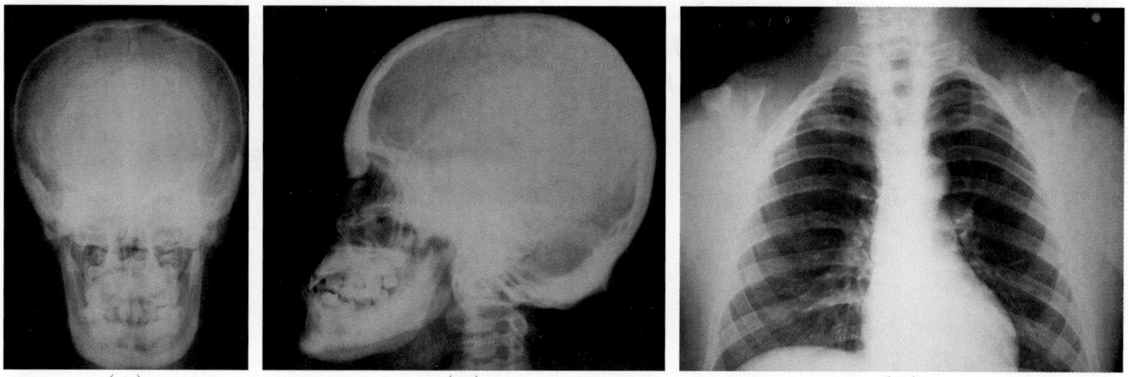

（1）　（2）　（3）

图 7-31　颅骨锁骨发育异常

（1）头颅正位片；（2）头颅侧位片；（3）同一患者胸正位片示锁骨缺如

【鉴别诊断】

颅骨锁骨发育异常可以通过家族史，双肩可以向中线靠拢，颅骨检查异常，乳牙滞留和恒牙列大量阻生的多生牙确诊。

Summary

Supernumerary teeth are referred to as increased number of teeth. The term of developmentally-missing teeth indicates that one or more teeth fail to develop. Macrodontia（large teeth）and microdontia（small teeth）are relatively rare. Transposition is termed if two teeth exchanged their positions. Fusion of teeth results from the union of adjacent tooth germs. Germination is a rare dental anomaly. It is formed when a tooth bud attempts to divide. Dilaceration is an unusual curvature or bending in a tooth（usually the root）. It is due to a disturbance in tooth formation. Dens invaginatus is produced by infolding of the outer surface of a tooth into the interior. Dens evaginatus is considered the result of an evagination of the enamel organ. Taurodont tooth appears to have an elongated body and short roots.

Cleidocranial dysplasia is a developmental anomaly of the skeleton and teeth. Examination of the jaws reveals prolonged retention of the primary dentition and typically multiple unerupted supernumerary teeth. Mandibulofacial dysostosis is a developmental anomaly that is often heritable as an autosomal dominant trait. Hemifacial hypertrophy is a condition in which half of the face and jaws grow to unusual proportions. Radiographic examination of the skulls of these patients reveal enlargement of the bones on the affected side. This may include enlargement of the mandible, maxilla, and zygoma. In addition, the frontal and temporal bones may also be involved. In patients with hemifacial hypoplasia, there is reduced growth of the face on one side. A failure of complete fusion of the developmental processes of the face during embryonic life may result in a variety of facial clefts. The most important one is cleft palate.

参考文献

[1] 马莲 . 头颈部综合征 . 北京：人民卫生出版社，1997.
[2] 王兴，张震康，张熙恩 . 正颌外科手术学 . 济南：山东科学技术出版社，1999.
[3] 罗汉超 . 临床综合征 X 线诊断 . 贵阳：贵州人民出版社，1989.
[4] 彭维，于皆平，郑守瑾，等 . 临床综合征学 . 北京：人民卫生出版社，1994.
[5] 吴运堂 . 口腔颌面骨疾病临床影像诊断学。北京：北京大学医学出版社，2005.
[6] White SC，Pharoah MJ. Oral Radiology：Principles and Interpretation. 8th ed. St. Louis：Mosby Inc.，2019.

（李　刚　张　刚）

第八章　牙及牙周疾病

Dental and Periodontal Diseases

第一节　龋病
Caries

龋病（Caries）是常见的慢性感染性牙体硬组织疾病，可发生于任何年龄，以青少年多见。龋病依据发病部位可以分为邻面龋、𬌗面龋、根面龋和颊舌面龋，亦可依据累及牙体组织的解剖部位分为釉质龋、牙本质龋和牙骨质龋，按病变深度可分为浅龋、中龋和深龋，也可按照发病原因分为原发龋、继发龋和猖獗龋（猛性龋）。

临床实际工作中，有时单靠临床检查进行邻面龋（interproximal caries）的诊断比较困难。在牙列拥挤或某些变异情况下对邻面龋进行诊断更加复杂。临床医生必须同时结合临床和X线检查，慎重诊断龋病（caries）。邻面釉质龋多数为三角形，自釉质表面至釉牙本质界体积逐渐变小。早期邻面龋发生后3～4年才可能出现临床表现。龋损导致脱矿量达到40%以上才能够在普通X线片上显示。

𬌗面龋（occlusal caries）发生于后牙𬌗面。大多数儿童和成人的新发龋大多发生于𬌗面。临床医生通常通过检查𬌗面颜色决定牙是否正常，𬌗面龋可以看到窝沟处有白垩色、黄色、棕色或黑色斑点，但是，仅仅依靠着色的窝沟作为评判龋病的标准并不可靠。

临床上通常靠直接观察即可对颊舌面龋做出诊断。只是在颊舌面龋与咬合面龋同时存在的病变，X线诊断时需要注意鉴别病变实际范围和程度。

根面龋（root surface caries）也称牙骨质龋，可同时侵犯牙骨质和牙本质，根面龋进展缓慢，单纯的牙骨质龋在临床上是检查不出来的。根面龋在老年人群的发病率为40%～70%。根面龋多发生于下颌磨牙和前磨牙区，受累面发生率从大到小依次为颊面、舌面、邻面。由于釉牙骨质界附近的牙骨质很软并且较薄，厚度为20～50 μm，所以在发现根面龋时多为牙本质龋坏，并且根面龋进展较快。游离龈与釉质之间的距离决定了根面龋发生的基础，一般情况下，只要有牙龈退缩，必然有根面龋。根面龋的形态在临床上常描述为像汤匙挖掉一块一样。

紧邻充填体边界的龋损称为继发龋（recurrent caries）。导致继发龋的原因有：①充填体不合适，边缘泄漏导致继发龋。②在龋好发区的充填体边缘扩展不足也可导致继发龋。③如果牙本质龋腐质没有被彻底清理，以后也会发展为继发龋。估计约有16%的修复后的牙会出现继发龋。一旦发现继发龋必须立即治疗，以免继发龋导致牙髓坏死。

猖獗龋（rampant caries）常常发生于有不良饮食习惯的儿童。随着生活水平的提高，保健知识的宣传普及，人们基本形成了良好的刷牙漱口习惯，猖獗龋的发生已经减少。肿瘤患者在接受头、颈部放射治疗后破坏了涎腺的功能，可以导致猖獗性龋坏，这种特殊的龋坏称为放射性龋（radiation caries）。放射性龋往往表现为全口每个牙的牙颈部都有龋坏，病变从牙颈部开始逐渐扩展，导致整个牙冠脱落，颌骨内的牙根存留下来。随着临床放疗患者的增加，放射性龋有增加的趋势。

殆翼片和根尖片是诊断龋病的常用X线检查方法。数字化影像技术在殆翼片和根尖片中的应用并没有提高龋病诊断的准确性。相反，不正确地应用数字化图像后处理技术，会影响其对龋病的正确诊断。与殆翼片和根尖片相比，口腔颌面锥形束CT在判断龋损深度上有优势，但是对龋病诊断准确率的提高没有帮助，故不建议其在临床中仅仅为了诊断龋病而应用。

一、邻面龋

【影像学表现】

1. 浅龋 最早的邻面龋（interproximal caries）一般发展缓慢，在X线片上，可见位于邻接点和游离龈缘之间的釉质表面有直径为1.0～1.5 mm的点状密度减低影，牙龈退缩时龋损的直径可以随之增大。由于龋损不会位于游离龈缘下方，可借此与颈部过度曝光区进行鉴别。早期病损在X线影像中表现为不超过釉质厚度1/2的密度减低区。一般的X线影像表现为牙表面有密度减低的凹陷（图8-1）。病损脱矿量很少时X线影像可以完全看不到。邻面早期龋继续发展，在X线影像上病变超过釉质厚度的1/2，但未到达釉牙本质界被称为浅龋。

浅龋的X线影像表现一般有三种：①最普遍（67%），表现为基底位于牙表面的三角形；②较少见（16%），表现为弥漫的密度减低影；③约占17%，为上述两种类型的联合。X线影像上透影面积越大，临床检查的病损也越大。

检查X线片中的浅龋和其他精细改变时使用放大镜很有帮助。读片时应该意识到由于釉质发育不全所致牙颊舌面的点状凹陷投影到X线片上很像初期龋病的表现。这种情况在临床上很容易遇到。

2. 中龋 病变已经达到釉牙本质界（图8-2）。中龋的经典描述一般指比较小的贯穿釉质的龋损，其外形多为尖端指向髓腔的三角形，但也可以是弥散形，或三角形加弥散形表现。病变在釉牙本质界处进一步扩散，引起釉牙本质界附近的脱矿，随后扩展到牙本质。这样，在牙本质中形成了第二个三角形透射影，第二个三角形的底部位于釉牙本质界，其顶部指向髓腔。有时，在X线片上病损已侵及牙本质，却看不出病变从牙釉质开始的征象。

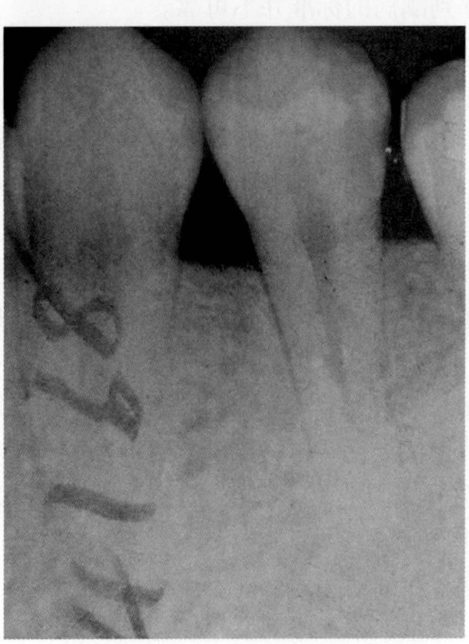

图8-1 根尖片示左下颌尖牙和第一前磨牙相邻的接触点下方均有早期邻面龋

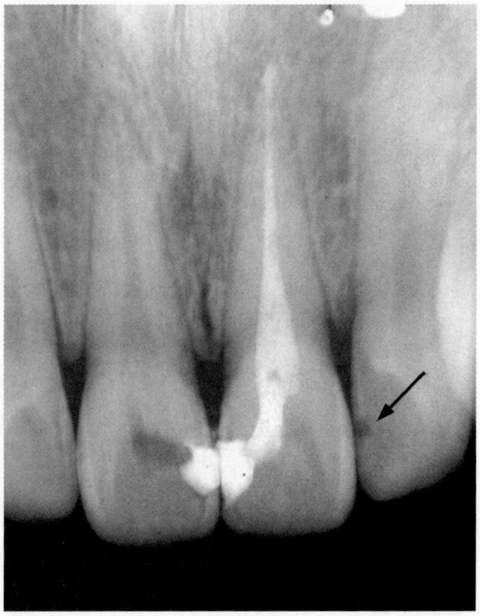

图8-2 根尖片示左上侧切牙近中邻面龋已经到达釉牙本质界（↑）

3. 深龋　在 X 线片上龋已经超过牙本质厚度的 1/2 并接近髓腔时称为深龋（图 8-3）。影像学检查通常显示为病损通过一条狭窄的通道贯穿破坏牙釉质，透影区在釉牙本质界扩大（形成三角形的基底）向髓腔方向延伸。此类病损可以累及也可不累及牙髓，需要强调的一点是不能仅靠根尖片判断髓腔是否暴露（图 8-4）。判断龋病与髓腔的关系很重要，从根尖片上我们可以获得某些信息，但我们不能过分依赖根尖片。根尖片是将牙体三维结构的各个部分投影到二维图像上。在根尖片上，龋病的范围有可能没有显示，也有可能被夸大。病损影像可能被偏离重叠到髓腔上（图 8-5）。只有通过临床检查才能充分证实 X 线片上得到的影像。

引起牙本质大量破坏的严重病损也可造成牙釉质的脱矿，在咀嚼压力下脱矿的釉质可以塌陷，形成大的腔洞（图 8-6）。

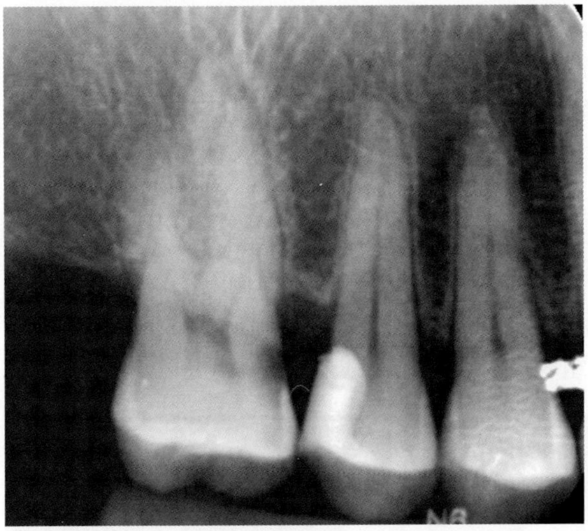

图 8-3　右上第一磨牙近中深龋

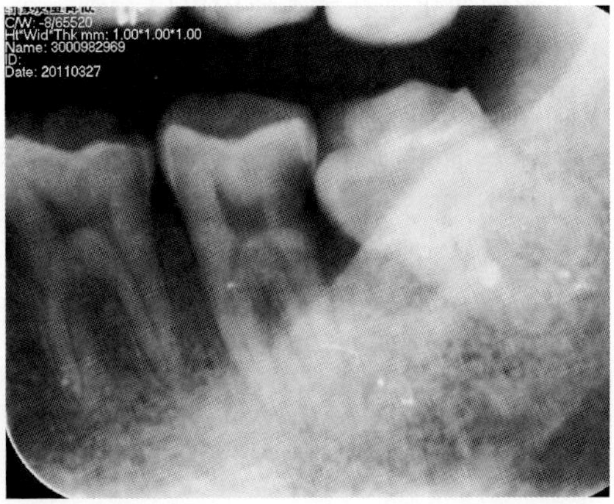

图 8-4　左下第二磨牙远中深龋

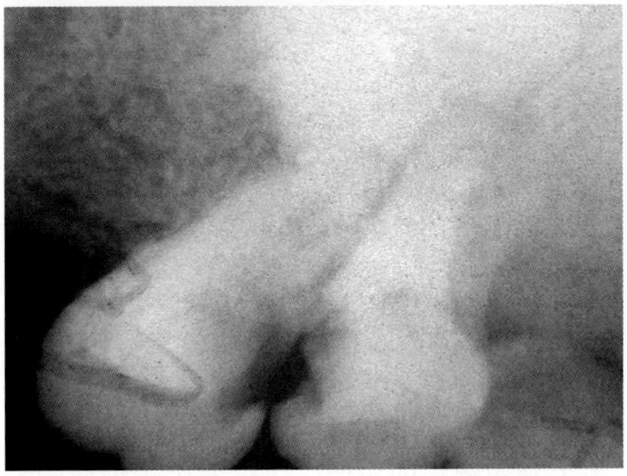

图 8-5　左上第二、三磨牙邻面深龋

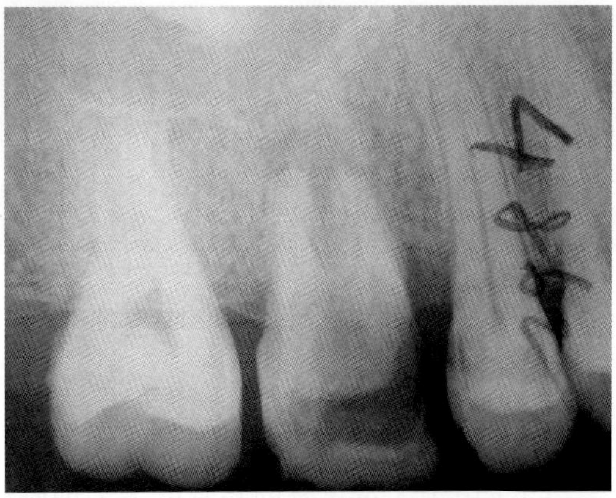

图 8-6　右上第一磨牙近中及咬合面深龋

【鉴别诊断】

釉质发育不全所致牙表面的点状凹陷，或者由于慢性磨耗造成的邻面接触点的磨平凹陷，有可能使 X 线片上产生早期邻面龋的假象。

后牙邻面较宽，早期病损或中期前病损由于丧失矿物质较少，在 X 线片上常较难发现。实际龋损的深度一般比 X 线片发现的病变要深。

由于牙体表面为弧形，拍摄 X 线片时，邻接面附近的射线穿透釉质比较少，釉牙本质界附近的射线则需要穿透较多的釉质，结果龋损接近釉牙本质界处，病变影像可能被颊舌侧釉质掩盖，导致 X 线表现出的脱矿部分比实际病损深度相对要小。

二、殆面龋

【影像学表现】

1. 早期殆面龋 殆面龋（occlusal caries）常沿窝沟壁向釉牙本质界发展，早期病变在侵犯到牙本质以前拍摄 X 线片往往发现不了。有些早期殆面龋仅仅表现为在釉牙本质界下方有一窄细的灰色阴影。这个灰色的阴影容易与正常殆面釉质下方的视觉假象（mach band）混淆，正常牙面釉质下方的视觉假象所形成的阴影更加狭窄（这种阴影是一种视觉的假象，常发生于边缘整齐、密度变化较大的边缘线附近，称之为视觉假象）。

2. 殆面浅龋 X 线片上可以发现的龋损常常意味殆面龋已经进展到浅龋阶段。典型的 X 线片影像变化是在牙本质内可以看到一个薄而范围较宽的透光带，相应部位的牙釉质变化很少，甚至没有变化。应特别注意邻近釉牙本质界的牙本质组织，一旦发现该区域存在透射带即可考虑龋病诊断。

3. 殆面中龋 大部分殆面中龋在临床上很容易观察到，表现为牙冠上大的腔或洞（图 8-7）。由于下方牙本质龋损不能支持牙釉质，在咀嚼压力下可以造成殆面塌陷。仅靠根尖片检查不能确定牙髓是否已经暴露，必须将 X 线检查与临床检查相结合才能确定牙髓是否暴露。

4. 殆面深龋 许多殆面深龋伴有较大牙冠组织的崩脱，造成残冠（图 8-8）。

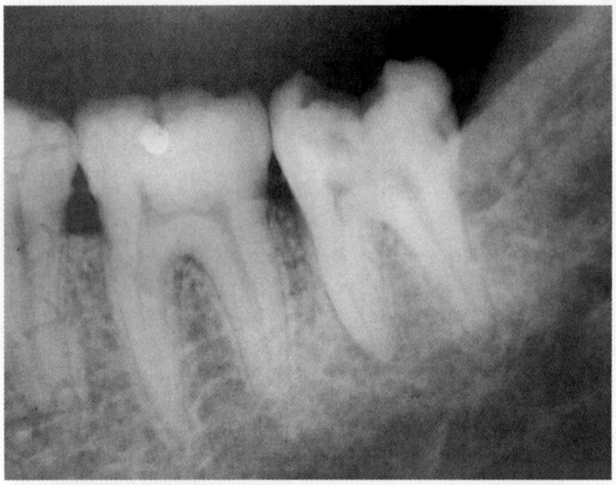

图 8-7 根尖片示左下第二磨牙殆面龋

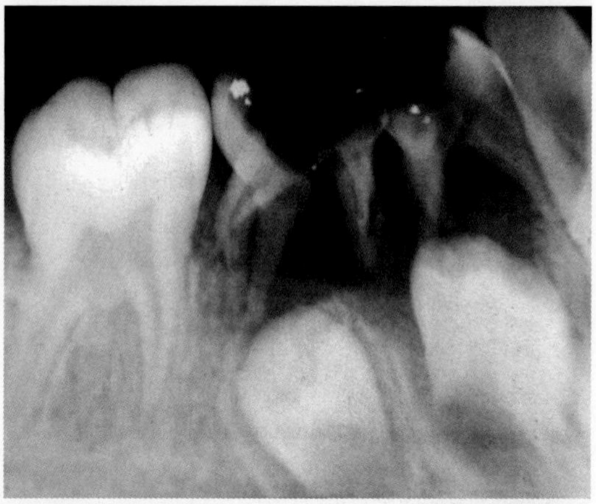

图 8-8 根尖片示右下乳磨牙殆面龋损大造成残冠

【鉴别诊断】

（1）由于大量重叠的高密度牙尖釉质影像掩盖了窝沟龋损的影像，仅仅发生于釉质的殆面龋一般在根尖片上发现不了。

（2）殆面龋如果仅表现为沿釉牙本质界的细长的低密度线状影可以造成诊断的困难。如果没有注意到这一重要指征，有可能造成殆面龋 X 线诊断的漏诊。

（3）在根尖片上，当磨牙颊侧点隙的龋损与殆面重叠时易被误认为殆面龋。

三、颊、舌面龋

【影像学表现】

仅从根尖片上很难区分颊面龋（buccal caries）和舌面龋（lingual or palatal caries）。当诊断

颊面龋、舌面龋时，除了要看到一个明显的X线透影区外，在该透影区的周围还应该看到均匀一致没有龋损的釉质环绕（图8-9）。这种正常密度的釉质环绕带代表了正常的平行釉柱环绕着颊、舌面龋的龋损。当观察到这一现象时，应当从两个以上的角度对这一区域进行X线投照，以便排除颊、舌面龋影像与釉牙本质界重叠造成𬌗面龋的假象。另外，在牙冠近远中附近的颊、舌面龋可能在根尖片上表现为类似邻面龋，也应该变换角度重复投照，以便鉴别诊断。

【鉴别诊断】

𬌗面龋的龋损范围一般比颊、舌面龋广泛得多，而且𬌗面龋的边缘不像颊、舌面龋边缘那样清晰。有时颊、舌面龋𬌗面龋同时存在，可用不同角度的重复X线检查，区分这两种病变。

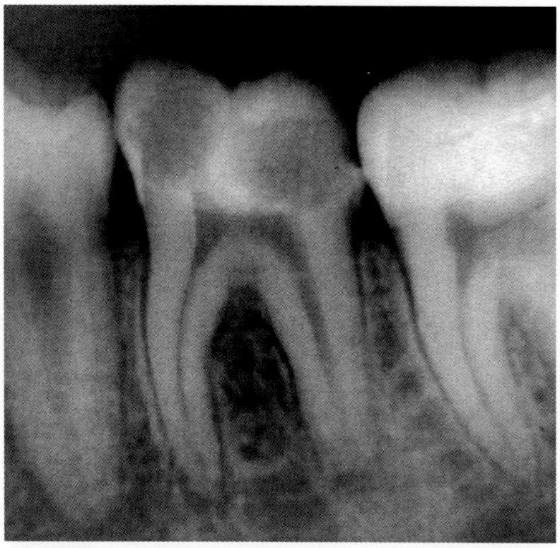

图8-9 根尖片示左下第一磨牙颊、舌面龋

四、根面龋

【影像学表现】

根面龋（root surface caries）的X线片表现为牙根表面有边缘不清的浅碟状（图8-10）、弹坑状破坏（图8-11）。如果根面暴露较少，则病变可以表现为凹陷缺口样而不是浅碟样（图8-12）。根面龋一般不破坏牙釉质。但是如果牙根的牙本质龋沿着釉牙本质界向上发展到牙釉质下方，则常常使得该部位的牙釉质因得不到足够的支持而发生折裂。

【鉴别诊断】

偶尔，有些正常牙由于牙颈部过度曝光会被误认为是牙颈部龋。鉴别的要点是真正的龋损牙根表面有缺损，正常牙颈部即使因过度曝光导致局部密度减低，也仍可以看到牙根表面的完整边缘，根面龋缺损的边界比较模糊且不规整，牙根表面的完整性受到破坏。

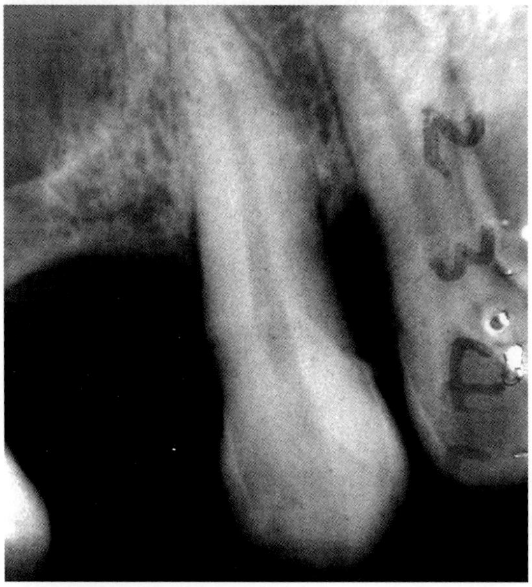

图8-10 根尖片示右上尖牙近中根面龋，龋损呈浅碟状

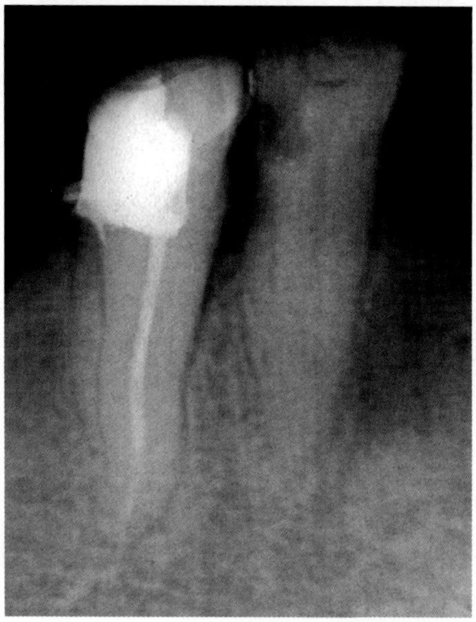

图8-11 根尖片示右下尖牙远中根面龋，龋损呈弹坑样

有时牙内吸收在X线影像中较难与大面积龋坏鉴别，但临床检查较易区分。

五、继发龋

【影像学表现】

继发龋（recurrent caries）的X线表现与原发龋相似，表现为沿着充填体边缘的密度减低区（图8-13）。X线片最常用于检查位于牙近中、远中和䶧面边缘的继发龋。相比之下，颊面和舌面的继发龋损坏较大时才有可能在X线片上表现出来。

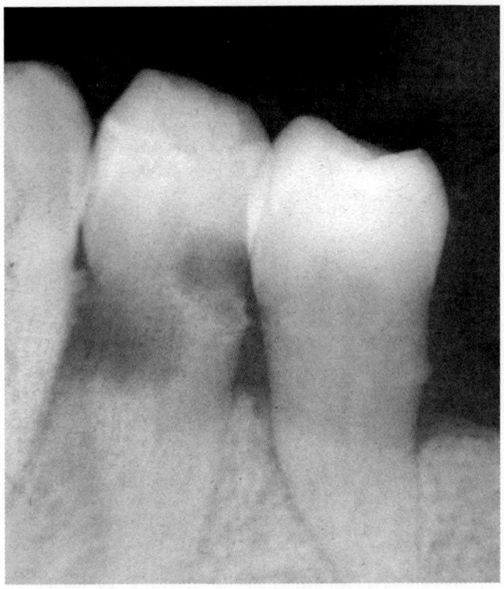

图8-12 根尖片示左下第一前磨牙近、远中根面龋

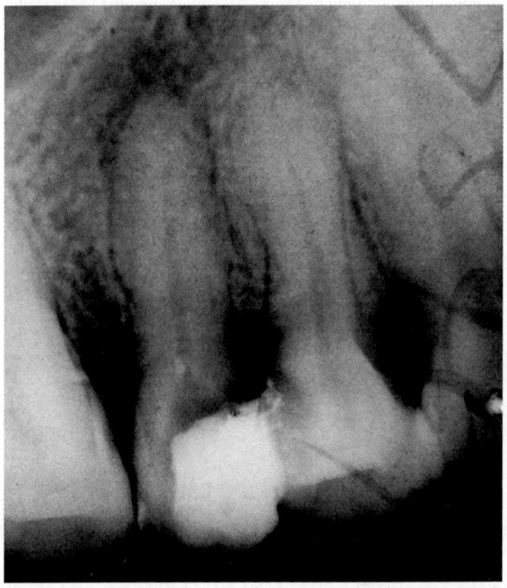

图8-13 根尖片示右上第二前磨牙近中继发龋

【鉴别诊断】

充填体和垫底材料：充填材料由于不同的厚度、密度及X线投照时的射线能量可以有各种各样的X线片表现。有些充填材料与龋表现相同。早期的不含钡、铅或锌的氢氧化钙在X线片上是透射的，可能与继发龋相混淆。复合充填材料、塑料和硅酸盐充填体也可与龋损相混淆。这些充填材料均位于经过牙体预备的窝洞内，X线片上窝洞内的充填体外形规则，边缘平滑，借此可与继发龋进行鉴别。

六、猖獗龋

在X线片上，猖獗龋（rampant caries）表现为全口牙齿中非常广泛存在的邻面和光滑面比较严重的龋损，尤以下颌前牙为著（图8-14）。

七、放射性龋

放射性龋（radiation caries）的X线片表现有一定特征性。多数牙均有环绕牙颈部的黑色透光影，这个透光影在牙颈部的近、远中部分最为明显（图8-15）。同一患者可以存在不同程度的龋坏，但是在口腔同一象限的牙的破坏程度基本一致。

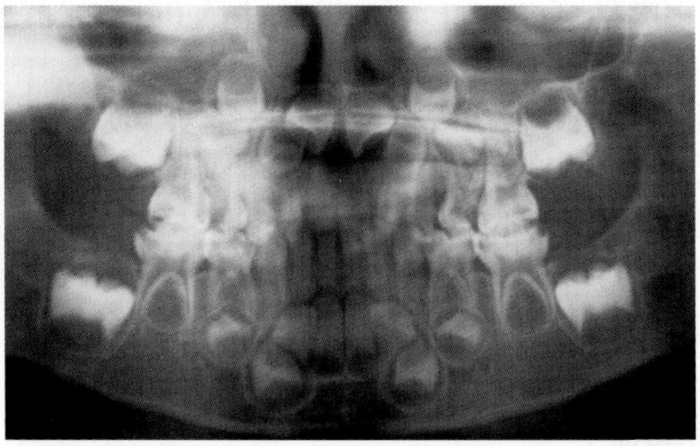

图 8-14　曲面体层片示患儿全口多数乳牙均有龋坏

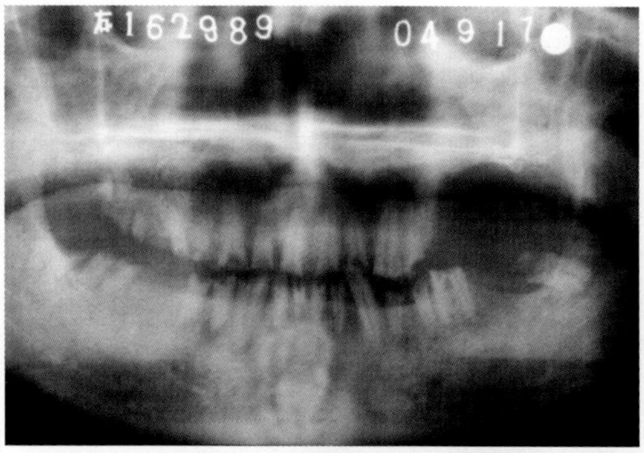

图 8-15　曲面体层片示放射性龋

第二节　牙髓病
Pulp Diseases

【概述】

牙髓病是指牙髓组织的疾病，包括牙髓充血、牙髓炎、牙髓变性（纤维性变、牙髓钙变）、牙内吸收和牙髓坏死。X 线检查仅对牙髓变性中的牙髓钙变、牙内吸收有诊断价值。牙髓钙变（pulp calcification）有两种形式，一种为结节性钙化，又称为髓石，多见于髓室；另一种为弥散性钙化，多发生于根管，甚至可以造成整个髓腔闭锁。

【影像学表现】

1. 牙髓钙变　局限性牙髓钙变多见于后牙髓室内，显示为圆形或卵圆形致密团块影像，可大可小，游离于髓室中或附着于髓室壁（图 8-16）。发生于前牙者可表现为针形密度增高影（图 8-17）。

弥散性牙髓钙变多发生于前牙，可表现为髓腔内有散在的粟粒状密度增高影。有时整个髓腔影像消失，代之以均匀致密影像（图 8-18）。

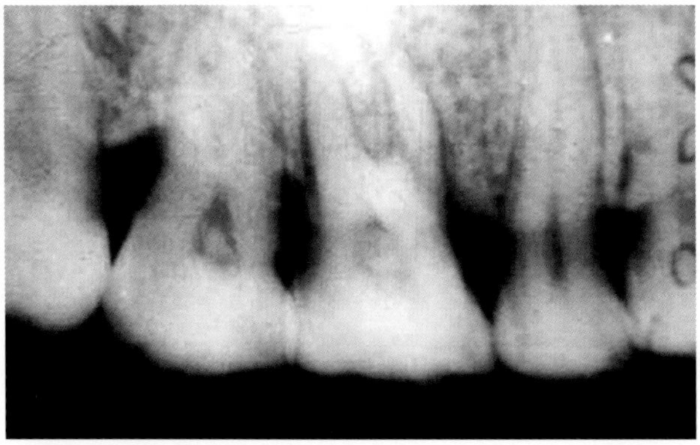

图 8-16　根尖片示右上第一、第二磨牙髓室内髓石

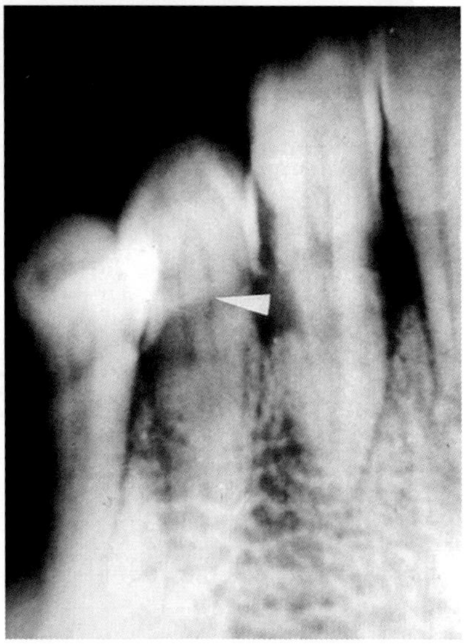

图 8-17　根尖片示右下尖牙根管内针状髓石

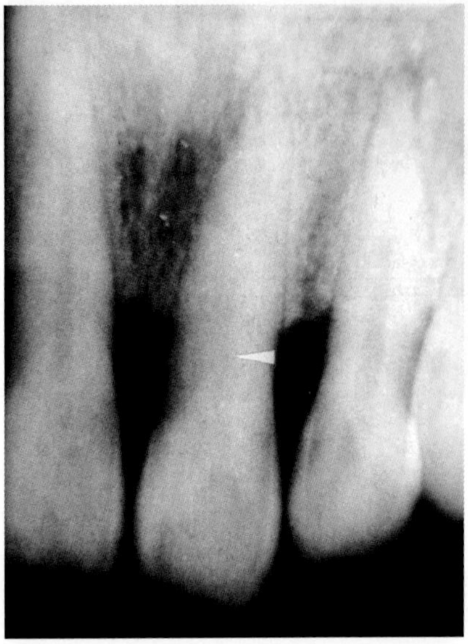

图 8-18　根尖片示左上中切牙弥散性牙髓钙变

2. 牙内吸收（internal resorption of tooth） 早期只有X线检查才能发现和诊断，患牙髓腔有局部扩大呈圆形、卵圆形密度减低影像。有时髓腔呈现局限的边缘不规则扩大影像，病变界限较清楚。在密度减低影与牙周间隙之间有密度较高的牙本质牙骨质相隔。牙内吸收严重者，常常贯穿整个牙，使患牙硬组织变得很薄，甚至发生病理性折断（图 8-19，图 8-20）。可见于单个牙或数个牙。

【鉴别诊断】

在根尖片上，后牙颊、舌侧牙槽嵴顶影像有时会因投照角度的影响而重叠在髓室内，容易被误认为牙髓钙化（髓石）。

牙内吸收在根尖片中有时较难与大面积龋坏鉴别，但结合临床检查较易区分。

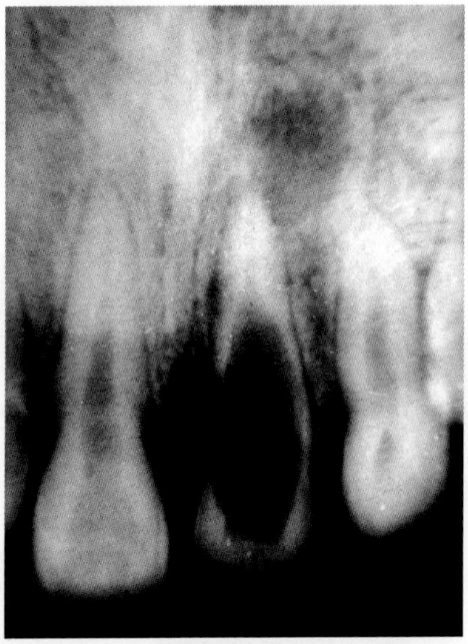

图 8-19　根尖片示左上中切牙大面积内吸收

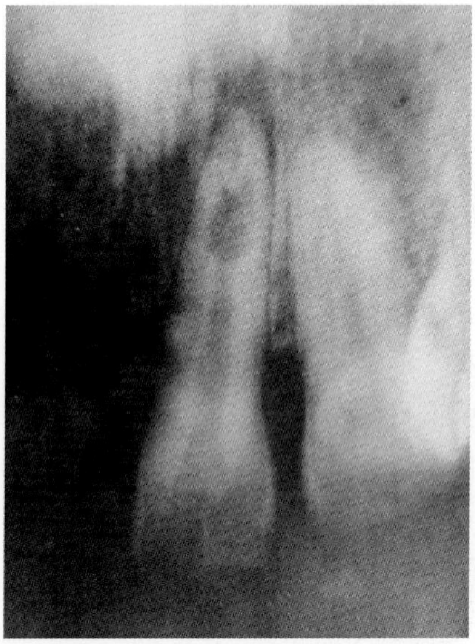

图 8-20　根尖片示左上中切牙根内吸收

第三节　根尖周病
Periapical Diseases

根尖周病指发生于根尖周围组织的炎症性疾病，多为牙髓病的继发病。可以分为急性根尖周炎、慢性根尖周炎等。

一、急性根尖周炎

【概述】

急性根尖周炎（acute apical periodontitis）多由于牙髓病使牙髓坏死后根管内感染物质通过根尖孔引起局部组织炎症。临床症状明显，有持续性或较剧烈的搏动性自发痛。患牙有咬合痛、叩痛及触痛。

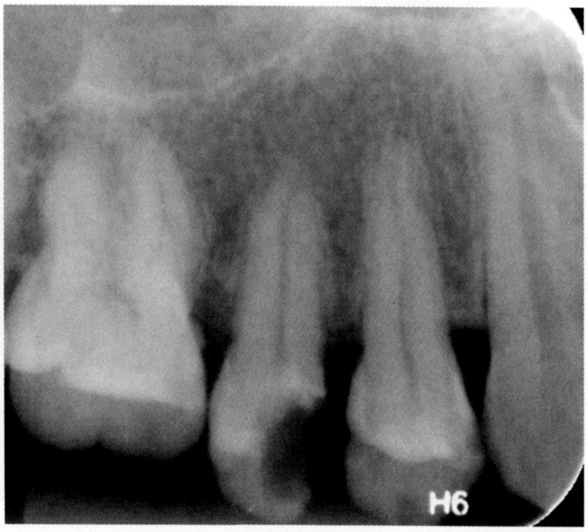

图 8-21　根尖片示右上第二前磨牙急性根尖周炎，根尖部牙周膜影像增宽，骨硬板模糊

【影像学表现】

由于病变处于早期，患牙根尖周可无明显变化或仅表现为根尖部牙周膜影像增宽或骨硬板模糊（图 8-21）。

二、慢性根尖周炎

【概述】

慢性根尖周炎（chronic apical periodontitis）是指根管内长期存在感染致使根尖周组织呈现出的慢性炎症反应。慢性根尖周炎一般没有明显疼痛症状，有时患牙有不适感或咬合痛。有些患者可以见到牙龈窦道口。

慢性根尖周炎有根尖周肉芽肿（periapical granuloma）、慢性根尖周脓肿（chronic periapical abscess）、根尖周囊肿（periapical cyst）和根尖周致密性骨炎（periapical condensing ostitis）几种类型。

【影像学表现】

1. 根尖周肉芽肿　患牙根尖部边界清楚，呈圆形或椭圆形的骨质吸收密度减低区，病变形状较规则，边缘光滑整齐，无致密骨线包绕，周围骨质正常（图 8-22）。病变透影区较小，直径一般不超过 1 cm。肉芽肿可以发生在牙根尖端，也可以在牙根的一侧，磨牙可以发生于根分叉之间。

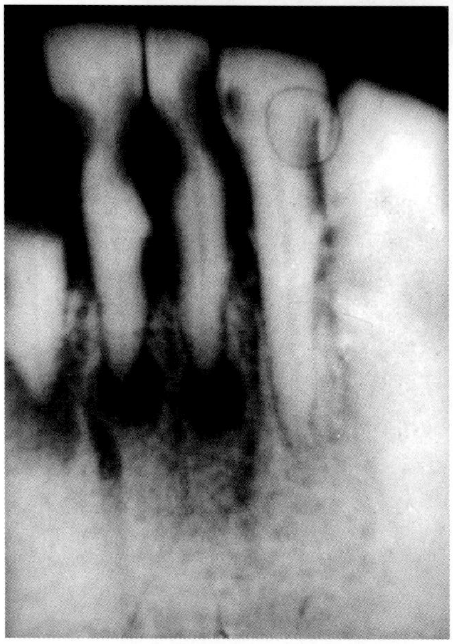

图 8-22　根尖片示下切牙根尖周肉芽肿

2. 慢性根尖周脓肿　X 线影像可见患牙根尖部牙槽骨破坏、边界清楚但不十分整齐的骨质密度减低区。病变密度不均匀，越接近根尖，密度越低，根尖区的牙周骨硬板消失。病变周围的骨组织可以有反应性增生硬化（图 8-23）。

3. 根尖周囊肿　患牙的 X 线片上常常可以看到在深龋、残冠或残根的根尖有一团形状规则、圆形或卵圆形的骨质密度减低区，直径为 1 ～ 2 cm，不引起颌骨膨胀。有的可以明显增大，导致颌骨膨隆畸形。囊肿边界清楚，骨壁完整，边缘光滑，有时可见均匀一致的致密骨白线包绕（图 8-24）。有时根尖周囊肿继发感染可以造成病变边缘不清，致密骨白线消失。

4. 根尖周致密性骨炎　患牙的根尖区骨小梁增粗变密，骨髓腔缩小，呈比较弥散的密度增高，与正常骨之间没有明显的边界（图 8-25）。

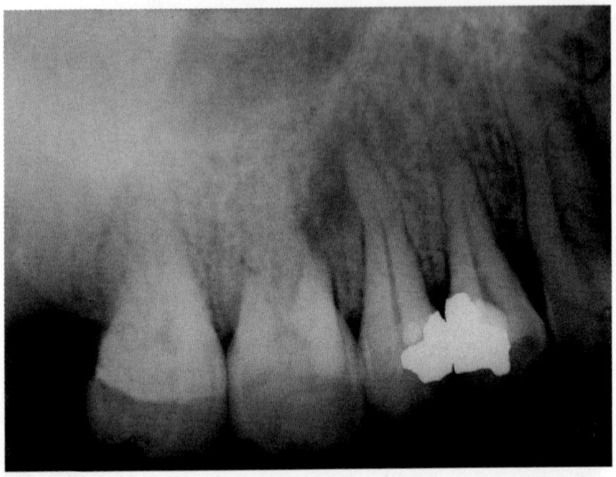

图 8-23 根尖片示右上第二前磨牙根尖不规则骨质破坏，周围骨质硬化

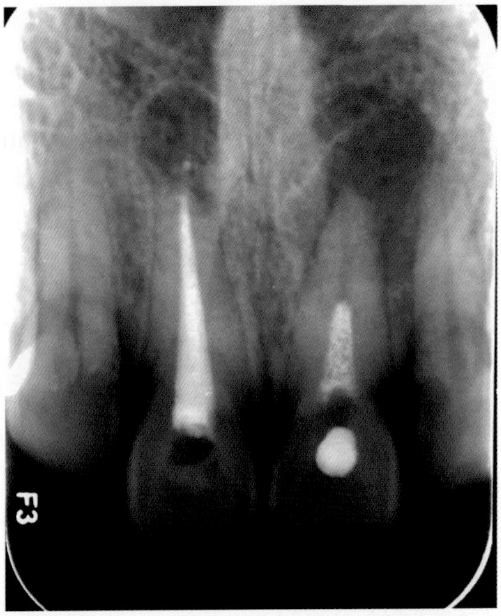

图 8-24 根尖片示双侧上颌中切牙根尖周囊肿，边界清晰。右上中切牙根尖周囊肿可见致密骨白线包绕，左上中切牙根尖周囊肿致密骨白线消失

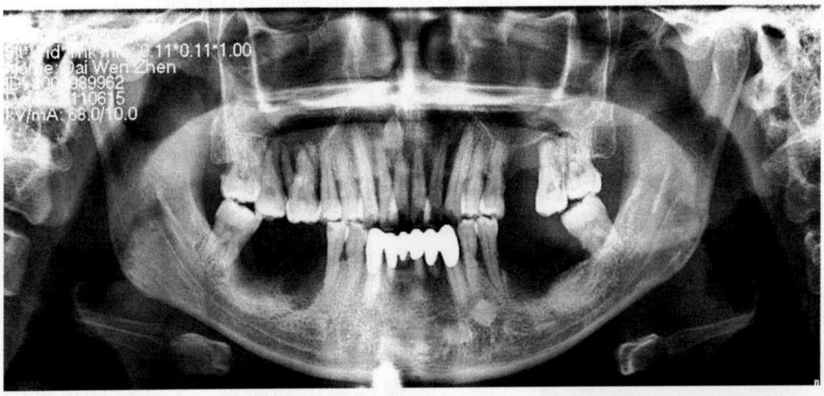

图 8-25 曲面体层片示双侧下颌第一、二磨牙缺失，第二磨牙区牙槽骨致密性骨炎

根尖周病变的 X 线片检查首选根尖片。与胶片相比，数字化根尖片的应用对于根尖周病变的诊断并没有根本上的改变；各种影像再处理技术的应用，也不能进一步提高对根尖周病变诊断的准确性。但是，数字化成像系统所能够提供的测量功能，为确定病变的大小提供了参考。同样，口腔颌面锥形束 CT 在诊断根尖周病的准确率上没有提高，但是与根尖片相比，在确定病变范围、与毗邻组织的关系以及对根管形态和数目的认识上有着明显的优势，尤其对临床中的难治和遗漏根管，有很大的辅助作用。同时，由于口腔颌面锥形束 CT 的应用，使得大家对以往应用根尖片判定根尖周病变痊愈与否的评价标准有了新的认识，引发了人们对根尖周病变治疗上的新思索，这是数字化影像技术带来的在根尖周病变治疗理念上的更新。

第四节　牙根纵裂
Vertical Root Fracture

牙根纵裂（vertical root fracture）指发生在牙根的纵行折裂，未波及牙冠。纵裂通常为唇（颊）舌（腭）向裂开。牙根纵裂可发生在前牙，也可发生在后牙，较常见于成人下颌磨牙。有时也可以是斜形裂开，所以也称为牙根折裂。牙根纵裂无外伤史，常发生于牙体根管治疗后，特别是未做冠修复的牙体治疗后。咬合创伤亦为主要原因。临床表现主要为病损牙的持续性钝痛（也称裂开牙综合征，cracked tooth syndrome），受到咀嚼压力刺激时引发疼痛或疼痛加重。常伴有较重的牙周炎或牙体反复治疗史。

【X 线表现】

X 线检查是诊断牙根纵裂的重要手段，表现为纵向（或斜行）的牙根折裂线，折断片可移位（图 8-26）。如移位不明显时，根尖片诊断有时较为困难，CBCT 就比较容易确诊，可显示确切的低密度的根折线条影（图 8-27）。如合并局部炎症发生，则常可见牙周膜影像增宽和牙槽嵴的破坏（图 8-28）。

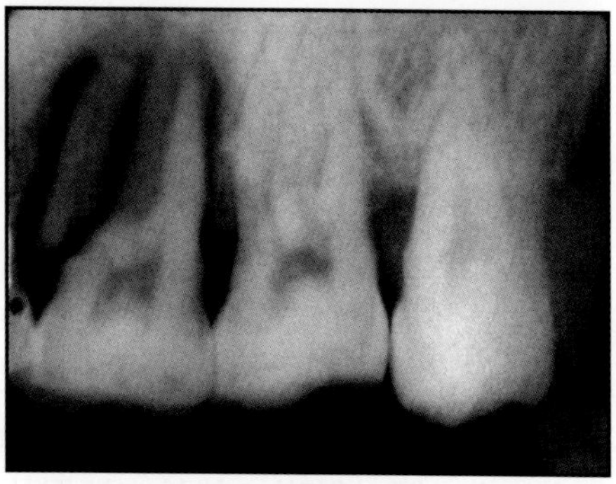

图 8-26　根尖片示⌊6 近中颊根折裂，折断根移位

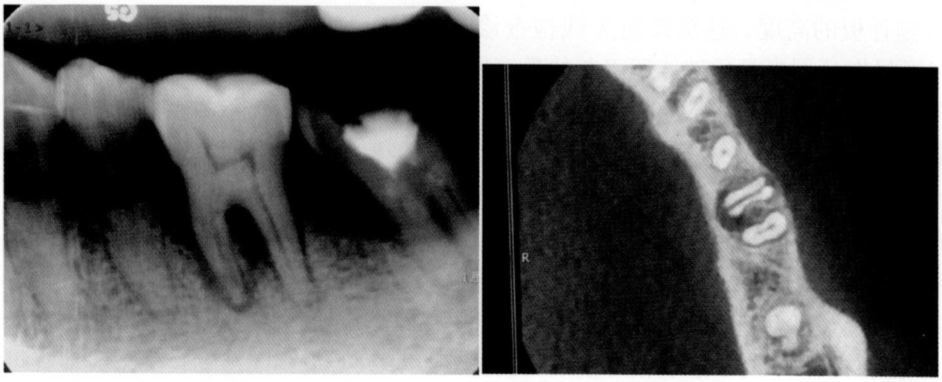

（A）　（B）

图 8-27　根尖片（A）可见 36 近中根牙周膜增宽，未见确切的牙根纵裂征象，但 CBCT 横断面（B）可见一明显的颊舌向低密度根折线

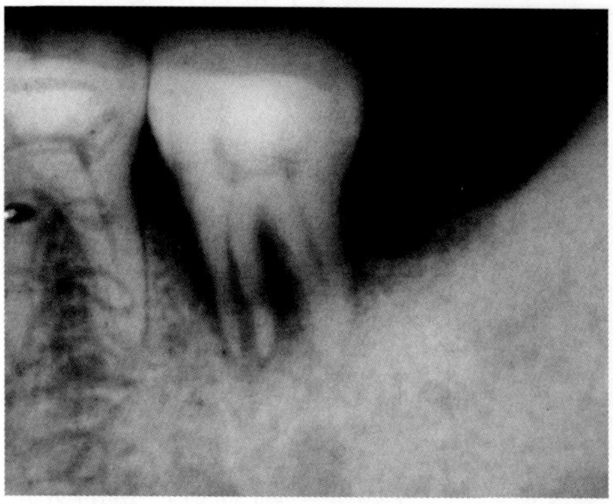

图 8-28　根尖片示⌊7 近中根折裂，根管影像增宽，根尖周及根分歧骨质破坏

第五节　牙周炎
Periodontitis

【概述】

2018年牙周病和植体周病国际新分类中将牙周炎（periodontitis）分为坏死性牙周病（necrotizing periodontal disease），反映全身疾病的牙周炎（periodontitis as a manifestation of systemic diseases）和牙周炎（periodontitis）。这一分类将1999年牙周炎分类中的慢性牙周炎（chronic periodontitis）和侵袭性牙周炎（aggressive periodontitis）合并为牙周炎。同时，牙周脓肿和牙髓-牙周联合病变被划分到其他影响牙周状况的疾病中。牙周炎、牙周脓肿和牙髓牙周联合病变与放射诊断较为密切，本节将叙述其X线表现。

X线检查在诊断牙周炎时十分重要。X线检查可以协助临床医生确定病变部位，分析发病因素或促进病情进展的因素。有些情况只能用X线检查观察，如牙根长度和形状、牙冠与牙根比例、牙周膜间隙的宽度、牙槽骨的状态、上颌窦的位置与牙周缺陷之间的关系等。X线检查为临床医生提供了颌骨的整体情况，同时也提供了疾病诊治过程中牙槽骨情况的永久性记录。特别应强调X线检查与临床检查是互补的。完整的牙周疾病的诊断必须包括全面细致的临床检查，同时得到X线检查证据的支持。

因为普通X线检查是将三维的组织结构用二维的方式表现出来，当被检查的骨组织与其他骨重叠时，普通X线检查常常无法正确显示骨质破坏的情况，无法分别显示牙槽骨的颊侧骨板和舌侧骨板的高度，这是普通X线检查诊断牙周疾病的主要缺陷。X线检查的其他缺陷还包括显示早期牙周炎骨质破坏所引起的骨密度改变尚不够敏感，牙根重叠部分的牙槽骨高度显示比较模糊，X线检查显示的骨质破坏程度往往比实际情况要轻一些，X线检查不能显示软组织与硬组织之间的连接情况等。近几年数字化影像技术的应用使得X线片可以通过图像后处理技术来提高影像质量，但是在牙周炎诊断上并没有优势，都低估了实际骨质破坏情况。口腔颌面锥形束CT是三维影像技术，能够三维显示牙齿及其周围牙槽骨状况，可以准确确定缺损部位和范围，尤其是在根分歧处的骨缺失明显优于根尖片。

在制订牙周炎治疗计划时，虽然X线检查具有极其重要的作用，但是详细的临床检查仍然是不可或缺的步骤。对于患者治疗前后的对比观察，只要观察期足够长，X线检查可以提供骨质变化的证据，但是仍然不能仅靠X线检查评价治疗效果。

【影像学表现】

1. 牙周炎

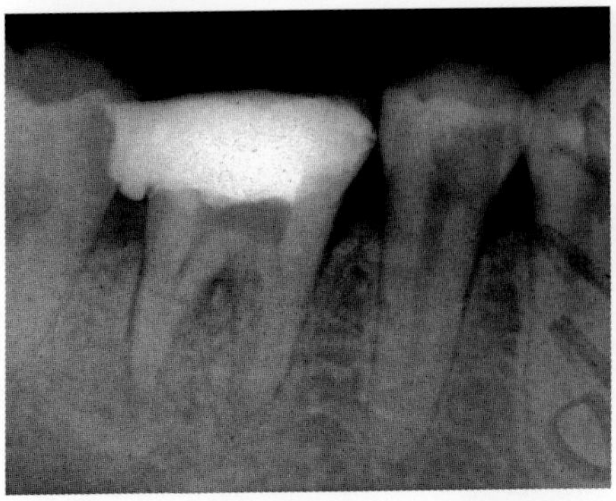

图8-29　根尖片示早期牙周炎表现为牙槽嵴顶变圆钝

（1）早期：多为局限性牙槽骨的侵蚀破坏。在前牙区表现为牙槽嵴顶变钝，后牙区表现为失去原有形状，以及牙周骨硬板与牙槽嵴顶之间的棱角，棱角上的密质骨消失，变为圆钝、边缘不清晰（图8-29）。牙槽骨的密度变化可以较大，并没有一个严格的正常骨硬板和牙周炎牙槽骨骨质密度的标准。部分原因是在X线片上观察到有骨丧失之前6～8个月即已经有明显的牙周附着丧失发生。所以，如果在X线片上见到骨质轻度吸收，一般不会认为是新近发生的病变，骨病变一般到较严重时才能被X线片检查出来。

X线投照角度的不同可以造成骨丧失0～1.5 mm

的误差，这是 X 线检查的局限性。牙周炎可以多年处于静止阶段，疾病目前的状态不能代表将来病情一定会更加严重。

（2）中期：牙周炎继续发展，牙槽骨破坏超过了早期改变的牙槽嵴顶范围而造成不同程度的骨丧失。颊侧或舌侧骨板丧失，或者颊、舌侧骨板均丧失，根间骨或者牙间骨也可有丧失。可以有明显的垂直破坏，伴随有局部或广泛的牙槽骨水平吸收，典型病例会有较明显的深部骨组织丧失和牙松动。需要再次强调的是 X 线检查可以发现骨吸收情况，但是不能以 X 线片作为骨丧失部位和范围的唯一评价标准。

1）水平型骨吸收：指牙槽嵴高度降低而牙槽嵴顶仍然呈水平方向与牙长轴垂直。水平型骨吸收可按照吸收部位多少分为局限性和弥漫性。颊、舌侧牙槽骨吸收程度可以不一致。可以按照牙槽骨吸收程度分为轻度、中度和重度。一般认为牙槽骨吸收不超过根冠 1/3 牙根长度为轻度，吸收超过根冠 1/3 但不超过根中 1/3 牙根长度为中度。牙槽骨吸收超过根中 1/3 牙根长度为重度吸收（图 8-30）。

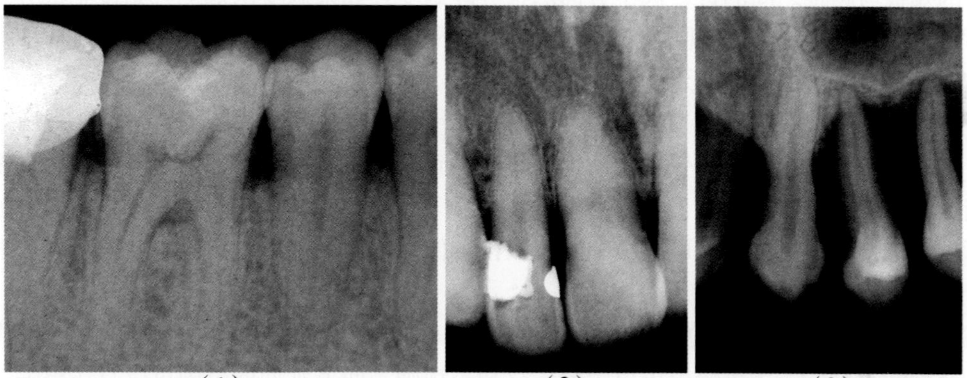

（1）　　（2）　　（3）

图 8-30　根尖片示牙周炎

（1）牙槽嵴顶轻度水平型骨吸收；（2）牙槽嵴顶中度水平型骨吸收；（3）牙槽嵴顶重度水平型骨吸收

牙槽骨吸收的程度不代表目前牙周炎是否处于活动期。例如，一位患者以往有广泛的牙周炎，当时造成牙槽骨广泛的中度水平型骨吸收，经过有效的牙周治疗后所有的炎症已经消失，这时 X 线检查患者会有广泛的中度牙槽骨水平型吸收，但是病情已然稳定，X 线片上可以看到牙槽间隔密质骨的密度相对较高。

2）垂直型骨吸收：垂直型骨吸收指牙槽骨发生垂直方向或斜行的吸收，与牙根面之间形成角形的骨缺损，牙槽嵴的高度降低不多（若伴有水平型骨吸收则降低较多）（图 8-31），而牙根周围的骨吸收较多。判断垂直型骨吸收的程度以骨质吸收最接近根尖的部位为标准，按照该部位与牙根长度的比例评价骨质吸收的程度，该部位在牙根的冠向 1/3，为轻度；在牙根的中 1/3 为中度；在牙根的根尖 1/3 为重度。

（3）晚期：当牙明显松动、飘浮状或接近脱落时，骨丧失已经十分明显，称为牙周炎晚期，这时有明显的牙槽骨水平型吸收，明显的骨缺损。X 线检查显示牙槽骨明显吸收（图 8-32），外科手术治疗会发现实际的骨丧失比 X 线片显示的要更广泛而严重。

1）多根牙根分歧下骨残缺牙周炎进一步发展，骨进一步丧失会波及多根牙的根分歧。根分歧下牙槽间隔嵴顶的牙周膜间隙增厚是牙周炎侵犯到根分歧下的重要征象。牙周炎侵犯到根分歧下的早期，骨损失较少，单纯从 X 线片上可能显示不出来。普通根尖片不能准确显示牙周炎破坏颊侧或舌侧的骨板情况。口腔颌面锥形束 CT 可准确显示根分歧病变的范围和病损程度。

上颌磨牙根分歧下的骨丧失是从牙的颊、舌侧或远中开始的，上颌第一磨牙的根分歧病变

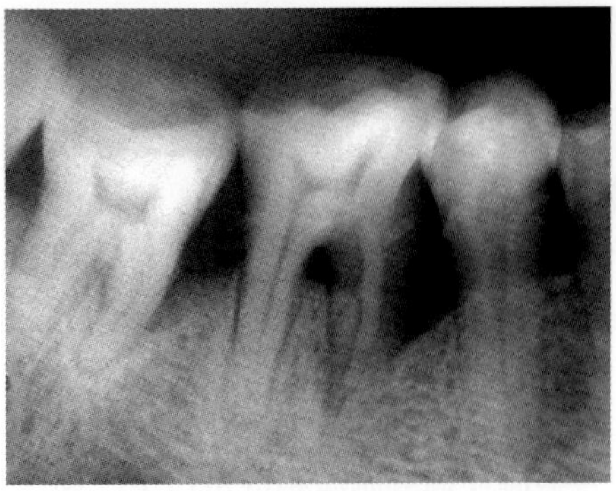

图 8-31　根尖片示右下颌第一、二磨牙近中垂直型骨吸收

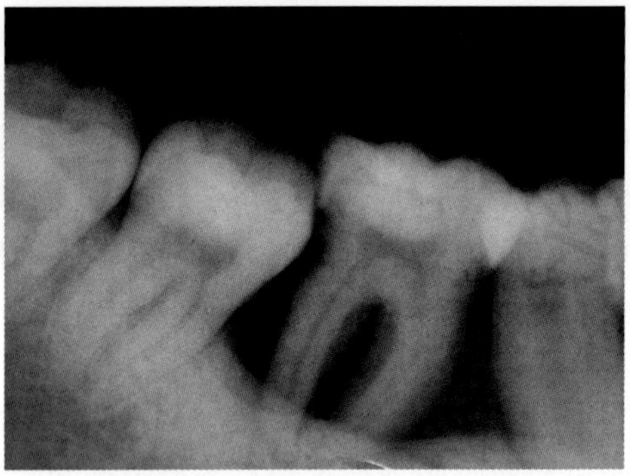

图 8-32　根尖片示右下第一磨牙牙周炎晚期

骨丧失通常是从近中开始的。上颌磨牙根分歧病变是下颌磨牙的 3 倍。普通根尖片难以显示上颌磨牙的颊根与腭根之间的近、远中方向的根分歧病变。如果病变从颊侧开始侵犯根分歧可以从 X 线片上显示出来，其表现与下颌磨牙根分歧下病变表现相似，只是由于上颌第一磨牙的腭根重叠使得病变不像下颌磨牙那么清晰。

下颌磨牙根分歧下病变，如果颊、舌侧均有骨丧失，则 X 线透射区轮廓清晰，病变显示清楚。如果只有颊侧或舌侧病变，骨缺损没有穿透到对侧，则病变轮廓更不规则，透过度比正常骨稍低，病变区松质骨在 X 线片上显示结构模糊不清。

下颌第三磨牙根分歧病变可能被外斜线致密影像覆盖。上颌和下颌第二和第三磨牙根分歧病变（图 8-33）可能被收拢的牙根所掩盖。

2）牙槽嵴裂：牙槽骨边缘嵴向根尖方向降低使一部分牙根表面暴露称为牙槽嵴裂（alveolar dehiscence）。牙槽嵴裂可以十分广泛和不规则，向下延伸的范围可以直达根尖。牙槽嵴裂可以发生于舌侧或唇颊侧。

2. 牙周脓肿　发生于深牙周袋的牙周脓肿（periodontal abscess）是一种进展很快的破坏性疾病。牙周袋接近牙冠的部分闭锁或牙龈与牙根之间有异物存在时，可以导致牙周脓肿的形成。牙周脓肿造成的骨丧失（图 8-34）经过治疗后有可能恢复。

3. 牙髓-牙周联合病变　同一牙齿并存着牙髓病变和牙周病变，且互相连通称为牙髓-牙周联合病变（Endo-periodontal lesion），其最主要特征是牙周袋深达根尖部，相应的牙槽骨缺失，可有根尖周或根分歧区骨缺损（图 8-35）。

4. 与牙周炎相关的几种情况　各种各样的牙列和牙周支持组织的改变常常与牙周炎有关，

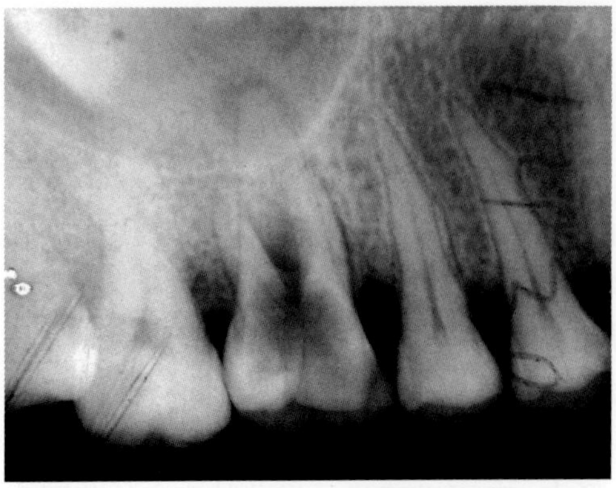

图 8-33　根尖片示右上第一磨牙根分歧下骨质吸收明显，腭根根尖周病变

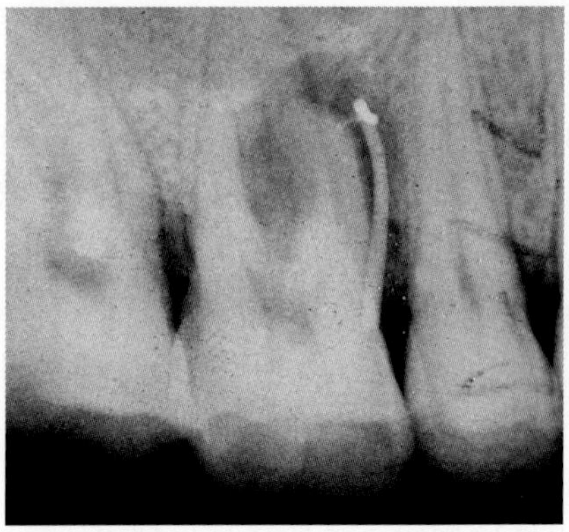

图 8-34　根尖片示右上第一磨牙牙周脓肿，牙周骨质吸收明显，近中牙周袋内可见牙胶尖诊断丝

例如悬突、充填不足、咬合创伤、邻牙脱离接触、牙松动以及其他的局部因素。在X线片上这些改变一般比较容易辨认。

（1）𬌗创伤（occlusal traumatism）：可以导致一些创伤性疾病。当咬合压力大于牙周支持组织的生理承受能力后可以导致这些创伤性疾病。可以在X线片上看到牙松动的证据，例如牙周间隙的增宽、牙周骨硬板变得模糊（图8-36）、骨丧失、骨小梁改变。其他创伤相关的X线征象还有牙骨质增生和牙根折。

（2）牙松动（tooth mobility）：不一定在X线片上表现出来，但是牙周间隙增宽是咬合创伤导致牙松动的重要表现。如果受累牙为单根牙，可以表现为牙根中部牙周间隙较窄，牙颈部和根尖牙周膜间隙较宽。如果受累牙为多根牙，则可以表现为根尖区和根分歧下方的牙周间隙增宽。这两种表现均为牙以中间部分为轴旋转运动的结果。牙周膜间隙的增宽是牙根和牙槽骨骨硬板均被吸收的表现。牙周骨硬板在X线片上的表现除了有相应部位牙根吸收外，还有骨硬板增宽、模糊以及骨硬化（osteosclerosis）。范围广泛的咬合创伤患者，牙周骨硬板影像可以消失。多根牙存在颊舌向的咬合创伤时，其牙根之间的牙槽骨变圆钝。

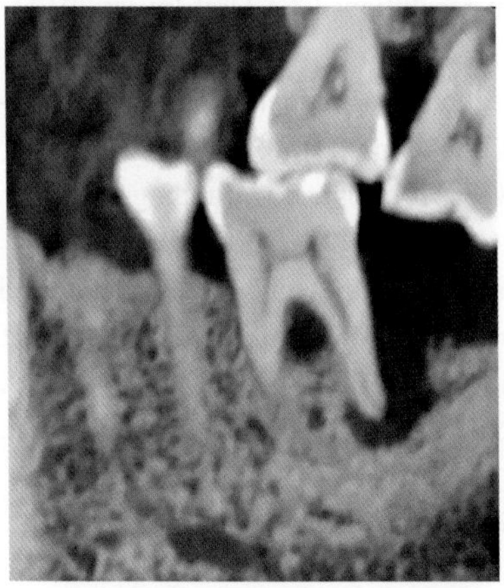

图8-35　CBCT图像示左侧下颌第一磨牙远中牙槽骨吸收至根尖部，牙周袋形成

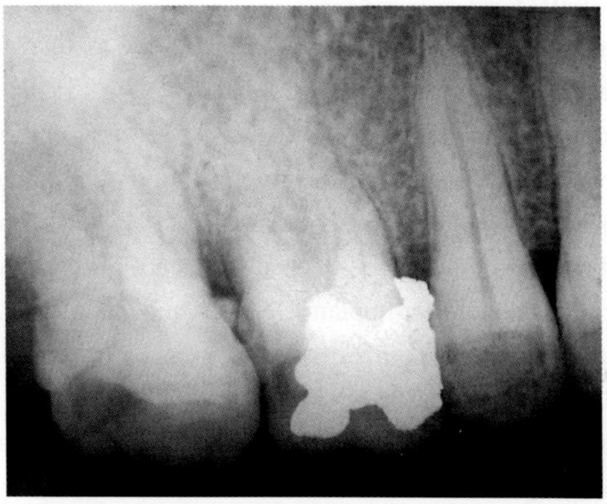

图8-36　根尖片示右上第一磨牙与第二磨牙之间的邻接关系不正常，有食物嵌塞，造成咬合创伤；同时右上第一磨牙近中不良充填体也会造成咬合创伤。第一磨牙近中根牙周膜间隙增宽，牙周骨硬板模糊

（李　刚　傅开元　张　刚）

Summary

Radiographic detection of interproximal caries, occlusal caries, buccal and lingual or palatal caries, and root surface caries was discussed. The radiographic diagnosis of the recurrent caries, rampant caries and radiation induced caries was also introduced in this chapter. The pulp calcification and internal resorption of teeth were mentioned although their interpretations are relatively easy.

Periapical diseases usually follow the inflammation of pulps. There are two types of inflammation, acute and chronic. The chronic periapical inflammation may present as rarefying osteitis and condensing ostitis, with the former representing a granuloma, radicular cyst, or periapical abscess.

An early lesion of periodontitis appears to be a localized erosion of the alveolar crest. With the lesion progresses，the destruction of alveolar bone may induce a variety of bony defects including an extensive bone loss.The remaining teeth show mobility，drifting，and are in jeopardy of being lost.

Nowadays，the use of digital intraoral radiograph and cone beam computed tomography image becomes common for diagnosis of caries，periapical diseases and periodontitis. However，the diagnosis principle of these diseases is unchanged.

参考文献

[1] 马绪臣 . 口腔颌面医学影像诊断学 . 6 版 . 北京：人民卫生出版社，2012.

[2] 马绪臣 . 口腔颌面影像医学图谱 . 北京：人民卫生出版社，2004.

[3] 邹兆菊，马绪臣 . 口腔颌面医学影像诊断学 . 2 版 . 北京：人民卫生出版社，1997.

[4] Ahlowalia MS，Patel S，Anwar HM，etal.Accuracy of CBCT for volumetric measurement of simulated periapical lesions. IntEndod J 2012；46（6）：538-546. doi：10.1111/iej.12023.

[5] Cheng JG，Zhang ZL，Wang XY，et al. Detection accuracy of proximal caries by phosphor plate and cone-beam computerized tomography images scanned with different resolutions.Clin Oral Invest 2012，16（4）：1015-1021.

[6] Guo YJ，Ge ZP，Ma RH，et al. A six-site method for the evaluation of periodontal bone loss in cone-beam CT images. Dentomaxillofac Radiol. 2016；45：20150265.doi：10.1259/dmfr. 20150265.

[7] Jacobsen JH，Hansen B，Wenzel A，et al. Relationship between histological and radiographic caries lesion depth measured in images from four digital radiography systems.Caries Res 2004，38（1）：34-38.

[8] Jepsen S，Caron JG，Albandar JM，et al. Periodontal manifestations of systemic diseases and developmental and acquired conditions：Consensus repot of workgroup 3 of the 2017 World Workshop on the Classification of Periodontal and Peri-implant Diseases and Conditions. J ClinPeriodontol 2018；45：suppl 20：S219-229.

[9] Katz BP，Huntington E. Statistical issues for combining multiple caries diagnostics for demonstrating caries efficacy. JDent Res2004. 83 (Spec.C)：109-112.

[10] Langland OE，Langlais RP. Principles of Dental Imaging. Baltimore：Williams& Wilkins，1997.

[11] Li G，Qu XM，Chen Y，et al. Diagnostic accuracy of proximal caries by digital radiographs：an in vivo and in vitro comparative study. Oral Surg Oral Med Oral Pathol Oral Radiol. 2010，109（3）：463-467.

[12] Liang YH，Li G，PR Wesselink，Wu MK. Endodontic outcome predictors identified with periapical radiographs and cone beam computed tomography scans. J Endod，2011，37（3）：326-331.

[13] Machiulskiene V，Nyvad B，BaelumV.Comparison of diagnostic yields of clinical and radiographic caries examinations inchildrenofdifferentage.Eur J Paediatr Dent，2004，5（3）：157-162.

[14] Pretty IA，Maupome G. A closer look at diagnosis in clinical dental practice：part 3. Effectiveness of radiographic diagnostic procedures. J Can Dent Assoc. 2004，70（6）：388-394.

[15] Papapanou PN，Sanz M，Buduneli N，et al. Periodontitis：Conseusus report of workgroup 2 of the 2017 World Workshop on the Classification of Periodontal and Peri-implant Diseases and Conditions. J Periodontol 2018；89：Suppl 1：S173-S182.

[16] Walter C，Weiger R，Zitzmann NU.Accuracy of three-dimensional imaging in assessing maxillary molar furcation involvement. J Clin Periofontol，2012，37（5）：436-441.

[17] White SC，Pharoah MJ. Oral Radiology：Principles and Interpretation.8thed.St.Louis：MosbyInc.，2019.

[18] Wu M-K，Shemesh H，Wesselink PR. Limitations of previously published systematic reviews evaluating the outcome of endodontic treatment. Int Endod J. 2009，42（8）：656-666

[19] Zhang ZL，Qu XM，Li G，et al. Detection accuracy of proximal caries by cone-beam computed tomography，film and digitalimages.Oral Surg Oral Med Oral Pathol Oral Radiol，2011，111（1）：103-108.

第九章 颌面骨炎症

Inflammatory Lesions of Facial and Jaw Bones

颌面骨炎症是指由微生物、物理或化学因素所引起的颌面骨炎症过程的总称，临床上常被称为骨髓炎（osteomyelitis）。骨髓炎的严格定义是指骨髓的炎症过程，但是炎症过程很少仅局限于骨髓腔内，多同时累及密质骨及骨膜，因而骨髓炎是指由牙源性或其他感染引起的骨和骨髓的急性、亚急性或慢性炎症过程。以往骨髓炎发病率较高，并有较高的病死率。近年来，由于国民营养状况和医疗保健的改善，以及抗生素的广泛应用使骨髓炎发病率明显降低，病变程度也明显减轻。

根据病原及临床、病理特点不同，颌骨骨髓炎可分为急性、亚急性、慢性，或化脓性、非化脓性。化脓性骨髓炎包括急性化脓性骨髓炎、慢性化脓性骨髓炎及婴幼儿颌骨骨髓炎；非化脓性骨髓炎包括慢性硬化性颌骨骨髓炎、Garré 骨髓炎、特异性骨髓炎（结核分枝杆菌、放线菌等引起）等。此外，由物理性（多由放射治疗引起）和化学性（砷、磷等化学物质及某些药物引起）等因素所致的颌骨损害，因临床及影像学表现与骨髓炎类似，故亦在此章进行描述。在颌面部，骨髓炎常发生于下颌骨。颌骨骨髓炎多有明确的细菌性病灶为感染来源，但有时无法找到明确病源。

上颌骨和下颌骨均可发生急性和亚急性骨髓炎，发生于上颌骨者病变通常较局限，累及下颌骨者病变多弥散且范围较大。上颌骨供血丰富、密质骨板较薄及覆盖骨膜相对较薄弱均使炎症不易局限于骨内，水肿和脓液易扩散至周围软组织及鼻窦，使得上颌骨骨髓炎远少于下颌骨。急性骨髓炎的临床表现有疼痛、发热及局部淋巴结肿大等，发生于下颌骨者可引起下唇麻木。若感染穿破密质骨则可引起软组织硬结及形成脓肿。急性期骨髓腔充满渗出物。慢性骨髓炎常由急性骨髓炎转化而来，也可无明显的急性阶段。慢性期症状与急性期类似，但症状轻微。脓液可穿破密质骨及软组织形成引流瘘管。

颌面骨炎症的影像学诊断方法包括 X 线片、CT、MRI 和核素扫描，可明确病变范围、程度和死骨的大小及部位。由于骨脱矿量达到 30% 以上才能在 X 线片上反映出来，因此发病 10 ～ 14 天 X 线片检查才可以发现骨质改变。核素骨扫描以骨发生的病理生理改变学为基础，炎症、肿瘤等骨病变破坏骨质的同时刺激新骨形成或反应性骨生长，增殖的成骨细胞使羟磷灰石晶体与骨样基质结合，后者可以吸收放射性同位素并与其相互作用。因而是反应性骨沉积而非肿瘤或炎症区域使同位素摄取增加，故核素扫描在症状出现 3 天后即可有阳性改变，对骨髓炎的早期诊断有重要价值。

目前颌面骨炎症的分类方法比较混乱，国内外有多种不同的分类方法。本节采用的分类方法主要依据国内目前应用的临床分类并结合国外学者提出的分类方法进行描述。

第一节 化脓性颌骨骨髓炎
Suppurative Osteomyelitis of Jaws

80% ~ 90% 的化脓性颌骨骨髓炎（suppurative osteomyelitis of jaws）由金黄色葡萄球菌和表皮葡萄球菌引起，溶血性链球菌、肺炎双球菌、放线菌及厌氧菌（如类杆菌和梭杆菌）引起者较少见。20 世纪 70 年代中期以前一般认为牙源性感染是由单一的需氧菌或特殊菌群引起，以后的研究表明牙源性感染病原体为多种细菌。金黄色葡萄球菌致病的比例有明显减低，其原因是抗生素的广泛应用及完善的细菌培养方法可以更准确地确定病原菌种类。有研究显示某些细菌培养阴性的骨髓炎是由厌氧菌引起的。化脓性颌骨骨髓炎感染来源有：①牙髓、根尖周或冠周的牙源性感染；②开放性伤口或骨折；③继发于鼻窦或乳突病变，鼻窦炎症可以通过窦壁黏膜衬里血管扩散至周围骨组织，引起骨髓炎；④血源性感染，其发病与机体对侵入颌骨的某种微生物缺乏抵抗力有关。

一、牙源性化脓性颌骨骨髓炎

当发生根尖周和牙周感染时，通常在宿主的防御反应作用下形成根尖周脓肿或牙周脓肿，从而使感染局限。如果感染的细菌毒力很强或存在某些降低机体抵抗力的因素，则感染会在骨髓腔中扩散。易感因素包括营养不良、糖尿病、白血病、贫血，以及影响血液运输使骨的防御机制减低的病变，如骨质疏松、佩吉特症（Paget’s diease）病、弥漫性牙骨质增生、放疗后和氟中毒等。根据发病机制、临床表现及病程的不同，将牙源性化脓性颌骨骨髓炎（odontogenic suppurative osteomyelitis of jaws）分为牙源性中央性颌骨骨髓炎和牙源性边缘性颌骨骨髓炎。

（一）牙源性中央性颌骨骨髓炎

【概述】

牙源性中央性颌骨骨髓炎（odontogenic central osteomyelitis of jaws）的病因为牙根尖周或牙周感染，炎症未能局限并由颌骨内向周围扩散，继而累及密质骨和骨膜的炎症过程。牙根尖周或牙周组织感染急性炎症时，局部充血、毛细血管通透性增加及中性粒细胞浸润。由于蛋白水解酶释放、细菌崩解及血管栓塞使组织坏死，坏死组织及崩解的细菌形成脓液。脓液沿哈弗系统和营养管扩散至骨膜下，并在骨膜下积聚，使骨膜与密质骨分离。由于儿童期骨膜与密质骨的结合尚不够紧密，故较易发生较大范围的骨膜掀起、分离。

急性骨髓炎的特点是发病迅速，病原牙疼痛、松动，开口受限，局部肿胀，颌下淋巴结肿大。如果病变累及下牙槽神经，则有下唇感觉异常或麻木。还可有头痛、发热等症状。慢性化脓性骨髓炎临床特点与急性骨髓炎类似，但是症状较轻、骨破坏缓慢，有瘘管形成。若宿主的防御反应可有效地防止炎症扩散，则病变可较局限。

【影像学表现】

急性骨髓炎早期无影像学改变，骨髓炎发病 10 天后才可出现 X 线片异常改变。X 线表现为骨小梁密度减低，边缘模糊不清。随病变进展，单发或多发低密度区逐渐变明显，代表坏死灶和骨破坏区。由于临床病程进展不同，X 线表现亦不同。病变早期表现为颌骨内以病原牙为中心的单发或多发密度减低区，大小不等，形状不规则，边界模糊不清（图 9-1）。病原牙根尖周骨质破坏最重，骨质密度最低。随着炎症进展，受累骨破坏范围加大，边缘可呈虫蚀状，骨质破坏区和骨质硬化区可同时存在。

急性期后病变逐渐局限，在骨破坏区中有死骨形成。死骨指坏死的骨质从颌骨逐渐分离而形成的不规则致密团块，其X线影像通常表现为密度较高且界限清楚，原因是死骨中钙盐沉着及炎症过程造成周围正常骨脱矿而使其对比度增强。较小的死骨则由于周围脓液的溶解作用使其逐渐变小，密度较低。脓液可穿破密质骨、骨膜及其表面的皮肤或黏膜形成瘘管，其X线表现为带状低密度影像。当骨内的脓液穿破密质骨至骨膜下时可将骨膜掀起，并刺激骨膜内层成骨细胞增生而出现骨膜性新生骨；其X线表现为密质骨外呈线状或层状高密度影（图9-2）。广泛的骨质破坏及较大死骨形成（图9-3）均可导致病理性骨折。死骨脱落导致的骨缺损、病理性骨折错位愈合及新骨过度沉积，均使原有的骨外形发生明显改变。CT图像显示病变发生于松质骨内，为低密度透射影，其周围骨质密度增高，病变区颌周软组织肿胀。

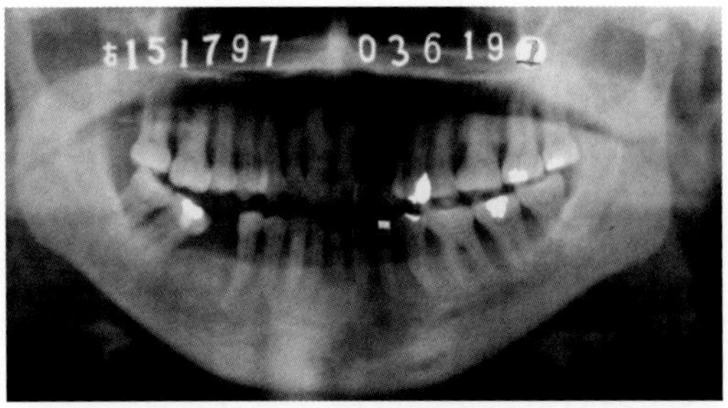

图9-1　牙源性中央性颌骨骨髓炎
曲面体层片示骨质弥散性破坏

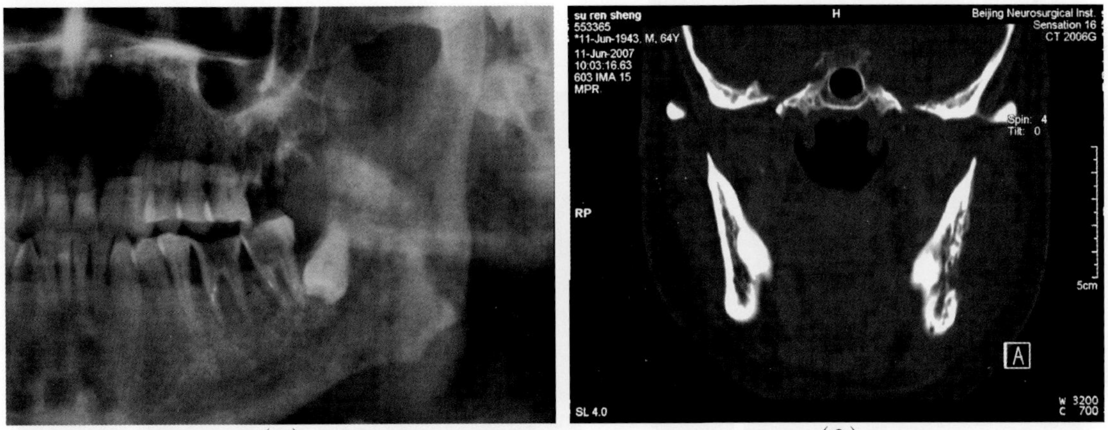

（1）　（2）

图9-2　牙源性中央性颌骨骨髓炎
（1）曲面体层片（局部）示左下颌骨体后部骨质弥散性破坏；（2）MSCT冠状位图像示左侧升支骨质破坏、小死骨形成，颊侧密质骨不连续、骨膜成骨

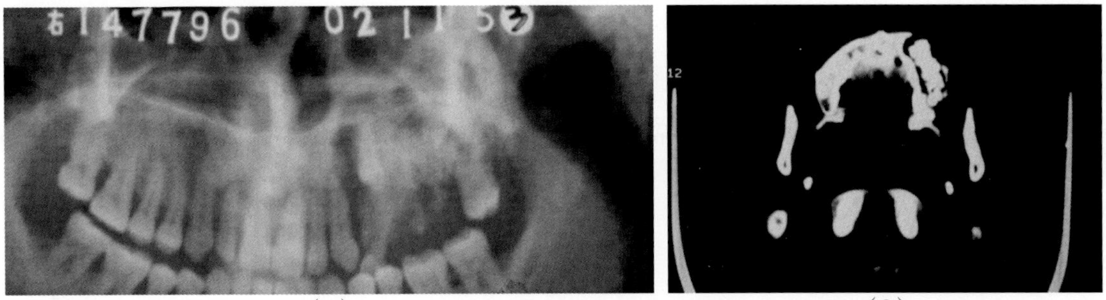

（1）　（2）

图9-3　慢性牙源性中央性颌骨骨髓炎
曲面体层片（1）及MSCT横断位图像；（2）示左上颌骨大块死骨形成

（二）牙源性边缘性颌骨骨髓炎

【概述】

牙源性边缘性颌骨骨髓炎（odontogenic peripheral osteomyelitis of jaws）指病原牙首先引起颌周间隙感染，进而引起骨膜、密质骨乃至骨髓感染的炎症过程。牙源性感染主要起源于下颌

第三磨牙冠周炎，在细菌毒力较弱而机体抵抗力较强的情况下表现为以增生为主的炎症，应称为 Garré 骨髓炎，将在 Garré 骨髓炎节内叙述。本部分将仅叙述以骨质破坏为主的牙源性边缘性颌骨骨髓炎。感染途径是牙源性感染经过颌周软组织到达下颌骨表面，引起颌周间隙感染，以咬肌下间隙感染最为常见。炎性渗出物刺激骨膜，引起骨质破坏。

临床上边缘性颌骨骨髓炎急性期症状与颌周间隙感染相似，且早期无影像学改变，因而易被忽略。慢性期主要表现为腮腺咬肌区反复肿胀并伴有不同程度的开口受限，患区软组织形成炎性浸润块，相应部位可出现瘘管。

【影像学表现】

X 线片检查可选用下颌升支侧斜位、曲面体层和升支切线位或下颌横断𬌗片检查。升支侧斜位片可见第三磨牙阻生，病变区以骨破坏为主，呈弥散性骨质破坏，边界不清；升支切线位片上可清晰显示密质骨外线状骨膜反应，有不同程度骨质增生，或有不同程度骨破坏（图 9-4）。MSCT 横断面和冠状面图像可清楚显示骨膜成骨、密质骨不连续及内部骨质破坏（图 9-5）。

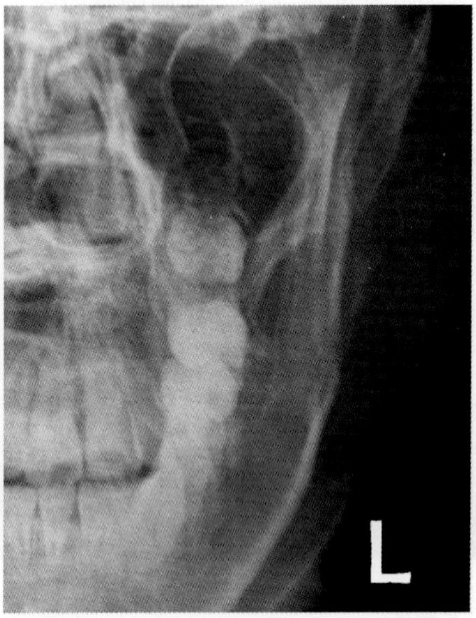

图 9-4　牙源性边缘性颌骨骨髓炎
左侧升支切线位片示升支密质骨外侧骨膜成骨

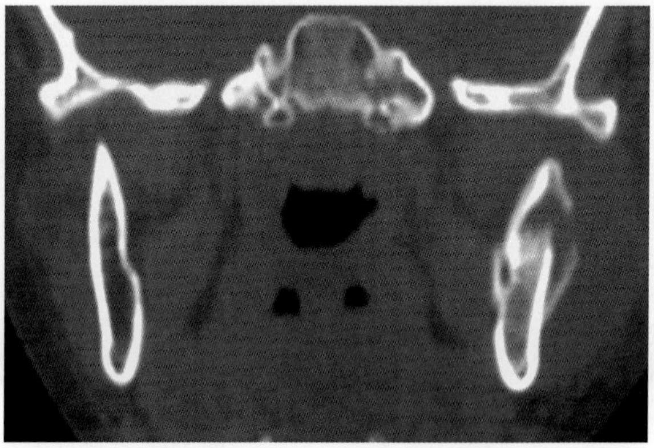

图 9-5　牙源性边缘性颌骨骨髓炎
MSCT 冠状位图像示左侧升支骨质破坏，颊侧密质骨缺损并可见骨膜成骨（与图 9-4 为同一患者）

【鉴别诊断】

有时需与成骨肉瘤鉴别，尤其是密质骨外新骨形成显著时更应注意。当成骨肉瘤的密质骨外肿瘤骨增生明显时，相应的密质骨常有广泛破坏，增生的肿瘤骨外缘不规则并常有放射状瘤骨存在。

二、婴幼儿颌骨骨髓炎

【概述】

婴幼儿颌骨骨髓炎（infantile osteomyelitis of jaws）少见，由金黄色葡萄球菌引起，治疗不及时或治疗不当可导致面部畸形、牙缺失及下睑瘢痕，在抗生素应用之前死亡率为 30%。多为血源性感染，因而多见于血运丰富的上颌骨；也可由出生时口腔黏膜损伤引起；上颌窦炎和母乳或人工喂养污染也可为感染来源；可能有局部创伤史。下颌骨的婴幼儿骨髓炎极为罕见，有时与产伤所致的骨折有关。

临床特点：多发生于出生数周的婴儿，表现为眶下区蜂窝织炎。患儿烦躁不安，随后有高热、食欲缺乏及脱水。局部表现为内眦肿胀、眼睑水肿及结膜炎。口内检查示病变侧上颌颊、腭侧均肿胀，尤其是磨牙区，牙槽侧黏膜有瘘管。发病数天即可形成窦道，脓液经口内或口外排出。一旦引流建立，病变转入慢性期并可有死骨形成。

【影像学表现】

病变早期，X 线表现无异常。此外，婴幼儿颌骨钙化程度低，骨质较疏松，颌骨内有很多发育不同阶段的牙胚，因而早期 X 线检查常无阳性所见。晚期病变颌骨破坏广泛，表现为不规则骨质密度减低并有死骨形成及牙胚移位、缺失（图 9-6）。

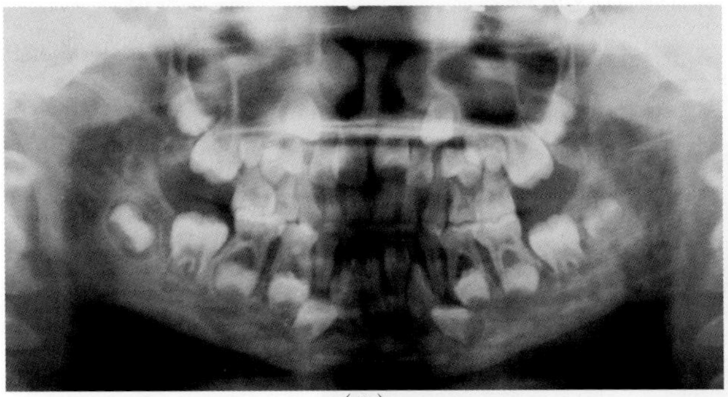
（1）

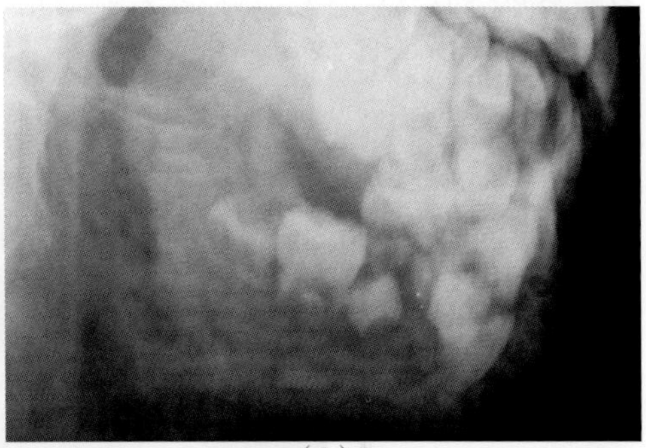
（2）

图 9-6 婴幼儿颌骨骨髓炎

曲面体层片（1）及左下颌骨侧斜位片；（2）示双下颌骨弥散性骨质破坏，伴死骨形成

第二节 慢性硬化性颌骨骨髓炎
Chronic Sclerosing Osteomyelitis of Jaws

【概述】

慢性硬化性颌骨骨髓炎（chronic sclerosing osteomyelitis of jaws）是一种炎症状态，发病隐匿，其特点是骨沉积大于骨吸收。多数学者认为由慢性低毒性感染引起，但病原微生物尚未明确；也有学者认为与机体对细菌毒素免疫反应亢进有关。弥漫性硬化性颌骨骨髓炎可能是 SAPHO 综合征（synovitis, acne, pustulosis, hyperostosis, and osteitis syndrome，滑膜炎、痤疮、脓疱病、骨肥厚、骨炎综合征）的下颌骨表现。

慢性硬化性颌骨骨髓炎分为局限性和弥漫性两种。局限性硬化性颌骨骨髓炎的特点为牙髓感染导致的根尖周骨质致密性反应，也称“致密性骨炎”，发病年龄多为 20 岁以下，与下颌第一磨牙或前磨牙的牙髓感染有关。弥漫性硬化性颌骨骨髓炎主要表现为颌骨的反应性增生，缺乏急性过程。与化脓性骨髓炎的组织坏死和化脓过程不同，弥漫性硬化性颌骨骨髓炎由颌骨的低毒性感染引起，无脓肿及瘘管形成，无死骨形成。可发生于任何年龄，但老年人较多见，女性多于男性。由于宿主不能完全控制低毒性感染，病变范围通常较大。病变多见于下颌骨，也可发生于上颌骨。

临床特点是发作具有周期性，表现为间断性疼痛、肿胀、开口受限和区域淋巴结肿大。疼痛可持续数天到数月，其后为数周到数年的静止期。由于骨膜下骨沉积，患侧颌骨可有轻度膨隆。疼痛可能与病变进展期有关。

【影像学表现】

局限性硬化性颌骨骨髓炎组织学上病变由致密骨小梁构成，其间仅有极少量骨髓组织，因而表现为病原牙根尖周致密影像，边界不清。弥漫性硬化性颌骨骨髓炎与广泛骨改建过程（成骨及骨吸收过程）有关。早期表现为界限不清的骨质密度减低区及硬化区，随着病程进展，病变区骨质密度增高，病变通常累及大部分下颌骨（图 9-7）。下颌骨骨质吸收与骨膜成骨的范围及程度与病变阶段和患者年龄有关。病变早期及年轻患者以骨膜成骨为主，受累骨体积增大；病变慢性期及老年患者骨吸收占主导地位，致下颌骨高度减低。有时小的密度减低区与疼痛期有关，随着临床症状改善，透影区减小或消失。经过 5 ～ 10 年，骨硬化可消退，骨结构基本恢复正常。

弥漫性硬化性颌骨骨髓炎 CT 表现为骨质硬化明显，硬化区内散在分布低密度区，密质骨明显吸收或消失，骨膜反应为均匀一致的骨密度增高影像。

核素扫描检查显示 ^{99}Tc 摄取增加，提示局部血流增加及骨沉积活跃并可以更清楚地显示病变范围。

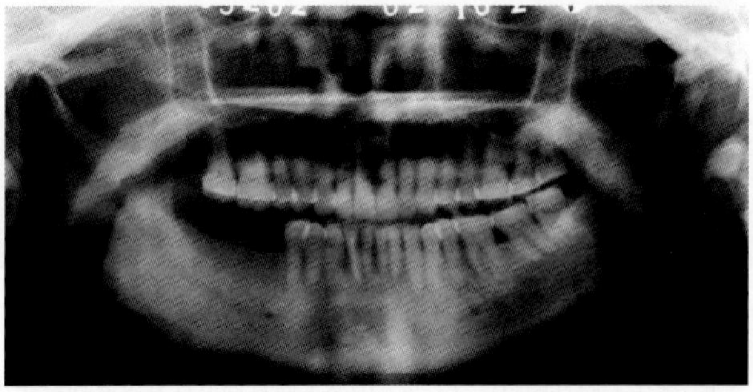

图 9-7　慢性弥漫性硬化性颌骨骨髓炎
曲面体层片示右下颌骨骨质弥漫性硬化，颌骨膨隆，密质骨有吸收

【鉴别诊断】

此病和牙源性化脓性骨髓炎、某些恶性肿瘤如骨肉瘤、软骨肉瘤，以及骨纤维异常增殖症、畸形性骨炎继发感染等病变的临床和 X 线表现类似，X 线片均可表现为透射与阻射混杂存在。此外，即使 X 线透射与阻射混杂性病变伴有感染症状如肿胀、流脓、局部疼痛和颈部淋巴结肿大，病变也不一定被诊断为炎症，因为肿瘤可合并骨髓炎或继发感染。

1. Garré 骨髓炎　此病与牙源性感染有关，尤其是下颌第三磨牙和下颌第一恒磨牙的感染是最常见的病因。此病主要发生于青少年，30 岁以上患者少见，可以引起颌骨膨隆。其 X 线表现特点为骨膜成骨和骨硬化，骨膜成骨多表现为层状，与骨膜成骨相对应部位的密质骨一般无破坏。

2. 骨纤维异常增殖症继发感染　此病多发生于青少年期，无继发感染时一般不存在鉴别问题。X 线表现为下颌骨弥漫性密度增高，可呈典型的“毛玻璃样”密度；下颌骨沿外形膨大，密质骨变薄，无骨膜反应。此外，牙周膜影像变窄，牙槽骨骨硬板消失及下颌管移位是其特点。弥漫性硬化性颌骨骨髓炎通常有反复疼痛、肿胀和骨膜反应。

3. 成骨肉瘤　可有疼痛和肿胀，不同程度开口受限，X 线片呈密度增高影像或表现为 X 线透射与阻射混杂影像，与弥漫性硬化性颌骨骨髓炎相似。但成骨肉瘤常有恶性肿瘤的临床及 X 线表现，如生长较快、下唇麻木、局部溃烂等；X 线片显示病变弥散、边缘不清，骨密度呈不均匀斑点状密度增高表现，密质骨破坏致颌骨正常外形消失，有日光放射状骨膜成骨。此外，牙周膜影像增宽，牙槽骨骨硬板破坏是成骨肉瘤具有诊断价值的早期 X 线表现。

4. 慢性化脓性颌骨骨髓炎　X 线表现为松质骨内骨质破坏有透影区，病变区密质骨穿通样缺损，骨膜反应多发生于密质骨穿通区，多为层状。

第三节　Garré 骨髓炎
Garré Osteomyelitis

【概述】

Garré 骨髓炎（Garré’s osteomyelitis），也被称为骨化性骨膜炎（periostitis ossifican）、Garré 硬化性骨髓炎（Garré’s sclerosing osteomyelitis）、慢性非化脓性硬化性骨髓炎（chronic nonsuppurative sclerosing osteomyelitis）、Garré 增生性骨膜炎（Garré’s proliferative periostitis）、慢性骨髓炎合并增生性骨膜炎（chronic osteomyelitis with proliferative periostitis）。Garré 骨髓炎是一种少见的、非化脓性骨髓炎，其特点是骨膜成骨，不形成脓肿，无骨坏死发生。1893 年 Carl Garré 首先提出，将其描述为由刺激诱发的胫骨骨膜及密质骨的局灶性增厚。1955 年 Pell 报告了第一例累及颌骨的病例。Wood 认为 Garré 描述的是一系列急性骨髓炎病例，其中有些为难治性急性骨髓炎而非慢性骨髓炎。因而提出使用骨化性骨膜炎（periostitis ossifican）描述这种病理改变更为确切。牙源性边缘性颌骨骨髓炎和 Garré 骨髓炎病理过程、临床及影像学表现的异同点有待于在进一步研究工作的基础上进行商榷。

最常见的病因为根尖周感染，通常与磨牙，尤其第一磨牙龋齿有关，有牙痛史；也可来自冠周炎或牙滤泡；少数病例无明确的病原牙，可能为血源性感染。由于 Garré 骨髓炎的发生是多种因素共同作用的结果，存在慢性炎症且宿主抵抗力和感染的毒力达到平衡的情况，因而常见于骨膜具有活跃成骨能力的青年人；如果宿主抵抗力低于细菌毒力，则会出现骨质破坏、吸收。

Garré 骨髓炎好发年龄为 25 岁以前，临床表现为局部肿胀、疼痛及开口受限。肿胀常见部位是下颌角及升支，不累及前牙区。也可发生颌骨膨胀。组织病理学改变为密质骨板内侧骨膜下新骨形成及轻度炎症细胞浸润。

【影像学表现】

Garré 骨髓炎的特点为致密性骨硬化伴骨膜新骨形成。早期可以看到密质骨外薄层膨出的骨质，密质骨及膨出的骨质之间为无骨小梁结构的低密度影像。随病变进展，炎症刺激导致密质骨增厚，间断性骨膜成骨形成分层，阻射层与透射层交替存在，呈葱皮样改变。邻近髓质骨常有硬化，可在硬化骨质中有低密度透射影。也可表现为新骨形成致颌骨膨隆，原密质骨板消失（图 9-8）；髓质骨中有低密度透影区或升支骨质均匀性硬化。炎症刺激去除后，病变骨可改建为正常形态。

CT 图像表现为密质骨增厚，骨膜新骨形成并常伴有骨硬化。周围软组织肿胀，无明确软组织肿块。

核素扫描表现为病变区 ^{99}Tc 摄取增加。

【鉴别诊断】

应与能引起颌骨膨隆的病变鉴别，包括尤因肉瘤、婴儿骨皮质增生症、骨纤维异常增殖症及骨肉瘤等。

1. 尤因肉瘤　两者发病年龄相似，均表现为颌骨明显膨隆呈葱皮样改变，由骨膜下成骨引起。但是，尤因肉瘤引起的颌骨膨隆发展更为迅速，常合并面神经功能障碍和下唇麻木等神经症状；同时有日光放射状骨针形成。虽然尤因肉瘤可表现为骨硬化，但与颌骨炎症相比更易发生溶骨性改变。

2. 朗格汉斯组织细胞增生症　朗格汉斯组织细胞增生症中的单发性病变嗜酸性肉芽肿好发于 15 岁以下儿童，与 Garré 骨髓炎好发年龄相似；当 Garré 骨髓炎找不到明确病原牙时不易与

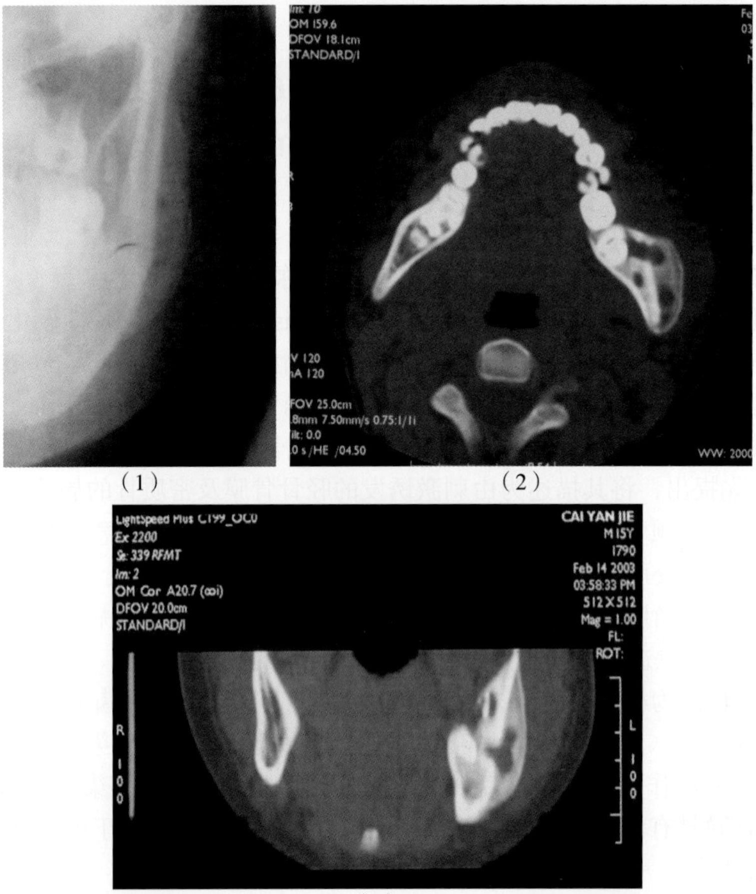

图 9-8　Garré 骨髓炎

下颌升支切线位片（1）、MSCT 横断位图像；（2）及 MSCT 冠状位图像；（3）示密质骨外骨质增生，其中有局限性密度减低区，密质骨不连续

朗格汉斯组织细胞增生症鉴别。两者均有骨质破坏和骨膜成骨。嗜酸性肉芽肿的 X 线表现为囊样骨质破坏区，边界不清，可有线状骨膜反应；与骨髓炎不同的是较少发生骨质硬化及葱皮状、团块状成骨。免疫组化检查 S-100 和 CD1-a 阳性有助于朗格汉斯组织细胞增生症的诊断。

3. 婴儿骨皮质增生症　两者 X 线表现类似，均有与密质骨平行的葱皮样骨质增生。婴儿骨皮质增生症发病年龄较早，多在 2 岁以内。Garré 骨髓炎多发生于下颌骨磨牙区，发病年龄相对较大。此外，Garré 骨髓炎为单骨发病；而婴儿骨皮质增生除发生于下颌骨外，还可发生于其他骨骼如锁骨。

4. 骨纤维异常增殖症　两者均可引起颌骨膨隆。骨纤维异常增殖症通常在青春期前发病，一般与牙源性感染无关且好发于上颌骨。X 线表现鉴别点在于 Garré 骨髓炎早期表现为密质骨增厚，而骨纤维异常增殖症则表现为密质骨变薄或完全消失，被病变的骨组织取代，无层状骨膜成骨。同时，骨纤维异常增殖症病变骨密度通常较均匀，可表现为磨砂玻璃样；而 Garré 骨髓炎病变密度不均，呈斑片状，硬化区与密度减低区同时存在。

5. 骨肉瘤　X 线表现为骨质明显破坏并伴有软组织包块，一般不会与 Garré 骨髓炎混淆。

第四节 颌骨放射性骨坏死
Osteoradionecrosis of Jaws

【概述】

颌骨放射性骨坏死（osteoradionecrosis of jaws）是由放射线照射导致的、不能愈合的、细胞缺氧性损伤，而非受照射骨的真性骨髓炎。辐射效应造成组织低血运、低细胞活力、低氧。

放射治疗是口腔颌面部恶性肿瘤常用治疗方法之一。放射线对邻近软、硬组织的生物学效应能引起严重并发症，如黏膜炎、黏膜萎缩、口干及放射性龋。最为严重的并发症是放射性骨坏死。由于骨含有矿物质成分，使得骨较软组织吸收更多的放射线且对放射线更为敏感。关于放射性骨坏死的病因病理至今仍存有争议。目前被普遍接受的理论认为其病因并非受照射骨的反复感染，而是放射线影响使骨内缺血、动脉多发栓塞、重度组织缺氧及继发的细胞损害。细胞数量减少与骨髓及骨膜的损害和成骨细胞减少有关。放射线对骨的作用与射线种类、射线量、照射野大小、病变位置和范围，以及牙、牙周膜的状况等有关。分次照射、防护正常组织和放疗前后的牙科保健均可有效地降低放射性骨坏死的发生率。

虽然放射性骨坏死可发生于任何受照射骨，但颌骨易感，尤其是下颌骨（占 90%）；上颌骨较少（仅占 10%），其他面骨更为少见。上颌骨密质骨较薄且具有丰富的血管网，使得上颌骨不易患病。颌骨的放射剂量超过 60 Gy 可导致骨细胞坏死及进行性阻塞性动脉炎。骨膜血管及大动脉（如下牙槽动脉）均受累，其结果是直接受到照射的骨发生无菌性坏死并累及邻近的骨及软组织，使其对感染的防御能力明显降低，对创伤、拔牙创的直接感染、牙髓感染、牙周炎及义齿性口炎更为敏感。放射性骨坏死的临床特点是疼痛和骨暴露，可有瘘管、不同程度开口受限、病理性骨折和死骨形成。

【影像学表现】

放射性骨坏死的发生部位与原发肿瘤的照射部位有关，同时取决于照射野的部位与大小。

1. 颌骨 病变早期，由于少量放射线照射使成骨细胞活力减低，破骨活动相对增强。骨质呈弥散性疏松，进而有斑点状不规则骨质破坏。骨吸收破坏区之外，常可见明显的硬化反应带。由于多野照射、多次照射，致辐射范围难以严格控制，所以病变边界多不清楚。随病变进展，骨吸收破坏加重，可见大小不等、形状不一的死骨。病理性骨折多发生于下颌骨（图 9-9）。骨膜对放射线高度敏感，因而很少发生骨膜成骨。

2. 牙及牙周 放射线对大小唾液腺的损害使唾液分泌量减少、缓冲能力下降、黏度及酸度增加，其结果是易发生龋齿。对口腔黏膜的损害导致放射性黏膜炎使其对感染的抵抗能力减低。放射性龋好发于牙颈部，病变初期为浅龋，进一步迅速发展形成颈部环状龋，牙冠折断后遗留多数牙根甚至全口牙残根。此外，还可见到牙周膜增宽、骨硬板密度减低或消失，以及牙槽突吸收、高度减低等。

曲面体层片常为首选检查方法，但因其为二维图像常会低估颌骨骨质破坏范围。CBCT 和螺旋 CT 均可清楚显示密质骨破坏范围及死骨的部位和数量。当需要明确软组织炎症范围及存在软组织包块怀疑肿瘤复发时，则需进行增强 CT 检查。

【鉴别诊断】

1. 慢性化脓性骨髓炎 颌骨放射性骨坏死 X 线表现与慢性化脓性骨髓炎类似，但前者病变进展缓慢、范围更为广泛，死骨形成较晚；此外，应结合病史及是否有放疗史加以鉴别。

2. 恶性肿瘤复发 骨质破坏进展迅速，无死骨形成，局部有软组织肿块。

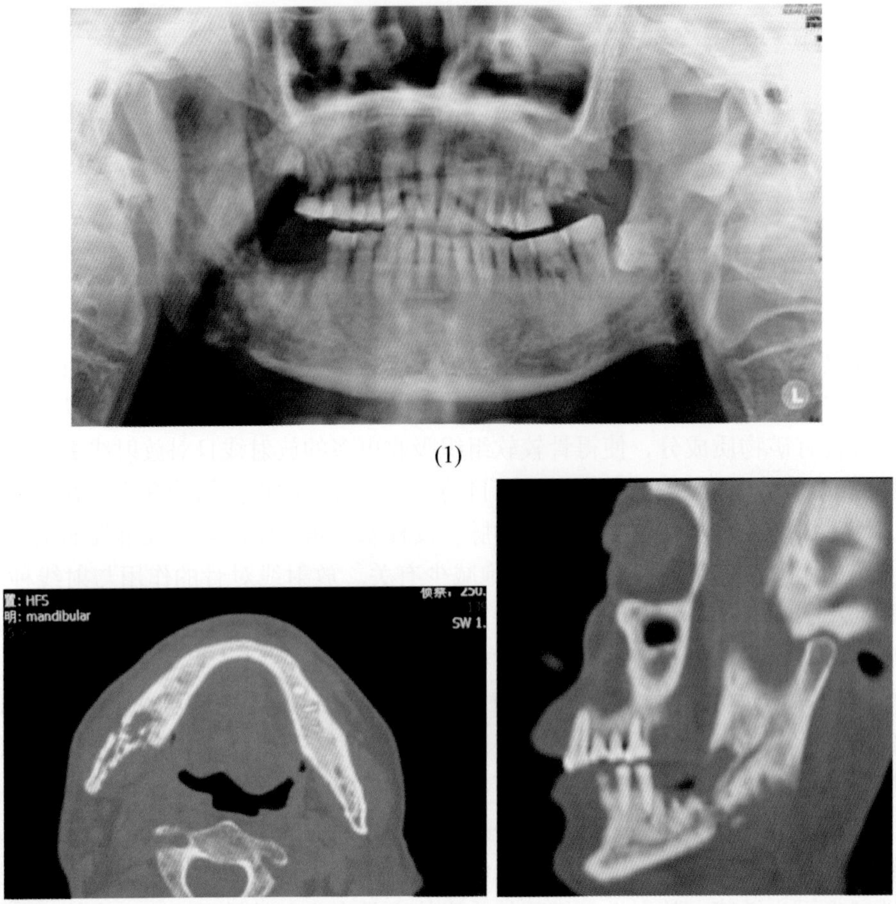

(1)　(2)　(3)

图 9-9　颌骨放射性骨坏死，患者因右扁桃体癌鼻咽癌行放射治疗、右颌下淋巴结转移行双侧放疗 60 Gy
（1）曲面体层片放疗前示 46、47 缺失，右下颌骨区体、下颌角及升支骨质不规则破坏，骨密度高低混杂，下颌角下缘密质骨缺损；（2）螺旋 CT 轴位图像及（3）矢状位图像可见多块死骨，右下颌骨病理性骨折

第五节　颌骨放线菌病

Actinomycetic Osteomyelitis of Jaws

【概述】

颌骨放线菌病（actinomycetic osteomyelitis of jaws）是一种以肉芽肿和化脓性病变为特点的慢性颌骨骨髓炎。放线菌病多发生于软组织，累及骨组织者较少。面颈部病变可累及下颌骨及其周围软组织、腮腺、舌及上颌窦。1877 年，J.Israel 分离出放线菌属的病原体，引起与牛放线菌病类似的病变。放线菌是一种厌氧菌，至少有 3 种放线菌与放线菌病有关：A.israelii 与人类放线菌病有关；A.bovis 引起牛的放线菌病，偶尔与人放线菌病有关；A.baudetii 与猫、狗放线菌病有关。放线菌不仅存在于土壤中，也作为正常腐生菌（saprophyte）存在于人口腔中，如扁桃体隐窝、唾液、牙石及口咽部黏膜，但很少引起感染。在多种微生物环境及组织创伤同时存在时，放线菌才可能引起临床感染。放线菌促使需氧组织血管系统破坏并使组织供氧减少，因而产生有利于放线菌生长的厌氧环境。来源于软组织、根尖周、牙周袋、骨折断端或拔牙创的放线菌可引起颌骨感染。

颌骨放线菌病分为急性和慢性两种，其中慢性者多见，下颌骨多于上颌骨。临床表现为进行性、缓慢增大的硬性软组织包块，皮肤颜色为紫红色或暗红色，有数目不等的窦道，窦道深在，肉芽组织或排出的浆液性液体中有黄色颗粒样物质，称为硫磺样颗粒，由菌体和菌丝构成。

【影像学表现】

密质骨侵蚀性破坏，颌骨密度增高，骨硬化区中有局限性低密度影像。病变中的多发窦道表现为大小不等的低密度影像（图 9-10）。也可表现为骨膜反应性增生。

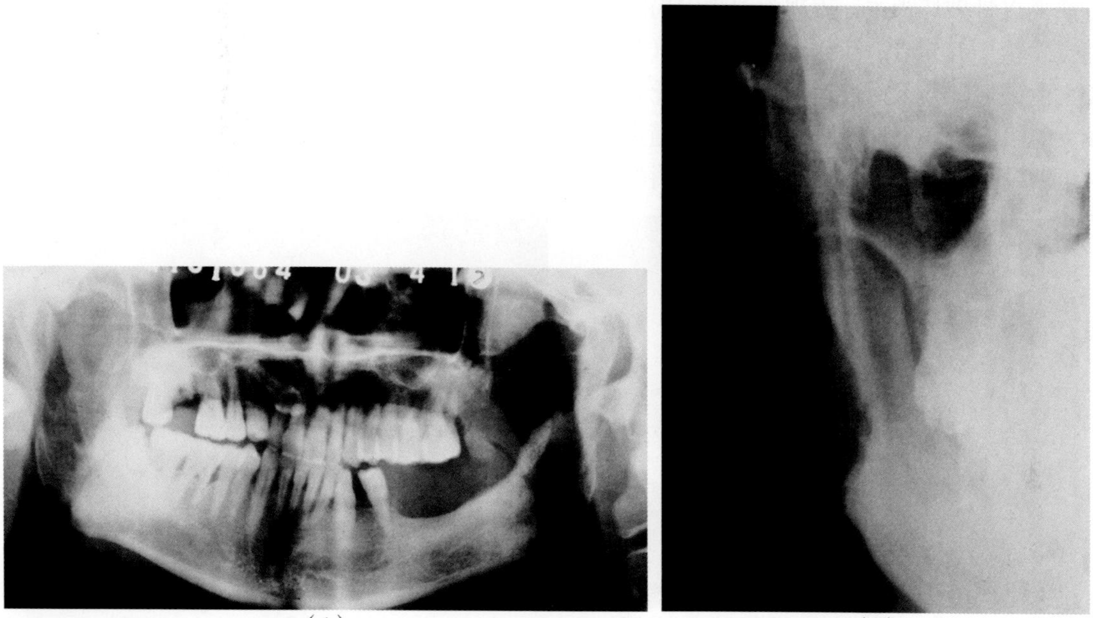

（1）　（2）

图 9-10　颌骨放线菌病

曲面体层片（1）及左下颌骨升支切线位片；（2）示左升支前缘和外侧骨质侵蚀性破坏

第六节　颌面骨结核

Tuberculosis of Facial and Jaw bones

【概述】

颌面骨结核（tuberculosis of facial and jaw bones）少见，其中以发生于颌骨及颧骨相对较多。结核是一种慢性、感染性肉芽肿性病变，主要由结核分枝杆菌引起，个别病例病原菌为牛分枝杆菌，其临床特点多种多样。结核分枝杆菌主要感染肺，亦可累及淋巴结、脑膜、肾、骨、皮肤和口腔。近十余年，由于 HIV 感染者的增加及不断出现耐药菌株，结核发病率有上升的趋势。

约 3% 的肺结核或系统性结核有口腔表现。颌面部结核分为原发性和继发性两类，原发性病变较少且多为年轻患者；继发性结核较多见。大多数口腔结核病变继发于机体其他部位结核，口腔黏膜接触感染痰液或血源性扩散引起，多见于老年人。口腔结核性病变包括结核性肉芽肿、溃疡、根尖脓肿、牙龈炎及骨髓炎。原发性结核好发于牙龈、前庭黏膜和拔牙窝，亦可累及颊黏膜、舌、腭部和口底。口腔黏膜完整性、唾液自洁作用、唾液酶和组织抗体均对结核菌感染起屏障作用。因而口腔黏膜破损、口腔卫生不良、牙萌出或拔除、牙周病和龋齿引起的髓腔暴露使屏障作用受损。口腔黏膜病变表现为不规则、浅表性或深在的疼痛性溃疡，经常发生于易受创伤的部位，易被误诊为创伤性或癌性溃疡。结核性牙龈炎表现为牙龈组织弥漫性、充血性结节状或乳头状增生。结核性骨髓炎多见于下颌骨，感染途径为拔牙窝、髓腔、根管或开放龋洞、牙萌出所致黏膜撕裂及血源性感染。结核性骨髓炎临床表现有局部肿胀、疼痛、牙松动、牙胚移位及颈部淋巴结肿大等。颌面部结核可以依据临床、X 线表现及病原学检查做出诊断。病原学检查可以在痰液或组织涂片中找到结核分枝杆菌，分子生物学聚合酶链反应（PCR）技术可以更加快速、准确地发现结核菌。

【影像学表现】

口腔黏膜或牙龈结核累及颌骨者，表现为局部骨质破坏，可有细小死骨形成。结核性颌骨骨髓炎以骨破坏为主，表现为颌骨内局限性密度减低区，边界不清，可见骨膜反应。结核性骨髓炎发生于儿童者，可引起颌骨膨隆（图 9-11）。成人骨质较致密，很少发生骨质膨隆。骨内较大的破坏灶会因血液运输障碍而有死骨形成，但骨质破坏区边缘无骨质增生。骨质破坏范围较大时可发生病理性骨折。结核性骨髓炎无病原牙，引起的骨质破坏常远离牙根，但病变较大时可波及牙胚，致牙胚的致密线条影消失，牙胚移位。

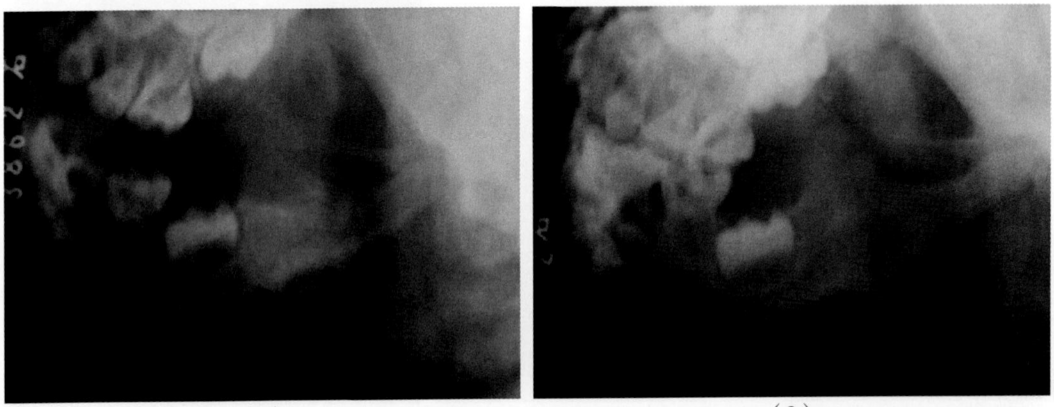

（1）　　（2）

图 9-11　下颌骨结核

（1）右下颌骨侧斜位片示下颌角区骨质破坏，颌骨膨隆；（2）右下颌骨侧斜位片示手术后骨质修复，颌骨畸形

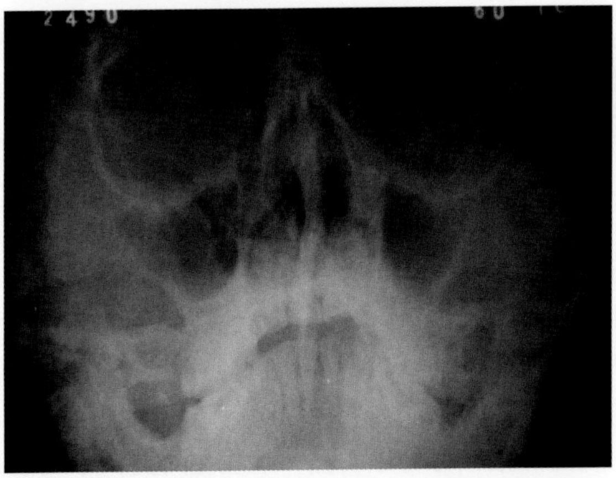

图 9-12　颧骨结核

华特位片示左颧骨局限性骨质破坏

颌面骨结核的另一个好发部位是颧颌缝的下半部分，表现为局限性骨质破坏，破坏区周围骨质无硬化，中心可见小死骨（图 9-12）。

【鉴别诊断】

本病应与牙源性骨髓炎鉴别。牙源性骨髓炎有病原牙，常有较大死骨形成，此时病变区周围骨质明显增生硬化。

第七节　颌骨化学性坏死

Chemical Osteonecrosis of Jaws

颌骨化学性坏死（chemical osteonecrosis of jaws）是指由某些化学物质造成的颌骨坏死，主要为砷、磷、汞等。磷、汞等主要用于工业生产，其发生与职业接触或暴露于相关环境有关，较为少见。砷为牙髓失活剂，目前在临床上仍有应用。本节主要介绍药物（双膦酸盐）相关颌骨坏死和砷毒性颌骨坏死。

一、药物相关颌骨坏死

【概述】

药物相关颌骨坏死（medication-related osteonecrosis of jaws）是指使用抗骨吸收药物，如双膦酸盐、地诺单抗及血管生成抑制剂所导致的颌骨坏死，是与上述药物治疗相关的一个重要并发症，双膦酸盐和地诺单抗用于治疗恶性肿瘤诱发的高钙血症、多发性骨髓瘤相关骨病损、乳腺癌、前列腺癌、肺癌及其他多种实体瘤的骨转移等；还可用于预防与骨质疏松症相关的并发症及治疗佩吉特病。2003 年报告了首例肿瘤患者接受静脉注射双膦酸盐所导致的颌骨坏死病例，称为双膦酸盐相关颌骨坏死（biphosphonate-related osteonecrosis of jaw）。2010 年报告了地诺单抗导致的颌骨坏死病例。美国颌面外科学会（the american association of oral and maxillofacial surgeons，AAMOS）用药物相关颌骨坏死（medication-related osteonecrosis of the jaw）对此类疾病进行重新命名，以强调除抗骨吸收药物外，其他药物包括抗血管生成药物也与其发病相关。AAMOS 对药物相关性颌骨坏死的定义是①目前或既往使用 BPs 或其他抗骨吸收药物、抗血管生成药物进行治疗；②骨暴露或通过口内、口外瘘管探及骨面持续时间超过 8 周；③颌骨无放射治疗史、无明确的转移性病变。药物相关颌骨坏死的发生与药物种类、剂量和用药时间有关，使用双膦酸盐或地诺单抗的肿瘤患者患病率为 1% ～ 6.7%，而治疗骨质疏松的患病率为 0.001% ～ 0.04%。高龄患者、较大剂量静脉注射，以及同时使用类固醇及进行化疗者是发生药物相关颌骨坏死的危险因素。其确切机制尚不清楚，可能与此类药物具有强大的抑制破骨细胞活性，以及影响骨血管生成的机制有关。双膦酸盐可诱导破骨细胞凋亡，有效地抑制破骨细胞对骨的重吸收，从而抑制破骨细胞介导的骨转换和骨吸收。

临床特点：下颌骨多见，多继发于牙科手术如拔牙、外科手术、牙周炎，以及种植手术等，或与修复体压力过大有关。临床症状包括局部肿胀、疼痛、死骨暴露、瘘管及蜂窝织炎等。

【影像学表现】

根尖片、曲面体层片、CBCT、螺旋 CT 和磁共振均有助于明确病变程度和范围、治疗方法选择和疗效监测。接受双膦酸盐治疗患者应采用曲面体层片监测牙及牙周组织状况，纵向观察并比较牙及牙周组织变化有助于诊断。

影像学表现无特异性，与双膦酸盐相关的骨改变包括牙周膜间隙增宽、骨硬板增厚、局部骨硬化、拔牙窝愈合不良，以及密质骨沉积导致的颌骨膨隆等。上述 X 线表现并不仅局限于有临床症状的区域，也可发生于没有死骨暴露的部位。随病变进展，可有下颌管变窄、死骨形成和骨膜成骨（图 9-13）。病变可累及多个象限。CT 扫描可提供三维图像并显示平片难以发现的病变如小死骨、密质骨侵蚀性改变等；发生于上颌骨者，多层螺旋 CT（multislice spiral computed tomography，MSCT）扫描尚可清楚显示口腔上颌窦瘘及上颌窦黏膜肥厚等改变（图 9-14）。

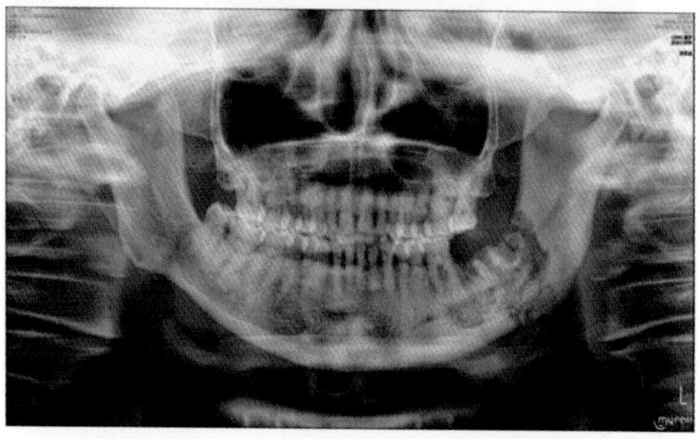

图 9-13　双膦酸盐相关颌骨坏死

乳腺癌患者曾间断性行帕米膦酸二钠和伊班膦酸钠治疗，37、38 缺失，牙槽窝硬化，左下颌骨体后部及升支下部骨密度不均匀增高，其中可见大块死骨，下颌骨下缘密质骨不连续

【鉴别诊断】

本病与放射性颌骨坏死具有相似的影像学表现。放射性颌骨坏死因破骨功能显著、成骨细胞受到抑制表现为骨密度减低及密质骨轮廓丧失；药物相关颌骨坏死因破骨细胞受到抑制而表现为骨密度增高及骨膜成骨。此外，本病较放射性颌骨坏死更易导致上颌骨出现死骨。

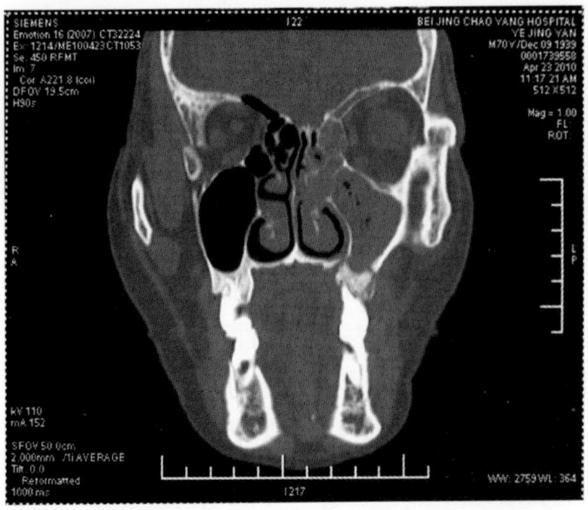

图 9-14　双膦酸盐相关颌骨坏死

多发性骨髓瘤患者，帕米膦酸二钠治疗 3 年。MSCT 冠状位图像示左上颌牙槽突死骨形成、左上颌窦和筛窦密度弥漫性增高

二、砷毒性骨坏死

【概述】

砷毒性骨坏死（arsenical osteonecrosis）由牙髓失活剂三氧化二砷使用不当引起。如封药时间过长、药量过大、失活剂从邻面洞漏出、髓底穿通和药物渗出根尖孔等均可使失活剂与组织接触而造成骨组织坏死。临床表现为局部牙龈红肿、糜烂，牙槽骨暴露，患牙及邻牙松动、叩痛

【影像学表现】

因骨坏死部位、程度不同而使 X 线片表现不同。可表现为局部牙槽突骨质破坏，骨密度减低，也可表现为根分歧下或根尖周有密度减低区，骨破坏区中有死骨形成（图 9-15）。

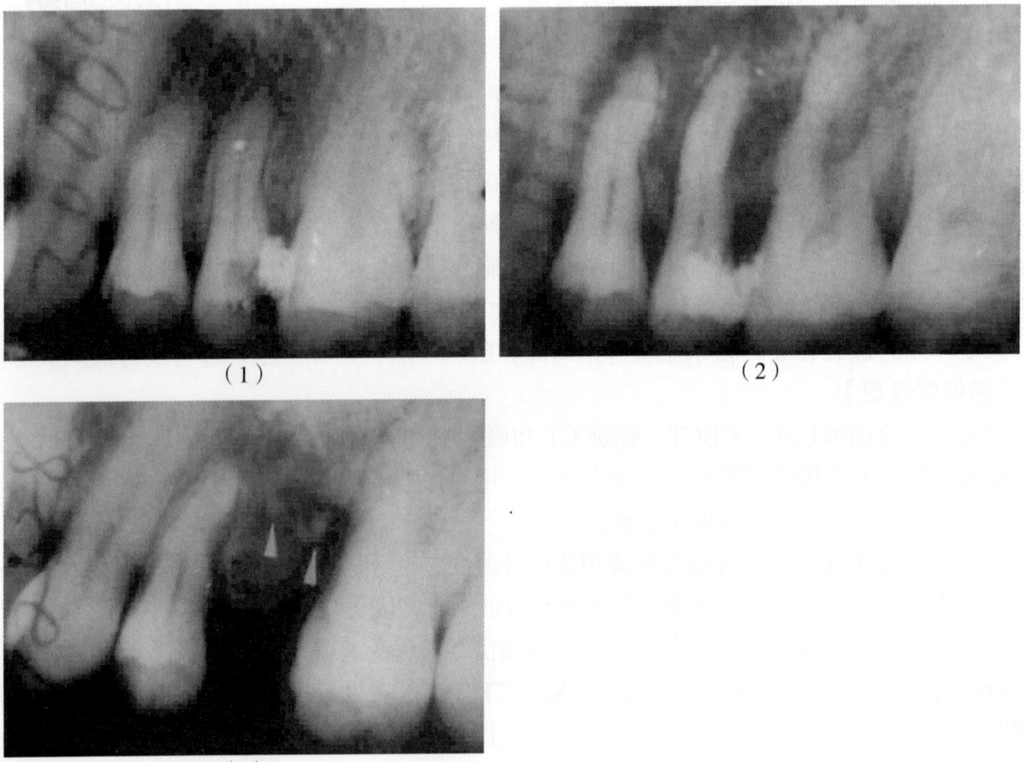

（1）　（2）　（3）

图 9-15　砷毒性骨坏死

（1）根尖片示上颌第二前磨牙封药初期牙周膜和骨硬板连续，失活剂从邻面洞漏出；（2）根尖片示上颌第二前磨牙远中牙周膜和骨硬板消失，牙槽骨密度减低；（3）根尖片示病变进展，小死骨形成

附：牙源性上颌窦炎

【概述】

牙源性上颌窦炎（odontogenic maxillary sinusitis）是指由上颌磨牙、前磨牙的牙髓或牙周感染扩散至上颌窦引起的上颌窦炎。上颌窦炎中 10% ～ 15% 为牙源性，其发生与解剖因素有

关。上颌窦发育较大时，上颌磨牙、前磨牙的根端接近上颌窦底，有时仅隔一层黏骨膜；长期无牙或磨牙缺失的患者因牙槽突吸收高度减低，窦底可紧贴牙槽嵴顶。此外，牙科治疗如拔牙时牙根被推入上颌窦、根管治疗时器械穿通窦底或搔刮拔牙创不当均可将感染带入上颌窦内引起牙源性上颌窦炎。急性上颌窦炎的症状主要有上颌区疼痛或头痛、鼻塞、鼻腔分泌物增多，以及上颌前磨牙和磨牙区麻木感；患牙松动、叩痛、相应龈颊沟变浅及局部溢脓等。急性上颌窦炎一般无面部肿胀，除非周围骨质被穿通。如果出现面部肿胀则应警惕上颌窦肿物、牙源性囊肿及鼻唇囊肿继发感染等病变。慢性者与急性者症状相似，只是程度较轻。

【影像学表现】

牙源性上颌窦炎多为单侧，影像学特点为患侧窦腔密度不同程度增高。华特位片可表现为沿窦壁环状黏膜肥厚、脓性分泌物积聚形成液平面或上颌窦密度弥漫性增高（图 9-16）。窦壁骨质无破坏，慢性期窦壁骨质可有增生硬化。病原牙根尖周骨质破坏，牙周膜及牙槽骨骨硬板影像消失；窦壁结构正常或不连续，窦内黏膜肥厚，牙槽窝与上颌窦底相通（图 9-17）。如牙根进入上颌窦，影像学检查有助于明确牙根位置（图 9-18）。

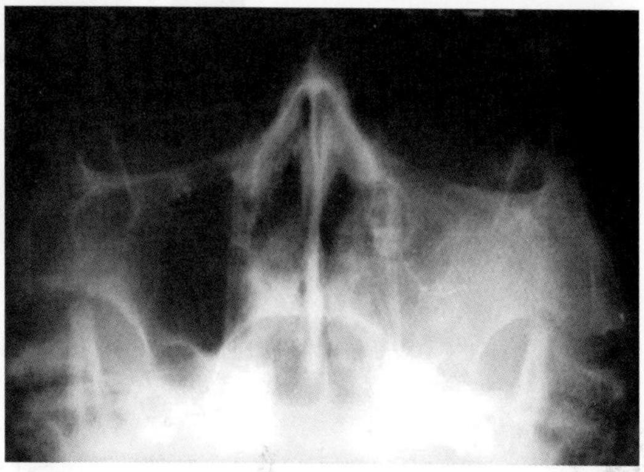

图 9-16　牙源性上颌窦炎

华特位片示左上颌窦密度弥漫性增高，窦壁骨质无破坏

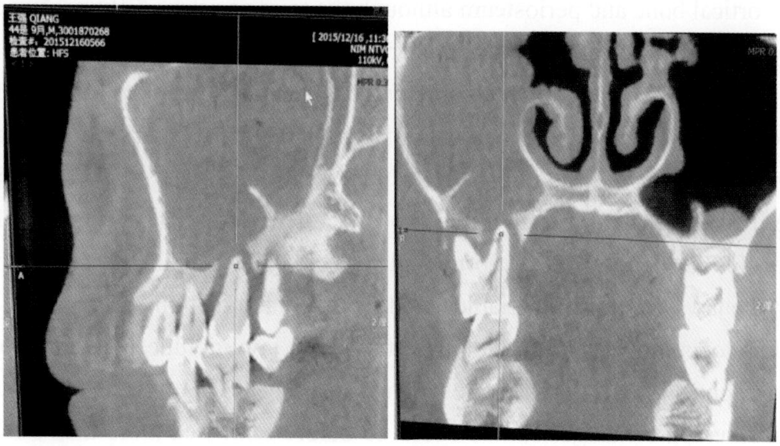

（1）　　（2）

图 9-17　牙源性上颌窦炎

（1）CBCT 矢状位图像；（2）冠状位图像示 16 腭根牙槽骨吸收达根尖下，相应上颌窦底骨质不连续，右上颌窦密度弥漫性增高

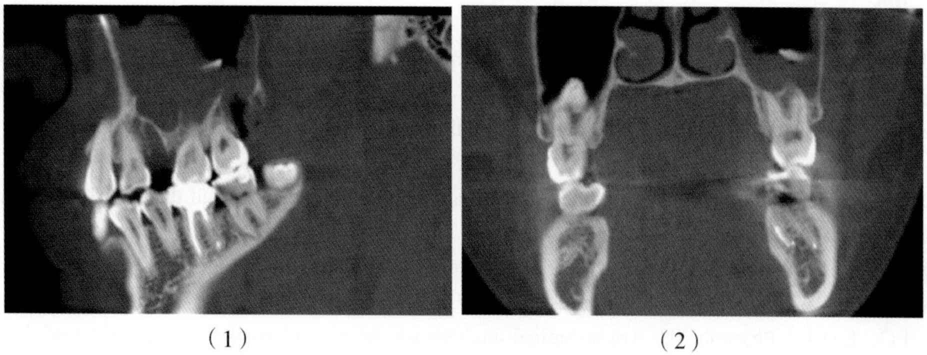

（1）　　（2）

图 9-18　牙源性上颌窦炎

（1）CBCT 矢状位图像；（2）冠状位图像示 28 牙槽窝空虚，牙根进入上颌窦，上颌窦密度弥漫性增高，牙槽窝与上颌窦相通

MSCT 图像可以清楚显示黏膜肥厚、液平面、窦壁骨质连续性、根尖周病变和牙根位置（图 9-19）。在 MRI 图像上，黏膜水肿和窦腔积液表现为 T1 低信号，T2 高信号。

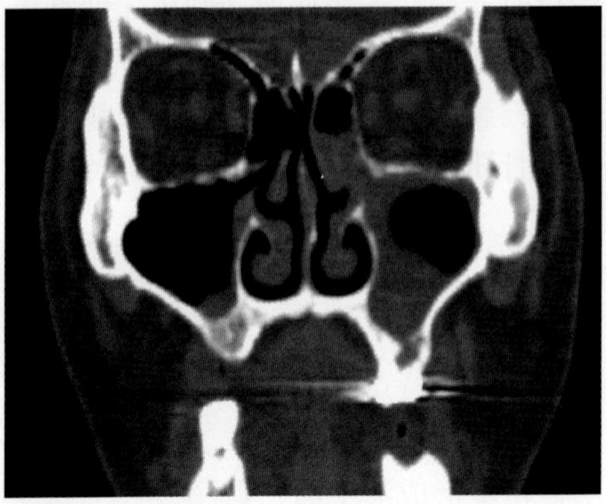

图 9-19 牙源性上颌窦炎

MSCT 横断位图像示左上颌第一磨牙根尖周骨质破坏，累及上颌窦底骨质，上颌窦及筛窦黏膜肥厚

Summary

Inflammatory lesions of the jaws and facial bones can involve in not only medullar portion of bone, but also cortical bone and periosteum although the term of osteomyelitis is used. Osteomyelitis of the jaw may be classified into suppurative or nonsuppurative, acute or chronic. Some of the classifications are based on infectious sources and clinical features. The radiographic features of osteoradionecrosis and chemical osteonecrosis of jaws have many similarities to those of chronic osteomyelitis including bone destruction and sequstra formation.

Osteomyelitis of the mandible is much more frequent than that of the maxilla because the mandible has less blood supply, denser cortical plates, and better-defined periosteum. Most cases of osteomyelitis of the jaws result from periapical and periodontal infections.

Imaging diagnosis modalites of osteomyelitis of the jaw include conventional radiography, computed tomography (CT), magnetic resonance imaging (MRI), and radionuclide scanning. No significant radiographic changes can be observed before estimated more than 30% of the bone is destroyed and mineralized, which will take 10 ～ 14 days after onset of acute osteomyelitis. Proper imaging assists to determine the extent and degree of the disease, and the location of sequestra.

参考文献

[1] Mallya SM, Tatradis S. Imaging of radiation-and medication-related osteonecrosis. Radiol Clin North Am, 2018, 56 (1): 77-89.

[2] Arce K, Assael LA, Weissman JL, et al. Imaging findings in bisphosphonate-related osteonecrosis of jaws. J Oral Maxillofac Surg, 2009, 67 (5 Suppl): 75-84.

[3] Glick M. The dental clinics of North America infections, infectious disease and dentistry, Part Ⅰ, Vol. 47, number 3. Philadelphia: W. B. Saunders Co., 2003.

[4] Marx RE. Pamidronate (Aredia) and zoledronate (Zometa) induced avascular necrosis of the jaws: a growing epidemic.J Oral Maxillofac Surg. 2003.61: 1115-1117.

[5] Orpe EC, Lee L, Pharoah MJ. Aradiological analysis of chronic sclerosing osteomyelitis of the mandible. Dentomaxillofac Radiol, 1996, 25 (3): 125-129.

[6] Suei Y, Taguchi A, Tanimoto K. Diffuse sclerosing osteomyelitis of the mandible: its characteristics and

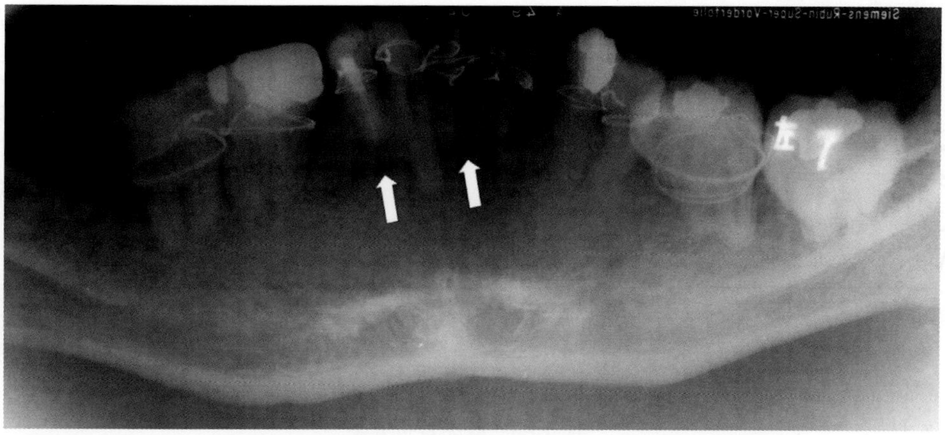

图 10-6　牙槽突骨折

下颌体腔片示下颌前部根尖下牙槽突横行骨折（箭头）

折的好发部位。一侧下颌骨或者颏部受到外力作用常发生一侧或双侧髁突骨折。髁突骨折时，患侧耳前区关节部位压痛明显，开口时疼痛加重，局部有肿胀，有时有外耳道出血。由于髁突骨折后可被翼外肌牵拉至前内侧，患侧升支高度变短，患侧软组织丰满。双侧髁突同时骨折移位时，双侧升支高度同时变短，升支被牵拉向上，后牙早接触，前牙开𬌗。

【影像学表现】

髁突骨折常以曲面体层片作为初步检查，也可拍摄下颌升支侧位片，下颌开口后前位片显示髁突内、外方向移位情况。CT 检查和三维重组影像能准确诊断髁突骨折，观察骨折段移位情况，可采用口腔颌面锥形束 CT 检查或多层螺旋 CT（multislice spiral computed tomography，MSCT）检查。

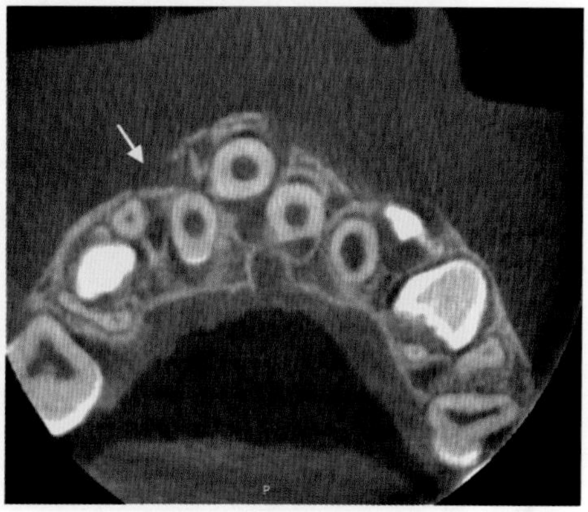

图 10-7　牙槽突骨折

CBCT 显示前牙区牙槽突密质骨不连续（箭头）

髁突骨折按骨折线高低可分为髁头（高位）、髁颈及髁颈下（低位）骨折；按移位的骨折段与关节窝的相对位置关系可分为移位性和脱位性骨折。前者指骨折段移位后髁突仍位于关节窝内，后者指骨折后髁突脱出关节窝（图 10-8）。除上述者外，髁突还可发生矢状骨折，是指由髁突顶部沿矢状方向发生骨折（图 10-9）。

髁突骨折多合并下颌骨其他部位的骨折，如颏部、对侧下颌角等，可一侧单独发生（图 10-10）或双侧同时发生（图 10-11）。髁突骨折后髁突段受翼外肌牵引一般向前内下方移位，有的不发生移位。由于所受外力程度及骨折线的高低、形状不同，髁突段可有不同程度、不同方向的移位。

髁突移位性骨折（髁突仍位于关节窝内）常见的形式为：①断面错动，断面保持部分接触；②髁突弯曲，断面保持部分接触；③髁突与升支断端重叠，断面不接触。常见的移位方向依次为内侧移位（图 10-12）、外侧移位、前移位、后移位。

髁突脱位性骨折常见形式有弯曲脱位和分离脱位两种。①弯曲脱位：多见于髁颈下骨折。髁突弯曲，断面保持接触，髁突脱出关节窝。弯曲一般大于 40°，有的可成直角（图 10-13），以内侧弯曲多见。②分离脱位：髁突与升支完全分离，并脱位于关节窝外。常见的脱位方向为：

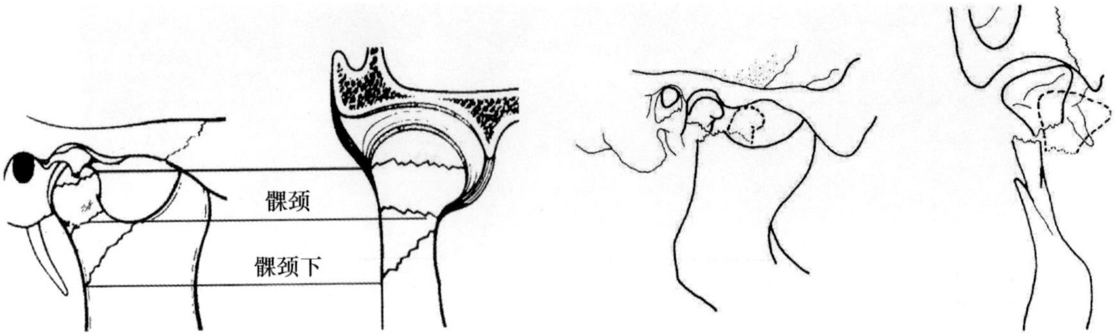

a. 侧面观　　b. 正面观　　a. 侧面观　　b. 正面观

（1）　　（2）

图 10-8　髁突骨折分类

（1）髁突骨折按骨折线高低分为髁头（高位）、髁颈及髁颈下（低位）骨折，a 侧面观，b 正面观；（2）按移位的骨折段与关节窝的相对位置关系可分为移位性（实线）和脱位性骨折（虚线），a 侧面观，b 正面观

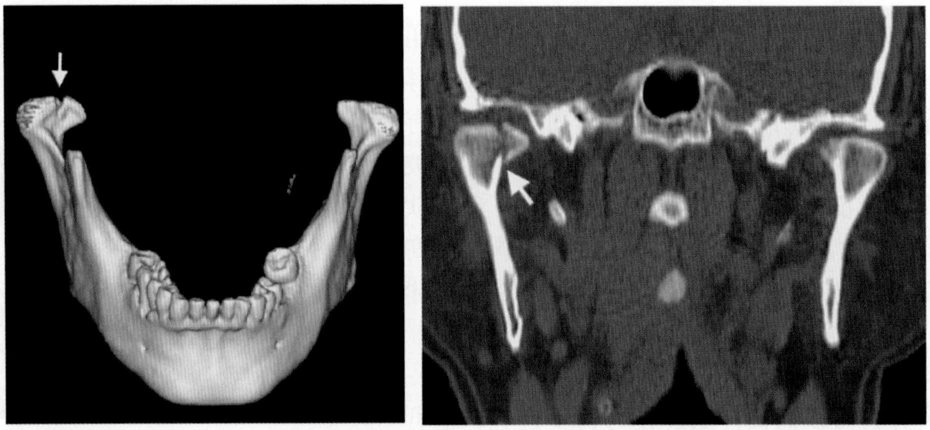

（1）　　（2）

图 10-9　髁突矢状骨折

（1）MSCT 三维重组图像示左侧髁突矢状骨折（↑）；（2）冠状位 MSCT 显示骨折线沿髁突顶部斜向内下方向走行（↑）

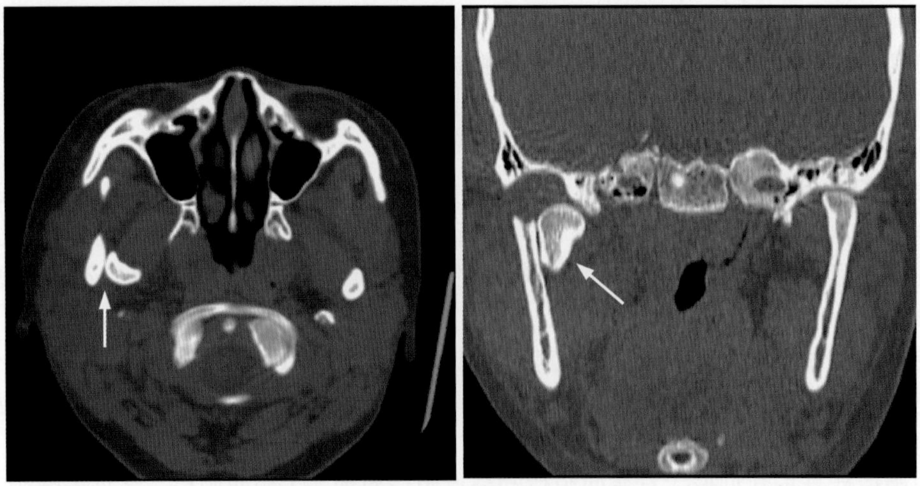

(1)　　(2)

图 10-10　髁颈骨折

（1）MSCT 轴位示右侧髁突骨折前下移位（↑）；（2）MSCT 冠状位扫描示右侧髁突骨折髁突段内侧移位（↑）；（3）MSCT 三维重组图像示右侧髁突骨折，向前内侧移位

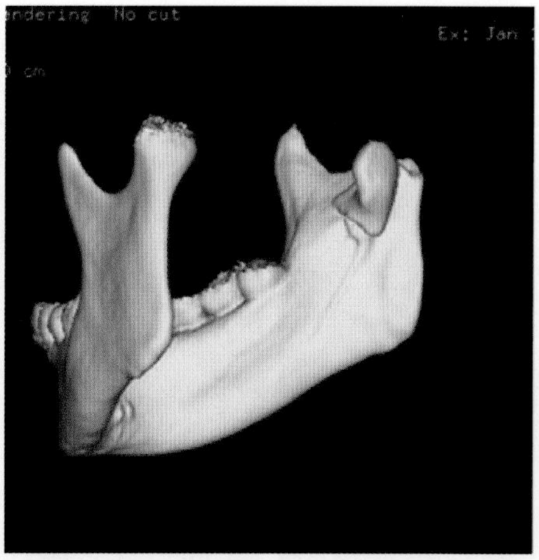

(3)

图 10-10（续）

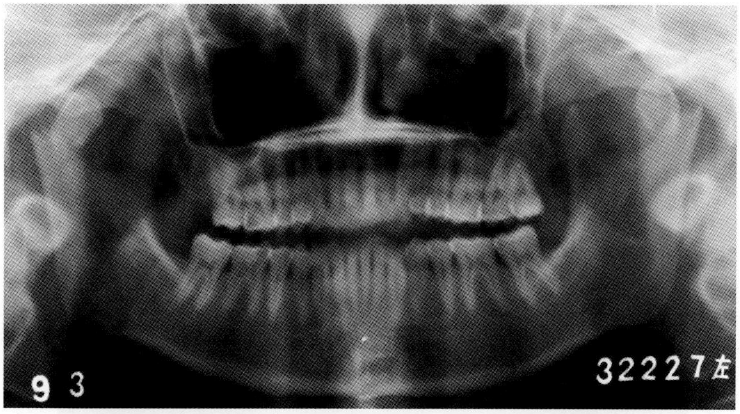

（1）

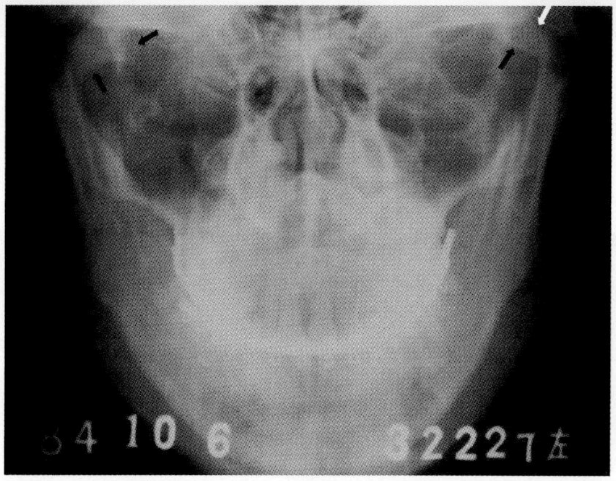

（2）

图 10-11　髁颈骨折

（1）曲面体层片示双侧髁突颈部骨折前下移位；
（2）下颌开口后前位片示双侧髁突颈部骨折内弯移位（↑）

①内侧脱位；②前内侧脱位；③外侧脱位；④前脱位（图 10-14）。

髁突脱位性骨折，因长时间关节窝内空虚可有代偿性类骨质形成，或关节窝密质骨硬化增厚，使关节窝变浅（图 10-14）。

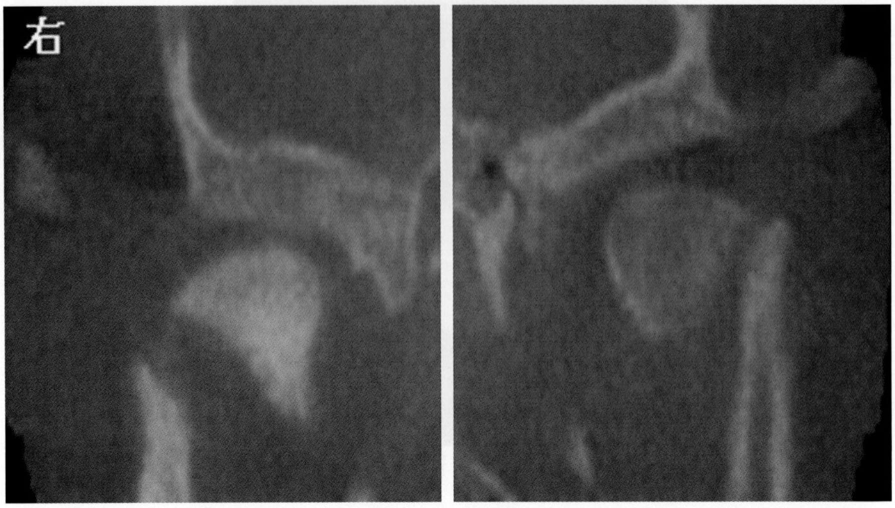

图 10-12　髁突骨折
CBCT 冠状位示双侧髁突骨折内侧移位，髁突仍位于关节窝内

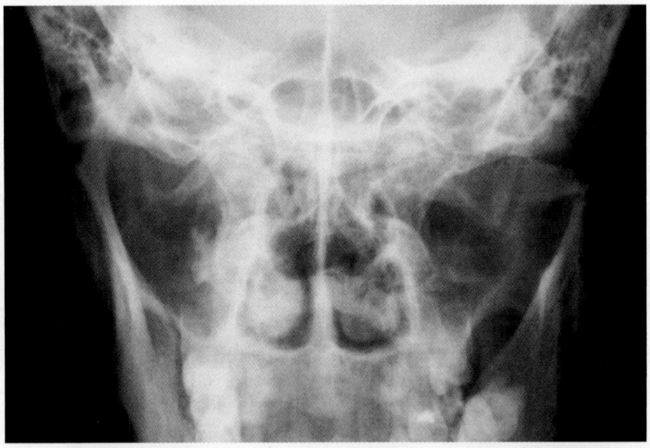

图 10-13　髁突骨折
下颌骨开口后前位示左髁颈下骨折内弯直角移位，髁突向内侧脱出关节窝

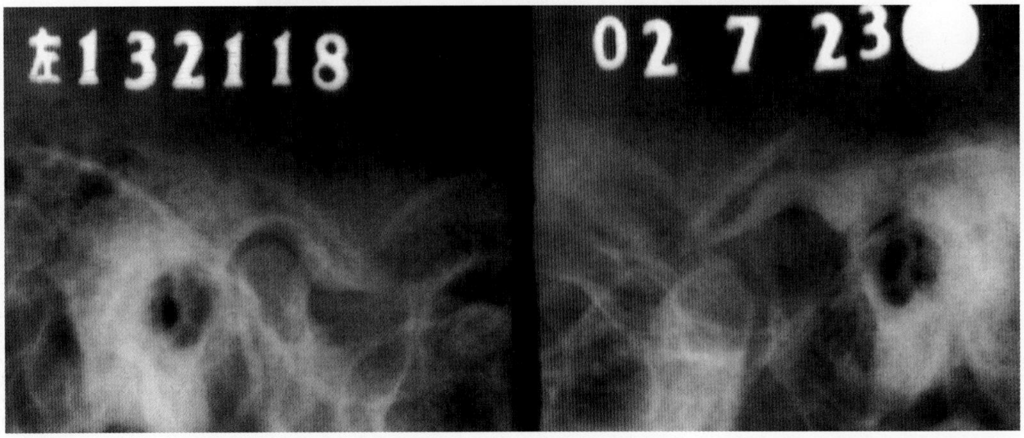

图 10-14　髁突骨折
许勒位显示右侧髁突骨折前脱位，关节窝内空虚，关节窝内密质骨增厚

（二）下颌角骨折

【概述】

下颌角骨折（fractures of mandibular angle）可由直接外力或间接外力导致，也可由发生于拔除下颌阻生牙时操作过程中的意外损伤导致。临床表现为下颌角区疼痛、肿胀和开口受限。骨折如造成下牙槽神经损伤，可以出现下唇和下牙龈麻痹。骨折段发生移位可导致颜面畸形及殆关系紊乱。

【影像学表现】

下颌角骨折以曲面体层片检查最为常用，也可以拍摄下颌升支侧位片。必要时可行 CT 扫描，三维重组影像可清晰地观察骨折段移位及断端间相对位置关系。

下颌角骨折使下颌骨分成前、后两段。骨折线多由磨牙后区斜向后下。当骨折线位于下颌角内时，骨折段内、外均有强大肌肉夹持，不易发生移位；当骨折段上有近中倾斜的第三磨牙阻挡时，也可不发生移位（图 10-15）。当骨折线位于下颌角前方时，前骨折段受降颌肌群牵引向下后内移位，后骨折段升支受升颌肌群牵引向上内移位。这样的移位导致升支段后牙早接触，前骨折段部位开殆（图 10-16）。

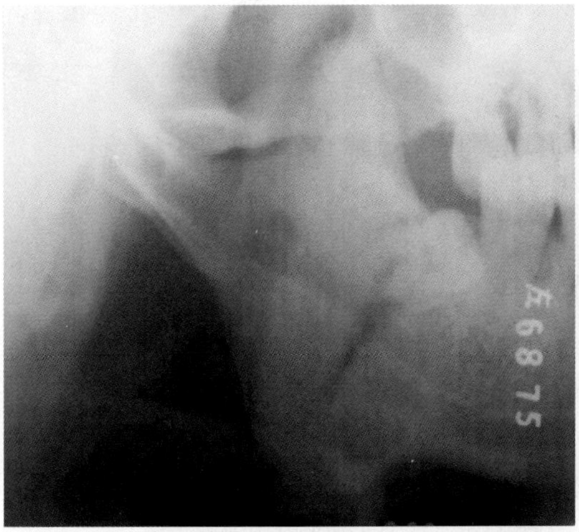

图 10-15　下颌角骨折

右下颌升支侧位片示有下颌角骨折，没有明显移位

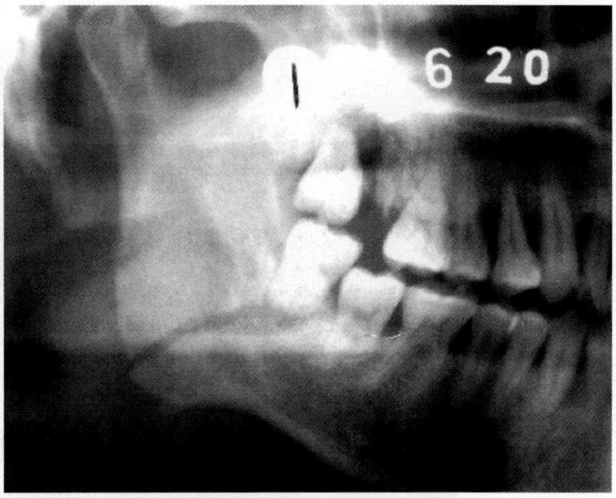

图 10-16　下颌角骨折

曲面体层片（局部）示右下颌角骨折

CT 三维重组影像可以清晰地显示下颌角骨折后骨折断端间的位置关系（图 10-17）。

（三）颏孔区骨折

【概述】

颏孔区骨折（fractures of mental foramen area）多由直接外力引起，临床表现为颏孔区疼痛、肿胀，常伴有牙龈撕裂和出血。骨折段发生移位可导致颜面畸形及殆关系紊乱。

【影像学表现】

颏孔区骨折以曲面体层片检查最为常用，观察骨折内、外方向的移位情况可投照下颌横断殆片。

单侧颏孔区骨折将下颌骨分成前、后两段，长骨折段受降颌肌群牵拉向下、后、内侧移位；短骨折段受升颌肌群牵拉向上、后、内侧移位（图 10-18）。可见长骨折段部位开殆，患侧牙偏斜接触。局部创伤重时，颏孔区可发生粉碎性骨折（图 10-19），可伴有骨质缺损。双侧颏孔区骨折时，中间骨折段受舌骨下肌群牵拉向下、向后移位，下颌牙前倾（图 10-20），

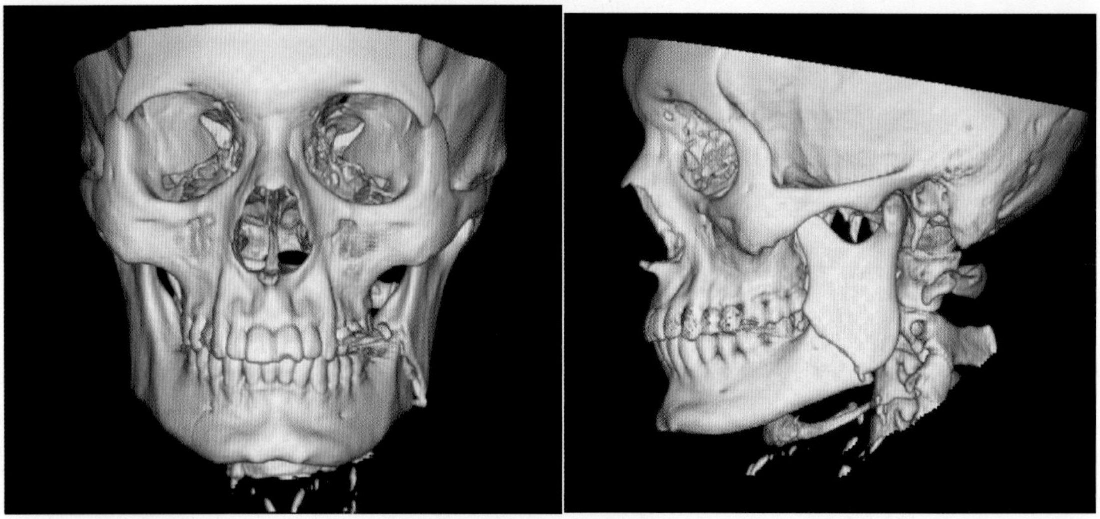

（1）　　（2）

图 10-17　下颌角骨折

（1）、（2）MSCT 重组图像示左下颌角骨折，升支段前上移位

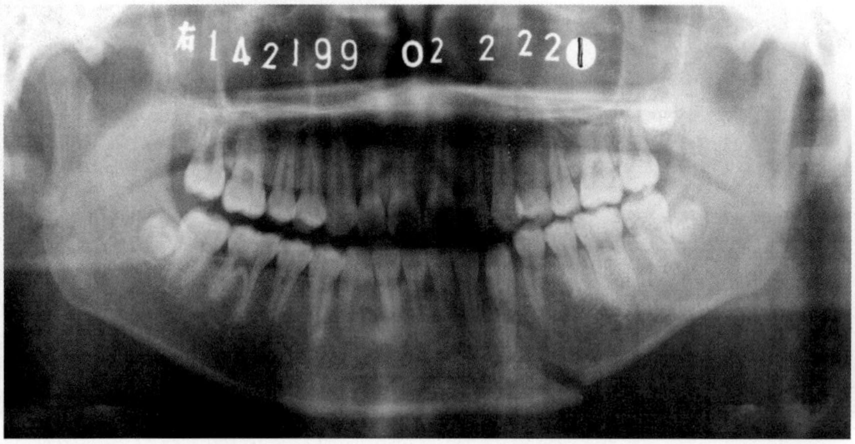

图 10-18　颏孔区性骨折

曲面体层片示左侧颏孔区骨折，右侧长骨折段向下移位，开殆

舌后坠，易发生窒息。

（四）颏部骨折

【概述】

下颌正中及前牙区位置突出，容易受到外力打击，解剖上为两侧下颌骨连接处，所以此处亦为下颌骨折好发部位。

【影像学表现】

下颌颏部骨折（fractures of mental region）可选用曲面体层片检查，不但可以检查颏部，尚可同时检查颌骨其他部位有无间接骨折。曲面体层片在上、下颌骨前部由于颈椎影像的重叠，颏部观察有时不满意，可辅以下颌体腔片、下颌前部殆片和（或）下颌横殆片检查。

单纯颏部正中骨折由于两侧肌肉力量均衡，一般不发生移位（图 10-21）。如骨折线斜向或偏移，则较长骨折段因有颏舌肌和颏舌骨肌附着向下、后、内牵拉而移位较大，两侧骨折段前端可以稍有重叠。

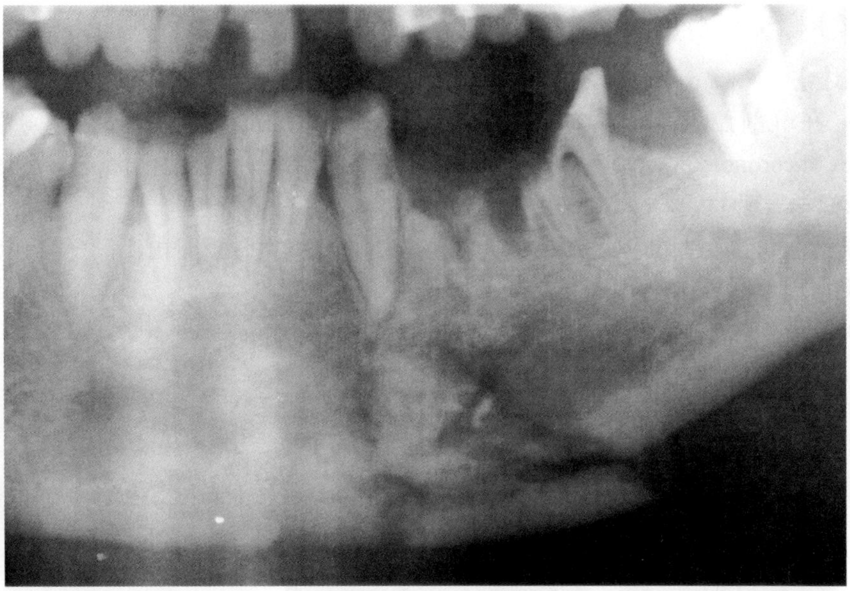

图 10-19　颏孔区性骨折

曲面体层片（局部）示左侧颏孔区粉碎性骨折，左下颌两个前磨牙脱落，第一磨牙冠根折

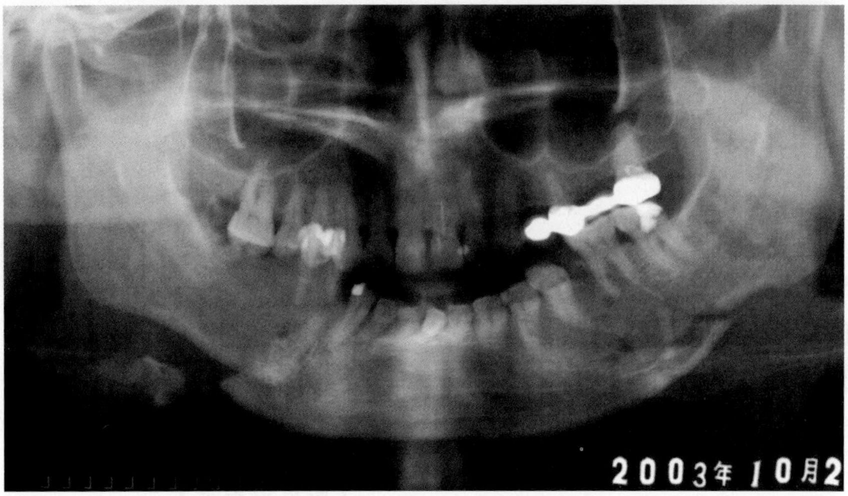

图 10-20　双侧颏孔区骨折

曲面体层片示双侧颏孔区骨折，中间段向下移位，下前牙前倾、开𬌗

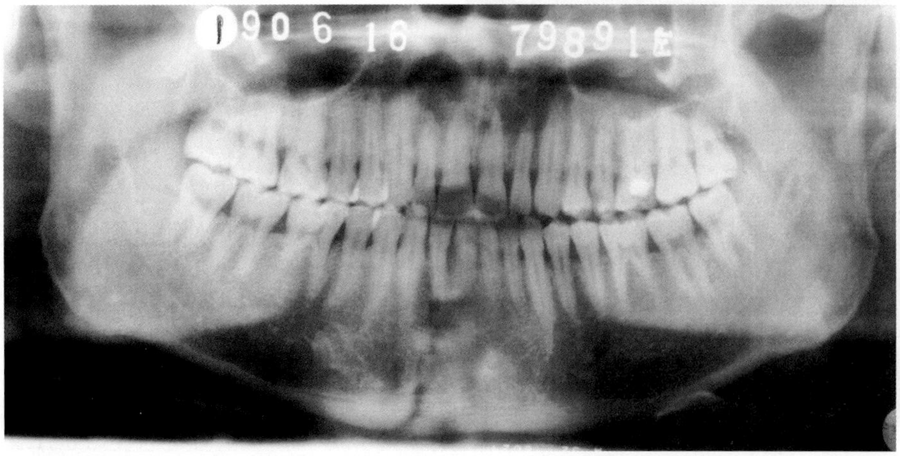

图 10-21　颏部骨折

曲面体层片示下颌颏部骨折，两侧骨折段没有发生明显移位

（五）喙突骨折

【概述】

喙突在解剖位置上较为深在，不易受到外力打击，临床上较少单独发生喙突骨折（fractures of coronoid process）。喙突骨折常伴发于颧骨颧弓骨折或面部复杂骨折中。

【影像学表现】

喙突骨折可以行曲面体层片或升支侧位片检查。喙突骨折时由于其上有强大的颞肌附着，牵引喙突段向上、后移位（图 10-22）。

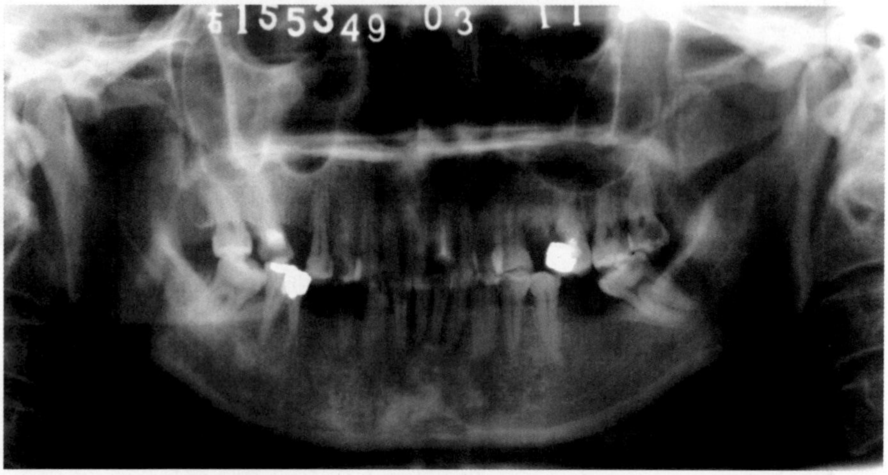

图 10-22　喙突骨折
曲面体层片示左侧喙突骨折，并向后上移位

（六）下颌骨多发骨折

【概述】

下颌骨占据面下 1/3 及两侧面中 1/3 的部分，位置突出，容易受到损伤发生骨折。下颌骨为“U”形结构，颏部或一侧体部受力时，应力可以沿颌骨传导到对侧下颌角或髁突形成间接骨折。

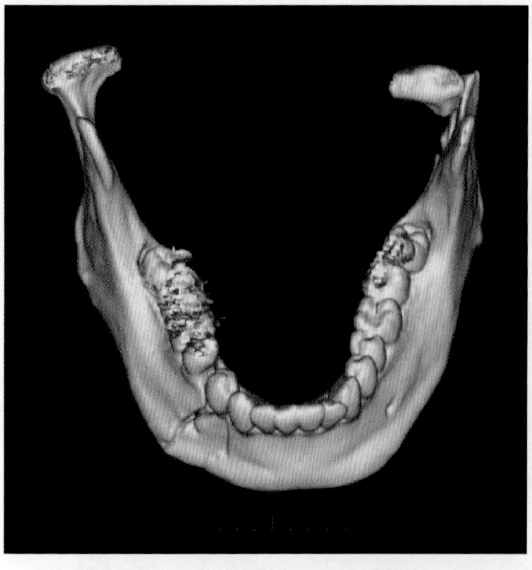

图 10-23　右侧颏孔区及左侧髁突骨折
MSCT 三维重组图像显示右侧颏孔区及左髁颈骨折

【影像学表现】

下颌骨多发骨折（multiple fractures of mandible）以曲面体层片检查为初步检查，能同时显示颏部、双侧下颌骨体及双侧髁突。

下颌骨多发骨折多为颏部骨折合并一侧或双侧髁突骨折（图 10-23），但亦可合并对侧下颌角（图 10-24）或升支骨折（图 10-25）。有的病例可为一侧下颌角骨折合并对侧髁突骨折，或一侧颏孔区骨折合并对侧下颌角或髁突骨折。

三、上颌骨骨折

【概述】

上颌骨与邻近诸骨及颅底形成拱形结构，能抵抗较大的外力。上颌骨受外力打击时，容易在

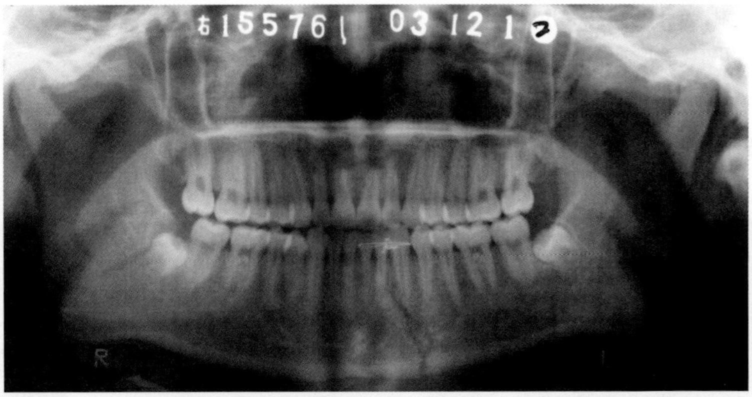

图 10-24　一侧颏孔区及另一侧下颌角骨折
曲面体层片显示左侧颏部及右侧下颌角骨折，移位不明显

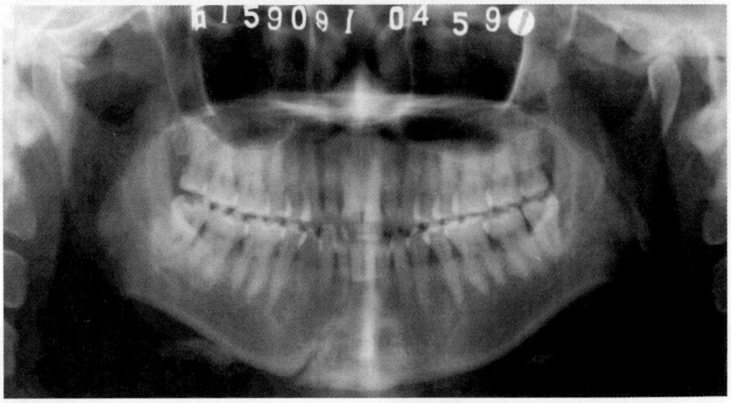

图 10-25　一侧颏孔区及另一侧升支骨折
曲面体层片显示右侧颏部及左侧下颌升支骨折，升支骨折线重叠呈致密影

相邻的骨缝及菲薄区域等发生骨折，故判读X线片时必须注意这些区域。1901 年 Le Fort 将上颌骨骨折（fractures of maxilla）的部位分为 3 型：

Le Fort Ⅰ型：相当于上颌骨的下薄弱线。从梨状孔下部开始，于牙槽突底部和上颌结节上方，水平向后延伸至翼突（图 10-26）。

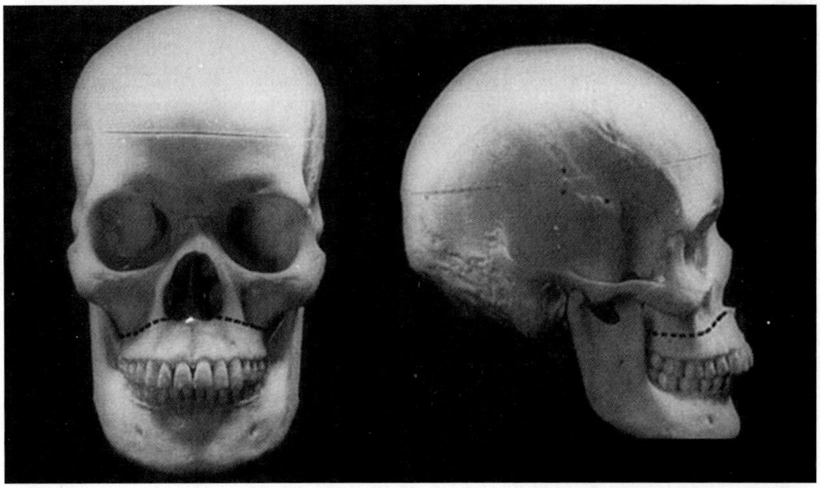

图 10-26　上颌骨骨折分类 Le Fort Ⅰ型骨折线示意图

Le Fort Ⅱ型：相当于上颌骨的中薄弱线。横过鼻梁，沿眶内壁向下达眶底，于颧骨下方或颧颌缝至翼突（图 10-27）。

Le Fort Ⅲ型：相当于上颌骨的上薄弱线。横过鼻梁、眼眶经颧骨上方向下后达翼突，形成完全的颅面分离（图 10-28）。

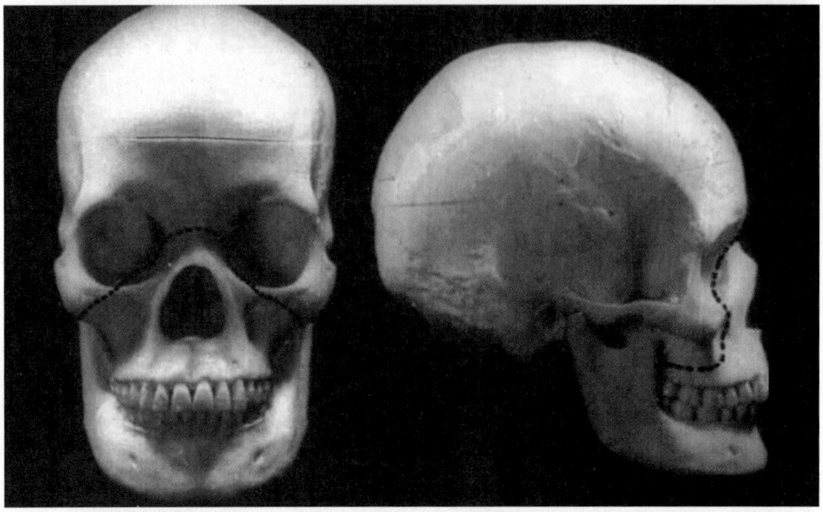

图 10-27　上颌骨骨折分类 Le Fort Ⅱ型骨折线示意图

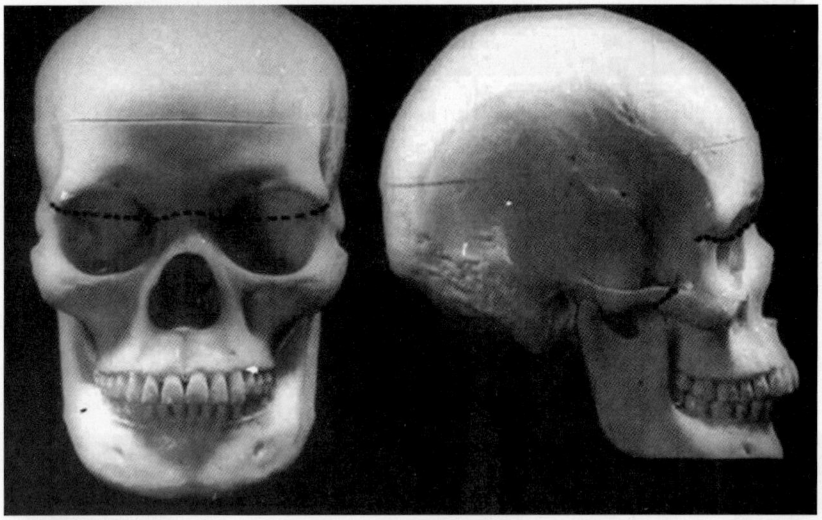

图 10-28　上颌骨骨折分类 Le Fort Ⅲ型骨折线示意图

上颌骨发生骨折时与下颌骨骨折不一样，没有强大肌肉附着，受重力作用向下移位，常引起后牙早接触、前牙开𬌗。上颌骨骨折常伴有眶内及眶周组织出血、水肿，形成特有的“眼镜征”。

【影像学表现】

上颌骨骨折的影像学检查中以华特位片和 CT 最为常用。

骨折的类型与所受外力情况有关，根据骨折线部位进行诊断。双侧上颌骨骨折可以为不同类型，同侧上颌骨也可同时存在不同类型的复合骨折（图 10-29 ～图 10-31）。

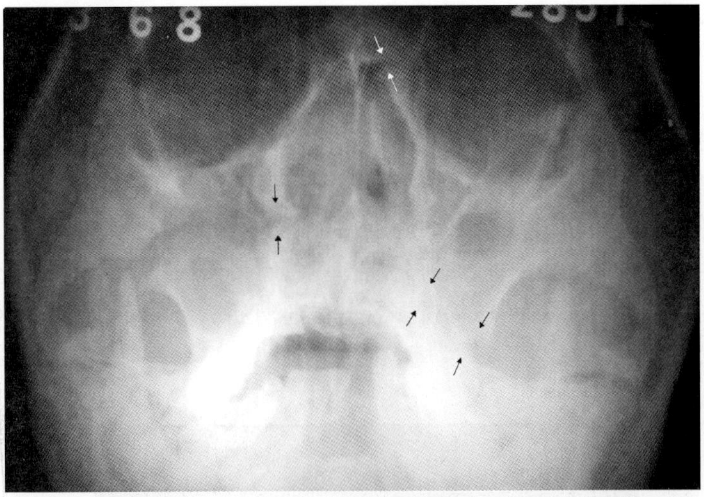

图 10-29　上颌骨骨折

华特位片示鼻根部（白色↑）、右侧眶底、上颌窦外下壁骨折（Le Fort Ⅱ型骨折）及左侧上颌结节至右侧鼻内侧壁裂隙骨折（黑色↑）（Le Fort Ⅰ型骨折）。同时双侧上颌窦密度增高

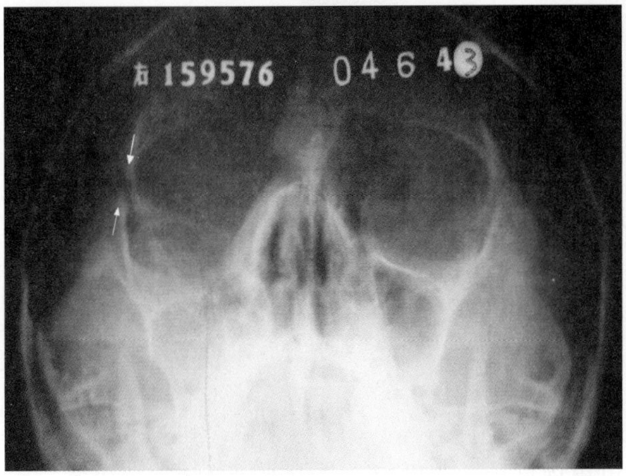

图 10-30　上颌骨骨折

华特位片显示鼻根部、右侧眶底、上颌窦外下壁（Le Fort Ⅱ型骨折），以及右侧颧额缝骨折（↑）（Le Fort Ⅲ型骨折）。同时左上颌窦密度增高

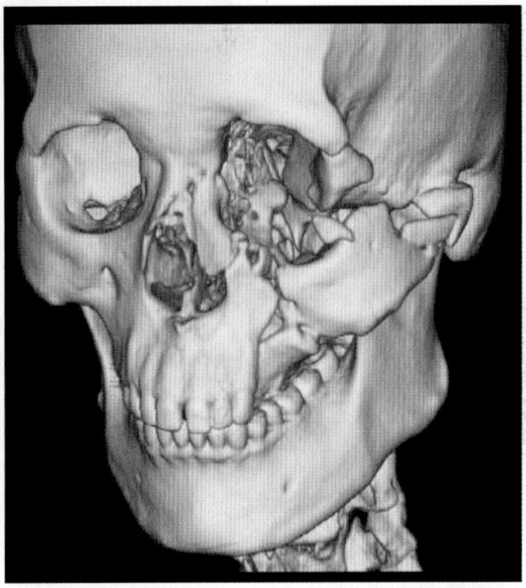

图 10-31　上颌骨骨折

MSCT 三维重组图像片示左侧颧上颌骨骨折，累及眼眶

上颌骨骨折常波及上颌窦，表现为窦腔密度增高，为窦内出血所致（图 10-29，图 10-30）。坐位投照时可见液平面。波及一侧上颌窦时，上颌窦变形，左右不对称。有时上颌窦骨折仅引起黏膜下出血，X 线片上仅见窦腔内局部软组织肿胀，形如黏膜增厚、息肉或囊肿影像，应与炎症引起的积液和息肉鉴别。

X 线检查时必须注意，勿将上颌窦壁上的神经血管沟纹和正常颌骨骨缝误认为骨折线。

四、颧骨复合骨折

【概述】

颧骨复合骨折（zygomatic bone complex fracture）常与上颌骨骨折同时发生，也可单独发生，可见颧骨、颧弓部位塌陷（图 10-31），且因颧弓骨折后内陷压迫下颌骨喙突而致开口受限。

【影像学表现】

颧骨骨折 X 线检查以华特位片最为常用，颧弓位可清楚显示颧弓骨折。CT 检查有助于准确诊断。三维重建影像有助于显示骨折的三维形态。

颧骨骨折常在骨缝处裂开，使颧骨与相邻的骨缝分离，发生向下、后、内的塌陷（图 10-32）。也可发生粉碎性骨折和颧骨、颧弓复合骨折，且常合并上颌窦外下壁的骨折，致上颌窦密度增高，有时可见液平面。颧弓骨折多合并颧骨骨折，亦可单独发生，颧弓双骨折常呈“M”形（图 10-33）。

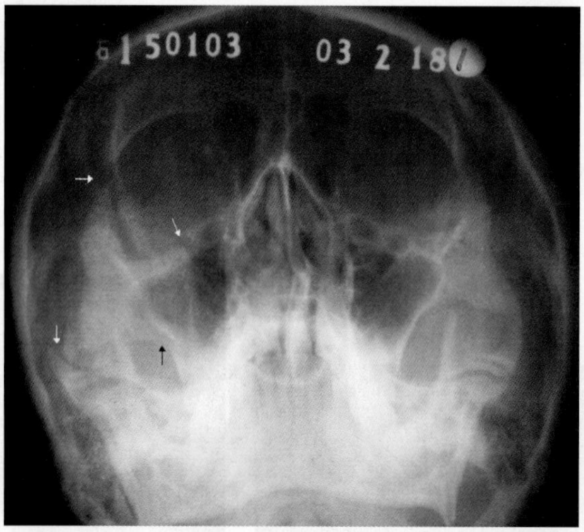

图 10-32　颧骨骨折

华特位片示右侧颧骨塌陷骨折，可见右侧颧额缝、眶底、上颌窦外下壁及颧弓根裂开（↑），上颌窦密度增高

五、鼻骨骨折

【概述】

鼻骨骨折（fracture of nasal bone）临床可出现鼻移位或塌陷、鼻出血、鼻呼吸障碍等。成年人鼻骨中缝连接紧密，因而两侧鼻骨易同时骨折。儿童鼻骨有明显的裂隙分隔，鼻骨骨折常仅一侧发生。

【影像学表现】

鼻骨骨折 X 线检查方法有 3 种：①鼻骨侧位片观察鼻骨骨折前后方向的移位情况；②鼻骨轴位片，此方法仅限于额部较低鼻部较高的患者，观察鼻骨骨折位于哪一侧及其内外移位情况；③眼眶正位（柯氏位）片观察侧方移位情况。CT 扫描三维重建可以更明确、直观地了解有无鼻骨骨折及骨折段的位置关系。

鼻骨骨折 X 线可表现为无明显移位的线性骨折，呈横行、斜行或纵行（图 10-34），亦可表现为明显塌陷的凹陷骨折或粉碎骨折。

六、面中部复合骨折

【概述】

上颌骨是面中部最大的骨骼，占据面中 1/3，左右各一，在中线相连。上颌骨通过突起与

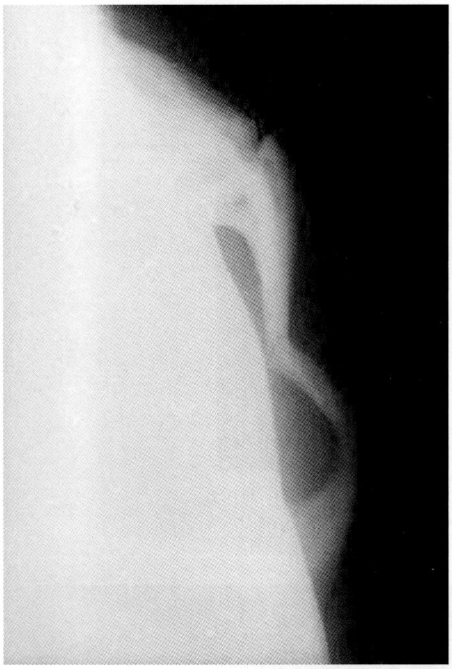

图 10-33　颧弓骨折
颧弓位片显示左侧颧弓“M”形骨折

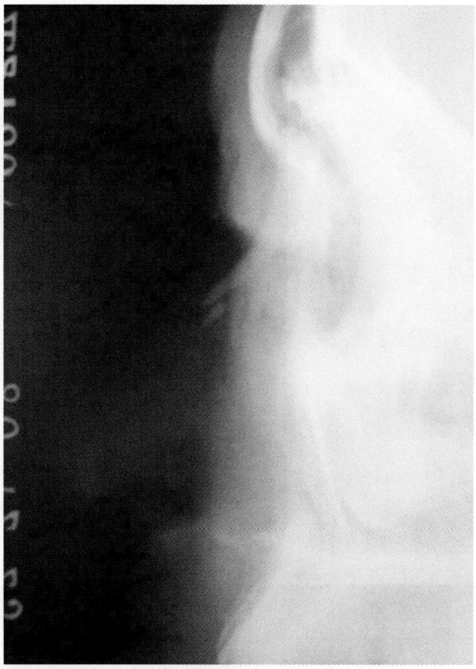

图 10-34　鼻骨骨折
鼻骨侧位片示鼻骨尖部骨折下移位，部分重叠

周围骨骼连接，构成拱形支架结构。当上颌骨受到较大外力打击时，上颌骨与其他骨骼的连接遭到破坏，常形成多骨、多结构的复合损伤。

面中部复合骨折（mid-face multiple fracture）是指同时伴有上颌骨、颧骨、颧弓、鼻骨、眶壁等骨折。多见于交通事故，其中以上颌骨和颧骨骨折更为常见。主要临床表现为颧部、上颌部肿胀或凹陷畸形，眼睑淤血、结膜下出血、开口受限及咬合紊乱等；合并眶底骨折时，眼球移位可有复视。

【影像学表现】

面中部复合骨折要根据临床诊断来选择 X 线或 CT 检查。如临床怀疑有上颌骨-颧骨骨折应当拍摄华特位片，如怀疑上颌骨-颧骨-颧弓或颧骨-颧弓复合体骨折，还应当加拍颧弓位片；面中部复杂骨折应选择 MSCT 检查。

面中部复合骨折目前尚无统一的分类，国内有学者将眶骨、上颌骨及颧骨复合骨折分为 3 型。①离断型：不完全颧骨骨折，上颌骨 Le Fort Ⅰ型骨折及眶骨骨折。②粉碎型：完全性整块颧骨骨折，上颌骨 Le Fort Ⅱ型骨折及眶骨骨折。③混合型：包括颧骨复合体的多发性粉碎型骨折，上颌骨 Le Fort Ⅲ型骨折及眶骨粉碎型骨折。为叙述方便，本章仅介绍以下几种常见的复合骨折：①上颌骨-颧骨骨折：颧骨塌陷骨折时会发生向下内方向的移位，压迫上颌骨形成上颌窦外下壁的骨折，有时眶底也会发生骨折（图 10-35）。②颧骨-颧弓骨折：颧弓是由颧骨的颞突和颞骨的颧突组成，颧骨骨折时经常会作用于颧弓伴发颧弓骨折（图 10-36）。③上颌骨-颧骨-颧弓复合骨折（图 10-37）。④上颌骨-鼻骨-眶壁-颧骨-颧弓复合骨折：外力作用的形式多种多样，尤其是交通事故造成的面中部骨折，多为复合骨折。有时可以双侧同时发生不同类型的复合骨折（图 10-38，图 10-39）。

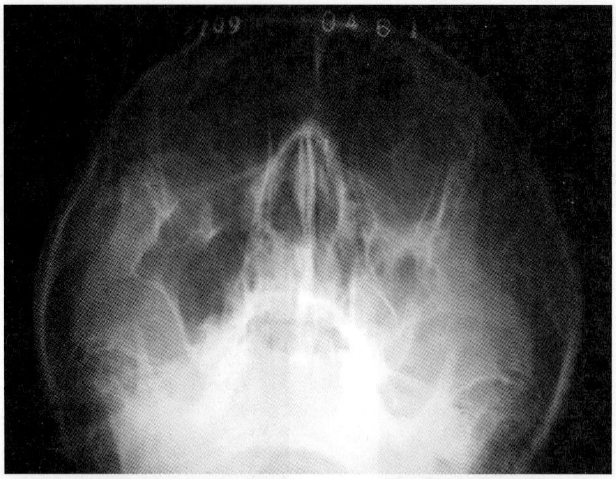

图 10-35　上颌骨-颧骨复合骨折

华特位片显示左侧颧骨塌陷，左侧眶底、上颌窦外下壁骨折，左侧上颌窦密度增高

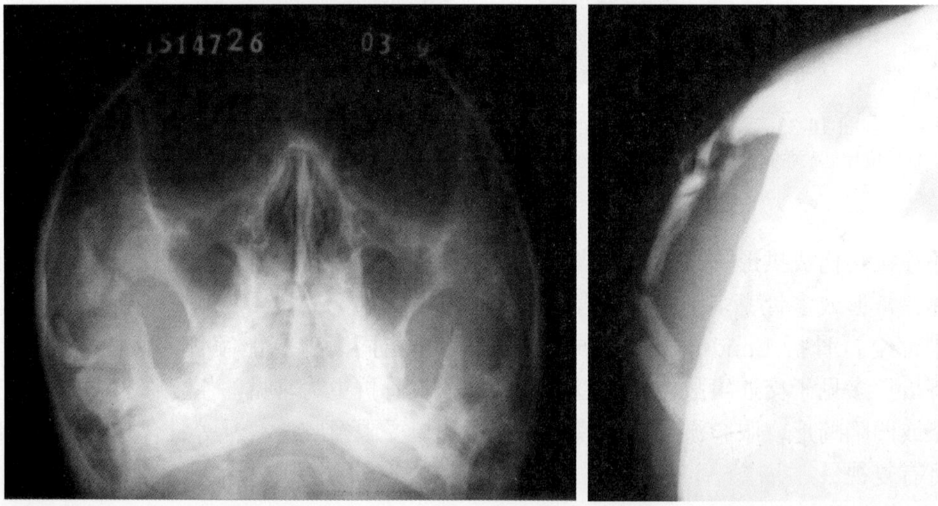

（1）　　　　（2）

图 10-36　颧骨-颧弓复合骨折

（1）华特位片示右侧颧骨、颧弓骨折；（2）颧弓位片示颧弓粉碎性骨折

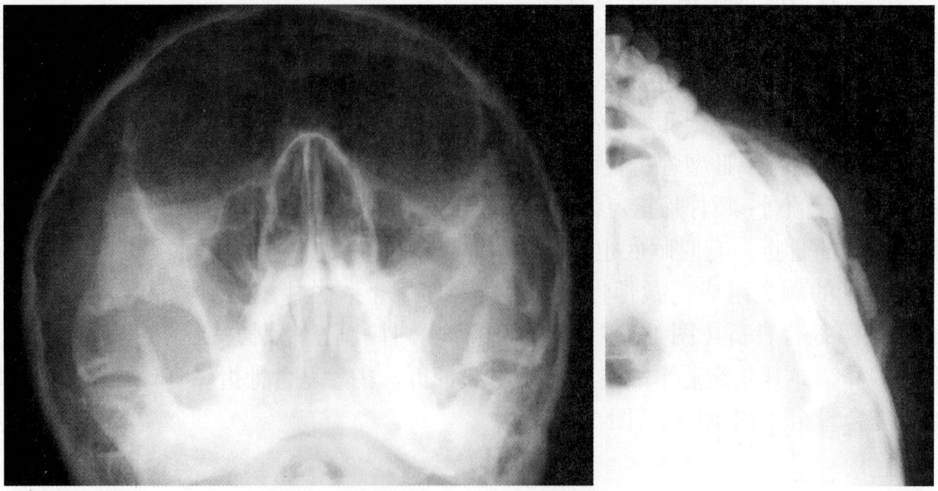

（1）　　　　（2）

图 10-37　上颌骨-颧骨-颧弓复合骨折

（1）华特位片示左侧颧骨、颧弓及上颌窦外下壁骨折，左侧上颌窦密度增高；（2）颧弓位片示颧弓粉碎性骨折

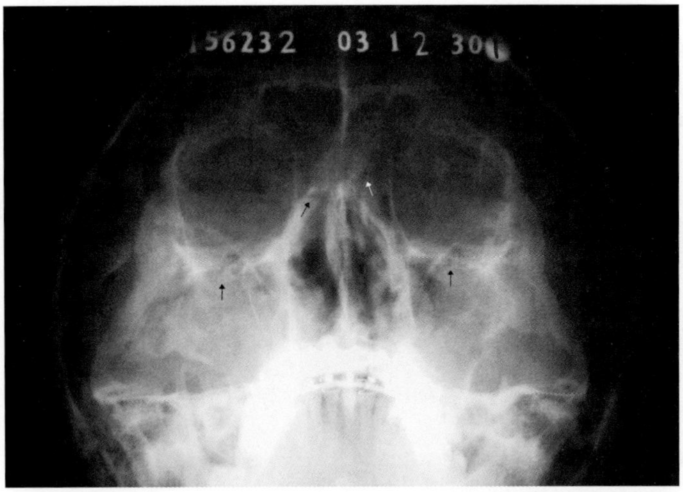

图 10-38　上颌骨-鼻骨-眶壁-颧骨复合骨折

华特位片示双侧鼻骨（↑）、颧骨、眶底（↑）及上颌窦外下壁骨折，双侧上颌窦密度增高

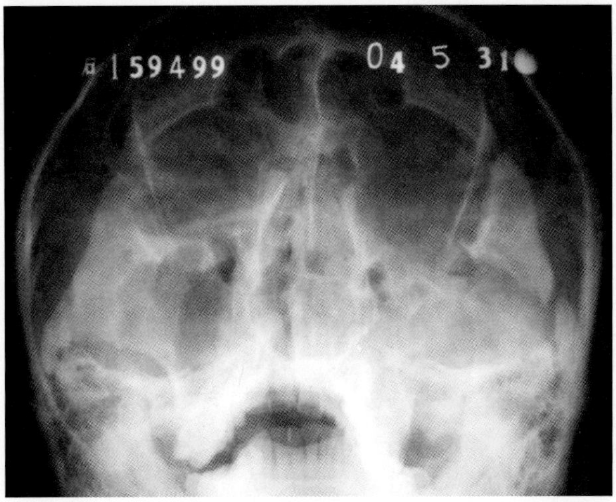

图 10-39　上颌骨-鼻骨-眶壁-颧骨-颧弓复合骨折

华特位片示双侧鼻骨骨折，双侧颧额缝裂开，左侧颧骨、颧弓粉碎骨折，双侧眶底及左侧鼻腔外侧壁、上颌窦外下壁骨折，左侧上颌窦密度增高

Summary

Radiologic examination is essential for evaluating trauma to the teeth and jaws. The presence, location, and orientation of fracture planes and fragments can be determined, and the involvement of nearby vital anatomic structures can be assessed. Furthermore, foreign objects that have become embedded within the soft tissues as a result of trauma can be detected. Follow-up images are useful in evaluating the extent of healing after an injury and long-term changes resulting from the trauma.

参考文献

[1] 马绪臣 . 口腔颌面医学影像诊断学 . 6 版 . 北京：人民卫生出版社，2012.
[2] 马绪臣，李铁军 . 口腔颌面部疾病 CT 诊断与鉴别诊断 . 北京：北京大学医学出版社，2019.
[3] 唐光健，秦乃姗 . 现代全身 CT 诊断学 . 4 版 . 北京：中国医药科技出版社，2019.

[4] 皮昕. 口腔解剖生理学. 5版. 北京：人民卫生出版社，2004.
[5] 邱蔚六. 口腔颌面外科学. 6版. 北京：人民卫生出版社，2008.
[6] 张益，孙勇刚. 颌骨坚固内固定. 北京：北京大学医学出版社，2003.
[7] White SC，Pharoah MJ. Oral Radiology：Principles and Interpretation. 6th ed. St. Louis：Mosby Inc.，2009.

（张万林　傅开元　孙志鹏）

第十一章　颌骨囊肿

Cysts of Jaws

颌骨囊肿（cyst of jaws）是一种发生于颌骨的非脓肿性病理囊腔，内含流体或半流体物质，周围有纤维结缔组织囊壁和上皮衬里。颌骨囊肿分为发育性囊肿和炎症性囊肿两大类。发育性囊肿又分为牙源性囊肿和非牙源性囊肿两类。以往将非牙源性囊肿分为面裂囊肿（鼻腭管囊肿、球上颌囊肿和正中囊肿）、单纯性骨囊肿和动脉瘤样骨囊肿。现代胚胎学观点认为各面突间的沟不因面对面的融合而消失，上皮也不可能埋入，因此不可能发生所谓的面裂囊肿。近年来，多数学者认为过去所谓的腭正中囊肿实际上是鼻腭管囊肿向后伸展的结果，而下颌正中囊肿和球上颌囊肿可能是发生于该部位的其他病变。至于单纯性骨囊肿和动脉瘤样骨囊肿，则应归属于骨相关病变。

无论何种囊肿，早期通常无自觉症状，多因囊肿逐渐增大、局部膨隆畸形而就诊，扪诊常可发现，因囊肿大小、膨隆程度不同而有不同硬度。

目前对于颌骨囊肿的影像学检查，X 线片仍然是简便、经济、适用的检查方法。尽管颌骨囊肿种类较多，其 X 线片表现也不完全相同，但其共同点是：通常为圆形、椭圆形，可有分叶，但无切迹，边界清楚并有致密线条影围绕、密度均匀减低的影像。

2005 年 WHO 对牙源性肿瘤的分类中未包含牙源性囊肿，将牙源性角化囊肿和牙源性钙化囊肿分别更名为牙源性角化囊性瘤和牙源性钙化囊性瘤，并归类为牙源性良性肿瘤。2017 年 WHO 分类中将牙源性角化囊肿和牙源性钙化囊肿重新归类为颌骨囊肿。

2017 年 WHO 颌骨囊肿分类

炎症来源的牙源性囊肿（odontogenic cysts of inflammatory origin）

根尖周囊肿（radicular cyst）

炎症性根侧囊肿（inflammatory collateral cyst）

发育性牙源性和非牙源性囊肿（odontogenic and non-odontogenic developmental cysts）

含牙囊肿（dentigerous cyst）

牙源性角化囊肿（odontogenic keratocyst）

发育性根侧囊肿和葡萄状牙源性囊肿（lateral periodontal cyst and botryoid odontogenic cyst）

龈囊肿（gingival cyst）

腺牙源性囊肿（glandular odontogenic cyst）

牙源性钙化囊肿（calcifying odontogenic cyst）

牙源性正角化型囊肿（orthokeratinized odontogenic cyst）

鼻腭管囊肿（nasopalatine duct cyst）

第一节　根尖周囊肿
Periapical Cyst

【概述】

根尖周囊肿（periapical cyst）是以病原牙根尖为中心的含有液体的病理性囊腔，是颌骨内最多见的牙源性炎症性囊肿。

囊肿由无角化复层鳞状上皮衬里、纤维囊壁和含有胆固醇晶体的囊液构成。一般认为该囊肿是由于根尖周肉芽肿内的上皮细胞残余受到炎性刺激增生、坏死和液化而形成。拔除相关病原牙时对所引起的根尖周炎症未做彻底清除而发生的囊肿，称为残余囊肿（residual cyst）。

根尖周囊肿多见于成年人，儿童较少见。成人上前牙较多见，而儿童乳磨牙多见。通常无自觉症状。较大的囊肿可导致颌骨膨隆，扪之较硬或有乒乓球感。病原牙可有深龋、发育异常或牙外伤，可见牙变色，活力丧失，叩诊不适。残余囊肿牙列有缺失牙。

【影像学表现】

通常表现为以病原牙根尖为中心，大小不等的圆形或椭圆形，边界清楚并有密质骨白线围绕、密度均匀减低的影像（图 11-1 ～图 11-3）。乳牙根尖周囊肿，可见乳牙有较大龋病，相应恒牙胚常有明显移位。囊肿继发感染反复发作，可使密质骨边缘消失，并可引起囊肿周围骨质致密、硬化。较大囊肿可见密质骨膨胀、菲薄，但连续。较大的根尖周囊肿也可见邻牙移位，牙根吸收少见。残余囊肿表现为颌骨内有囊肿影像，牙列相应部位有缺失牙（图 11-4）。根尖周囊肿较大时可逐渐累及颌骨的密质骨结构，使毗邻牙移位，或伴有轻度的病原牙牙根外吸收。上颌骨根尖周囊肿较大时可以突入上颌窦内，表现为有整齐、骨性边界的病变，多层螺旋 CT（multislice spiral computed tomography，MSCT）平扫软组织窗图像可见囊肿内部密度通常稍高于液体密度（图 11-5）。

【鉴别诊断】

1. 根尖周肉芽肿　根尖周透影区一般较小，通常不超过 1 cm，边界清楚，可有或无密质骨白线围绕，根尖周肉芽肿和较小的根尖周囊肿有时很难区别。

2. 根尖周慢性脓肿　通常骨质破坏不规则，边界不清，病变外围有反应性骨质增生。

3. 根尖周骨结构不良　此病变早期有时需同较小的根尖周囊肿区别。透影区边缘无密质骨

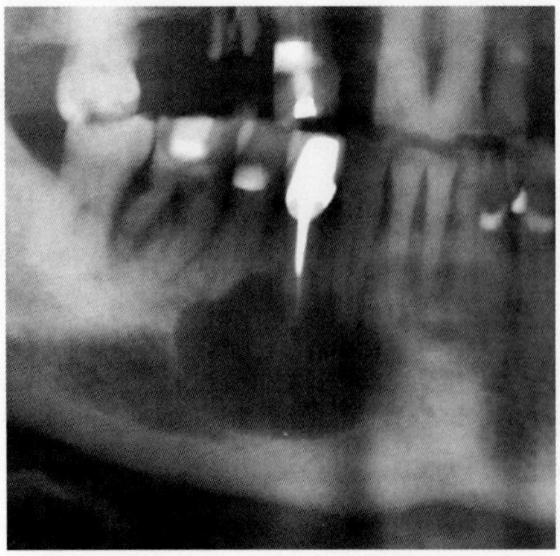

图 11-1　根尖周囊肿
曲面体层片（局部）示病原牙 44 根尖周圆形、均匀密度减低区，边缘有密质骨白线围绕

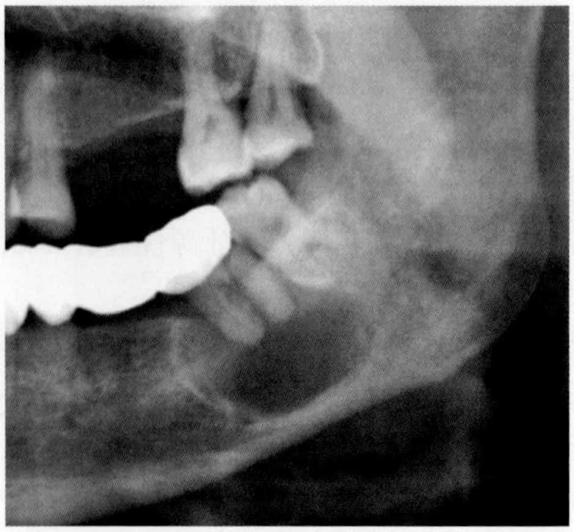

图 11-2　根尖周囊肿
曲面体层片（局部）示病原牙 37 根尖周均匀密度减低区，边界清楚并见骨白线

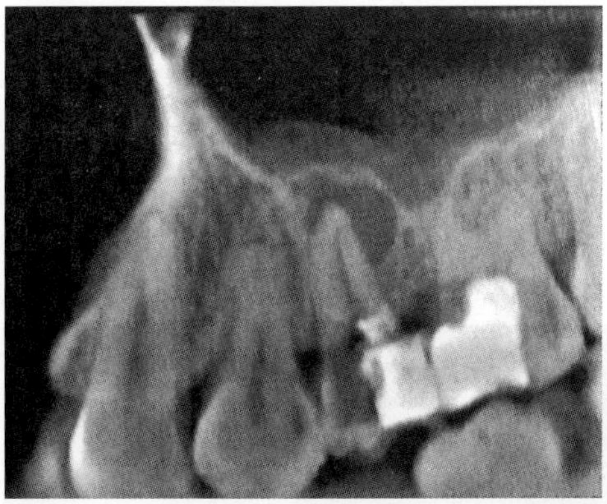

图 11-3　根尖周囊肿

口腔颌面锥形束 CT 示上颌第二前磨牙根尖周密度减低区，周围见骨白线，伴有上颌窦黏膜肥厚

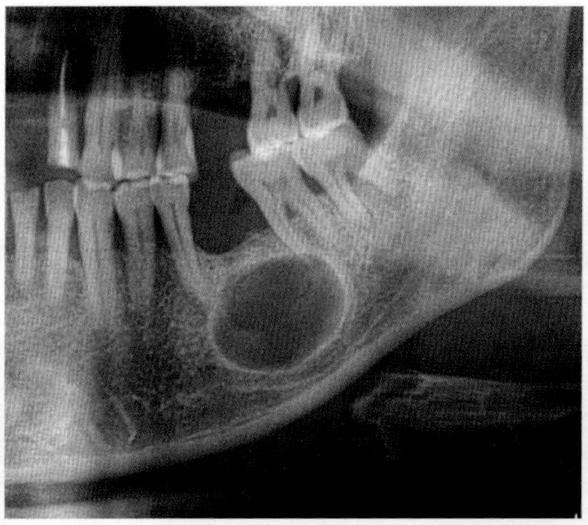

图 11-4　残余囊肿

曲面体层片（局部）示病原牙缺失，相当 36 部位根尖处圆形、均匀密度减低区，有密质骨白线围绕

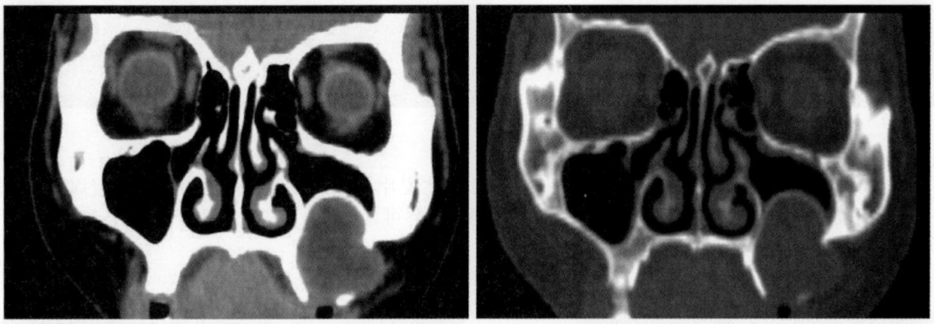

（1）　（2）

图 11-5　上颌骨根尖周囊肿

MSCT 片示左侧上颌骨见膨胀性囊性病变，从牙槽嵴突入上颌窦内，见骨性边界，病原牙缺失，病理为炎症性囊肿壁。（1）软组织窗图像示病变内部为较均匀密度，稍高于液体密度；（2）骨组织窗图像示病变导致牙槽突骨吸收、膨隆并突入上颌窦内

白线围绕，牙体无病变，牙髓活力正常。

4. 牙源性角化囊肿　单发的较小的牙源性角化囊肿有时类似根尖周囊肿，但无病原牙，牙周膜和牙槽骨骨硬板影像通常存在。

第二节　含牙囊肿
Dentigerous Cyst

【概述】

含牙囊肿（dentigerous cyst）是指囊壁附着于一个未萌出牙的牙颈部并包含其牙冠的囊肿，属于发育性牙源性囊肿。

含牙囊肿一般发生于牙冠形成之后，缩余釉上皮与牙冠之间或缩余釉上皮各层之间出现渗出液聚集而形成囊肿。多见于 10 ～ 40 岁。上颌前部和下颌第三磨牙区是好发部位。早期可无自觉症状。当囊肿逐渐增大时，颜面可膨隆畸形，扪诊可因囊肿大小不同，密质骨变薄程度不同，而为骨性硬度、乒乓球感或波动感。邻牙可松动、移位。含牙囊肿手术治疗预后较好，很少复发。

【影像学表现】

典型表现为边界清楚并有密质骨白线围绕的圆形或椭圆形，可有分叶的密度均匀减低的影像，其内含有未萌出牙，通常为一个，也可多个，也可发生于额外埋伏牙。牙冠通常朝向囊腔，也可在囊腔内呈不同方位。所含的牙可为已发育完全的正常牙，也可为畸形牙或尚未发育完全的牙（图 11-6 ～图 11-8）。通常为单囊，较大者有的也可表现为大小相差无几的数个大囊构成的多囊影像。囊腔扩展中所遇阻力不同，有时可呈分叶状（图 11-9）。一般膨胀明显，但密质骨连续，邻近牙可移位，有时也可见牙根吸收。

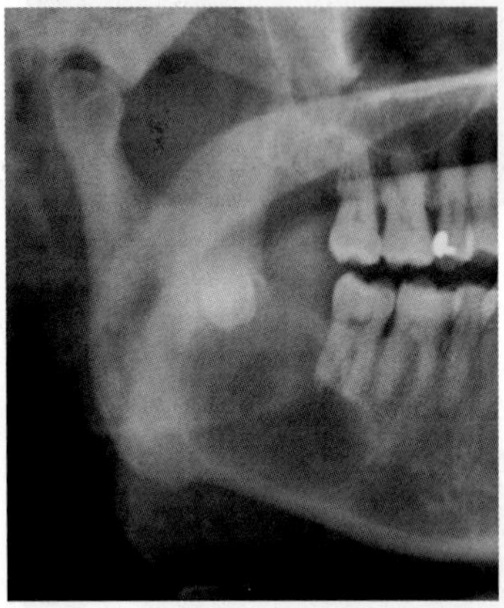

图 11-6　含牙囊肿

曲面体层片（局部）示 48 牙冠周围圆形、均匀密度减低区，密质骨白线围绕，牙冠在囊腔内

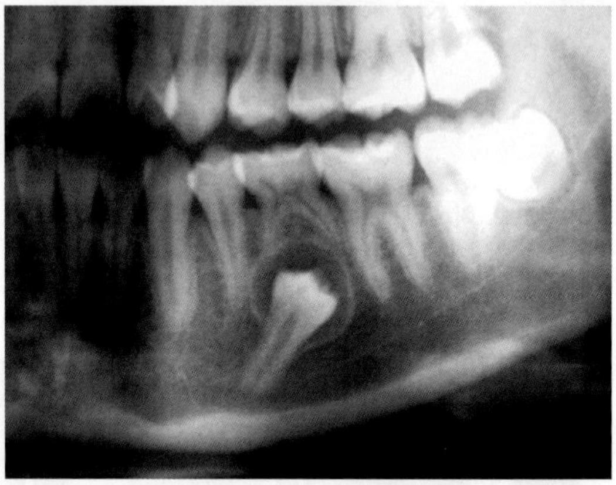

图 11-7　含牙囊肿

曲面体层片（局部）示埋伏阻生的 35 牙冠周围密度减低，边界可见清晰骨白线，乳牙滞留

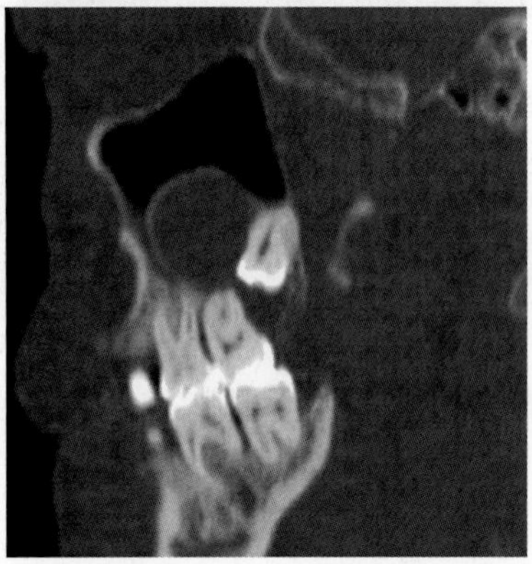

图 11-8　含牙囊肿

MSCT 矢状位示上颌第三磨牙周围圆形膨胀性病变，突入上颌窦内

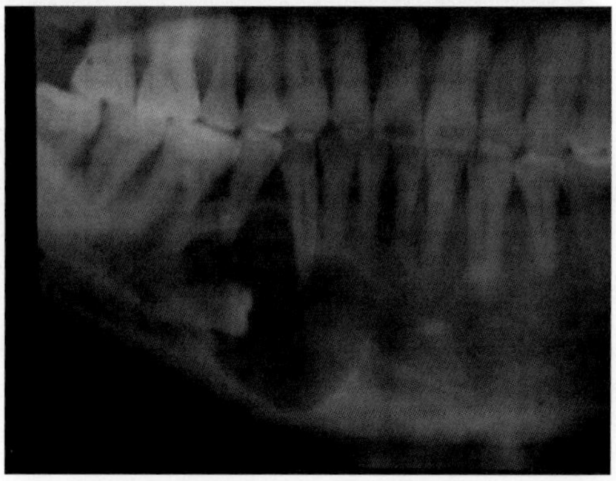

图 11-9　含牙囊肿

曲面体层片（局部）示 44 阻生，冠周分叶状低密度减低区，边缘有密质骨白线围绕，边界清楚

【鉴别诊断】

1. 正常冠周隙　有时儿童未萌出牙的牙冠被较大的滤泡包绕，需与早期含牙囊肿区别，尤其是阻生的上颌尖牙或下颌第三磨牙。Stafne 认为冠周隙宽度达 2.5 mm，可推断 80% 的病例其内有液体积聚。Wood 等（1985）认为此观点不适合于上颌尖牙，冠周隙超过 3 mm 者应考虑为含牙囊肿早期。

2. 牙源性角化囊肿　此囊肿继发感染较多见，可有多发。颌骨膨胀通常不明显，牙根吸收率也较含牙囊肿高。

3. 单囊型成釉细胞瘤　下颌骨第三磨牙区发生的单囊型成釉细胞瘤，其影像与类似含牙囊肿类似。病变区牙根吸收率相对较高。

第三节　根侧囊肿
Lateral Periodontal Cyst

【概述】

根侧囊肿（lateral periodontal cyst）是发生于活髓牙根侧或牙根之间的牙源性发育性囊肿，与炎症刺激无关。可能来源于缩余釉上皮、残余上皮或Malassez上皮剩余。可发生于任何年龄，平均年龄约50岁。多无自觉症状而在X线检查中发现。

【影像表现】

50% ～ 70% 的根侧囊肿发生于下颌侧切牙至前磨牙区，为圆形或卵圆形边界清楚的透射区，有骨白线，直径多小于1 cm。一般为单囊性，可位于毗邻牙的颊、舌侧或根尖（图11-10，图11-11）。也可以表现为串样的多个小囊样表现，称为葡萄状牙源性囊肿（botryoid odontogenic cyst）。病变较大时可累及毗邻牙或骨硬板，骨硬板可模糊不清。

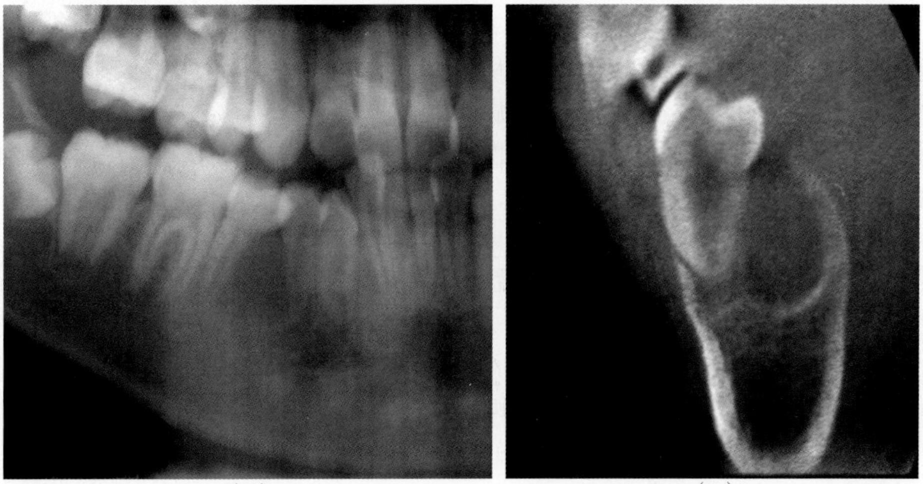

（1）　　　　（2）

图 11-10　根侧囊肿

（1）曲面体层片（局部）示44、45之间囊性病变，边界清楚，可见骨白线，毗邻牙移位；（2）同一病例锥形束CT图像示前磨牙颊侧低密度病变，边缘有骨白线包绕

【鉴别诊断】

根侧囊肿在影像学中主要应该与牙源性角化囊肿、根尖囊肿根侧型及炎症性牙旁囊肿相鉴别。葡萄状牙源性囊肿可呈蜂窝状，类似成釉细胞瘤实性多囊型。这些病变，单纯依靠影像学进行鉴别诊断往往有一定困难。

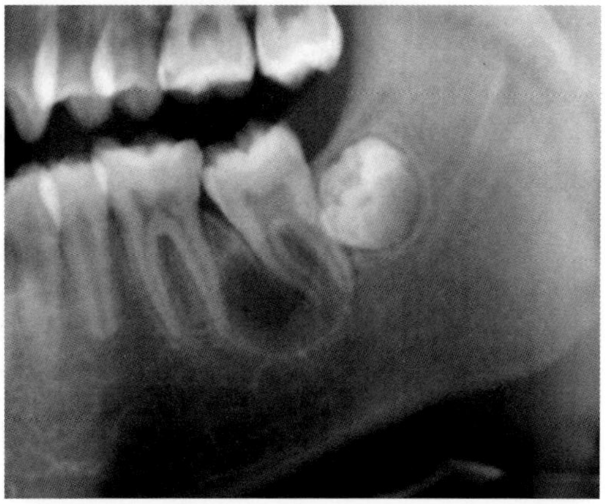

图 11-11　根侧囊肿

曲面体层片（局部）示36和37根尖部见圆形低密度区影像，边界见骨白线，37近远中根周骨硬板影像完整

第四节　鼻腭管囊肿
Nasopalatine Duct Cyst

【概述】

鼻腭管囊肿（nasopalatine duct cyst）也称鼻腭囊肿（nasopalatine cyst）、切牙管囊肿（incisive canal cyst），是由胚胎发育过程中切牙管内鼻腭导管上皮剩余发展而来，与牙发育无关，亦称为非牙源性外胚叶上皮囊肿。此囊肿是最常见的非牙源性发育性囊肿。

以往将腭正中囊肿（median palatal cyst）、下颌正中囊肿（median mandibular cyst）、球上颌囊肿（globulomaxillary cyst）归类于面裂囊肿。现代胚胎学观点认为各面突间的沟不因面对面的融合而消失，上皮也不可能埋入，因此，不可能发生所谓的面裂囊肿。近些年来，多数学者包括WHO牙源性肿瘤组织学分型，认为过去所谓的腭正中囊肿实际上是鼻腭管囊肿向后部伸展所形成，下颌正中囊肿可能是牙源性角化囊肿、根侧囊肿（lateral periodontal cyst）、根尖周囊肿或单纯性骨囊肿。所谓球上颌囊肿，很可能是该部位的牙源性角化囊肿、根侧囊肿或其他病变，如牙源性钙化囊肿、牙源性黏液瘤等。但也有人认为球上颌囊肿的名称还应保留，诊断球上颌囊肿的标准是：囊肿位于上颌恒侧切牙和尖牙之间，邻牙为活髓牙；X线表现局部为倒梨形密度减低区；组织学上不能诊断其他病变。

鼻腭管囊肿多见于30～60岁患者，男性较多见。通常无自觉症状。少数病例因神经受刺激而有烧灼感、疼痛、麻木。囊肿明显大时，可有局部膨隆。

【影像学表现】

鼻腭管囊肿位于上中切牙牙根之间或后方腭中线部位，通常呈心形、圆形、椭圆形密度减低的影像，边界清楚并有密质骨边缘（图11-12）。囊肿较大时，相邻牙根可被分开（图11-13），偶见牙根吸收。较大体积的囊肿可同时突入鼻腔和口腔。

CT可以更好地确定囊肿的部位、边界和范围，对于术前诊断和辅助手术治疗有帮助。鼻腭管囊肿体积较小时可仅表现为鼻腭管的局部膨大（图11-14），随着体积增大可逐渐破坏硬

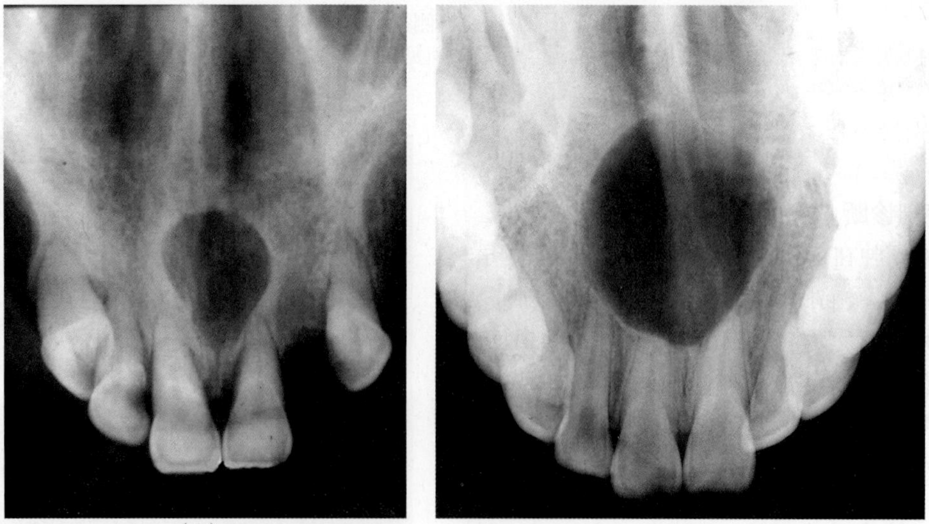

（1）　　　　（2）

图11-12　鼻腭管囊肿

（1）上颌前䝟片示根尖区心形密度减低区；（2）上颌前䝟片示上颌中部圆形密度减低区，牙根吸收

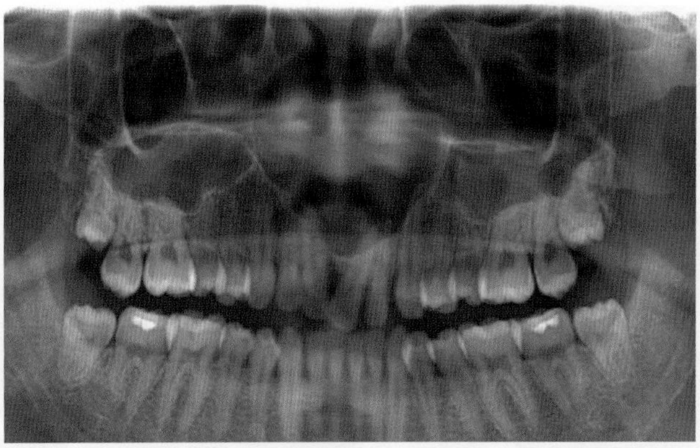

图 11-13　鼻腭管囊肿

曲面体层片（局部）示较大范围鼻腭管囊肿，导致鼻底鼻中隔下分骨破坏，21 移位

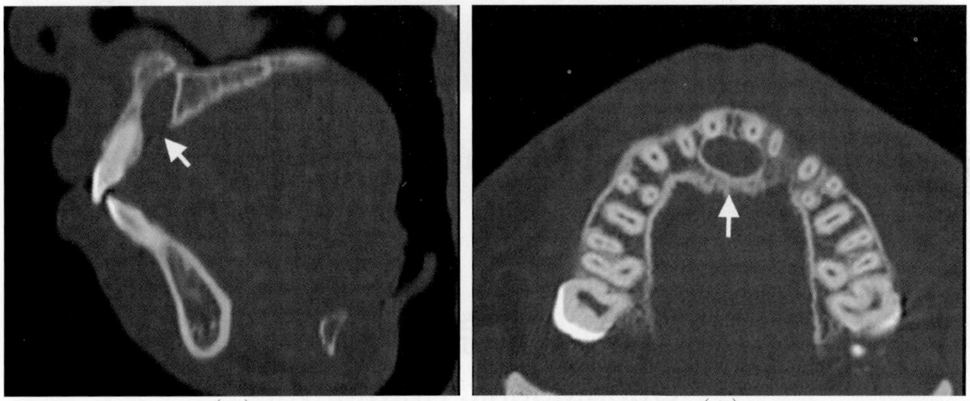

（1）　　（2）

图 11-14　鼻腭管囊肿

（1）MSCT 矢状位示鼻腭管中下段膨隆；（2）MSCT 横断面示鼻腭管异常增粗，呈圆形囊肿表现

腭、鼻中隔、牙槽突（图 11-15），突入口腔或鼻腔。囊肿周围可见有骨壳样结构。囊肿内部为液体或稍高于液体密度。MRI 可以进一步确定病变内部液体性质，从而有助于诊断（图 11-16）。

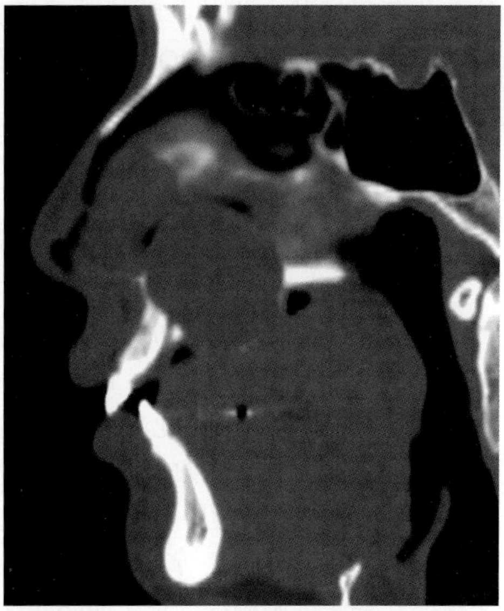

图 11-15　鼻腭管囊肿

MSCT 矢状位示囊肿位于切牙管上段，呈球形突向口腔和鼻腔，囊肿周围有菲薄骨性边界

【鉴别诊断】

1. 正常鼻腭孔和鼻腭管　较大但属正常的鼻腭孔、鼻腭管和鼻腭管囊肿有时容易混淆。一般认为鼻腭管的宽度超过 6 mm，应高度怀疑有囊肿的可能。另外，正常的直线形鼻腭管壁弯曲呈弧形并有邻牙移位，则应考虑为鼻腭管囊肿。

2. 根尖周囊肿　当鼻腭管囊肿因受投照角度影响和上颌中切牙根尖重叠时，需同根尖周囊肿相鉴别。改变 X 线射入角度时，根尖周囊肿始终位于根尖区，而鼻腭管囊肿影像可从中切牙根尖区移开。另外，根尖周囊肿有病原牙、牙槽骨骨硬板和牙周膜影像不连续，以及牙髓活力丧失等亦有助于鉴别诊断。

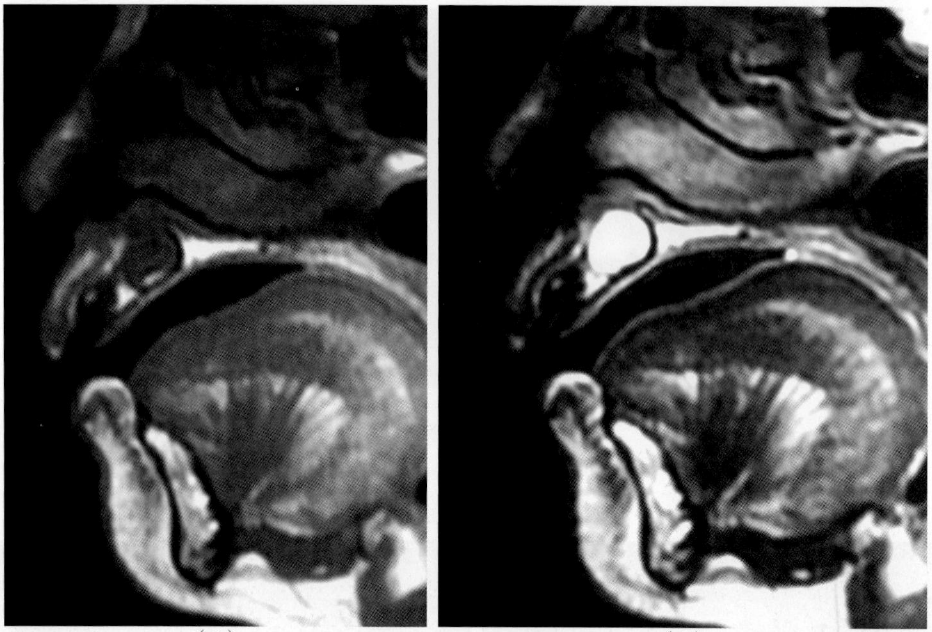

（1）　　（2）

图 11-16　鼻腭管囊肿
（1）MRI T1 加权像显示为较低信号；（2）MRI T2 加权像中显示为较高信号，圆形，位于鼻腭管上段

第五节　牙源性角化囊肿
Odontogenic Keratocyst

【概述】

牙源性角化囊肿（odontogenic keratocyst）是病理中特征性表现为具有规则栅栏样排列的角化复层鳞状上皮的一种特殊牙源性发育性囊肿。Philipen（1956）首先描述此疾病，称为牙源性角化囊肿。WHO（1992）将牙源性角化囊肿和始基囊肿（premordial cyst）视为同一囊肿。2005 年，WHO 将牙源性角化囊肿归类为牙源性良性肿瘤，并称牙源性角化囊性瘤（keratocystic odontogenic tumour）。2017 年 WHO 牙源性肿瘤分类中将牙源性角化囊肿归类为牙源性发育性囊肿。

一般认为此病变来源于牙板及其残余。其有独特的组织病理学特点：无炎症者囊壁较薄，上皮有不全角化或正角化。偶见上皮有异常增生现象。纤维性囊壁内可见上皮岛或子囊。囊内容物可为稀薄囊液或为干酪样物质。牙源性角化囊肿具有一定的恶变概率，刮治术后复发率较高。

好发年龄有两个高峰期：10 ～ 30 岁和 40 ～ 50 岁。病变多累及下颌骨，尤其是磨牙区及升支部，上颌者以磨牙，尤其第三磨牙区为多见。病变早期通常无自觉症状，但随病变逐渐增大，可出现颌骨不同程度的膨胀。此囊肿容易继发感染。病变可单发或多发。

多发牙源性角化囊肿，可伴发皮肤多发性痣或基底细胞癌、其他骨骼异常改变和硬脑膜钙化（大脑镰和小脑幕）、掌跖小凹等表现，称为基底细胞痣综合征（basal cell nevus syndrome），又称痣样基底细胞癌综合征（nevoid basal cell carcinoma syndrome）、Gorlin-Goltz 综合征。有些病例有家族史，属常染色体显性遗传。

【影像学表现】

牙源性角化囊肿多为单囊，也可为多囊及多发。单囊者常为圆形或椭圆形，可呈分叶状，可含牙或累及邻牙牙根。病变体积差异较大，体积较小者易与含牙囊肿或根尖周囊肿混淆（图 11-17）。多囊者通常为相差无几的数个大囊，需同成釉细胞瘤区别（图 11-18）。多发者可同时在颌骨几个象限内存在，也可在较长时间随访中先后发生（图 11-19）。下颌骨较大的牙源性角化囊肿颌骨膨胀通常不明显，常沿颌骨长轴扩展（图 11-20）。可见牙根吸收，有的病变内可见钙化灶（图 11-21）。

基底细胞痣综合征病例，除颌骨内有囊性病变外，其他骨骼异常包括分叉肋、肋骨粗细不均、肋骨融合、脊柱弯曲、椎体裂等（图 11-22），颅内异常可见大脑镰和小脑幕钙化（图 11-23）、蝶鞍韧带钙化及骨桥形成等（图 11-24）。CT 检查能清楚显示囊肿的范围，颊、舌侧骨板膨出程度和有无骨质缺损，以及同邻近组织结构的关系，尤其是上颌病变与上颌窦的关系（图 11-25）。

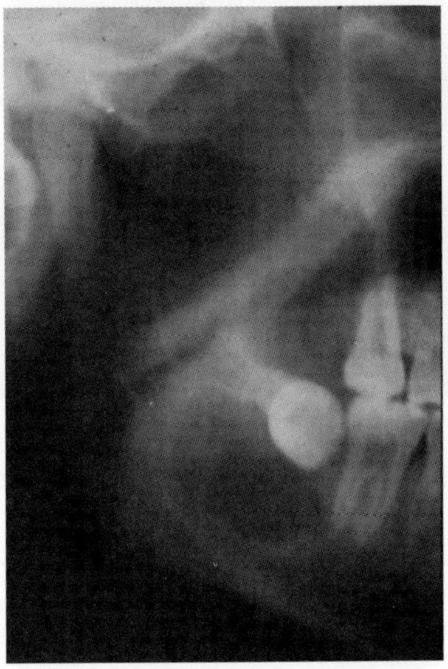

图 11-17　牙源性角化囊肿

曲面体层片（局部）示 48 颊舌向水平阻生，下方单囊影像，下颌管移位

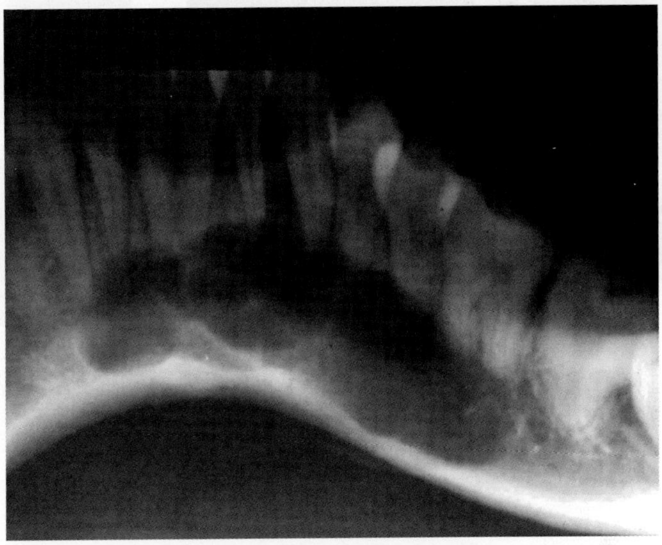

图 11-18　牙源性角化囊肿

下颌体腔片（局部）示下颌多囊影像，颌骨膨胀不明显，牙根吸收亦不明显

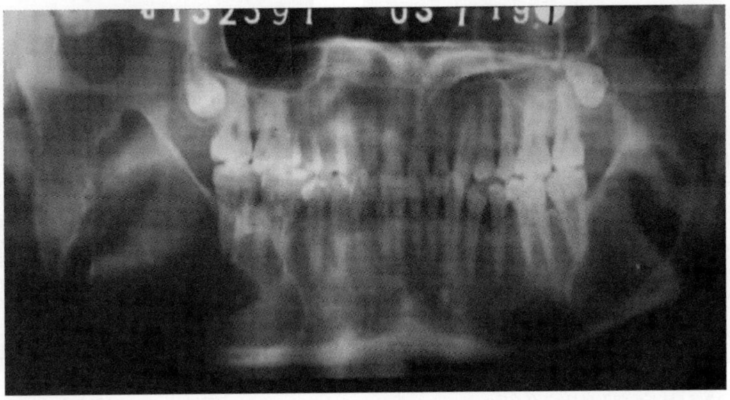

图 11-19　牙源性角化囊肿

曲面体层片示两侧升支角部有较大囊性病变影像

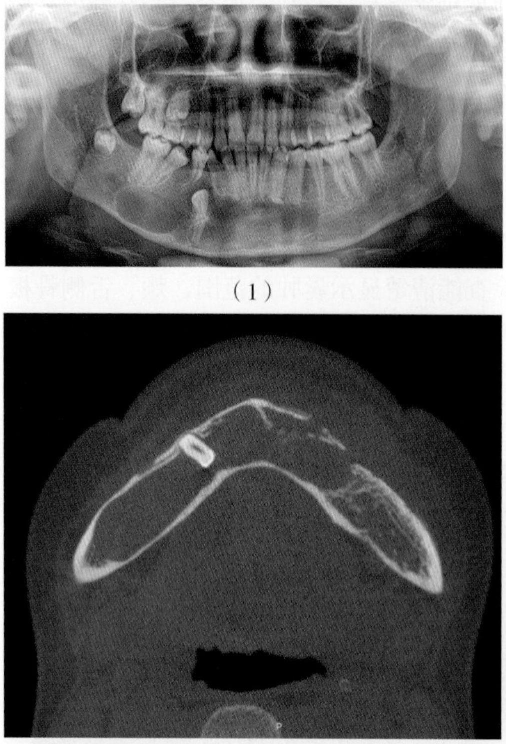

（1）

（2）

图 11-20　牙源性角化囊肿

曲面体层片（1）和 CBCT（2）示下颌骨囊性影像，沿下颌骨长轴扩展

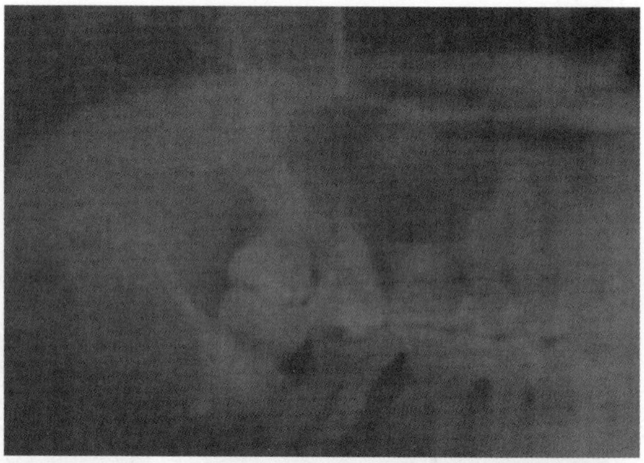

图 11-21　牙源性角化囊肿

曲面体层片（局部）示右上颌后部密度减低区内有钙化团块影

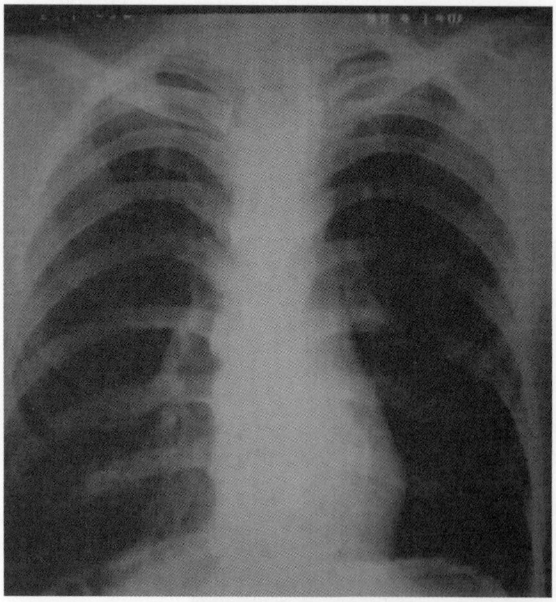

图 11-22　基底细胞痣综合征

胸部 X 线片（正位）示脊柱侧弯，左第 5，右第 6 前肋分叉，右第 5 肋细

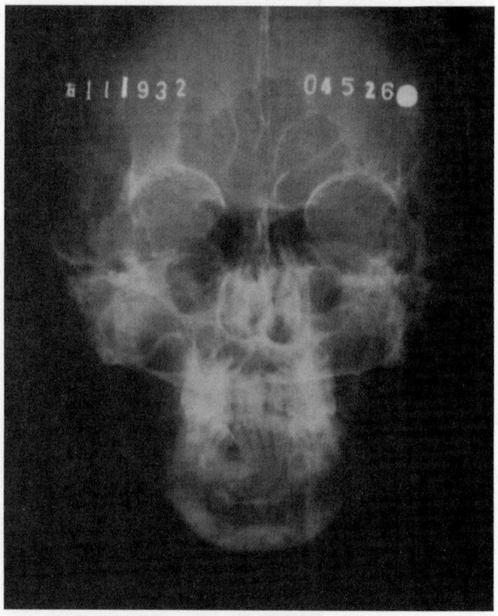

图 11-23　基底细胞痣综合征

头颅 X 线正位片示大脑镰钙化

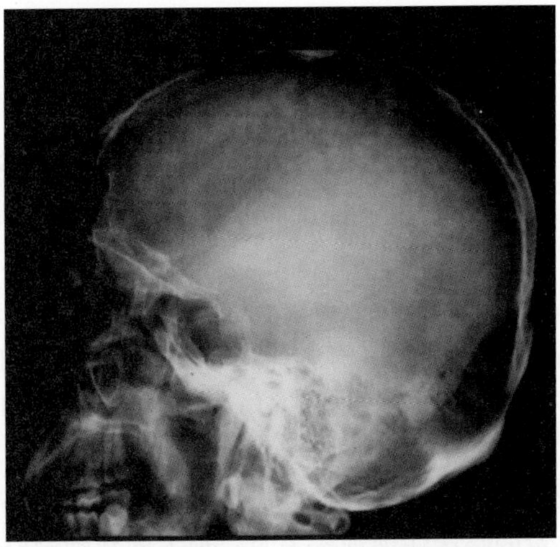

图 11-24　基底细胞痣综合征

头颅 X 线侧位片示蝶鞍韧带钙化

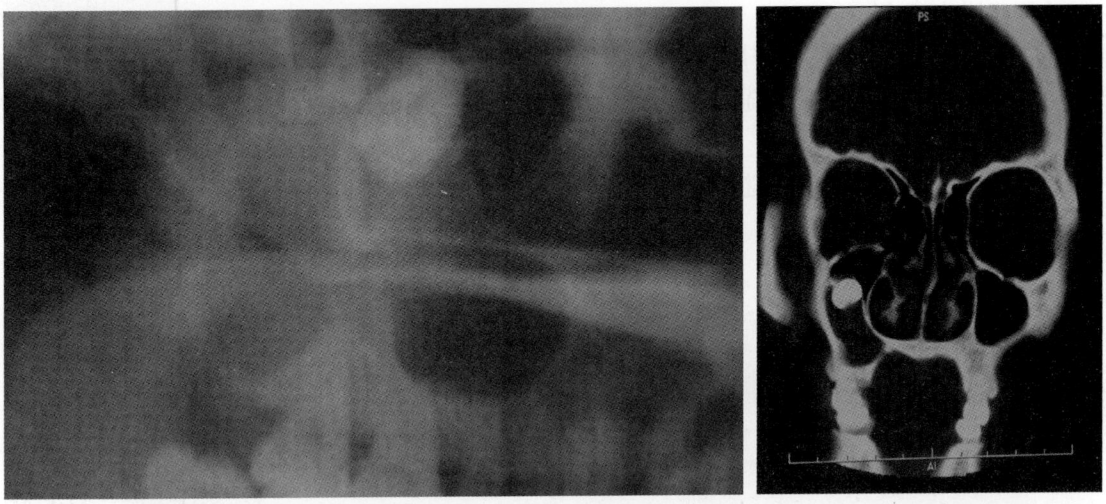

（1）　　　　（2）

图 11-25　牙源性角化囊肿

（1）曲面体层片（局部）示右上颌囊性病变向上突入上颌窦，关系观察不清楚，18 移位；（2）MSCT 冠状面图像示右上颌单囊影，突入上颌窦，窦腔缩小，18 移位于肿瘤上方

【鉴别诊断】

1. 成釉细胞瘤　单囊型成釉细胞瘤患者年龄较小，以下颌升支角部多见。较大的肿瘤通常要比牙源性角化囊肿膨胀明显，牙移位及缺失较多见，牙根吸收发生率高。多房者通常大小房室相差悬殊，甚至表现为肿瘤一部分是大房状，而另一部分为蜂窝状，这些都是此肿瘤的特点。

2. 含牙囊肿　含牙囊肿倾向于体积较小，范围局限、骨破坏程度较轻。含牙囊肿有时与牙源性角化囊肿难以鉴别。

3. 根尖周囊肿　当牙源性角化囊性瘤较小并波及邻近牙根时，需同根尖周囊肿鉴别，主要依据有无病原牙加以区别。

4. 单纯性骨囊肿　此病变边界有时模糊，囊腔密度有时也呈不均匀减低。

第六节 牙源性钙化囊肿
Calcifying Odontogenic Cyst

【概述】

牙源性钙化囊肿（calcifying odontogenic cyst），也称 Gorlin 囊肿（Gorlin cyst）。有研究表明本病为既具有囊肿的某些特点，又具有肿瘤特征的一种较特殊的牙源性病损，因此，2005年 WHO 分类中将其称为牙源性钙化囊性瘤（calcifying cystic odontogenic tumour）。2017 年 WHO 分类中将其复归为牙源性钙化囊肿。

镜下可见衬里上皮或纤维囊壁中具有特征性数量不等的影细胞，通过染色反应表明它们是角化物，常发生钙化。大量的临床病理观察表明：绝大多数肿瘤以囊性改变为主，少数病例表现为实性病损或伴其他肿瘤，其中少数肿瘤还可表现为恶性特征。

患者多在 40 岁以前发病。无明显性别差异。上、下颌骨发生率基本相同。生长缓慢，颌骨可有不同程度膨隆，通常无自觉不适。少数病变可术后复发，表现出局部侵袭性或癌变。

【影像学表现】

病变边界多数清楚并有密质骨白线围绕，少数边界不规则且模糊。大部分病变呈单房表现，少数病变呈多房。病变内通常可见数量不等、大小不同的钙化影像。牙移位、牙根吸收也较常见（图 11-26）。

CT 检查对于上颌病变能避免病变与邻近组织结构重叠，容易发现钙化影像，对诊断有一定意义（图 11-27）。

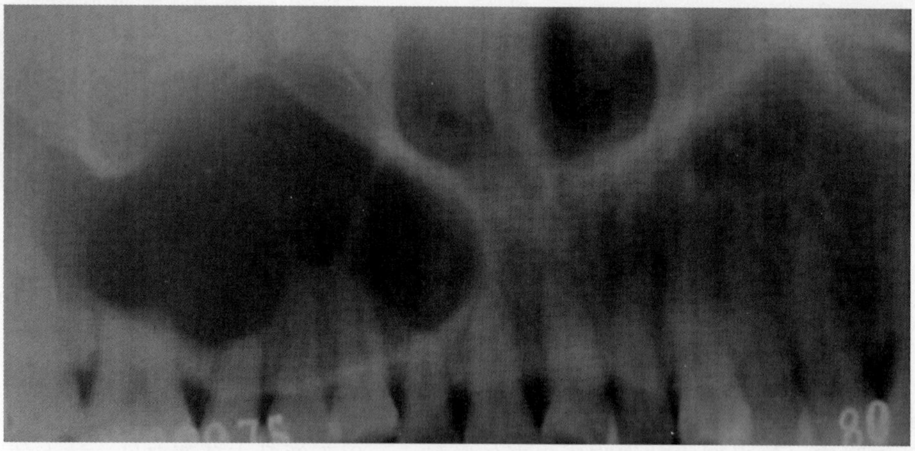

图 11-26　牙源性钙化囊肿
上颌体腔片（局部）示右上颌多房病变，近中部有钙化灶，牙根吸收

【鉴别诊断】

1. 牙源性角化囊肿　有钙化影像时和牙源性钙化囊肿鉴别有时会有困难。牙源性角化囊肿内钙化灶少见，若继发感染可出现反复肿胀，下颌较大病变颌骨膨胀并不明显。

2. 成釉细胞瘤　单囊型成釉细胞瘤内部一般无钙化灶，上颌骨较少见，牙根吸收常见。

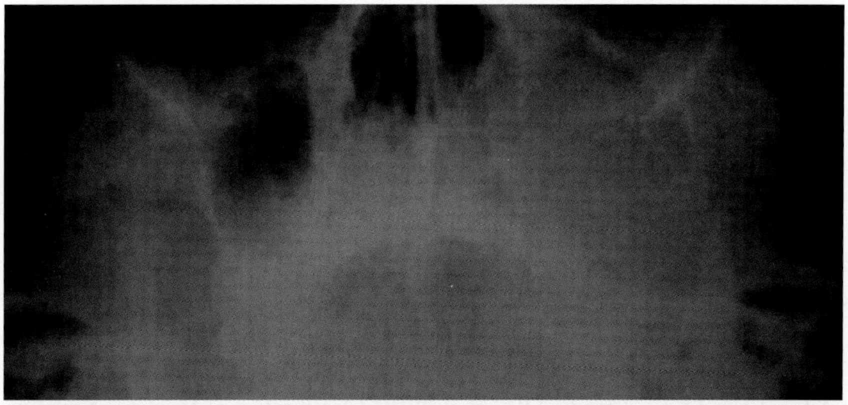

（1）

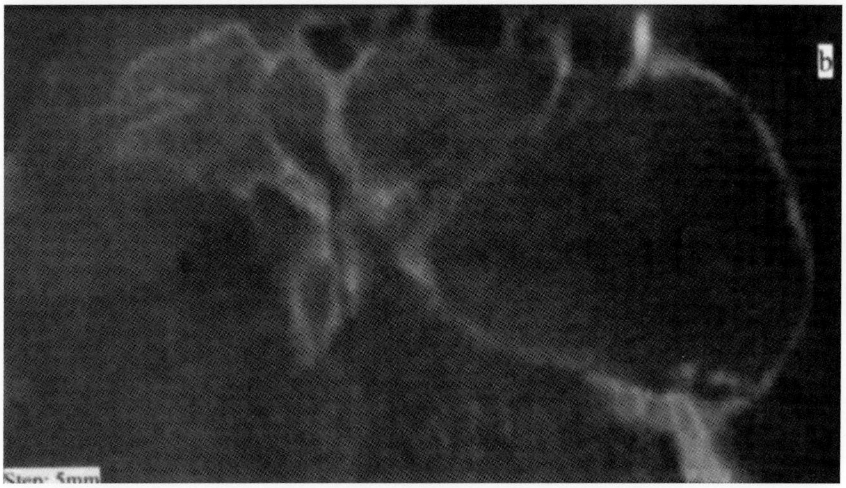

（2）

图 11-27　牙源性钙化囊肿

（1）华特位片示左上颌肿瘤突入上颌窦，外下壁膨胀；（2）口腔颌面锥形束 CT 横断面图像示肿瘤前下部有钙化灶

Summary

A cyst of the jaw is a pathologic cavity filled with fluid or semifluid, lined by epithelium, and surrounded by a definite connective tissue wall. According to the classification of WHO in 1992, the cysts of jaws are divided into developmental and inflammatory cysts. The developmental cysts include odontogenic and non-odontogenic cysts. Radicular cyst and dentigerous cyst are the most frequent odontogenic cysts. Nasopalatine duct cyst is the most frequent non-odontogenic cyst. In the classification of WHO in 2017, odontogenic keratocyst and calcifying odontogenic cyst were again classified into cysts, instead of tumors.

The cysts of jaws are usually asymptomatic at the early stage. Although many advanced imaging methods have been applied, conventional radiographs are most frequently used for their simplicity and convenience. Central cysts usually appear as round, oval or scalloped radiolucent areas, with well-defined corticated periphery. They may be unilocular or multilocular.

参考文献

［1］马绪臣，李铁军 . 口腔颌面部疾病 CT 诊断与鉴别诊断 . 北京：北京大学医学出版社，2019.

［2］唐光健，秦乃姗 . 现代全身 CT 诊断学 . 4 版 . 北京：中国医药科技出版社，2019.

［3］陆可望，施荣山，杨保秀 . 遗传性口腔疾病 . 北京：科学出版社，1990.

［4］耿温琦，吴运堂，于世凤 . 牙源性角化囊肿（附 120 例）. 中华口腔医学杂志，1983，18：90-93.

［5］于世凤 . 口腔组织病理学 .6 版 . 北京：人民卫生出版社，2007.

［6］Kramer IRH，Pindborg JJ，Shear M. Histological typing of odontogenic tumours. 2nd ed. Berlin：Springer-verlay，1992.

［7］Robert E. Marx，Diane Stern. Oral and Maxillofacial Pathology：a rationale for diagnosis and treatment. Chicago：Quintessence Publishing Co，2003.

［8］EI-Naggar A.K.，Chan J.K.C，Grandis J.R.，et al. WHO Classification of Head and Neck Tumours（4th）. Lyon：IARC，2017.

（吴运堂　孙志鹏）

第十二章　颌骨瘤样病变

Tumor-Like Lesions of Jaws

颌骨瘤样病变（tumor-like lesions of jaws）是指颌骨非肿瘤性细胞增生所形成的肿瘤样病变。瘤样病变和肿瘤的区别主要在于其生长通常有自限性，并且无恶性临床行为。

颌骨哪些病变属于瘤样病变，长期以来意见并不一致。WHO（1992 年）颌骨肿瘤组织学分类中曾将骨纤维异常增殖症（fibrous dysplasia）、根尖周牙骨质异常增生（periapical cemental dysplasia）、家族性巨大型牙骨质瘤（familial gigantiform cementoma）、巨颌症（cherubism）、颌骨中心性巨细胞肉芽肿（central giant cell granuloma of jaws）、动脉瘤样骨囊肿（aneurysmal bone cyst）和单纯性骨囊肿（simple bone cyst）等归类于非肿瘤性骨疾病。WHO（2005 年）颌骨肿瘤分类将以上难以准确划分为某一类疾病范畴的疾病称为骨相关疾病（bone-related lesions）。WHO（2017 年）颌面骨肿瘤分类中的骨纤维性病变包括骨化纤维瘤、家族性巨大型牙骨质瘤、骨纤维异常增殖症、牙骨质-骨结构不良（cemento-osseous dysplasia）；巨细胞性骨病变和骨囊肿（giant cell lesions and bone cysts）包括颌骨中心性巨细胞肉芽肿、外周性巨细胞肉芽肿、巨颌症、动脉瘤样骨囊肿和单纯性骨囊肿。

第一节　骨结构不良
Osseous Dysplasia

【概述】

骨结构不良（osseous dysplasia）是一组发生于颌骨承牙部位根尖周区域，以纤维组织和化生性骨取代正常骨组织的特发性病变，包括以往命名的根尖周牙骨质结构不良（periapical cemental dysplasia）和巨大型牙骨质瘤（gigantiform cementoma）。2005 年 WHO 分类中略去“牙骨质”，将其命名为骨结构不良。2017 年 WHO 分类中将其再次命名为牙骨质-骨结构不良（cemento-osseous dysplasia）。骨结构不良只发生于颌骨的承牙区，一般认为来源于牙周膜。病变有多种临床表现形式，并具有不同的名称。牙骨质-骨结构不良为良性病变，极少数情况下可发生恶性变。

仅累及下颌前牙少数牙的病变称为根尖周骨结构不良（periapical osseous dysplasia），发生于颌骨后牙区的类似的局限性病变被称为局灶性骨结构不良（focal osseous dysplasia）。另外两型骨结构不良的病变范围更加广泛，常弥漫发生于双侧下颌骨，甚至累及颌骨的 4 个象限。其中一型为繁茂型骨结构不良（florid osseous dysplasia），多见于 30 岁以上女性，早期患者无自觉症状，牙髓活力正常，牙不松动，常因病变继发感染或拔牙创不愈合而就诊。另外一型发生于年轻人，可导致明显的颌骨膨隆变形，称为家族性巨大型牙骨质瘤（familial gigantiform cementoma），此类疾病多为常染色显性遗传病，但也有散发病例报道。

根尖周骨结构不良和局灶性骨结构不良一般无自觉症状，通常在 X 线检查时偶然发现，病变区牙髓活力可正常。在病变早期以成纤维细胞为主，并有骨化生及牙骨质样物质逐渐沉积，最终形成一个致密的矿化团块。繁茂型骨结构不良可在继发感染后出现症状，常见因拔牙后感染就诊。除家族性巨大型牙骨质瘤外，颌骨膨隆不是骨结构不良的常见表现。

【影像学表现】

骨结构不良呈现以透射影为主、透射及阻射混合密度或阻射影像为主的表现，随时间的推移，阻射影像有逐渐增加的趋势。在透射及阻射混合密度或阻射影像为主的病变中，病变与根尖之间有低密度带分隔。

根尖周骨结构不良多见于下前牙，在根尖周呈圆形，边界清楚，一般较小，通常不超过 1 cm。多累及一个牙，也可见于多个牙根尖周，多发病变者可发生于相互邻近数牙，也可发生于相隔牙。连续观察病例，可见病变有自限性。因病变发展不同阶段，病变内骨化生和牙骨质样物质沉积多少不同，X 线表现病变密度也有所不同。多发病例可有不同时期的表现。

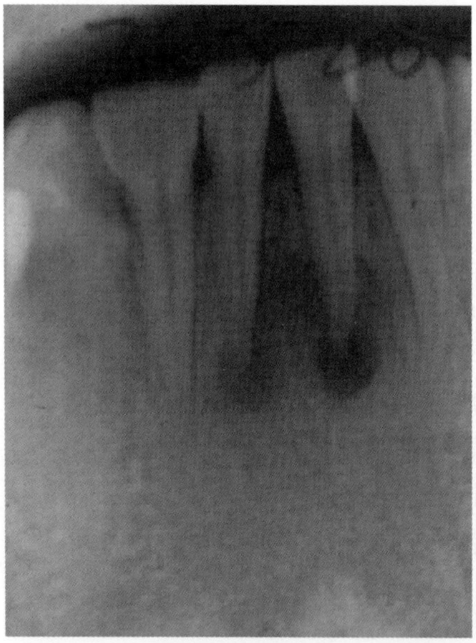

图 12-1　根尖周骨结构不良（溶骨期）
根尖片示牙体无病变，根尖周密度减低区

（1）溶骨期：为早期表现，由于骨质破坏而代以纤维结缔组织，因并无骨化，所以显示为根尖周小圆形密度低的影像，边界清楚，有的病变甚至边缘骨质硬化，根尖周骨硬板影像消失，类似于根尖周肉芽肿，但牙体可无异常表现（图 12-1）。

（2）牙骨质形成期：通常表现为在根尖周密度减低影中心部有少量密度增高的影像（图 12-2）。

（3）成熟期：牙根尖周呈圆形，边缘光滑，呈密度均匀一致增高的圆形影像，周围有密度低的线条状影像围绕（图 12-3）。繁茂型骨结构不良即较多数牙根尖周均有增生的致密团块（图 12-4）。可单颌 2 个象限或上、下颌 4 个象限同时受累，单颌者下颌多见。具有对

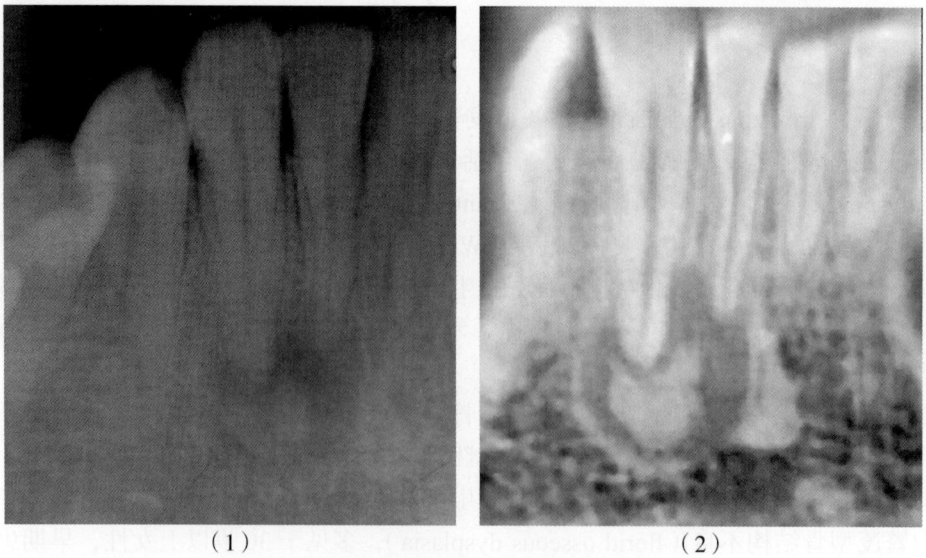

（1）　　　　　　　　　　（2）

图 12-2　根尖周骨结构不良（牙骨质形成期）
根尖片（1）与锥形束 CT（2）示牙体无病变，根尖周密度减低区中心部有致密性团块形成，致密性团块与根尖见均匀低密度分隔带

称性发病特点，可 4 个象限每个牙根尖周均有病变。家族性巨大型牙骨质瘤伴有颌骨膨隆变形（图 12-5）。病变的典型特点是与牙根相连的边缘呈光滑分叶状或不规则形的致密团块状影像，有的病变周围有密度低的线条状影像围绕，有的病变周围则无密度低的线条状影像，亦有病例表现为病变致密的团块和圆形或分叶状透影区相混存。致密性团块影像与牙根间有线条样低密度影像带相隔，有的牙根外形可不清楚或消失。当病变继发感染后，致密性骨性团块周围低密度条带增宽，可形成游离死骨，需手术治疗。

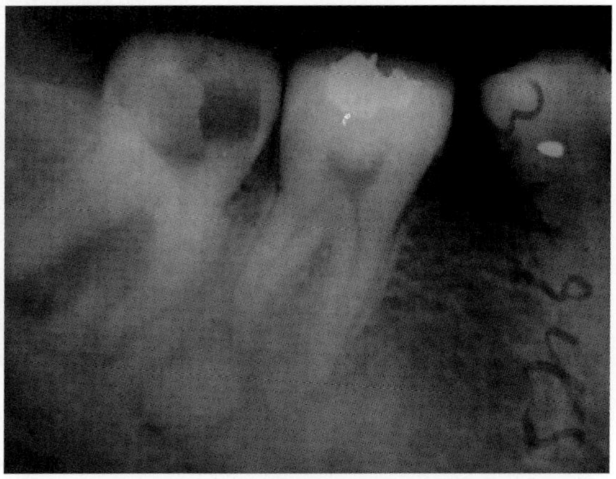

图 12-3　根尖周骨结构不良（成熟期）

根尖片示$\overline{6|}$远中根尖周圆形高密度阻射影，周围有低密度线条影围绕

【鉴别诊断】

1. 根尖周肉芽肿　此病变同根尖周骨结构不良溶骨期根尖周透射影非常相似，但均存在龋病或牙发育异常、外伤后牙冠缺损等牙体病变，患牙曾有或仍有相关症状，或牙髓活力丧失。

2. 骨化纤维瘤　此肿瘤有时需同根尖周骨结构不良牙骨质形成期鉴别。此瘤边界清楚，通常较大，周围无低密度透射带，好发于前磨牙和磨牙区。多发生于 30 岁以前。

3. 成牙骨质细胞瘤　此肿瘤有时易同根尖周骨结构不良成熟期混淆。此瘤呈根尖周圆形或不规则致密团块，与牙根紧密粘连。好发于前磨牙、磨牙区。常因继发感染而有肿痛症状或病史。

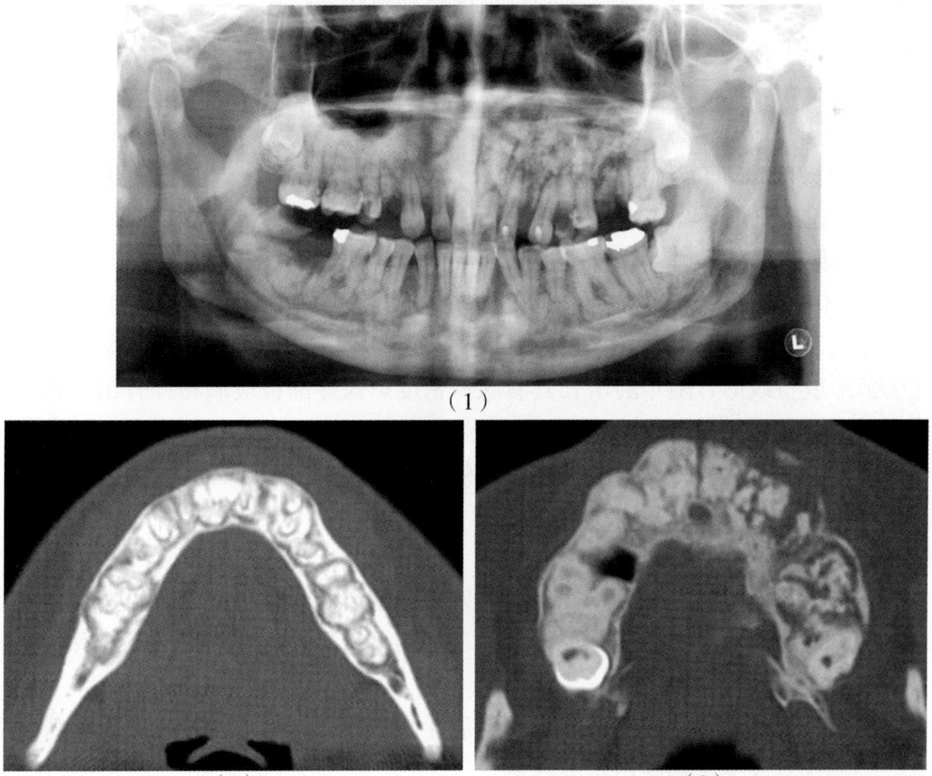

（1）　（2）　（3）

图 12-4　繁茂型骨结构不良

（1）曲面体层片示上、下颌 4 个象限全部牙根尖周均见有团块状致密影像；（2）多层螺旋 CT 横断面图像示病变与牙根和正常骨结构之间存在线样低密度透射带，下颌骨膨隆变形不明显；（3）多层螺旋 CT 横断面图像示左上颌病变中致密性团块影像内密度高低不均，且与牙根及周围骨之间低密度带不规则变宽，为伴发感染时逐渐形成游离死骨影像

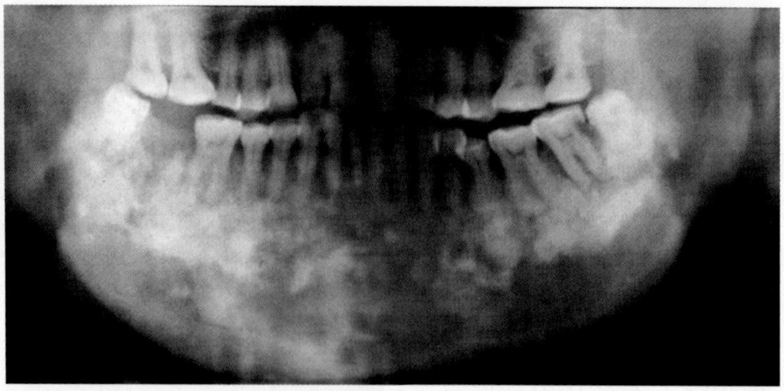

图 12-5 家族性巨大型牙骨质瘤
曲面体层片示下颌骨广泛弥漫根尖周致密团块影像，下颌骨外形明显膨隆变形

第二节 巨颌症
Cherubism

【概述】

巨颌症（cherubism）也称家族性巨颌症（familial cherubism）、家族性颌骨多囊性病（familial multilocular cystic lesions of jaws），是一种良性自限性病变，由 Jones（1933）首先报道。

本病常有家族性发病倾向，是一种常染色体显性遗传性疾病。骨组织被血管丰富的纤维组织取代，纤维组织中有出血灶，多核巨细胞常围绕在血管周围。病变后期纤维成分增多，并有新骨形成。

幼年时即可出现临床表现，下颌骨常先被侵犯。典型者为无痛性、对称性颌骨膨隆，呈“方脸”或“胖娃娃脸”面容。黏膜色泽正常。触诊多为结节状骨性硬度，无触痛。病变早期通常有下颌下淋巴结肿大，到青春期时肿大的淋巴结逐渐恢复。

【影像学表现】

多为双侧颌骨后部病变，出现颌骨明显膨胀变形（图 12-6），边界清楚或为致密弧形边缘，随年龄增长，弧形边缘增宽且更致密。病变区为大小不同的多房样影像，分隔多为粗糙的、硬化的弧形或直线形，随年龄增长其囊状低密度影像逐渐被玻璃粉样骨组织代替。下颌病变从牙槽突及升支前缘开始，髁突通常不被侵犯（图 12-7）。严重病例整个下颌骨或上、下颌骨均被侵犯（图 12-8）。单独发生于下颌前部病变者少见。病变区牙可有移位、阻生、缺失、根弯曲及根吸收等。

【鉴别诊断】

1. 骨纤维异常增殖症 无家族性发病史，发现病变年龄较大，病变可见于其他骨骼，多发者常为一侧多骨发病。病变沿患骨外形膨大，多无明显边界。病变区牙无明显移位、脱落、阻生及牙根吸收。

2. 颌骨中心性巨细胞病变 无家族史。发病年龄较大。无对称性发病特点。病变无多弧形硬化边缘，多囊样者少见，病变内密度较低。

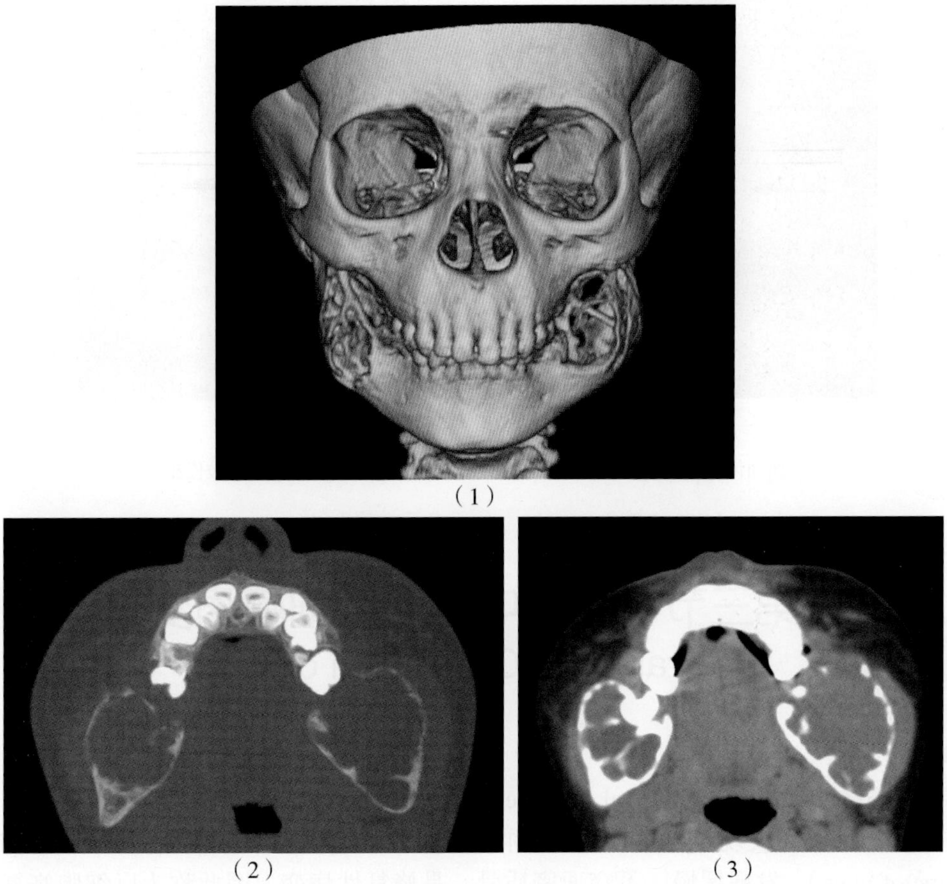

图 12-6　巨颌症

(1) 多层螺旋 CT 三维图像示双侧下颌骨升支对称性膨隆变形；(2) 横断面骨窗图像示病变内部呈多数骨性分隔；(3) 横断面软组织窗图像示内部为软组织密度

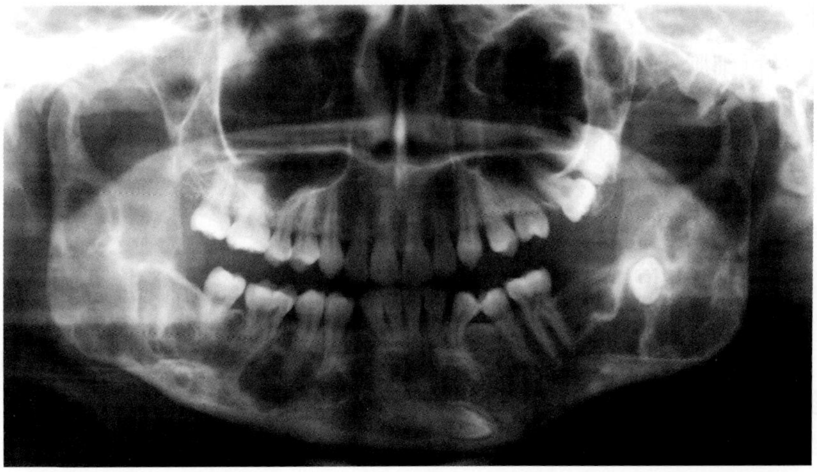

图 12-7　巨颌症

曲面体层片示下颌双侧升支体多房性病变，分隔多为致密弧形，双侧髁突未被侵犯

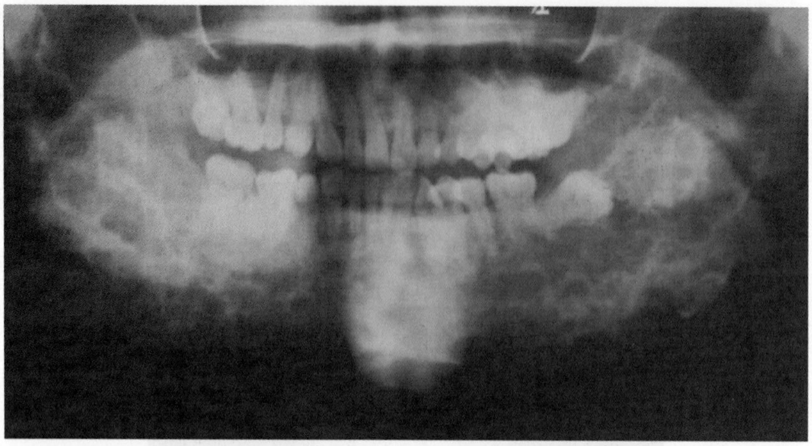

图 12-8 巨颌症
曲面体层片示上下颌骨多房性病变，分隔较粗糙，双侧髁突未被侵犯

第三节 颌骨中心性巨细胞病变
Central Giant Cell Lesion of Jaws

【概述】

颌骨中心性巨细胞病变（central giant cell lesion of jaws）是一种良性局限性病变，但有时具有侵袭性的骨破坏表现。Jaffe（1953）称之为颌骨中心性巨细胞肉芽肿（central giant cell granuloma of jaws），发展缓慢，不穿通密质骨，是修复性病变，因此称为巨细胞修复性肉芽肿（giant cell reparative granuloma），并沿用多年。Shafer（1966）指出其病变本质是破坏过程，部分病例呈“侵袭性”生长，因此建议删去“修复性”一词。2005年WHO将其命名为颌骨中心性巨细胞病变，目前这一病名已被广泛应用。本病同巨细胞瘤的关系并不很明确。目前国外有些学者认为两者统称为颌骨巨细胞病变更为合适，其临床行为具有一个较宽的变化范围，可有侵袭性，也可无侵袭性。

颌骨中心性巨细胞病变多见于30岁以下年轻人。常发生于下颌牙列区。病变增长缓慢，颌骨膨隆，牙松动、移位。通常无自觉不适。病因不清，一些学者认为可能是对颌骨内某种不明刺激的反应。病变由成熟程度不一的纤维结缔组织构成，其中含有分布不均的多核巨细胞。血管丰富并常见出血灶。

【影像学表现】

有的病变呈边界清楚的密度减低区，并有密质骨边缘。少数病变边界模糊（图12-9）。单房多见，也可见多房者，多房者房室间隔粗糙或纤细而较模糊，少数多房病变类似成釉细胞瘤（图12-10）。较大病变颌骨膨隆，偶见密质骨不连续。可见牙移位，牙根吸收较少见。

【鉴别诊断】

1. 成釉细胞瘤 无论是单房或多房成釉细胞瘤，有时需要同颌骨中心性巨细胞病变鉴别。前者较多见，边界清楚并有高密度骨边缘，多房者为多弧形分隔，边界清晰，边缘可有切迹，牙根吸收更多见。

2. 巨颌症 多发生于儿童，有家族发病史。常为下颌骨对称性发生，多房分隔多为硬化的半弧形，病变通常从牙槽突和升支前缘开始。

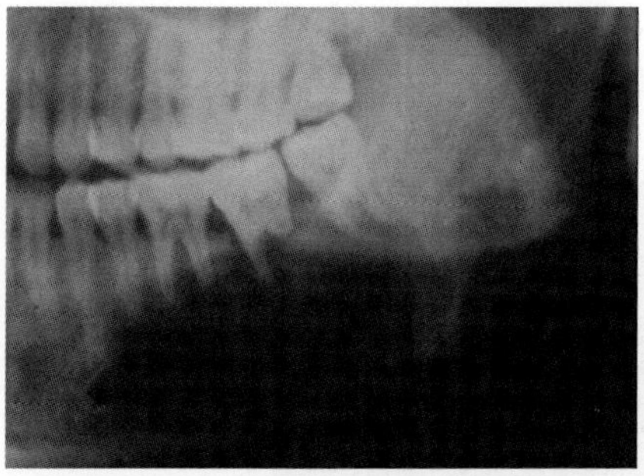

图 12-9　颌骨中心性巨细胞病变

曲面体层片（局部）示左下颌体部病变，其内密度不均匀减低，前界模糊，牙根吸收

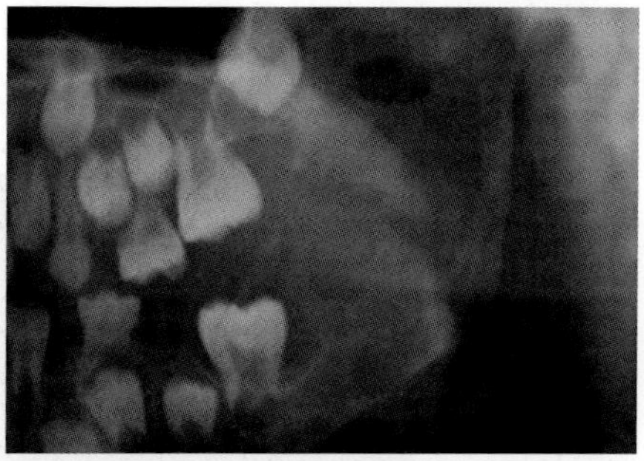

图 12-10　颌骨中心性巨细胞病变

曲面体层片（局部）示左升支角多房样病变，边界清楚，无密质骨边缘

第四节　单纯性骨囊肿
Simple Bone Cyst

【概述】

单纯性骨囊肿（simple bone cyst）是无内衬上皮的骨囊肿，又可称为孤立性骨囊肿（solitary bone cyst）、创伤性骨囊肿（traumatic bone cyst）、出血性骨囊肿（hemorrhagic bone cyst）等。病因不明，多数人认为是由于外伤引起骨髓内出血，血块变性降解使骨内形成空腔。病理性囊腔的囊壁由无上皮衬里、薄层的疏松结缔组织构成。腔内有少量液体、血凝物，或为空腔。多发生于青少年。好发于下颌骨体和正中联合部。通常无自觉症状。多在常规拍片时被偶然发现。

【影像学表现】

常发生于下颌骨，可发生于颏部、体部或升支。一般为圆形或椭圆形，边界清楚，可有或无密质骨白线围绕的单囊性密度均匀或不均匀减低区，也有的患者边界较模糊。较小的病变通常位于下颌管上方根尖周区域，上部边缘在相关牙根间扩展呈扇贝壳形，牙槽骨骨硬板及牙周膜影像连续不断（图 12-11）。少数较大病变可呈多房表现，颌骨膨胀明显，密质骨可变薄，病变内部可见纤细骨性分隔。此病变内不含牙，牙移位很少见，牙根无吸收（图 12-12）。

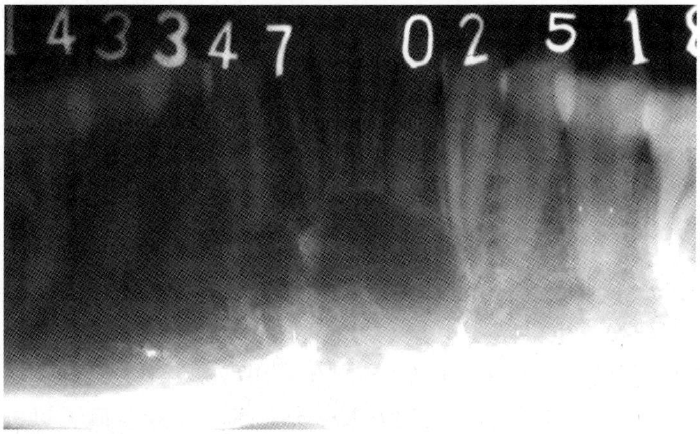

图 12-11　单纯性骨囊肿

下颌体腔片（局部）示病变大致呈圆形，密度不均匀减低，有密质骨边缘

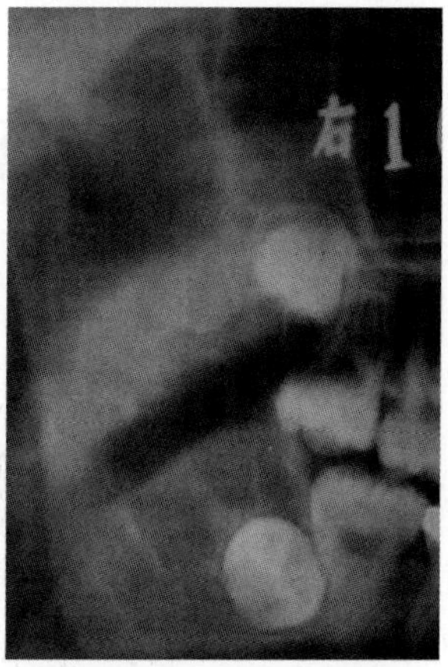

图 12-12　单纯性骨囊肿

曲面体层片（局部）示右升支角多房病变，边界较模糊

CT检查对于病变内部结构及颊、舌侧骨板膨胀情况的观察优于X线片。内部可呈不均匀密度减低影像（图12-13）。

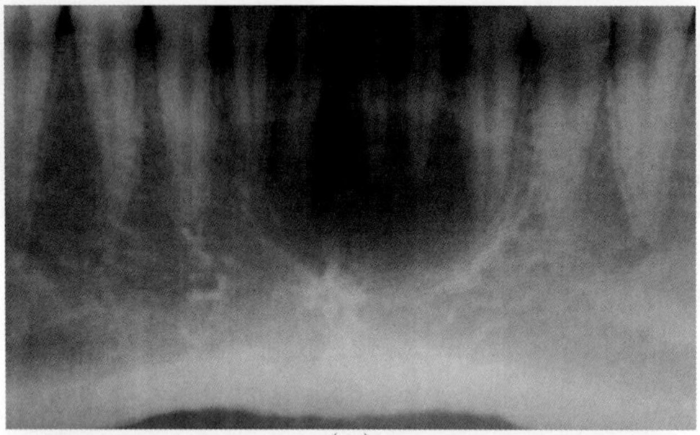

（1）

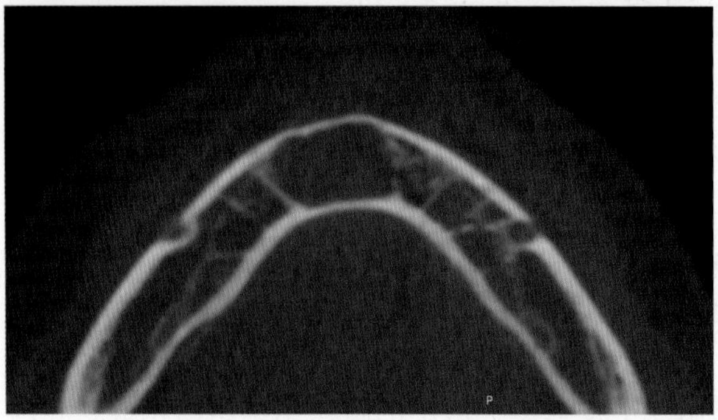

（2）

图12-13　单纯性骨囊肿

（1）下颌体腔片（局部）示颏部椭圆形密度减低区，有密质骨白线围绕；（2）口腔颌面锥形束CT横断面像示病变区颊、舌侧骨板连续，无膨隆

【鉴别诊断】

1. 牙源性角化囊肿　牙源性角化囊肿较常见。囊腔呈密度均匀减低，边界清楚并有线条状密质骨围绕，较常见牙根位于囊肿内，可有牙根吸收。

2. 成釉细胞瘤　较单纯性骨囊肿多见，边界清楚并有线条状密质骨围绕。多房者大小相差悬殊或呈蜂窝状房室者较多见，牙缺失、移位，牙根吸收亦为较常见的X线表现。

第五节　动脉瘤样骨囊肿
Aneurysmal Bone Cyst

【概述】

动脉瘤样骨囊肿（aneurysmal bone cyst）是一种膨胀性溶骨性病损，无上皮衬里，一般认为它是一种反应性病变。它可以单独发生，也可以发生于某些颌骨病变内部。颌骨骨纤维异常增殖症、颌骨中心性巨细胞病变、骨化纤维瘤、纤维肉瘤和骨肉瘤等均可成为引发动脉瘤样骨囊肿的原发性病变。囊肿由多数充满红细胞、大小不一的血窦或血腔构成，囊腔面无衬里上皮，囊壁为纤维结缔组织。

此病约90%以上发生于30岁以下，下颌骨多见，多累及颌骨后份，下颌角、升支、磨牙区等。临床表现为颌骨快速膨隆，局部可有自发痛或压痛，囊腔内充满新鲜血液。

【影像学表现】

动脉瘤样骨囊肿好发于下颌骨磨牙区或升支，其外形呈圆形或呈压力膨胀样低密度影像（图 12-14）。较小的病变内密度均匀，较大者可有多房表现，内部可见纤细骨性分隔。病变较大时引起颌骨的膨隆，可伴有皮质骨变薄，可伴有牙移位和牙根吸收。CT 检查可见其内部存在“液 - 液”平面是其特异表现（图 12-15）。

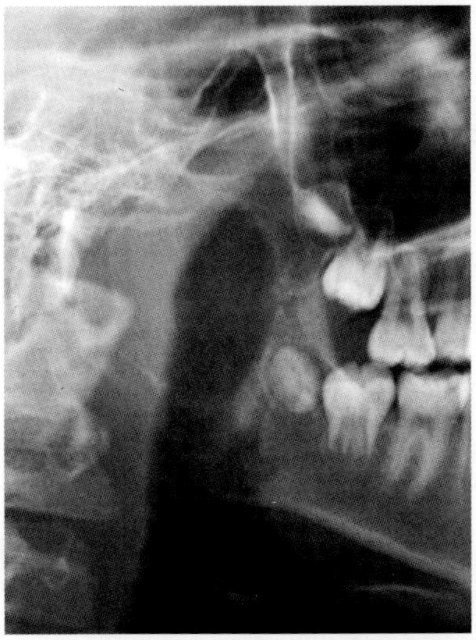

图 12-14　动脉瘤样骨囊肿

曲面体层片（局部）示右髁突及下颌升支明显膨胀变形，呈低密度透射影像

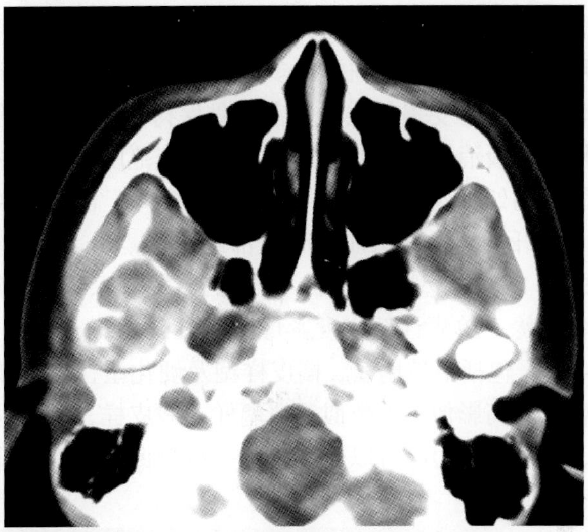

图 12-15　动脉瘤样骨囊肿

多层螺旋 CT 片（软组织窗）示内部存在多数骨性分隔，垂直于膨隆变形的骨壁

【鉴别诊断】

1. 颌骨中心性巨细胞病变　两者影像学表现十分类似，但动脉瘤样骨囊肿更易发生于下颌骨后部，且骨膨隆变形更为显著。

2. 巨颌症　好发于上下颌骨的后部，常表现为双侧对称的多灶性病变。

3. 成釉细胞瘤　成釉细胞瘤单囊型亦常发生于下颌升支，多与阻生的智牙相关，伴有下颌升支不同程度的膨胀变形。

第六节　骨纤维异常增殖症
Fibrous Dysplasia

【概述】

骨纤维异常增殖症（fibrous dysplasia）是一种正常松质骨被含有不同数量、形态异常骨成分的纤维组织所替代的一种骨病变。其病因不明确，多认为是由于原始间叶组织未能分化为正常骨组织，而分化为异常增生的纤维组织所致。在组织病理学上，可见骨小梁排列紊乱、变短、形态不规则，但仅根据组织病理学表现，往往难以诊断。骨纤维异常增殖症单骨性约为多骨性的 6 倍。颌面部骨纤维异常增殖症，上颌骨较下颌骨多见，颌骨后部较前部多见。颌面部多骨性骨纤维异常增殖症一般多累及上颌骨，颧骨、下颌骨次之。若多骨性者同时存在皮肤淡咖啡样色素沉着及性早熟时，称为 Albright 综合征，其可存在一个或几个内分泌腺体功能亢进表现。

骨纤维异常增殖症一般病程较长，多于青少年时期发病，成年后大多可停止发展。受累颌面骨膨隆、变形，牙齿松动、移位，部分患者局部可有胀痛。若骨病变广泛，累及某些脑神经孔部位，则可出现耳聋、失明及嗅觉丧失等。此外，骨纤维异常增殖症可合并感染，且可反复发作。严重者可合并颌骨骨髓炎。

【影像学表现】

对于颌面部骨纤维异常增殖症的X线检查，通常应用曲面体层片、华特位片、下颌骨侧位片及上、下颌骨咬合片等。CT有助于骨纤维异常增殖症的诊断。

骨纤维异常增殖症常具有以下影像学特点：①可见有单骨型和多骨型两种类型，单骨型病变局限于一个骨骼范围内，多骨型同时累及颅颌面部多数骨骼。②受累骨骼沿外形较为均匀的膨隆变形。③受累部位骨骼密质骨保持连续完整，但厚度变薄。累及牙槽嵴时，牙移位较轻，牙周骨硬板消失，牙周间隙存在。病变范围较广泛时，边界不清。④下颌神经管或眶下管等神经管结构处于病变区时，可走行于病变内，而移位较轻。

骨纤维异常增殖症病变内部结构特点分3种类型：①囊样密度减低改变，又称为囊样型（图12-16）。此型又有3种不同的X线表现，单囊性圆形、卵圆形或不规则低密度影像，具有硬化边缘；单囊性低密度影像，无硬化边缘；多囊性密度减低改变。②密度增高性改变（图12-17），包括毛玻璃型、橘皮样型及硬化型，以毛玻璃型最为常见。此类病变，皆为均匀一致的密度增高影像。可类似毛玻璃样或橘皮样，呈颗粒样表现。通常可见颌骨膨胀。下颌骨受累时，其密质骨边缘可以变薄，但一般仍保持完整的外形，少数患者可有下颌骨密质骨边缘局部

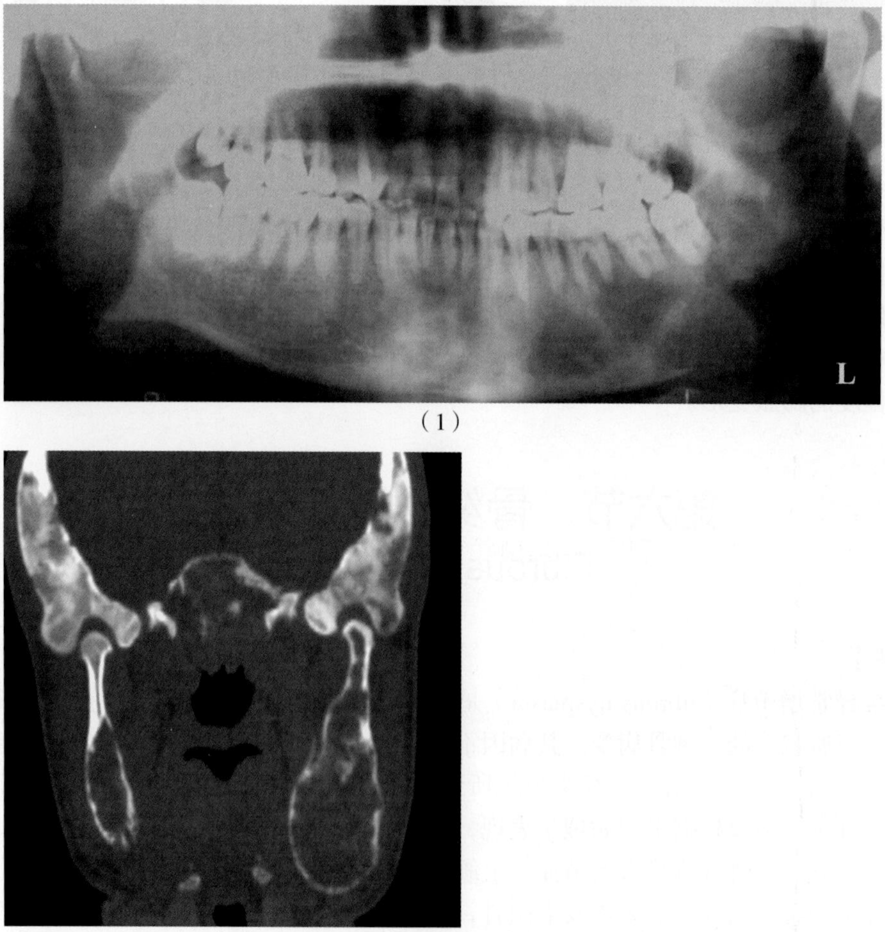

（1）

（2）

图12-16　骨纤维异常增殖症

（1）曲面体层片示左颌骨体部及升支部膨大，骨密度不均匀，呈多囊性密度减低影像，密质骨变薄，$\overline{|4}$至$\overline{|8}$牙周骨硬板消失；（2）另一病例，MSCT片示双侧下颌升支明显膨胀，呈透射性影像；双侧颞骨明显增厚，密度不均

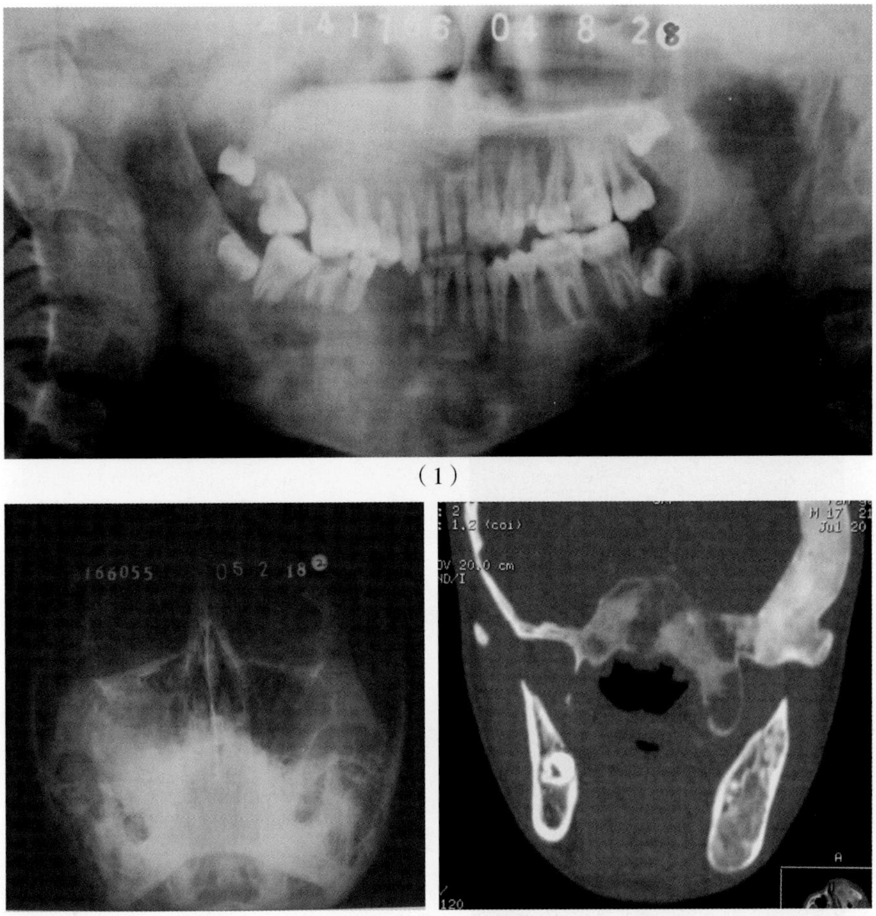

（1）　（2）　（3）

图 12-17　骨纤维异常增殖症

（1）曲面体层片示右侧上、下颌骨及左侧下颌骨前部膨大，密度均匀增高，呈毛玻璃样改变，右侧下颌骨及左侧下颌骨前部密质骨边缘明显变薄，上、下颌受累区牙槽骨骨硬板消失。（2）华特位片示右上颌骨、颧骨膨大，骨密度增高较均匀，呈毛玻璃样。（3）另一病例，MSCT 片示左侧颞骨骨板明显增厚，呈毛玻璃样改变；左侧下颌骨升支膨胀、密度不均，下颌角部呈毛玻璃样密度增高；同时可见蝶骨体及左侧翼突受累

性丧失。③密度减低与增高病变同时存在，亦称为混合型（图 12-18）。此型在颌骨骨纤维异常增殖症中最为常见。

【鉴别诊断】

某些疾病可以出现与骨纤维异常增殖症相似的 X 线表现，需进行认真的鉴别诊断。常需进行鉴别诊断的病变如下：

1. 颌骨骨髓炎　Garrè 骨髓炎等反复发作可导致颌骨膨隆变形，骨密度呈致密磨玻璃样，有时影像学表现与骨纤维异常增殖症相似，其膨隆多为骨膜成骨所致，新生骨位于原颌骨密质骨边缘之外，即原颌骨密质骨边缘位于颌骨增生、膨胀区域之内。相反，骨纤维异常增殖症为骨内膨胀，颌骨密质骨边缘变薄、移位，但始终位于其在颌骨表面的位置，且多保持完整。这一表现对于鉴别诊断具有重要价值。

2. 骨肉瘤　可出现骨纤维异常增殖症的某些类似 X 线表现，如颌骨密度不均匀改变等，但其应同时具有恶性肿瘤 X 线征，如骨质广泛破坏、瘤骨形成等。

3. 骨化纤维瘤　与骨纤维异常增殖症鉴别有一定困难，特别是青少年骨化纤维瘤。骨化纤维瘤多有清楚的边界，发生于上颌者多为新生物向上颌窦内的凸入性表现；而骨纤维异常增殖症骨膨胀则大致保持了上颌窦壁的轮廓，沿其外形膨大。发生于下颌的骨化纤维瘤长大时，一

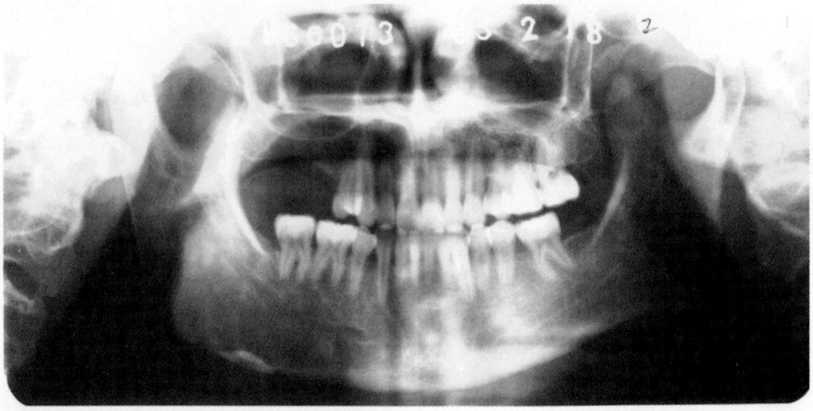

（1）

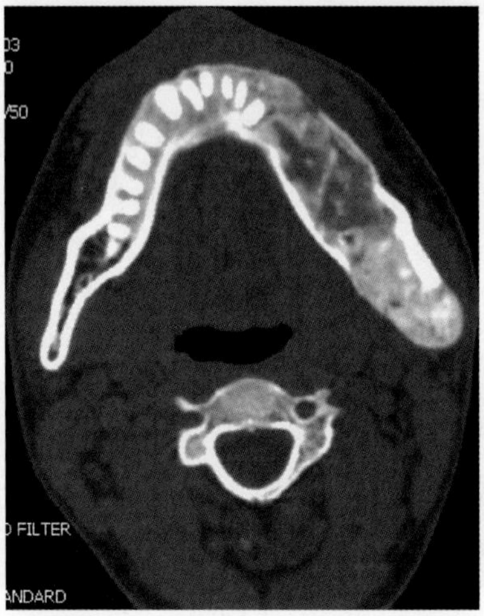

（2）

图 12-18 骨纤维异常增殖症

（1）曲面体层片示右侧下颌骨体及下颌升支部膨大，密质骨边缘明显变薄，松质骨呈毛玻璃样改变；（2）另一病例，MSCT 示下颌骨自右侧体部至左侧下颌角部骨外形增厚，松质骨密度不均匀增高，正常结构消失

般使下颌管向下移位，而骨纤维异常增殖症病变发展时，则往往使下颌管向上和外侧移位。

除上述疾病外，有时尚需与甲状旁腺功能亢进症及 Paget 病等较少见疾病进行鉴别。甲状旁腺功能亢进症患者一般为多骨性，且双侧骨均受累，多无骨膨胀。Paget 病虽可引起骨膨胀，但多发于老年人，若其累及下颌骨，一般为双侧下颌骨均受累，而骨纤维异常增殖症多倾向于单侧受累。应注意密切结合临床情况及对病史的了解，这对鉴别诊断是十分重要的。

Summary

Tumor-like lesions represent a group of diseases that arise histologically from abnormal growth of normal tissues. Apart from true neoplasms，tumor-like lesions have limited growth potential，and do not have malignant clinical behavior.

For a long period，there have been confusions about the definite content of tumor-like lesions of jaws. According to the histological classification of WHO in 1992，non-neoplastic bone lesions of jaws include fibrous dysplasia of bones，periapical cemental dysplasia，gigantiform cementoma，cherubism，central giant cell granuloma of jaws，aneurysmal bone cyst and solitary bone cyst. In the WHO classification of odontogenic tumors in 2005，ossifying fibroma，fibrous dysplasia，osseous dysplasia，central giant cell lesion，cherubism，aneurysmal bone cyst and simple bone cyst are classified as “bone-related lesions”.

Clinically，tumor-like lesions are usually asymptomatic and are discovered because of asymmetric bone expansion or after secondary infection. Some cases are detected during routine radiographic examination. Though many other methods have been used，X-ray is currently the most effective imaging method to provide general information of the size，periphery，internal structure and involved teeth，as well as the overall condition of these lesions，especially for those multiple-located lesions.

参考文献

[1] 马绪臣，李铁军. 口腔颌面部疾病 CT 诊断与鉴别诊断. 北京：北京大学医学出版社，2019.
[2] 唐光健，秦乃姗. 现代全身 CT 诊断学. 4 版. 北京：中国医药科技出版社，2019.
[3] 吴运堂，孙开华，朱宣鹏. 家族性巨颌症（附 10 例分析）. 中华口腔医学杂志，1993，28：148-150.
[4] 于世凤. 口腔组织病理学. 6 版. 北京：人民卫生出版社，2007.
[5] Motamedi MH，Yazdi E. Aneurysmal bone cyst of the jaws：Analysis of 11 cases. J Oral Maxillofac Surg，1994，52：471-475.
[6] Sidhu MS，Parkash H，Sidhu SS. Central giant cell granuloma of jaws—review of 19 cases. Br J Oral Maxillofac Surg，1995，33：43-46.
[7] Barnes L，Eveson JW，Reichart P，et al. World Health Organization Classificaiton of Tumours. Pathology and Genetics of Head and Neck Tumours. Lyon：IARC Press，2005.

（吴运堂　孙志鹏）

第十三章　颌骨肿瘤

Tumors of Jaws

颌骨肿瘤（tumors of jaws）有牙源性肿瘤（odontogenic tumors）和非牙源性肿瘤（non-odontogenic tumors）之分。牙源性肿瘤按肿瘤的生物学行为又分为牙源性良性肿瘤和牙源性恶性肿瘤；非牙源性肿瘤按肿瘤的生物学行为也分为非牙源性良性肿瘤和非牙源性恶性肿瘤。

第一节　颌骨牙源性良性肿瘤

Odontogenic Benign Tumors of Jaws

牙源性良性肿瘤（odontogenic benign tumors）是指由成牙组织（dental formative tissue），即牙源性上皮、牙源性间充质或牙源性上皮和牙源性间充质共同发生的一组良性肿瘤。WHO（2017）对牙源性良性肿瘤组织学分类如下：

Benign epithelial odontogenic tumors
- Ameloblastoma
  - Ameloblastoma，unicystic type
  - Ameloblastoma，extraosseous/peripheral type
  - Metastasizing ameloblastoma
- Squamous odontogenic tumour
- Calcifying epithelial odontogenic tumour
- Adenomatoid odontogenic tumour

Benign mixed epithelial & mesenchymal odontogenic tumours
- Ameloblastic fibroma
- Primordial odontogenic tumour
- Odontoma
- Dentinogenic ghost cell tumour

Benign mesenchymal odontogenic tumours
- Odontogenic fibroma
- Odontogenic myxoma/myxofibroma
- Cementoblastoma
- Cemento-ossifying fibroma

※EI-Naggar AK，Chan JKC，Grandis JR，Takata T，Slootweg PJ（Eds）：WHO classification of head and neck tumours（4th edition）. Lyon：IRAC，2017

在2005年WHO分类中的牙源性角化囊性瘤及牙源性钙化囊性瘤，在2017年分类中分别被命名为牙源性角化囊肿及牙源性钙化囊肿，并被归入牙源性囊肿，故本节不再叙述。本节重点描述成釉细胞瘤、牙源性腺瘤样瘤、牙瘤、牙源性纤维瘤、牙源性黏液瘤及良性成牙骨质细胞瘤。

一、成釉细胞瘤

【概述】

成釉细胞瘤（ameloblastoma）是最常见的牙源性良性肿瘤，据国内6所口腔医学院校病理教研室统计，占牙源性肿瘤的59.3%。对成釉细胞瘤的认识已有140多年的历史。1879年Falkson首先对成釉细胞瘤组织病理做了研究。1929年Churchill等正式命名为成釉细胞瘤，并被广泛应用至今。

2005年WHO分类不再将成釉细胞瘤作为一种单一的肿瘤来描述，而是包括实性或多囊型、骨外或外周型、促结缔组织增生型和单囊型。在2017年WHO分类中成釉细胞瘤包括传统成釉细胞瘤（包括实性或多囊型成釉细胞瘤及促结缔组织增生型成釉细胞瘤）、单囊型成釉细胞瘤、外周型成釉细胞瘤及转移型成釉细胞瘤。外周型成釉细胞瘤可发生于牙龈、腭及颊部软组织，紧邻颌骨，但比较罕见。转移型成釉细胞瘤指组织学特点为良性，但可发生肺部、淋巴结和骨转移，也非常少见。故这里仍主要介绍实性或多囊型成釉细胞瘤、促结缔组织增生型成釉细胞瘤及单囊型成釉细胞瘤。

1. 实性或多囊型成釉细胞瘤（solid or multicystic ameloblastoma） 指发生于颌骨内的牙源性良性肿瘤，有局部侵蚀性，手术过于保守则复发率较高。发病性别无明显差异。多见于青壮年，平均年龄40岁。下颌骨较上颌骨明显多见，下颌骨后部更常见，之后依次为下颌前部、上颌后部及上颌前部。肿瘤生长缓慢，早期无自觉症状，通常因颌骨膨隆、颜面畸形被发现。肿瘤区牙常有松动、移位、缺失。触诊可因肿瘤大小不同而有不同硬度。

2. 促结缔组织增生型成釉细胞瘤（desmoplastic ameloblastoma） 是成釉细胞瘤的一种变异型，1984年由Eversole等首先报道，具有特殊的组织病理、临床和影像学表现。发病年龄、性别和实性或多囊型成釉细胞瘤基本相似，平均年龄41.3岁。男女之比为1∶1.5。颌骨前部较后部多见，颌骨前部占72%。上颌骨并不少见，约占40%。患者一般无自觉不适和疼痛。小的肿瘤触之较硬，较大的肿瘤可有乒乓球感，无触痛。可有牙松动、移位。

3. 单囊型成釉细胞瘤（unicystic ameloblastoma） 表现为囊肿样。Maxtinez于1977年首先报道，曾先后被称为壁性成釉细胞瘤（mural ameloblastoma），囊肿生成性成釉细胞瘤（cystogenic ameloblastoma）。X线表现为单囊性颌骨改变，类似于颌骨囊肿，但镜下见囊腔的衬里上皮可呈成釉细胞瘤的表现，增生的肿瘤结节可突入囊腔内和（或）浸润纤维组织囊壁。发病性别无明显差异，但发病年龄明显低于实性或多囊型成釉细胞瘤。多见于儿童及青少年，肿瘤内“含牙”者平均16岁，不“含牙”者平均35岁。发病部位下颌骨较上颌骨明显多见，下颌骨90%发生于颌骨后部。临床上主要表现为随肿瘤增大颌骨不同程度膨隆。触诊可因肿瘤大小不同而有质硬、乒乓球感或波动感。牙可松动、移位。刮治术后复发率比采用同样方法治疗的实性或多囊型成釉细胞瘤明显低。

【影像学表现】

1. 实性或多囊型成釉细胞瘤 肿瘤呈多房表现最多见。房室大小可相差悬殊，也可为相差不悬殊的数个大房或呈密集的小蜂窝状。多房影像学表现为圆形、椭圆形相互重叠，分房骨隔通常清晰锐利（图13-1）。单房表现者多呈圆形、椭圆形，边界清楚，并有密质骨白线围绕，肿瘤扩展中所遇骨阻力不同也可有分叶状（图13-2）。因肿瘤有出芽状生长特点，密质骨内面可凹凸不平，使肿瘤边缘有小半月形密度低的影像，即切迹，此种表现不同于颌骨囊肿（图13-3）。

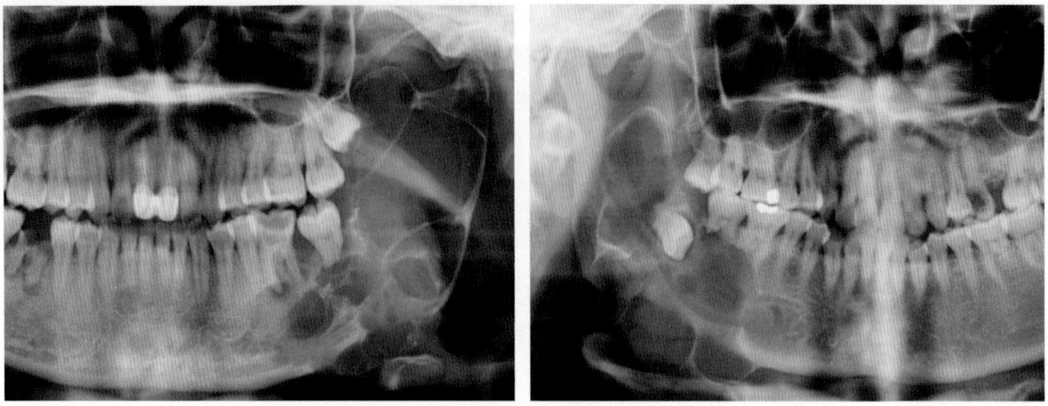

（1）　　（2）

图 13-1　实性或多囊型成釉细胞瘤

（1）曲面体层片（局部）示肿瘤呈多房，房室大小相差悬殊；（2）曲面体层片（局部）示肿瘤呈大小相差不明显的数个大房，膨隆明显，47 可见明显牙根吸收

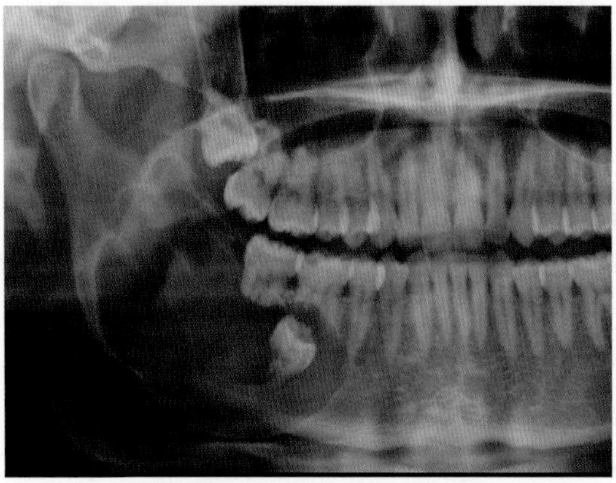

图 13-2　实性或多囊型成釉细胞瘤

曲面体层片（局部）示肿瘤为单房，上缘边界分叶状，46-48 可见明显牙根吸收

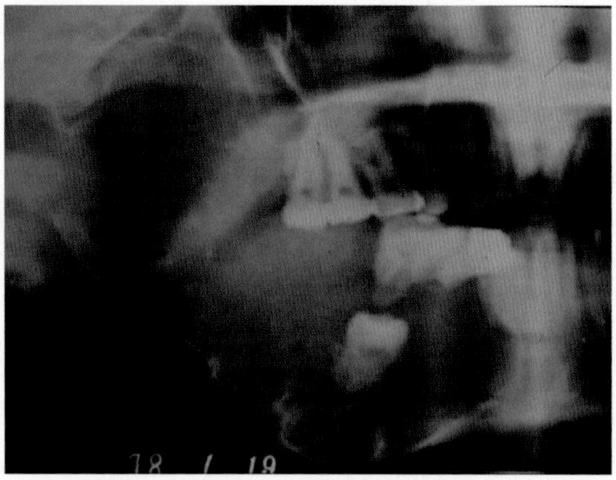

图 13-3　实性或多囊型成釉细胞瘤

曲面体层片示肿瘤边缘有切迹，膨隆明显，牙移位

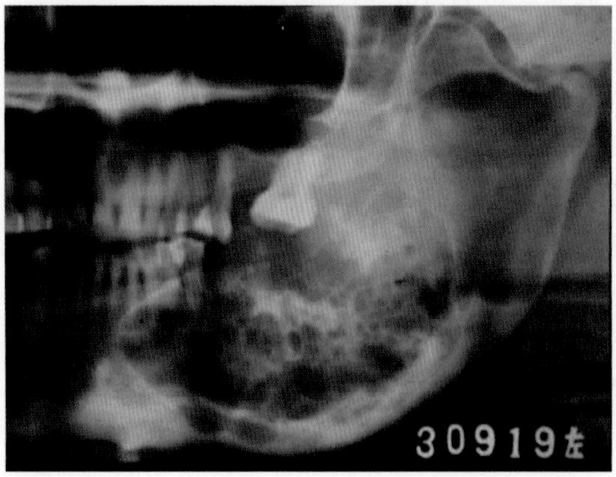

图 13-4　实性或多囊型成釉细胞瘤

曲面体层片示肿瘤中间部分为蜂窝状，下缘骨质硬化

下颌骨肿瘤较大者通常膨胀明显。因肿瘤有局部侵蚀性，向牙槽侧扩展，使牙脱落，牙槽突骨质缺失较多见，也可使其他部位密质骨不连续。有的尚可见肿瘤周围骨质有局部硬化表现（图 13-4）。

肿瘤内可含牙或被推移位的埋伏牙与肿瘤重叠。牙根吸收常见，多数牙根可同时被吸收，呈锯齿状、截根状或呈斜面状等。

上颌成釉细胞瘤突入上颌窦，上述特点不明显，易被误诊。下颌骨巨大的成釉细胞瘤严重膨胀，周围密质骨可部分或完全消失，其肿瘤内也失去典型多房分隔，而呈粗而短或光整或不光整的条状骨隔。

CT 检查可见成釉细胞瘤为低密度，边界清楚，膨胀性生长，密质骨连续或有中断，其内可见分隔。能较好显示上颌肿瘤和上颌窦的关系。螺旋 CT 尚能清晰显示肿瘤对周围软组织累及情况（图 13-5）。

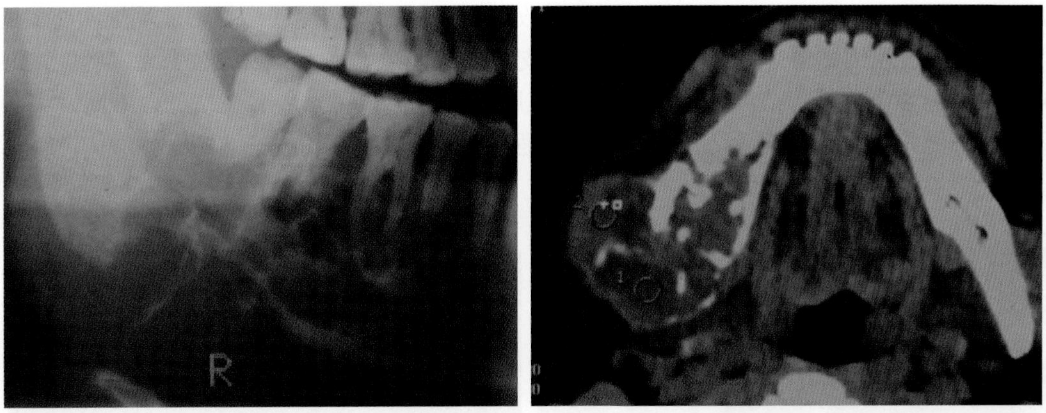

（1）　　　　（2）

图 13-5　实性或多囊型成釉细胞瘤

（1）曲面体层片（局部）示右下颌体部多房性肿瘤，密质骨不连续；（2）MSCT 横断面像示肿瘤膨胀明显，可见粗糙骨性分隔

2. 促结缔组织增生型成釉细胞瘤　肿瘤的边缘有的清楚，并有密质骨白线，有的并不清楚，甚至肿瘤较弥散。多数肿瘤内部呈密度减低和密度增高混合影，似骨化纤维瘤影像（图 13-6，图 13-7）。也有少数肿瘤其内完全呈密度减低影像伴皂泡样改变，类似实性或多囊型成

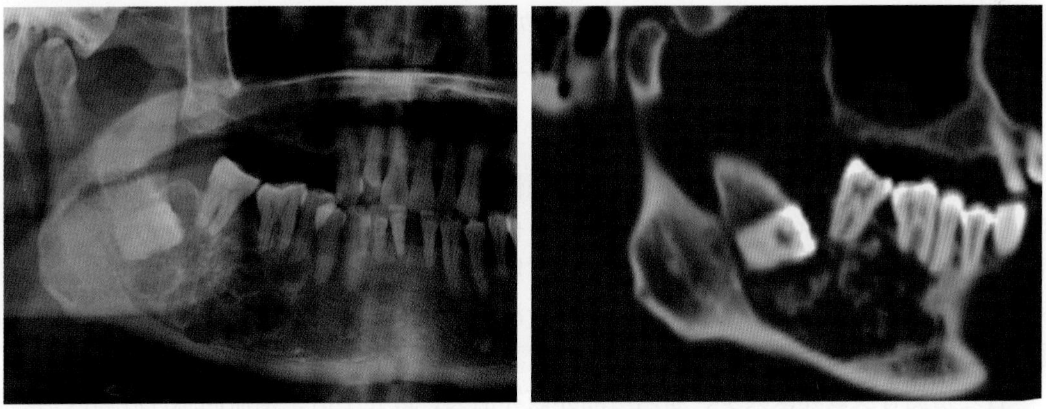

（1）　　　　（2）

图 13-6　促结缔组织增生型成釉细胞瘤

（1）曲面体层片（局部）显示右下颌体部多房性病变，呈蜂窝状；（2）MSCT 矢状面像示病变边界清晰，内部可见斑片状高密度影

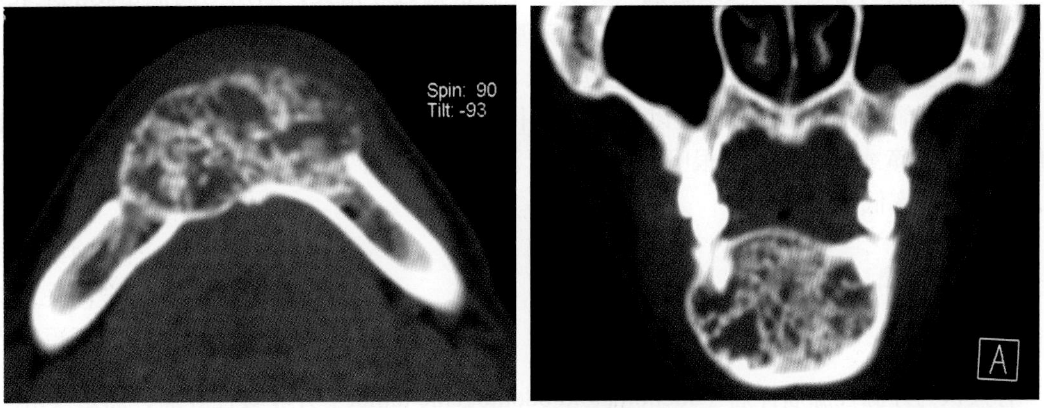

（1）　　　　（2）

图 13-7　促结缔组织增生型成釉细胞瘤

MSCT 轴位（1）及冠状位（2）像显示下颌前部膨隆性病变，内部呈密度减低和密度增高混合影，边界基本清楚

釉细胞瘤。牙移位较常见，占92%，而牙根吸收率为33%，较实性或多囊型成釉细胞瘤偏低。

3. 单囊型成釉细胞瘤 主要表现为下颌升支角部，多为单房，少数为数个大房密度均匀减低的影像，约80%的病例与未萌出的下颌第三磨牙有关。肿瘤含牙率高，可含不同发育阶段的移位的下颌第二或第三磨牙。颌骨可有不同程度膨隆，邻牙移位，牙根吸收多见（78.7%）。肿瘤位于颌骨体部或牙根间者少见（图13-8）。

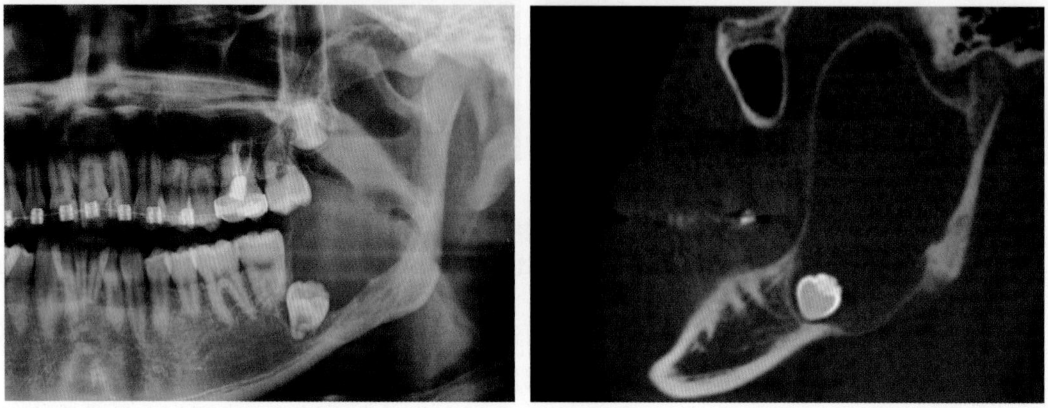

（1）　　（2）

图13-8　单囊型成釉细胞瘤

（1）曲面体层片（局部）示左下颌升支单房囊型病变，边界清楚；（2）CBCT矢状位图像示病变区为单房，颌骨膨隆明显

【鉴别诊断】

1. 实性或多囊型成釉细胞瘤 需要与牙源性角化囊肿、颌骨原发恶性肿瘤及牙源性黏液瘤鉴别。牙源性角化囊肿也是颌骨内常见病变，也可表现为多囊或单囊，两者间常需鉴别。但下颌骨较大的牙源性角化囊肿通常沿颌骨长轴扩展，即膨胀不明显，牙移位、脱落和牙根吸收也不如实性或多囊型成釉细胞瘤明显和严重。牙源性角化囊肿有时可见钙化或角化物影像，而普通成釉细胞瘤内没有钙化影像，却可见密质骨不连续或局部密质骨硬化。

若牙槽侧骨质破坏缺失多，瘤内房隔亦破坏消失，边界不清，则需同恶性肿瘤区别。恶性肿瘤边界不清，肿瘤边缘无多房遗迹或切迹，通常无牙根吸收等表现。

牙源性黏液瘤相对较少见。多房分隔通常为清晰锐利直线条，构成多边形房室，典型者房隔呈网拍状或穿破密质骨呈火焰状。

2. 促结缔组织增生型成釉细胞瘤 好发于颌骨前部近牙槽突，瘤内为高低密度混杂表现，易与骨化纤维瘤混淆。最终鉴别需依赖组织病理学检查。

3. 单囊型成釉细胞瘤 需要与含牙囊肿及牙源性角化囊肿鉴别。含牙囊肿多见于上颌前部，其次是下颌第三磨牙区，往往以所含牙为中心向周围扩展，牙根吸收少见。单囊型成釉细胞瘤多见于儿童或青少年，牙根吸收率高。牙源性角化囊肿常沿下颌骨长轴扩展，膨胀不明显，牙根吸收率低。

二、牙源性腺瘤样瘤

【概述】

有人认为牙源性腺瘤样瘤（adenomatoid odontogenic tumor）并非真性肿瘤，而是残留的牙源性上皮形成的错构瘤。WHO（2017）牙源性肿瘤分类将其列为上皮性牙源性肿瘤。

此瘤一般较小，有完整包膜，切面呈囊性或实性。镜下见肿瘤上皮形成不同结构，在这些结构中常有小钙化灶，其特点是具有腺管样结构。女性较男性多见。好发年龄为 10 ～ 30 岁。上颌多见，且以前牙区为好发部位，约 60% 与阻生尖牙有关。通常无自觉症状，可因局部膨隆而就诊。一般包膜完整，刮治术后不易复发。

【影像学表现】

通常为边界清楚并有密质骨白线围绕的单房影像，偶见多房，肿瘤一般较小，直径 1 ～ 3 cm。大部分肿瘤内可见数量不等的小点状钙化，偶见片状或团块状钙化。颌骨可有轻度膨隆，一般密质骨连续。肿瘤内通常含牙，而牙列上常有乳牙滞留。牙根吸收少见（图 13-9，图 13-10）。

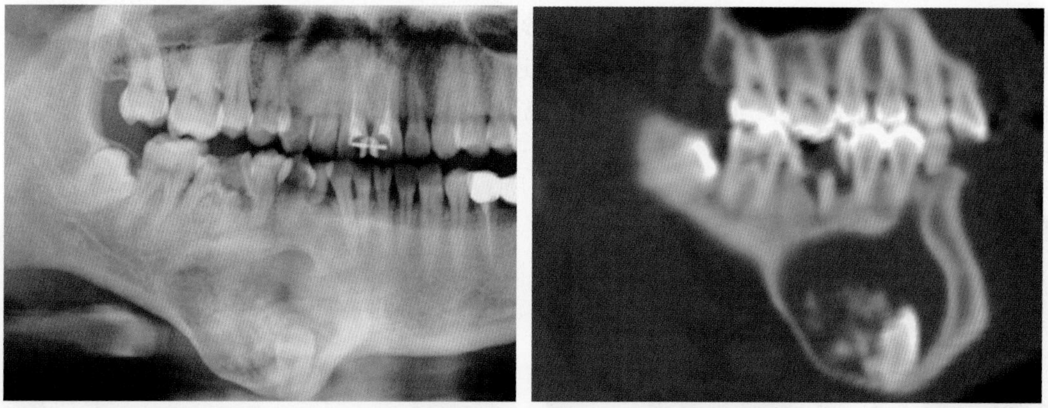

（1） （2）

图 13-9 右下颌牙源性腺瘤样瘤

（1）曲面体层片（局部）及（2）MSCT 矢状面像示右下颌体部膨隆性病变，边界清晰，内部见斑片状高密度影，43 阻生

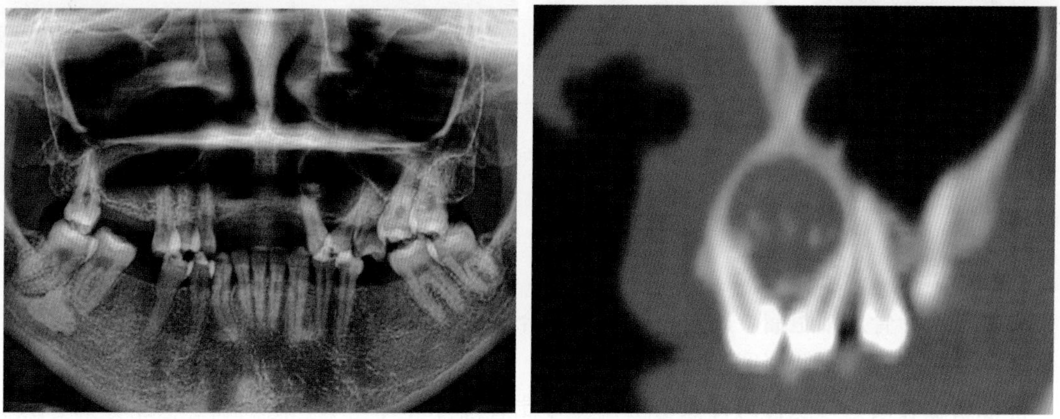

（1） （2）

图 13-10 左上颌牙源性腺瘤样瘤

（1）曲面体层片（局部）及（2）MSCT 矢状面像示左上颌前部单房病变，边界清晰，内部见斑片状高密度影

【鉴别诊断】

1. 含牙囊肿 真正含牙，即所含牙牙冠周围无冠周隙。密度均匀减低的病变内，无钙化影像。

2. 牙源性角化囊肿 多见于颌骨后部，通常较大且沿下颌骨长轴扩展，膨胀不明显。

三、牙瘤

【概述】

牙瘤（odontoma）是成牙组织的发育异常，目前大多数学者认为此病变是错构瘤性畸形而非真性肿瘤。病变由高分化的牙釉质、牙本质、牙骨质和牙髓构成。由于这些组织排列的不同，可分为混合牙瘤和组合牙瘤两种。

混合牙瘤（complex odontoma）主要表现为牙组织成分相互混杂，无典型的牙形态。组合牙瘤（compound odontoma）是由大小不同、形态各异、数量不等的如同正常牙的排列方式所组成的牙样结构团块。

好发于儿童和青年。无明显性别差异。混合牙瘤多发生于颌骨后部，而组合牙瘤多见于颌骨前部。通常无自觉症状。有些病变是常规X线检查时偶然被发现。

【影像学表现】

混合牙瘤通常表现为颌骨内边缘光滑的致密的团块状影像（图13-11）。而组合牙瘤通常表现为颌骨内均匀的或不均匀的高密度团块状影像，但边缘不规整且能分辨出大小不等、形态各异的小牙形态（图13-12）。无论是混合牙瘤还是组合牙瘤周围都有包膜，显示为密度低的线条影像。病变通常位于牙槽嵴顶侧，牙列上常有缺牙，而瘤体下方有被阻生的牙，有时可见牙根明显弯曲。

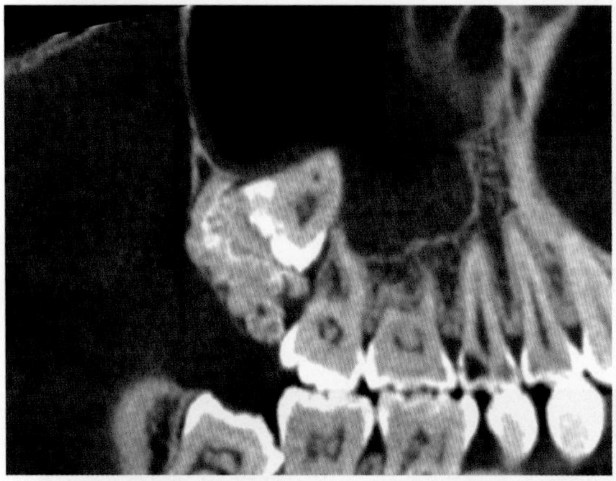

图13-11　右上颌混合牙瘤

CBCT矢状面像示18阻生，冠方见高密度团块影

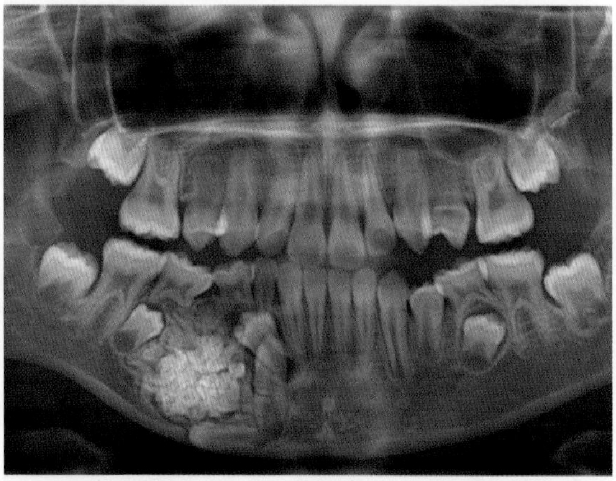

图13-12　右下颌组合牙瘤

曲面体层片示右下颌体部高密度病变，可见多个畸形小牙簇集，43、44阻生

【鉴别诊断】

1. 良性成牙骨质细胞瘤　此瘤有时需同混合牙瘤鉴别。前者是同牙根相连的圆形或不规则形致密团块影，周围有低密度线条影围绕。

2. 致密性骨岛　为颌骨内骨质增生，可与骨皮质内侧或固有牙槽骨相连，边界可清晰或欠清晰，但无包膜，无低密度线状影围绕。

四、牙源性纤维瘤

【概述】

牙源性纤维瘤（odontogenic fibroma）较少见，约占牙源性肿瘤的5%。发生于颌骨内者称牙源性中心性纤维瘤，由骨膜发生者称为骨膜性纤维瘤或周围性纤维瘤。本部分叙述的是颌骨中心性牙源性纤维瘤。病变由细胞较丰富的纤维组织构成，其中含有牙源性上皮岛或条索。肿瘤通常有包膜或边界清楚，其内有数量不等的类似发育不良的牙骨质或骨组织。多发生于青壮年。无明显性别差异。上、下颌发病率相近，上颌多位于第一前磨牙之前，下颌约半数位于第一前磨牙之后。通常无明显自觉症状，缓慢生长，常因颌骨膨隆而就诊。手术后不易复发。

【影像学表现】

可呈单房或多房，密度均匀或不均匀较低的影像，边界清楚，通常有密质骨线条影围绕。多房的分隔通常较少，且模糊，隐约可见并多为直线条构成多边形房室形态。有的肿瘤内可见局限性密度高的影像。较大的肿瘤颌骨膨胀、下颌管移位，可见牙移位及牙根吸收等（图 13-13）。

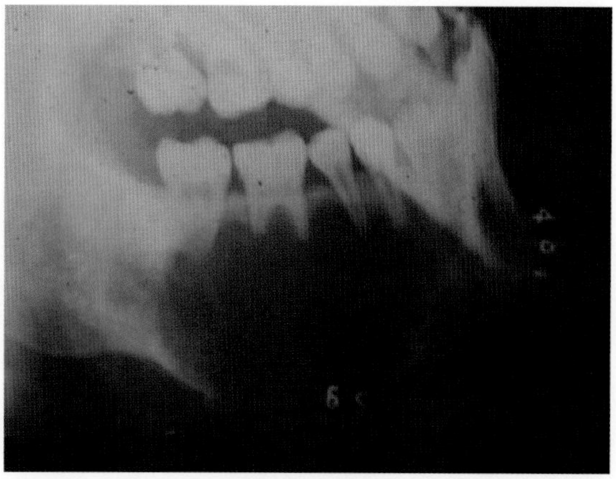

图 13-13　牙源性纤维瘤
下颌骨侧斜位片示左下颌体部多房肿瘤，房室分隔较少、较直、模糊而淡，36 牙根吸收

【鉴别诊断】

1. 牙源性黏液瘤　多房多见，有时需同牙源性纤维瘤多房表现者鉴别。牙源性黏液瘤相对较多见，虽也有直线条分隔但通常较多，且清晰、锐利，密质骨被穿通也较常见。

2. 成釉细胞瘤　单囊型呈均匀低密度改变。实性或多囊型房隔清晰，呈弧形，构成圆形、椭圆形等多房影像。

五、牙源性黏液瘤

【概述】

牙源性黏液瘤（odontogenic myxoma）又称黏液瘤（myxoma）、黏液纤维瘤（myxofibroma），是一种良性但有局部侵蚀性的牙源性肿瘤。肿瘤包膜不完整或无包膜，由丰富的黏液基质，以及圆形和多角形细胞构成。

多发生于青壮年，女性相对多见。下颌骨磨牙区域较多见；上颌病变较少，但早期突入鼻窦致鼻窦闭塞。一般生长缓慢，无明显自觉症状。常因颌骨膨隆而就诊。手术后易复发，但无远处转移。

【影像学表现】

大多数肿瘤呈多房改变，单房者少见。多房分隔常为清晰而细的直线条，典型区域类似网球拍网格；也有少数粗糙的分隔形成形态各异的房室。大部分肿瘤边界清楚，有的肿瘤边界不清。肿瘤可突破密质骨侵犯邻近软组织，突出的骨隔集中呈束状，较直者类似日光放射状，稍弯者类似火焰或胡须状（图 13-14，图 13-15）。有的肿瘤虽然较大，但颌骨膨出不明显，肿瘤

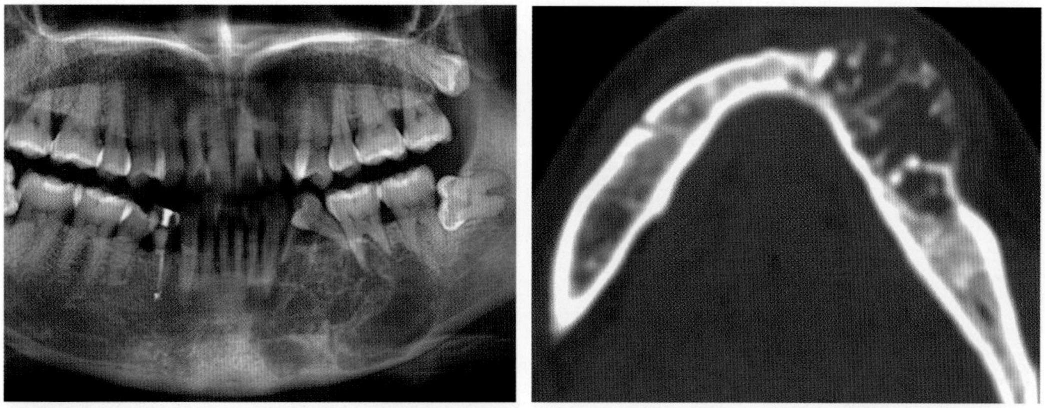

（1）　　（2）

图 13-14　左下颌牙源性黏液瘤
（1）曲面体层片示左下颌体部多房病变，部分分隔直，类似网格状；（2）MSCT 横断面像示左下颌膨隆性病变，分隔直，清晰，锐利

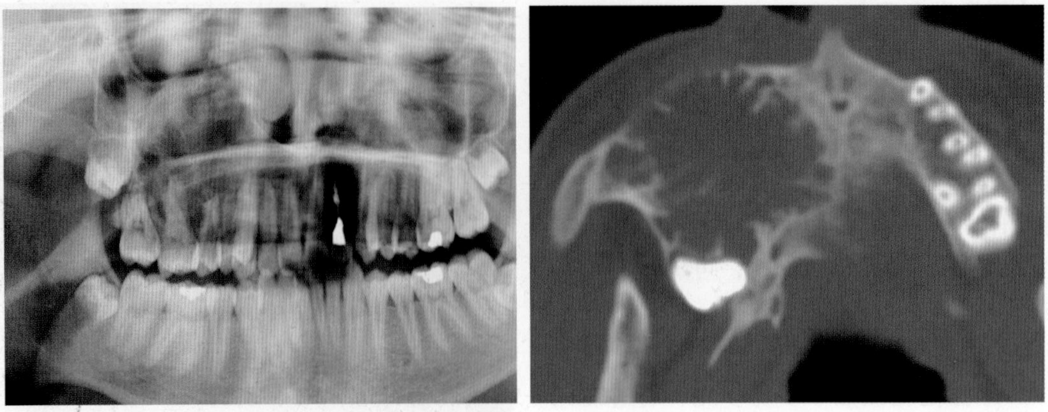

（1）　　　　（2）

图 13-15　右上颌牙源性黏液瘤

（1）曲面体层片示右上颌多房病变，窦底上抬；（2）MSCT 横断面像示右上颌膨隆性病变，分隔直，清晰，锐利

内可有阻生牙，牙可移位，可见牙根有吸收。

【鉴别诊断】

此瘤同成釉细胞瘤和牙源性纤维瘤的鉴别，见此两种肿瘤的鉴别诊断部分。此外，牙源性黏液瘤有时尚需同颌骨中心性血管畸形鉴别。后者临床常有龈沟自发性反复多量出血病史。病变可呈囊腔状，有时见下颌孔、颏孔增大，下颌管迂曲扩张。

六、良性成牙骨质细胞瘤

【概述】

良性成牙骨质细胞瘤（benign cementoblastoma）也称真性牙骨质瘤（true cementoma）或成牙骨质细胞瘤（cementoblastoma）。Norberg（1930）首先描述此肿瘤。瘤体由大量牙骨质样组织构成，在瘤块周缘是生长活跃的未钙化区域。多发生于青年人。无明显性别差异。下颌前磨牙和磨牙区好发。生长缓慢，通常无明显自觉症状。有些肿瘤因继发感染，反复肿胀或牙痛而就诊。瘤区拔牙困难，极容易折断。只要牙槽嵴侧开口够大，肿瘤易摘除，且不易复发。

【影像学表现】

典型表现为同牙根相连的圆形、椭圆形或不规则形均匀或不均匀的高密度团块状影像，边界清楚，周围有富含血管的纤维结缔组织包膜，即低密度的“光环征”（图 13-16）。该病变以

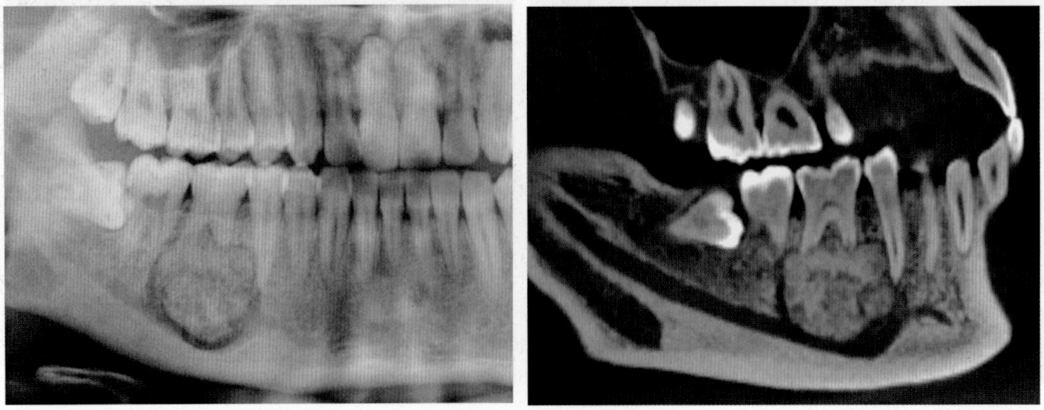

（1）　　　　（2）

图 13-16　右下颌良性成牙骨质细胞瘤

（1）曲面体层片（局部）及（2）CBCT 矢状面像显示右下颌 4 6 根方高密度团块影，周缘见低密度线状影

恒牙多见，偶见乳牙病变（图 13-17）。

【鉴别诊断】

1. 根尖周骨结构不良　此病变成熟期有时需同此瘤鉴别。前者多见于下前牙区，病变通常较小，可多发。临床表现很少继发感染，通常无症状。另外，一般此病变根周高密度影与牙根间可见根周膜分隔。

2. 根尖周内生骨疣　多见于根侧或相邻牙根间，呈三角或不规则形高密度影像，周边无低密度区。患者无自觉症状，通常是在常规 X 线检查时偶然发现。

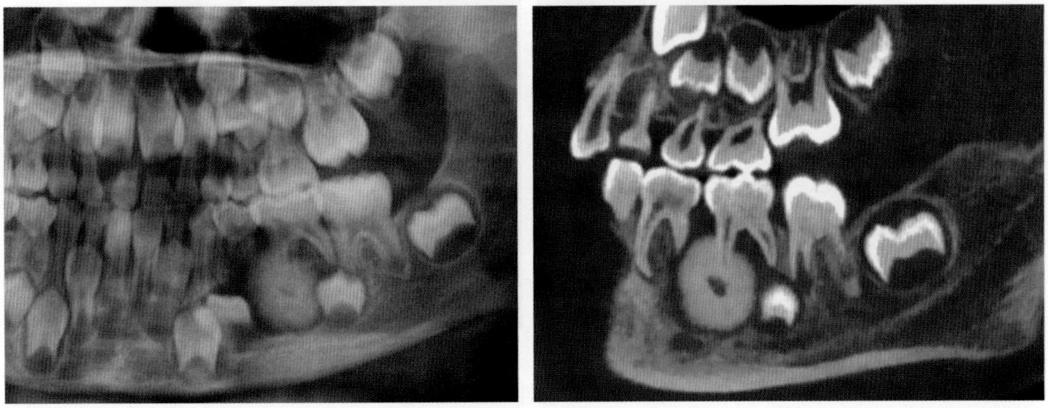

（1）　　（2）

图 13-17　左下颌良性成牙骨质细胞瘤

（1）曲面体层片（局部）及（2）CBCT 矢状面像示左下颌第二乳磨牙近中根方高密度团块影，周缘见低密度线状影

第二节　颌骨牙源性恶性肿瘤

Odontogenic Malignant Tumors of Jaws

颌骨牙源性恶性肿瘤（odontogenic malignant tumors of jaws）是指由成牙组织，即牙源性上皮、牙源性间充质或牙源性上皮和牙源性间充质共同发生的一组恶性肿瘤。

牙源性恶性肿瘤包括牙源性癌（odontogenic carcinoma）、牙源性肉瘤（odontogenic sarcoma）和牙源性癌肉瘤（odontogenic carcinosarcoma）。这是一组少见的恶性肿瘤，而后两类罕见。本节重点叙述相对较多的牙源性癌中的恶性成釉细胞瘤（malignant ameloblastoma）和颌骨原发性骨内鳞状细胞癌（primary intraosseous squamous cell carcinoma of jaws）。

一、恶性成釉细胞瘤

【概述】

恶性成釉细胞瘤（malignant ameloblastoma）是指颌骨原发肿瘤和（或）转移瘤中既有成釉细胞瘤组织学特点又具有恶性细胞学特征的肿瘤。符合此诊断标准的肿瘤可以是成釉细胞瘤癌变，也可能是原发性恶性成釉细胞瘤。但不包括成釉细胞瘤直接扩展，尤其是上颌肿瘤波及至颅底、破坏重要结构危及生命者。

患者多为 40 岁左右。下颌后部多见。有些病例临床表现和成釉细胞瘤相似，但有的肿瘤可有术后反复复发、生长加快、局部破溃、疼痛、下唇麻木及开口受限等表现。约 1/3 病例可发生肺转移，淋巴结转移少见，治疗主要为扩大切除。

【影像学表现】

通常肿瘤部位骨质破坏严重，如牙槽侧及升支前缘骨质缺损较多，牙脱落多见，肿瘤较大时大部分房隔破坏吸收、消失，有的边界模糊不清，同颌骨的恶性肿瘤有相似之处。但常保留肿瘤边缘多房分隔的残迹、牙根吸收明显、局部骨质硬化、颌骨有一定程度膨胀等成釉细胞瘤特点（图 13-18）。

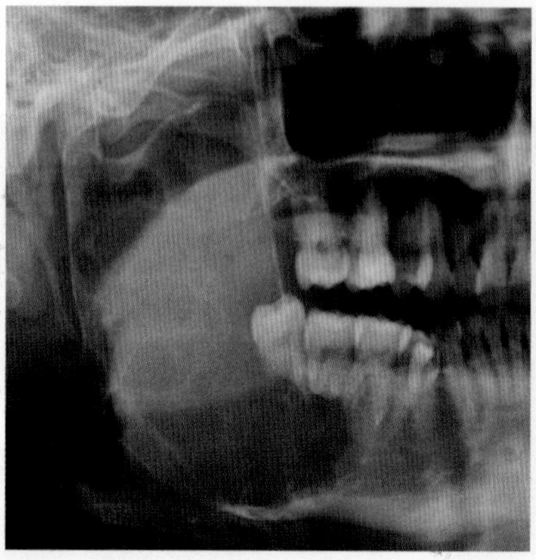

(1)

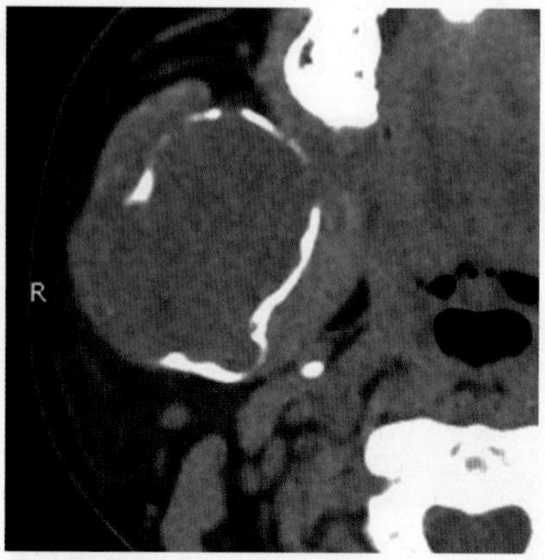

(2)

图 13-18　恶性成釉细胞瘤

（1）曲面体层片示右下颌升支体部膨隆性病变，边界大致清楚，下部有多房残迹，但分隔不完整；（2）MSCT 横断面像示右下颌病变使升支明显膨隆，皮质骨不连续，病变突入咬肌

【鉴别诊断】

1. 实性或多囊型成釉细胞瘤　此瘤虽然有局部侵蚀性，但密质骨不连续的情况通常较局限，多房分隔较多，牙缺失较少。

2. 颌骨原发性恶性肿瘤　通常颌骨无明显膨隆，弥散破坏边界不清，肿瘤边缘无多房分隔残迹，牙根吸收罕见。

二、颌骨原发性骨内鳞状细胞癌

【概述】

颌骨原发性骨内鳞状细胞癌（primary intraosseous squamous cell carcinoma of the jaw）是指原发于颌骨内的一组鳞状细胞癌，可能由牙源性上皮剩余发展而来。2017 年 WHO 分类指出，颌骨原发性骨内鳞状细胞癌应包括颌骨原发性鳞癌，也包括牙源性囊肿衍化而来的颌骨骨内鳞癌。该病的诊断需要除外邻近软组织鳞癌侵犯颌骨、上颌窦黏膜鳞癌侵及上颌骨或身体其他部位鳞癌颌骨转移。牙源性囊肿衍化而来的原发性骨内鳞状细胞癌是指由牙源性囊肿的衬里上皮增殖恶变而成，包括根尖周囊肿、残余囊肿、含牙囊肿及牙源性角化囊肿等。二者均以男性多见，男女比例约为 2∶1，平均发病年龄为 55 ～ 60 岁。下颌骨后部多见，可有局部疼痛，下唇麻木，颌骨肿大，拔牙创不愈合及肿物长出等表现。这类疾病的治疗主要为根治性切除，但预后较差。

【影像学表现】

早期颌骨内骨质破坏较局限，边界不清。病变进一步发展骨质破坏范围扩大，牙悬浮或脱落，通常无牙根吸收，颌骨典型表现可呈口小底大型，即颌骨体内病变破坏范围大，而牙槽嵴区域受累范围小（图 13-19）。密质骨进一步破坏，肿瘤可穿出侵犯颌周软组织，有时可见病理性骨折（图 13-20）。牙源性囊肿衍化而来的原发性骨内鳞状细胞癌早期可呈牙源性囊肿表现，经较长时间随访后出现恶性病变的临床、X 线及组织学表现。这类肿瘤边界可大致清楚，常无密质骨边缘，边界可不规整（图 13-21）。多为单房性，分隔模糊或消失。可见牙悬浮、移位或根吸收。MSCT 检查能更好显示颌骨颊、舌侧密质骨是否被侵犯。如肿瘤穿破密质骨，则可见颌周软组织肿块影像（图 13-19，图 13-20）。

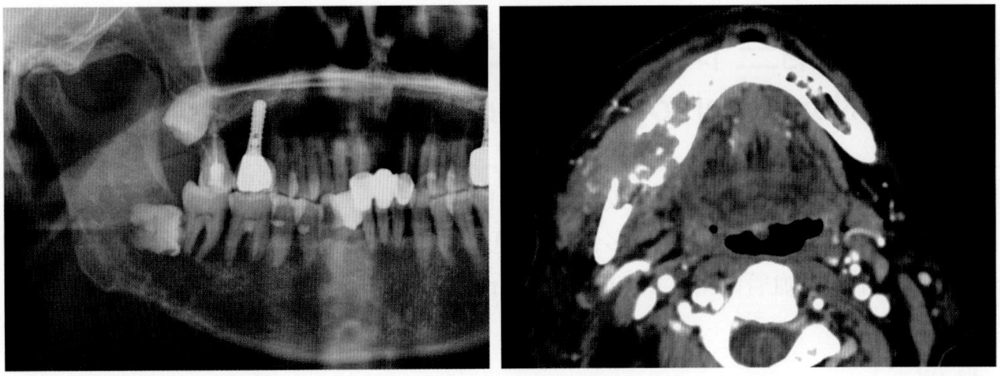

（1）　　　　　　　　　　（2）

图 13-19　右下颌原发性骨内鳞状细胞癌

（1）曲面体层片（局部）示右下颌后部溶骨破坏，边界不清，略呈口小底大型表现；（2）增强 CT 示右下颌后部肿瘤部位颊、舌侧骨板破坏，颊、舌侧均有肿瘤软组织影

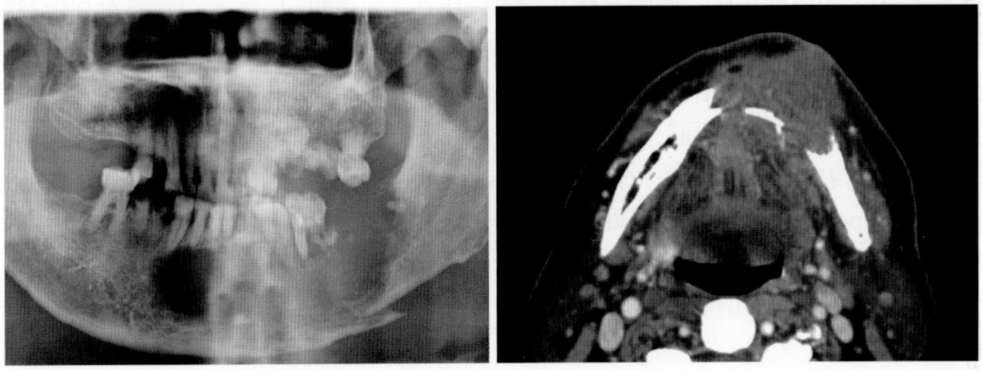

（1）　　　　　　　　　　（2）

图 13-20　下颌骨原发性骨内鳞状细胞癌

（1）曲面体层片示下颌骨大范围溶骨性破坏，边界欠清，呈虫蚀状，37 脱落，36 悬浮，下颌下缘病理性骨折；（2）增强 CT 示下颌偏前部大范围骨质破坏，软组织病变累及皮肤

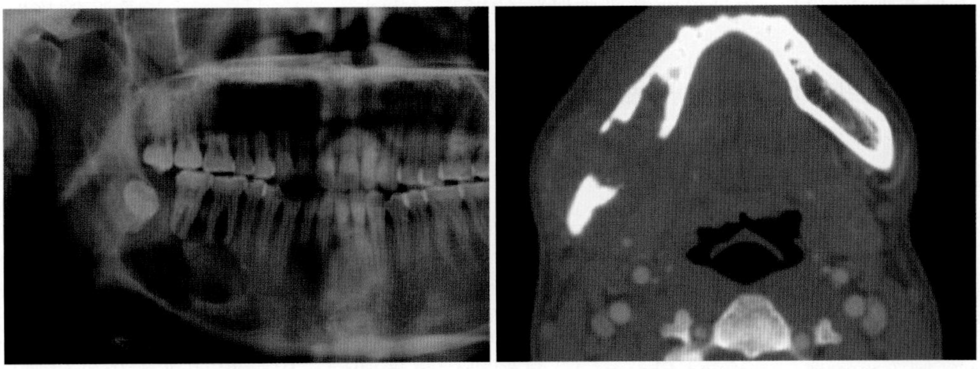

（1）　　　　　　　　　　（2）

图 13-21　牙源性囊肿衍化而来的原发性骨内鳞状细胞癌

（1）曲面体层片及（2）MSCT 示右下颌骨磨牙区骨质破坏，边界大致规整，部分密质骨边缘消失，部分颊、舌侧密骨质破坏，周围软组织受累

【鉴别诊断】

主要应与溶骨型骨肉瘤及牙源性中央性颌骨骨髓炎鉴别。骨肉瘤发病年龄通常较小，即使以溶骨破坏为主，也常能见到有少量瘤骨形成。牙源性中央性颌骨骨髓炎早期可见以病原牙根尖周为中心的骨质破坏，较晚期骨质破坏周围可见不同程度反应性骨质增生，并可有死骨形成。

第三节　颌骨非牙源性良性肿瘤
Non-odontogenic Benign Tumors of Jaws

颌骨非牙源性良性肿瘤（non-odontogenic benign tumor of jaws）是指原发于颌骨、软骨及骨附属组织的良性肿瘤。种类较多，较常见的有骨瘤（osteoma）、骨化纤维瘤（ossifying fibroma）、颌骨中心性血管畸形（central vascular malformation of jaws）等。

一、骨瘤

【概述】

骨瘤（osteoma）是由分化成熟的骨组织构成的骨性良性肿瘤。骨瘤与骨隆凸（torus）和外生骨疣（exostosis）不同，后两种是发育性病变。一般将腭中线部位的骨隆凸称腭隆凸（palatine torus），发生于下颌前磨牙区舌侧的骨隆凸称下颌隆凸（mandibular torus），而在其他部位的骨隆凸称为外生骨疣。外生骨疣增长较大者称为骨瘤。骨瘤多为单发，少数病例颌面骨有多发骨瘤，属加德纳综合征（Gardner syndrome）表现的一部分，本部分将重点叙述单发骨瘤。

根据骨与纤维成分比例不同，骨瘤分为主要由密质骨构成的密质骨瘤（compact osteoma）和主要由松质骨构成的松质骨瘤（cancellous osteoma）。根据发生的部位不同，骨瘤可分为中心型（central type）和周围型（peripheral type）两种，前者发生于颌骨内和鼻窦，后者发生于外骨膜下。男性多于女性。好发于40岁以上。下颌骨较上颌骨好发。通常无自觉症状。颌骨内骨瘤压迫下牙槽神经可出现疼痛及下唇麻木。

【影像学表现】

颌面骨密质骨瘤较松质骨瘤多见，周围型骨瘤较中心型骨瘤多见。

下颌骨升支、体部的周围型密质骨瘤多呈半圆形或山丘状骨性隆起，即基底部较宽，少数基底部窄或呈蘑菇状，瘤体呈均匀高密度表现（图13-22）。周围型松质骨瘤多呈半圆形密度较低影像（图13-23）。

CT检查能更好显示颌骨深面及骨内肿瘤的形态、大小。

【鉴别诊断】

颌骨内生骨疣可位于牙根间或根尖区，呈圆形、不规则形致密的团块状影像，边缘无密度低的线条状影像。

二、骨化纤维瘤

【概述】

骨化纤维瘤（ossifying fibroma）也称牙骨质化纤维瘤（cementifying fibroma）或牙骨质-骨化纤维瘤（cemento-ossifying fibroma），是颌骨内良性肿瘤。以前将牙骨质化纤维瘤归类为牙源性肿瘤，而把骨化纤维瘤归类于骨源性肿瘤。鉴于这两种病变不能互相区别，牙骨质也是一种编织骨，在其他部位骨也可出现类似组织，WHO（1992）将这两种肿瘤归为同一肿瘤，

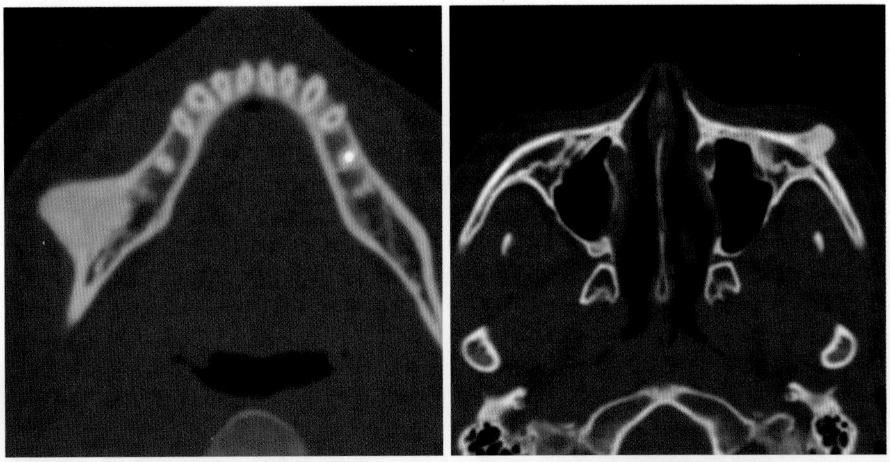

（1）　　　　　　　　（2）

图 13-22　密质骨瘤

（1）MSCT 横断面示右下颌体部外突性类圆形致密影像；（2）MSCT 横断面示左侧颧骨高密度外突性肿物

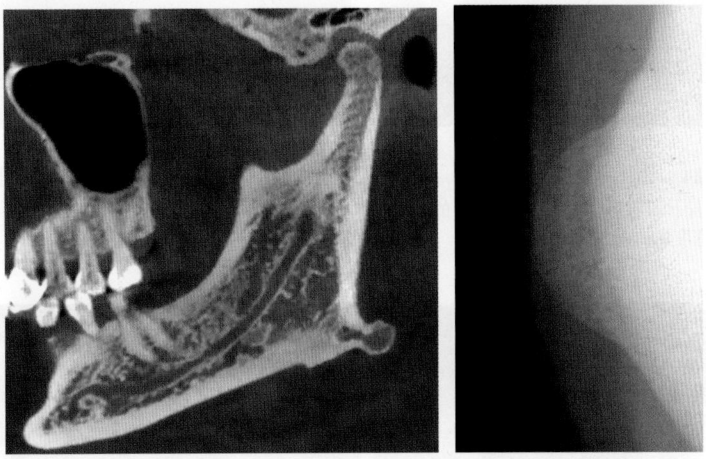

（1）　　　　　　　　（2）

图 13-23　松质骨瘤

（1）CBCT 矢状面示左侧下颌角外突性肿物，表面为密质骨，中间为松质骨；（2）颧骨切线位片示颧部半圆形骨性隆起，密度偏低，有骨小梁结构

即牙骨质-骨化纤维瘤，并归入骨源性肿瘤。2005 年 WHO 分类将以往命名中使用的“牙骨质”一词全部略去，以“骨化纤维瘤”代替了“牙骨质-骨化纤维瘤”。2017 年 WHO 分类中，骨化纤维瘤分为三种类型：

（1）牙骨质-骨化纤维瘤（cemento-ossifying fibroma）：发生于承牙区的骨化纤维瘤。

（2）青少年小梁状骨化纤维瘤（juvenile trabecular ossifying fibroma，JTOF）：罕见，8 ～ 12 岁儿童多见，多位于上颌骨，性别差别不明显。

（3）青少年沙瘤样骨化纤维瘤（juvenile psammomatoid ossifying fibroma）：罕见，好发年龄稍大于 JTOF，多位于眶部、鼻骨及鼻窦，性别差别不明显。

这里主要介绍第一种。

肿瘤主要由细胞性纤维结缔组织构成。结缔组织中可见无结构的牙骨质小体样或小梁状的编织骨，在其周围围绕成骨细胞并形成层板骨。

中青年人及女性较常见。下颌骨较上颌骨好发。通常无自觉症状，但肿瘤巨大时可导致颜面严重膨隆畸形。牙移位，咬合关系紊乱。

【影像学表现】

由于肿瘤内所含软组织成分和骨化物多少的不同，肿瘤显示为不同的密度。密度偏低、类似囊肿样的表现和密度很高、均匀致密的影像均少见。大部分肿瘤显示为高密度和低密度混合性影像，即密度偏低的影像中有斑片状、颗粒状密度高的影像，或为较细和粗糙的骨隔（图13-24，图13-25）。肿瘤边界清楚。较大的肿瘤颌骨膨胀明显，牙移位，可见牙根吸收。肿瘤可为多发，巨大的肿瘤可占据整个上颌骨或下颌骨。CT检查可见肿瘤呈膨胀生长，边界清楚。肿瘤内部密度多为不均匀增高影像，或为斑片状或为斑点状（图13-26）。

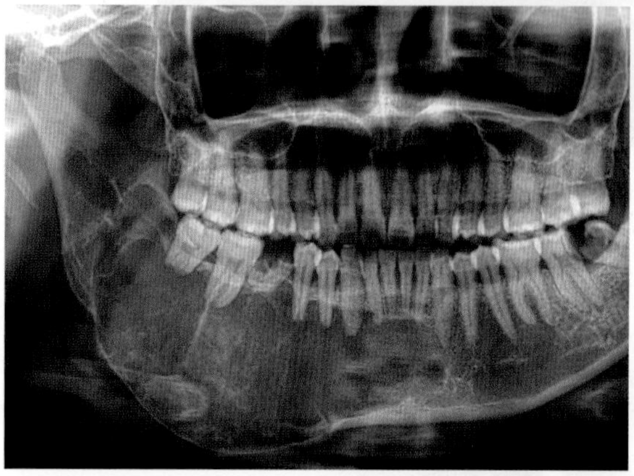

图13-24 骨化纤维瘤
曲面体层片（局部）示右下颌骨升支体部边界清楚的密度偏低影像中有斑片状高密度影，范围超过中线

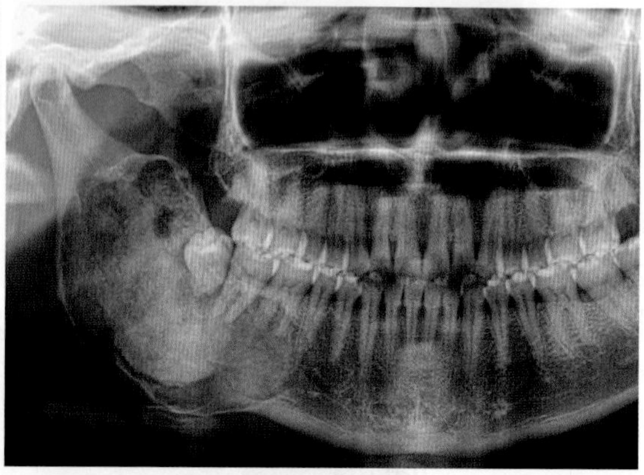

图13-25 骨化纤维瘤
曲面体层片（局部）示右下颌骨膨胀性病变，密度不均，可见大量斑片状密度增高影

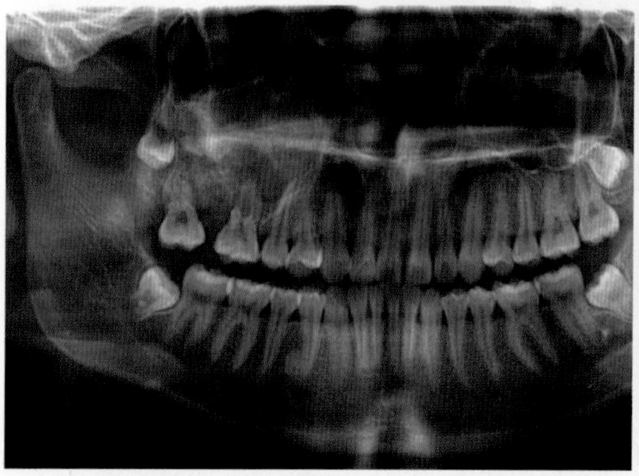

（1）

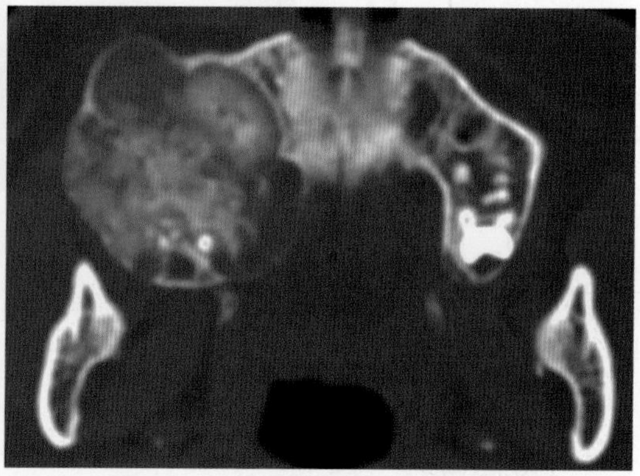

（2）

图13-26 骨化纤维瘤
（1）曲面体层片及（2）MSCT横断面示右上颌膨胀性病变，内部见大量斑片状密度增高影

【鉴别诊断】

颌面部骨纤维异常增殖症无论是组织病理还是临床表现都同骨化纤维瘤很相似，影像学表现也有相似之处。两种病变的X线表现不同点是：骨纤维异常增殖症边界一般不清，通常沿患骨外形增长。多发病变多为同侧多骨发病。牙根吸收也非常少见。

三、颌骨中心性血管畸形

【概述】

颌骨中心性血管畸形（central vascular malformation of jaws）是先天性良性病变，并非真正肿瘤。Mulliken 和 Glowacki（1982）将婴儿血管性胎记分为血管瘤和血管畸形两类。血管瘤多在出生后 2 ～ 4 周出现，一般增长到 6 ～ 8 个月达到高峰，然后逐渐缩小，至 6 ～ 8 岁基本消退。血管畸形主要包括微静脉畸形、静脉畸形、淋巴管畸形和动静脉畸形，一般出生时不明显，随年龄增长可逐渐增大，出现症状，内分泌及创伤因素也可促进病变的发展。颌面部软组织血管畸形较多见，而发生于颌骨内者则少见，本部分所叙述的是颌骨内的血管畸形，主要包括静脉畸形和动静脉畸形。

下颌骨较上颌骨多见。颌骨中心性动静脉畸形主要的临床特点是牙龈沟频繁的难以控制的自发性出血。贸然拔牙，甚至可引起致命性出血。有的病例可有搏动震颤感，听诊有吹风样杂音。颌骨静脉畸形一般无自发性出血，多在手术或活检时出血明显而考虑其可能性。

【影像学表现】

颌骨动静脉畸形内可见小斑点状、蜂窝状或大小不等的囊腔状低密度影像，边界通常不清。颌骨可明显膨大或无明显增大。下颌病变可见下颌孔、颏孔明显增大，下颌管迂曲扩张。可见牙移位、牙根吸收。动脉造影可见多支供血动脉迂曲增粗，并形成畸形血管团（图 13-27，图 13-28），早期可见回流静脉。MSCT 特别是增强扫描检查能更好地观察病变内部血管结构及密质骨情况。静脉畸形多呈蜂窝状表现（图 13-29），有时难以与骨化纤维瘤或牙源性黏

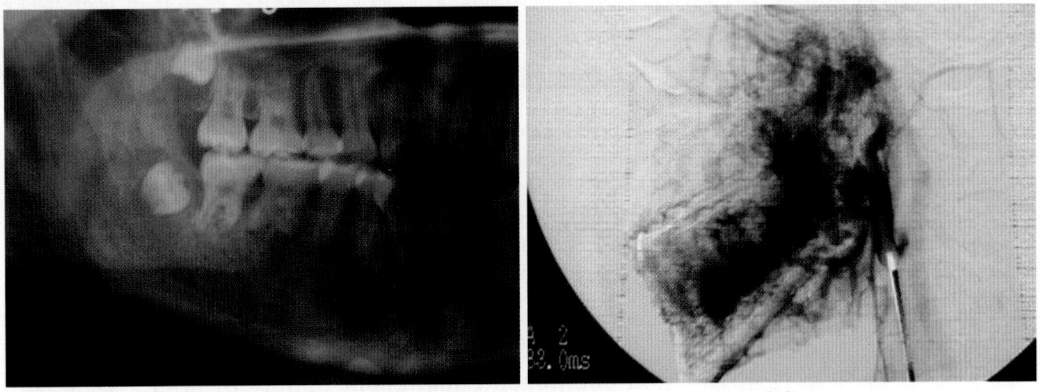

（1）　（2）

图 13-27　右下颌中心性血管畸形（动静脉畸形）

（1）曲面体层片（局部）示右下颌骨体部及角部囊腔状病变及斑点状骨吸收，边界不清；（2）右侧颈外动脉造影见右下颌区域大范围畸形血管团

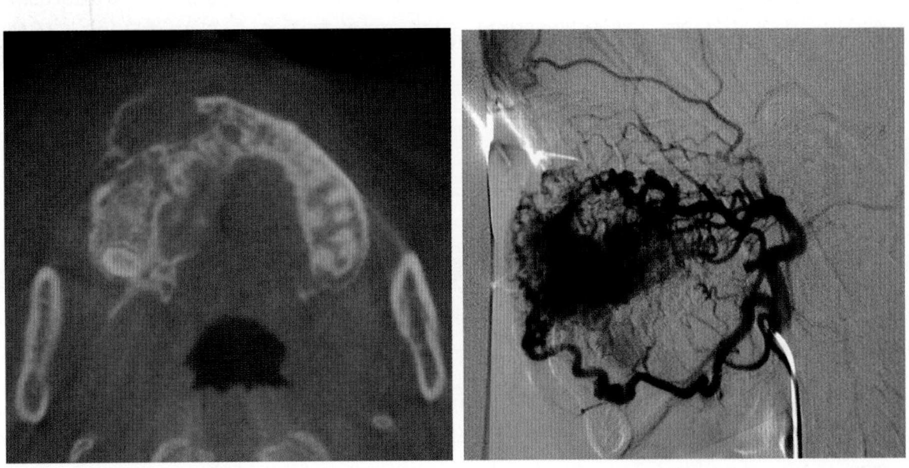

（1）　（2）

图 13-28　右上颌骨中心性血管畸形（动静脉畸形）

（1）CBCT 横断面示右侧上颌前部蜂窝囊腔状病变，边界不清；（2）右侧颈外动脉造影示病变区畸形血管团，供血主要来自上颌动脉及面动脉

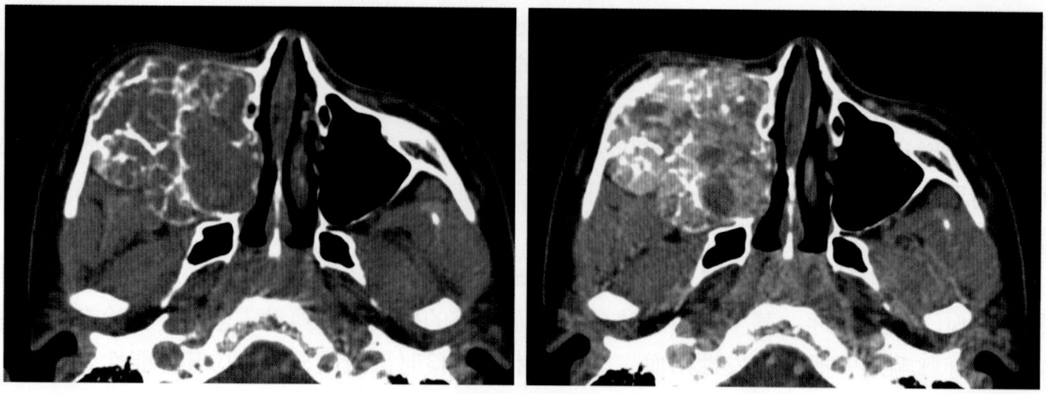

（1）　　　　　　　　　　　　　　　　（2）

图 13-29　右上颌骨中心性血管畸形（静脉畸形）
（1）MSCT 横断面显示右上颌膨隆性病变，内部见网格状分隔；（2）增强 CT 横断面示右上颌病变区轻度不均匀强化

液瘤鉴别，动脉造影多未见明显异常。

【鉴别诊断】

1. 血液性疾病　虽然可有龈沟自发性多量出血，并可有骨质破坏，但患者常有坏死性龈口炎、发热、肝脾肿大、血化验异常等。

2. 成釉细胞瘤　肿瘤膨胀明显，牙槽侧骨缺损，边界清楚，房隔清晰。牙龈沟多无自发性出血。

第四节　颌骨非牙源性恶性肿瘤
Non-odontogenic Malignant Tumors of Jaws

颌骨非牙源性恶性肿瘤（non-odontogenic malignant tumors of jaws）是指原发于骨、软骨及骨髓组织和骨附属组织的恶性肿瘤，包括骨肉瘤（osteosarcoma）、软骨肉瘤（chondrosarcoma）、间充质软骨肉瘤（mesenchymal chondrosarcoma）、骨髓瘤（myeloma）、尤文肉瘤（Ewing’s sarcoma）、恶性淋巴瘤（malignant lymphoma）、纤维肉瘤（fibrosarcoma）、恶性纤维组织细胞瘤（malignant fibrous histiocytoma）、神经纤维肉瘤（neurofibrosarcoma）及血管肉瘤（angiosarcoma）等。其中骨肉瘤最常见，而软骨肉瘤和骨髓瘤次之，其他恶性肿瘤少见。

一、骨肉瘤

【概述】

骨肉瘤（osteosarcoma）是较常见的颌骨原发性恶性肿瘤。根据肿瘤发生部位不同分为：①中心型：从骨的内部发生，较多见，恶性度高；②周围型：发生自骨膜、密质骨附近结缔组织或密质骨表面的成骨性结缔组织，少见，恶性度较中心型低。本节将重点叙述原发于骨内的骨肉瘤。一般颌骨骨肉瘤的恶性度比全身其他部位发生的骨肉瘤恶性度低。

光学显微镜观察骨肉瘤特点是肿瘤性成骨细胞形成肿瘤样骨、软骨和纤维组织。每个肿瘤上述各种成分多少可不同。

男性较女性多见，青年人较多见。下颌骨升支、体部好发。肿瘤可有不同程度疼痛。生长较快，颌骨膨隆，软组织肿大，皮肤血管扩张，皮温高。牙松动、移位。神经被侵犯可出现麻木或感觉丧失。

【影像学表现】

因肿瘤样骨、肿瘤性软骨和纤维成分多少不同，肿瘤X线表现为不同密度。完全呈成骨性或溶骨性表现者较少见。通常表现为高、低密度混合性影像。正常的骨纹理消失，在弥散性骨质破坏的背景上有斑片状或团块状高密度的影像。肿瘤进一步发展，当穿破密质骨时，生长很快的肿瘤中可见密质骨外增生的骨膜被突破的两侧残端呈三角形，即Codman三角或称袖口征。此种现象并不多见，而通常见日光放射状或胡须状等肿瘤骨（图13-30，图13-31），投照条件合适可见肿瘤穿出密质骨区域相应软组织包块。

肿瘤所在区域可有牙移位、脱落，而牙根吸收很少见，有时可见一个牙或数个牙牙周膜间隙增宽（图13-32）。

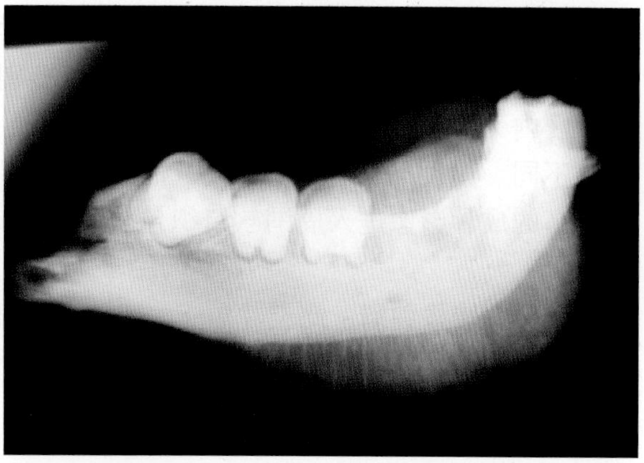

图13-30　下颌骨肉瘤

术后标本X线片示日光放射状或毛刷状肿瘤骨

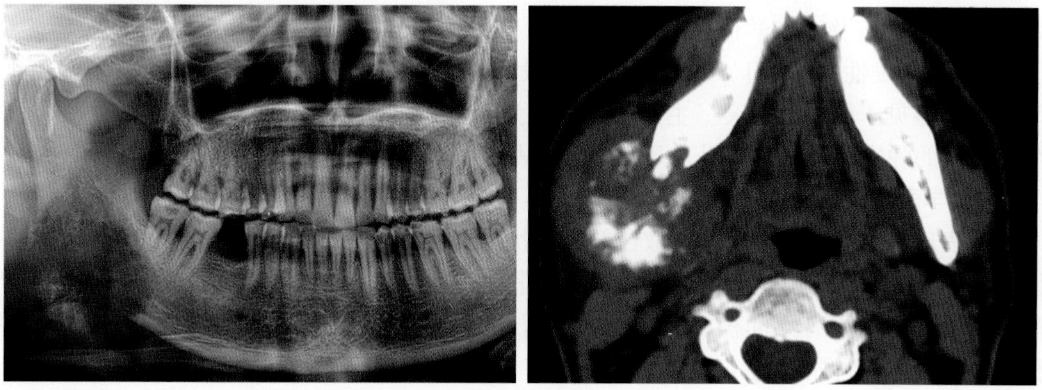

(1)　(2)

图13-31　右下颌骨肉瘤

（1）曲面体层片示右下颌角部病变，部分区域溶骨，部分区域见斑点状或日光放射状成骨；（2）MSCT横断面示右下颌病变区软组织肿物影，其内可见肿瘤骨

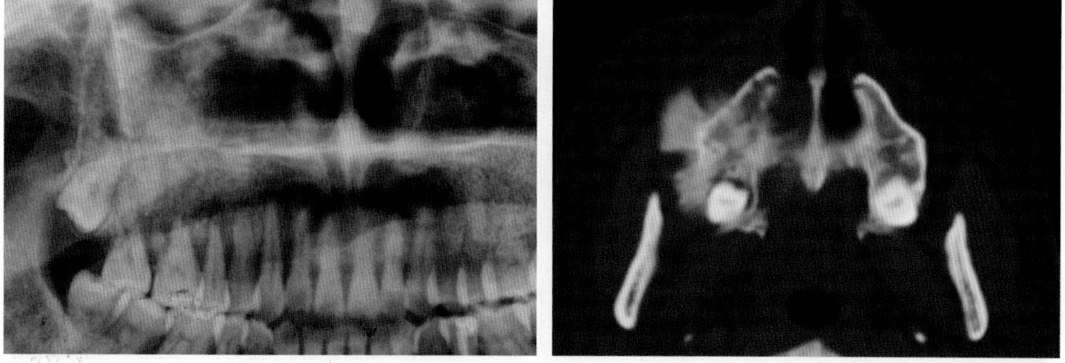

(1)　(2)

图13-32　右上颌骨肉瘤

（1）曲面体层片示右上颌后牙根方骨密度不均匀增高，16、15牙周膜间隙增宽；（2）MSCT横断面示右上颌区域日光放射状或胡须状成骨

MSCT 检查不仅能从不同方向清晰显示肿瘤内部瘤骨形态、数量、破坏细节及密质骨破坏情况，还能更好地观察上颌肿瘤和邻近组织结构的关系，并能清晰显示邻近软组织被侵犯的范围（图 13-32）。

【鉴别诊断】

1. 中央性颌骨骨髓炎 无论临床还是影像学表现，同骨肉瘤都有相似之处。然而这两种病变的治疗原则和预后截然不同，因此应认真鉴别。骨髓炎后期骨质破坏区外围有反应性增生，增生区内无骨质破坏灶；而骨肉瘤破骨与成骨混杂存在，成骨区内可见破坏灶。骨髓炎可有大小不同、数量不等的死骨形成；而骨肉瘤无死骨形成。骨髓炎虽有密质骨板不连续但并无密度高的成骨影像进入周围软组织包块；而骨肉瘤可有日光放射状肿瘤骨突入邻近软组织包块内。

2. 颌骨转移肿瘤 此类肿瘤 X 线表现有时和骨肉瘤相似，鉴别要点在于颌骨转移肿瘤患者通常年龄较大，且常有已知的原发病灶。颌骨有转移瘤时已属肿瘤晚期，故常有全身多处转移病灶。全身状况也较差。

二、软骨肉瘤

【概述】

软骨肉瘤（chondrosarcoma）是以肿瘤细胞形成软骨组织为特征的恶性肿瘤。此瘤临床、组织病理特点及生物学行为有很大不同。好发于男性。多见于成年人，原发性者多见于 20～30 岁，继发性者多见于 30～50 岁。一般认为上颌骨较下颌骨多见，上颌骨多见于前部，而下颌骨则多见于体部和髁突。主要临床表现为颌骨膨隆、疼痛、感觉异常，牙松动、移位，发生于髁突的肿瘤会有下颌偏斜，开口困难等表现。

【影像学表现】

通常表现为密度减低区内存在散在的斑点状、团块状及棉絮状的肿瘤性软骨组织钙化或骨化区域。病变的边缘可清楚、部分清楚或较弥散。晚期肿瘤可从骨内突破密质骨，局部有明显的软组织肿块，其内有不同程度和形态的肿瘤性钙化和骨化影像（图 13-33）。有的肿瘤偶见牙根吸收或牙周膜间隙增宽。

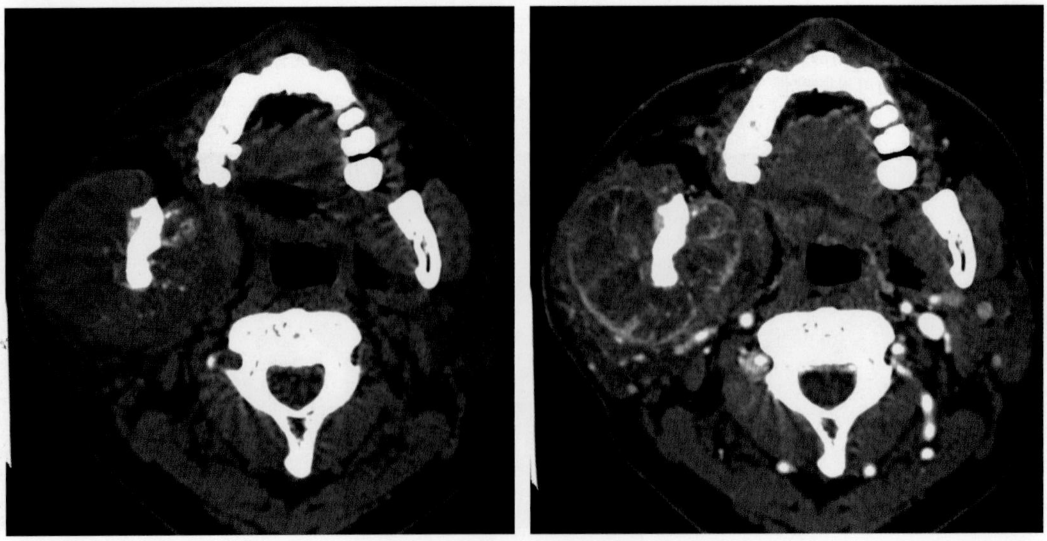

(1)　　(2)

图 13-33　右下颌骨软骨肉瘤

（1）MSCT 横断面示右侧下颌升支区较大软组织肿瘤，肿瘤内有密度不均匀肿瘤性钙化影；（2）增强 CT 示病变轻度不均匀强化，周界大致清晰（假包膜）

CT 检查可见骨质溶解破坏的低密度影像内有斑块状或斑片状高密度影像，可观察颌周软组织被侵犯的范围（图 13-33）。

【鉴别诊断】

骨肉瘤的影像学表现有时同软骨肉瘤很相似。骨肉瘤软组织肿块内多为日光放射状肿瘤骨，很少有密度减低区；而软骨肉瘤软组织肿块内多为斑片状瘤骨且软组织肿块内常有局限性密度减低区。

三、骨髓瘤

【概述】

骨髓瘤（myeloma）是骨髓内浆细胞异常增生的恶性肿瘤，也称浆细胞瘤（plasmacytoma）或浆细胞骨髓瘤（plasma cell myeloma）。本病有单发和多发两种，单发少见，通常所说的骨髓瘤系指多发性骨髓瘤而言。骨髓瘤多发生于颅骨、肋骨和腰椎骨等，颌骨少见。

骨髓瘤明显多见于男性。多发于 40 ～ 70 岁中老年人。大约 30% 的病例可见颌骨被侵犯，下颌骨较上颌骨多见，好发于升支磨牙区。主要症状是局部疼痛、肿胀、麻木、牙松动。全身症状可有发热、贫血和体重下降。本病因同时产生大量的异常免疫球蛋白，所以尿液中可含有特殊的本周蛋白（又称凝溶蛋白，Bence-Jones albumose）和高球蛋白血症等特征性改变，常伴有舌和口底淀粉样变性。

【影像学表现】

主要的 X 线表现为骨小梁变细、稀疏使颌骨呈普遍性骨质疏松，骨质溶解破坏后可呈小斑点状密度减低影像。较大的破坏灶呈椭圆形，边界清晰或不清。多个大小不等的病灶可同时出现（图 13-34）。颅骨大小不等多发性圆形穿凿样（punched-out appearance）骨质破坏，一般周边无硬化现象，是本病具有一定特征性的 X 线表现（图 13-35）。

【鉴别诊断】

1. 老年性骨质疏松　仅据 X 线表现很难将此病同骨髓瘤早期仅有骨质疏松时相区别，但颅骨无明显异常表现。老年性骨质疏松通常无明显临床症状。另外，血、尿检查正常。

2. 甲状旁腺功能亢进　此病好发于青壮年。可有长骨弯曲变形。牙槽骨骨硬板影像消失。常可见泌尿系结石。

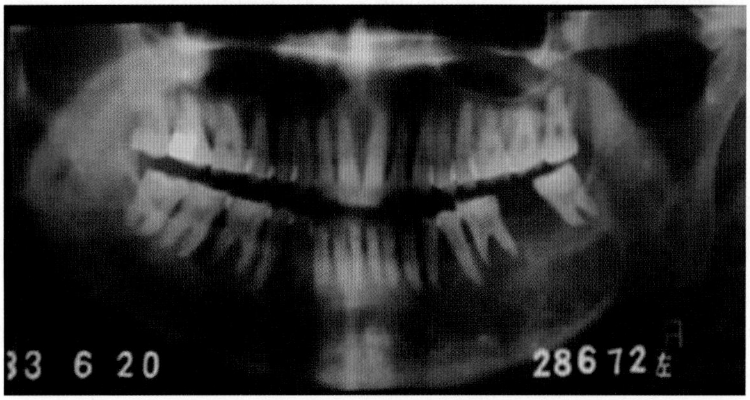

图 13-34　骨髓瘤

曲面体层片示两侧下颌体部小斑点状及小囊腔状破坏灶

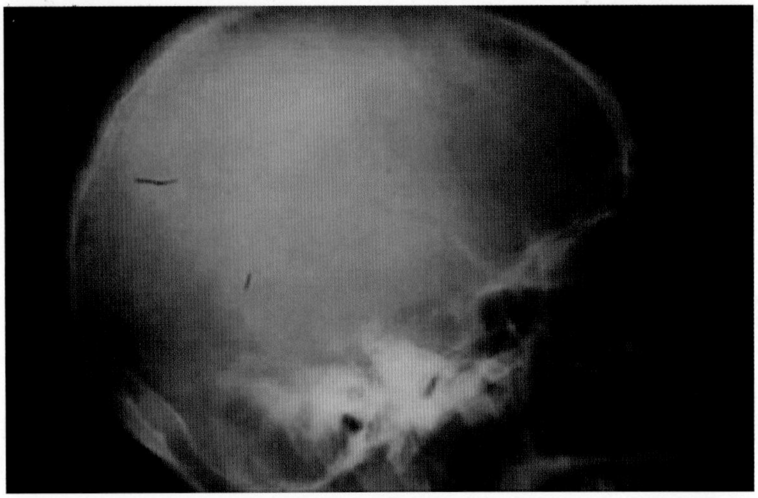

图 13-35　骨髓瘤
头颅侧位片示颅骨多发性穿凿样骨质破坏

第五节　颌骨转移肿瘤
Metastatic Tumors of Jaws

【概述】

颌骨转移肿瘤（metastatic tumor of jaws）是指原发于身体其他组织或器官的恶性肿瘤，在颌骨内建立新瘤灶。原发肿瘤部位分布广泛，一般认为乳腺、肺、肾、甲状腺、前列腺等较多见。颌骨转移肿瘤的组织病理表现和原发肿瘤基本一致，因而常可提示原发肿瘤部位。组织病理形态多种多样，但以腺癌多见。颌骨转移性肿瘤少见，约占口腔颌面部恶性肿瘤的1%。

颌骨转移性肿瘤以下颌骨后部和髁突较上颌骨明显多见。无明显性别差异。患者年龄一般较大。主要的临床表现是局部疼痛、膨隆、下唇麻木及牙松动。有颌骨转移通常已是原发肿瘤的晚期，常与身体其他部位的转移肿瘤同时存在，全身情况较差。

【影像学表现】

通常表现为局限性溶骨破坏，边界不清，无硬化边界和骨膜反应，少数较大范围的骨质破坏可伴有病理性骨折。前列腺癌、乳腺癌和骨肉瘤有时可呈成骨性颌骨转移肿瘤，表现为数量不等的斑片状或团块状瘤骨形成（图13-36），部分亦可见日光放射状或胡须状肿瘤骨。核素扫描和PET/CT检查对于确定全身其他骨骼有无转移性肿瘤有其重要价值。转移灶呈放射性浓聚区。

【鉴别诊断】

1. 骨肉瘤　发病年龄较小，全身其他部位无恶性肿瘤病史。X线检查发现骨破坏范围多较广泛，多有日光放射状瘤骨形成。

2. 骨嗜酸性肉芽肿　发病年龄小，无明显疼痛和下唇麻木。X线发现颌骨骨质虽可溶骨破坏，但常有边界，多有骨膜反应。

3. 颌骨中心性鳞状细胞癌　溶骨性破坏范围常广泛，多发生于颌骨有牙部位，无远处原发灶。

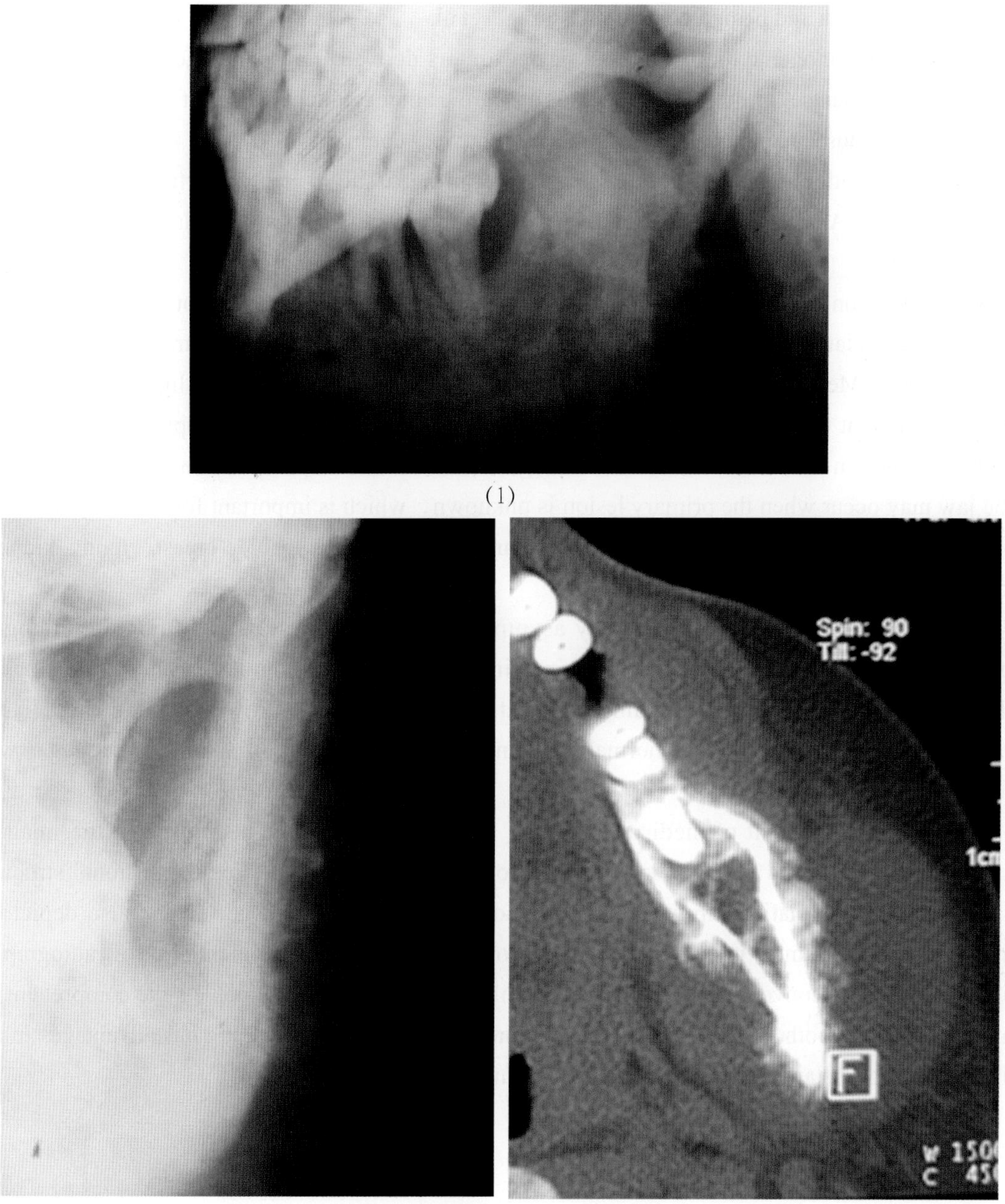

图 13-36　乳腺癌颌骨转移

（1）左下颌骨侧位片示左下颌体及升支正常影像消失，部分溶骨破坏，部分瘤骨增生，边界欠清；（2）左升支切线位示升支颊舌侧有大量瘤骨；（3）MSCT 轴位示左下颌升支放射状瘤骨增生及软组织肿物

Summary

Tumors of jaws represent a large group of lesions in the jaw. They can be divided into odontogenic and non-odontogenic tumors based on the histological origin, and can be divided into benign and malignant tumors according to the biological behavior.

Benign odontogenic tumors are lesions derived from epithelial or mesenchymal elements, or both, that are part of tooth-forming tissues. Among them, odontoma and ameloblastoma are the most prevalent. The other lesions include adenomatoid odontogenic tumor, odontogenic fibroma, odontogenic myxoma and benign cementoblastoma，et al.

Malignant odontogenic tumors are malignant tumors derived from odontogenic epithelium，or mesenchymal elements，or both. These lesions are rare，among which malignant ameloblastoma and primary intraosseous squamous cell carcinoma are relatively common.

Benign non-odontogenic tumors of jaws arise in the tissue of bone，cartilage or associated tissues of the jaw. Among them，osteoma，ossifying fibroma and central vascular malformation are frequently seen.

Malignant non-odontogenic tumors of jaws represent malignant tumors originating in bone，cartilage or associated tissues of the jaw，including osteosarcoma，chondrosarcoma and multiple myeloma，et al. Metastatic tumors represent the establishment of new foci of malignant disease from a distant malignant tumor. Metastatic tumors of jaws are rare，accounting for approximately 1% of malignant tumors in the oral and maxillofacial region. It should be emphasized that a metastatic lesion of the jaw may occur when the primary lesion is unknown，which is important for the early detection and treatment of the primary tumor. The most common primary sites include breast，lung，kidney，thyroid and prostate.

Benign tumors of the jaw are usually asymptomatic and grow slowly. Tumors involving or originating in the condyle may cause opening limitation，opening deviation and malocclusion. Malignant tumors of the jaw，including metastatic tumors，usually grow fast，and cause facial expansion，pain，sensory nerve abnormality，congestion or ulceration of skin or mucosa，as well as opening limitation.

With the development of medical imaging，new techniques have been used in the imaging diagnosis of maxillofacial tumors. Computed tomography can show the three-dimensional structure of the lesion and its relationship with the surrounding structures. Enhanced CT can also depict the blood supply of the tumor tissue，thereafter improve the differentiation potentiality of radiographic imaging. However，conventional radiography is still indispensable since it depicts the comprehensive bony structure and tooth involvement of the jaw tumors. Radionuclide imaging has advantages in the early detection of distant metastases of malignant tumors.

参考文献

[1] 丁宁. 钙化牙源性囊肿——临床病理研究. 国外医学·口腔医学分册，1986，13：238-241
[2] 于世凤. 口腔组织病理学. 5版. 北京：人民卫生出版社，2003
[3] 中华口腔科杂志编辑委员会（执笔马大权）. 颌骨中枢性血管瘤. 中华口腔科杂志，1981；16，174-176
[4] 田卫东，王虎，陈列，等. 牙源性黏液瘤的临床、X线和病理学研究. 口腔颌面外科杂志，1999，9：127-132
[5] 邹兆菊，马绪臣. 口腔颌面医学影像诊断学. 2版. 北京：人民卫生出版社，1997
[6] 吴运堂，于世凤，张祖燕，等. 口腔及颌骨转移癌瘤（25例报告）. 中华口腔医学杂志，1990，25：258-261
[7] 吴运堂，邹兆菊，孙开华，等. 颌骨牙源性肿瘤183例X线所见分析. 中华放射学杂志，1983，17：144-119
[8] 张刚，马绪臣，邹兆菊. 颌骨骨肉瘤X线诊断. 中华口腔医学杂志，1990，25：120-122
[9] 张祖燕，吴运堂，杨大海. 骨化牙骨质纤维瘤（附28例报告）. 现代口腔医学杂志，1991，5：129-131
[10] 赵燕平，吴运堂，于世凤，等. 36例颌骨中枢性癌的X线病理分析. 中华口腔医学杂志，1992，27：3-5
[11] Doval DC，Kumar RV，Kannan V，et al. Osteosarcoma of the jaw bones. Br J Oral Maxillofac Surg，1997，35：357-362
[12] Newman L，Howells L，Coghlan KM，et al. Malignant ameloblastoma revisited. Br J Oral Maxillofac Surg，

1995，33：47-50
[13] Petrikowski CG，Pharoah MJ，Lee L，et al. Radiographic differentiation of osteogenic sarcoma，osteomyelitis，and fibrous dysplasia of the jaws. Oral Surg Oral Med Oral Pathol Oral Radiol Endod，1995，80：744-750
[14] Suchner A. The central（intraosseous）calcifying odontogenic cyst：An analysis of 215 cases. J Oral Maxillofac Surg，1991，49：330-339
[15] 赵福运 . 头颈部血管瘤与血管畸形 . 上海：科学技术文献出版社，2010
[16] 马绪臣，李铁军 . 口腔颌面部疾病 CT 诊断与鉴别诊断 . 北京：北京大学医学出版社，2019.

（柳登高　吴运堂）

第十四章　颌面颈部软组织肿块性病变

Soft Tissue lesions of Maxillofacial and Neck Regions

对颌面颈部软组织疾病的诊断而言，影像学检查具有非常重要的意义。通过触诊，临床医师可以了解软组织病变的质地、活动程度和患者对触诊的反应。然而，对于部位深在的颌面颈部软组织疾病，临床检查多有一定的局限性。对某些范围较大的深在的颌面部软组织病变，有时通过临床检查甚至难以明确病变的有无。无论病变部位浅表或深在，对于大多数颌面颈部软组织病变而言，各种现代影像学检查技术都能予以清晰显示。影像学检查的主要目的在于帮助临床明确疾病的诊断，为临床治疗提供参考依据。达到这些目的主要通过实现以下过程：①明确病变的具体部位。②明确病变的范围。③明确病变的性质。④明确病变与周围重要组织结构（如血管、神经等）的关系。

应用于颌面颈部软组织肿块性疾病的影像学检查方法主要有超声、计算机体层成像（computed tomography，CT）和磁共振成像（magnetic resonance imaging，MRI）。超声检查简便易行，能清晰显示囊性或实性软组织病变及病变内部的钙化，并能对颈部血管及其病变给予可靠诊断。CT 和 MRI 作为进一步的影像学检查方法，通常应用于比较复杂的软组织病变的影像学诊断和鉴别诊断。CT 和 MRI 能更清晰地显示颌面颈部软组织的解剖结构，并能准确勾画和显示颌面颈软组织病变本身及其同周围正常组织结构的关系。此外，与超声相比，CT 和 MRI 还能清晰显示颅底至纵隔的大血管及颌面深部的软组织肿瘤。与 CT 相比，MRI 检查不需注射对比剂即可清晰显示病变与血管的关系。MRI 的成像参数，如质子密度、T1 和 T2 弛豫时间也能较 CT 更好地明确各种病变的特性。

第一节　软组织炎症
Soft Tissue Inflammation

一、蜂窝织炎和脓肿

【概述】

口腔颌面颈部软组织的蜂窝织炎（cellulites）一般起源于牙源性感染和腺源性感染。引起软组织感染的病源菌主要是葡萄球菌（staphylococcus aureus）、链球菌（streptococcus viridans）和引起气性坏死最常见的病源菌——产气荚膜孢杆菌（clostridium perfringens）等。如果蜂窝织炎未能得到有效控制，则可形成脓肿（abscess）。颌面颈部的蜂窝织炎和脓肿可以累及一个或多个软组织间隙，甚至可扩散至纵隔。比较常见的颌面颈部受累间隙包括下颌下间隙（submandibular space）、颊间隙（buccal space）、咀嚼肌间隙（masticator space）、颞下间隙（infratemporal space）（该间隙于咀嚼肌间隙有重叠）、翼腭间隙（pterygopalatine space）、腮腺间隙（parotid space）、咽旁间隙（parapharyngeal space）、咽后间隙（retropharyngeal space）、颈动脉间隙（carotid space）和舌下间隙（sublingual space）等。临床上，蜂窝织炎的主要表现是红、肿、热、痛。脓肿形成者尚可在病变区扪及波动感。影像学检查对明确脓肿是否形成，判断病变范围及其与周围组织结构的关系至为重要。

【影像学表现】

平扫 CT（plain CT scans）显示，颌面颈部间隙蜂窝织炎主要表现为软组织弥漫性肿大（diffuse swelling），与间隙相邻的肌肉组织外形增大，轮廓模糊不清。病变内部可以出现水肿（edema），部分病变内部尚可见特征性的气体（air-containing lesion）。皮下组织常被累及。增强 CT（enhanced CT scans）显示，蜂窝织炎可呈弥漫性强化表现（图 14-1）。软组织脓肿的 CT 表现为异常增生的软组织病变内部可出现单个或多个低密度腔。增强 CT 上，厚薄不均和形态不规则的脓肿壁多呈明显增强表现，而脓液区无强化表现（图 14-2）。MRI 显示，蜂窝织炎主要表现为 T1 加权像上的低或中等信号和 T2 加权像上的高信号。Gd-DTPA 注入后，蜂窝织炎多为不均匀强化表现。脓肿形成后，其不规则形之脓肿壁可在增强 MRI 上呈明显强化表现，而脓液聚集区无强化表现（图 14-3）。

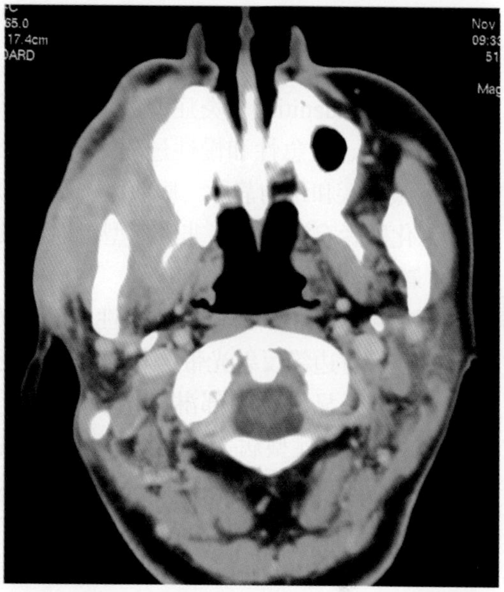

图 14-1 右颊和咀嚼肌间隙蜂窝织炎
增强 CT 横断面示右颊间隙和咀嚼肌间隙有不规则软组织增生，病变边界模糊不清。

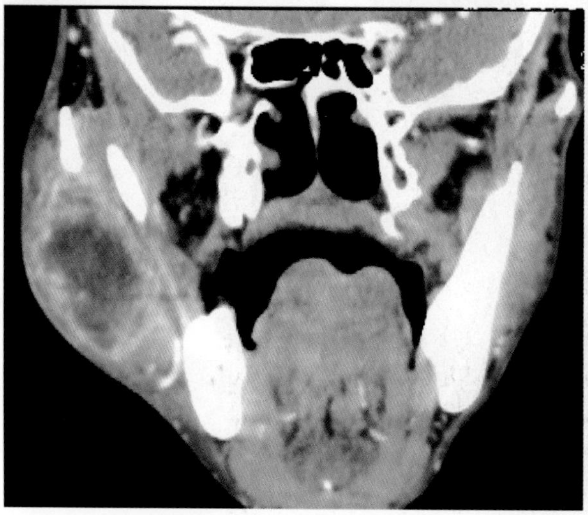

图 14-2 右咀嚼肌间隙脓肿
增强 CT 冠状面示右咀嚼肌间隙软组织异常肿大，病变中心为低密度，边缘壁厚，呈不光滑环形强化表现

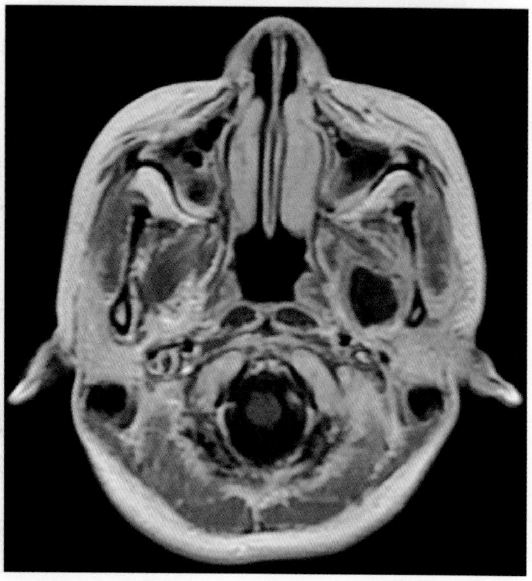

图 14-3 左咽旁间隙脓肿
增强 MR 横断面 T1 加权像示左咽旁间隙病变呈中心低信号（无强化），边缘环形高信号（明显强化）表现

【鉴别诊断】

颌面颈部软组织间隙蜂窝织炎和脓肿的影像学表现具有一定的特征性。结合临床病史和检查，一般不难给出准确诊断。影像学表现方面，有时伴有中心液化坏死的淋巴结转移性肿瘤，可以和脓肿的表现相似。但两者之间的起病原因、临床症状和体征表现多不相同。抗感染治疗后的效果也有明显差异。

二、淋巴结反应性增生和淋巴结炎

【概述】

颌面颈部淋巴结反应性增生（reactive lymph node）是颈部淋巴结病（lymphadenopathy）中最为常见的疾病之一。通常可将其分为炎症型和非炎症型。炎症型淋巴结反应性增生即所谓淋巴结炎（lymphadenitis）。炎症型者可见于任何年龄，儿童多为急性化脓性淋巴结炎。临床上，可表现为急性、亚急性和慢性过程。淋巴结炎可于单侧或双侧颈部发生，常见的发病部位为咽后区、下颌下区和颈内静脉二腹肌区。临床检查多可发现颈部病变区有红热征象，肿块质地软或偏中等，化脓者有波动感。非炎症型者通常没有感染病史，临床上多为颈部无痛性肿大表现。

【影像学表现】

超声声像图上，淋巴结反应性增生多为单个或多个类圆形肿块，病变多为均匀低回声表现，边缘光整，有边缘反射光带。若为淋巴结炎急性发作，则可呈混合性回声（mixed echoes）表现。

平扫 CT 显示，颈部淋巴结反应性增生多表现为类圆形、密度均匀的软组织肿块；增强 CT 显示，非炎症型病变多呈均匀强化表现（图 14-4）；炎症型者可呈中心无强化（脓液形成）而边缘环形厚壁强化表现（图 14-5）。非炎症型病变多为边界清晰表现；炎症型病变多为边缘模糊表现，且多见于淋巴结炎有包膜外渗出或有脓肿形成之时。MRI 显示，颈部淋巴结反应性增生多表现为 T1 加权像上的低或中等信号和 T2 加权像上的高信号。增强 MRI 显示，非炎症型病变多呈均匀强化表现，炎症型病变则多呈边缘环形强化而中心无强化表现（脓肿形成）。

【鉴别诊断】

应与炎症型淋巴结反应性增生鉴别的疾病主要有第二鳃裂囊肿、淋巴结结核和坏死性淋巴

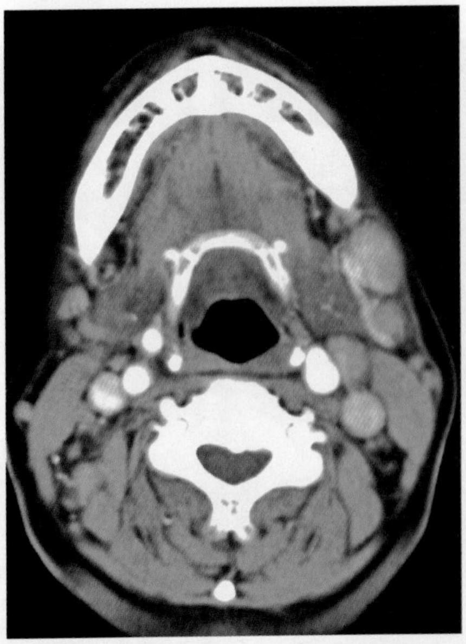

图 14-4　双侧颈部多发性淋巴结反应性增生（非炎症型）
增强 CT 横断面示两侧颈上部（左侧明显）有多个直径大于 1 cm 的软组织肿块影，密度均匀，边界清晰

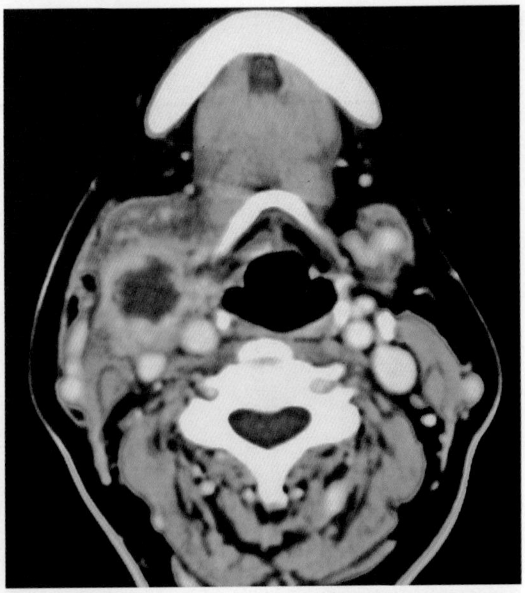

图 14-5　右颈淋巴结脓肿
增强 CT 横断面示右颈上部有异常肿块形成（颈静脉二腹肌区淋巴结）。病变中心为低密度区，边缘强化明显，但壁厚而欠光滑

结转移性肿瘤。第二鳃裂囊肿通常是一种位于下颌下腺后方的单囊状孤立性病变，其囊壁在没有继发感染时多呈薄而均匀征象。颈淋巴结结核在临床上多为无痛性肿块表现，其内部可出现淋巴结炎所没有的高密度钙化组织。此外，颈淋巴结结核多伴有肺结核，而颈淋巴结炎是局部炎症性疾病。临床上，颈部坏死性淋巴结转移性肿瘤多为无红、肿、热、痛的肿块表现，且有原发恶性肿瘤病史可循。CT 和 MRI 上，坏死性淋巴结转移性肿瘤在没有出现包膜外侵犯时，多呈薄壁环形强化表现。

三、淋巴结结核

【概述】

颈部是淋巴结结核（tuberculosis of lymph nodes）最常发生的部位之一。在颈部淋巴结肿大性病变中，结核性病变约占 5%。在肺外结核性病变中，颈部淋巴结结核（tuberculosis of cervical lymph nodes）约占 15%。颈部淋巴结结核多见于 20 ～ 30 岁成年人，临床表现主要是颈部无痛性肿块，40% ～ 70% 的患者患肺结核。淋巴结结核的病理演变过程一般可分为 3 期：肉芽肿形成期、肉芽肿中心坏死期和纤维钙化期。

【影像学表现】

颈部淋巴结结核的超声、CT 和 MRI 表现形式具有多样性。

超声声像图上，颈部淋巴结结核主要表现为单个或多个大小不等的肿块，呈串珠样（a string of beads）排列。病变内部可以是实质均匀低回声，也可以同时伴有液性暗区或钙化出现（图 14-6）。

颈部淋巴结结核的 CT 表现一般有 4 种类型。Ⅰ型：主要表现为孤立而密度均匀的颈部软组织肿块。对比剂注入后，病变内部可出现强化征象。Ⅱ型：主要表现为在软组织肿块的中心出现低密度液化坏死区。对比剂注入后，病变边缘可有明显强化表现。病变周围的脂肪间隙无明显受累表现。Ⅲ型：是最常见的颈淋巴结结核表现形式。病变主要表现为软组织肿块的中心

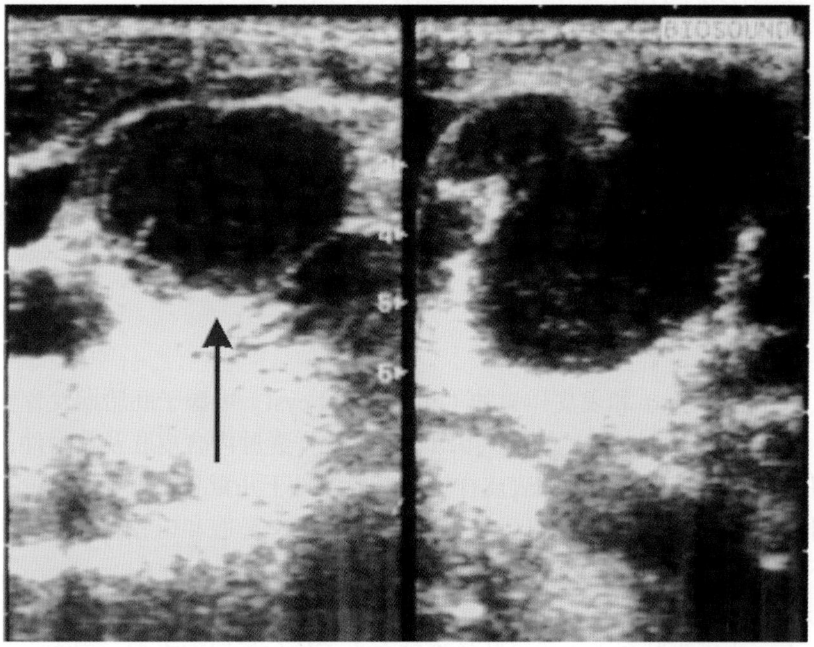

图 14-6　左颈深下淋巴结结核

左侧颈部超声检查示颈深下、锁骨上见多个椭圆形肿块相连，直径为 2 ～ 3 cm，内部回声呈混合型，分布不均匀。后方回声增强，境界清晰，有边缘反射光带（箭头所指为肿块）

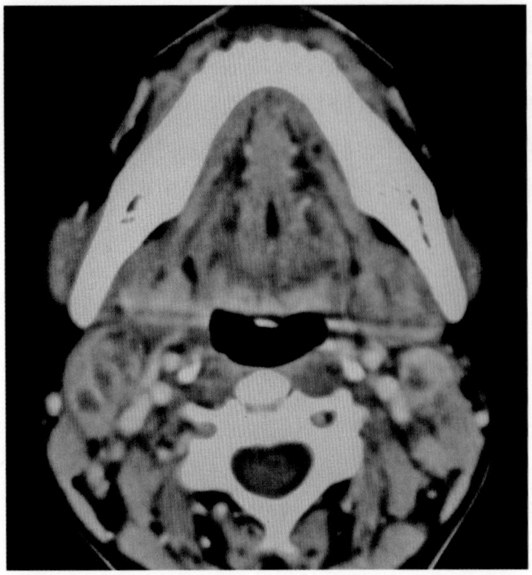

图 14-7 双侧颈部淋巴结结核

增强 CT 横断面示双侧颈上部有明显增大的软组织肿块影，边界清晰。病变内部有多个小囊状低密度区，实质部分有强化表现

出现较大的单囊或多囊状低密度坏死区（图 14-7）。病变周缘可以出现厚而不规则的强化区域，且对邻近的脂肪间隙有侵犯。Ⅳ期主要表现为多个淋巴结凝集成团，部分病变内部可以出现高密度钙化。MRI 显示，淋巴结结核主要表现为 T1 加权像上的中等信号和 T2 加权像上的高信号。病变中心出现液化坏死时，其多表现为 T1 加权像上的低信号和 T2 加权像上的高信号。部分淋巴结结核之坏死物还可以在 T1 和 T2 加权像上均表现为低信号。发生纤维钙化的淋巴结结核一般不会在增强 CT 或增强 MRI 上出现强化征象，其在平扫 MRI 显示也多表现为 T1 和 T2 加权像上的低或中等信号。

【鉴别诊断】

颈部淋巴结结核的影像学表现形式多样，需要与之鉴别的颈部软组织病变也相对较多。孤立的软组织肿块型淋巴结结核因缺少特征性的影像学表现，故很难和其他颈部软组织肿块性病变相鉴别。伴有中心坏死的肉芽肿型淋巴结结核的影像学表现和囊性神经鞘瘤、囊性水瘤和淋巴结转移性肿瘤等颈部病变相似。一般情况下，囊性神经鞘瘤多为单囊表现形态，且不会发生肿瘤外侵犯所引起的周围脂肪间隙消失现象。囊性水瘤虽可以呈多囊变化，但其囊隔纤细，且较少有瘤外侵犯所导致的周围脂肪影消失的征象。囊性神经鞘瘤和囊性水瘤均以单发为特点；而颈部淋巴结结核常为多发表现。淋巴结转移性肿瘤为恶性肿瘤，其中心液化坏死灶一般在 T2 加权像上呈高信号表现，而部分淋巴结结核之坏死腔内的坏死物可以表现为 T1 或 T2 加权像上的低信号或中等信号。此外，定期追踪疾病发展过程也有助于将淋巴结结核和淋巴结转移性肿瘤进行区别。

第二节 软组织囊肿
Soft Tissue Cysts

一、皮样囊肿和表皮样囊肿

【概述】

皮样囊肿（dermoid cyst）和表皮样囊肿（epidermoid cyst）可源于胚胎期发育性上皮的剩余（remnant），也可以是获得性植入囊肿。组织学上，皮样囊肿内含皮肤及其附件；表皮样囊肿不含皮肤附件。临床上，皮样囊肿和表皮样囊肿一般多见于儿童和青少年。触诊有弹性和面团感。皮样囊肿多发生于颌面颈部中线区域，如口底、颏下、鼻腔和口腔；表皮样囊肿多见于眼睑、鼻、耳下和颈部。

【影像学表现】

超声声像图上，皮样囊肿和表皮样囊肿的囊壁多为不均匀低回声表现。病变内部可见散在分布且强弱不一的光点。实时检查中可见光点呈翻滚样变化，后方回声可有增强，有边缘反射光带，境界清晰（图 14-8）。

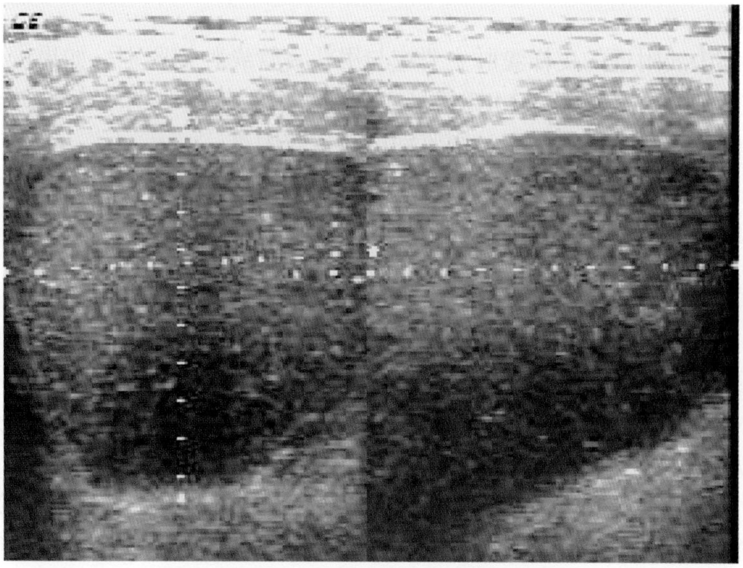

图 14-8　口底区表皮样囊肿

口底区超声检查示于口底肌层内见一椭圆形肿块，大小为 4.8 cm×4.0 cm×3.8 cm，内部呈低回声，分布尚均匀，可见散在分布的小光点，肿块后 1/3 区回声更低，后方回声增强，境界清晰，有边缘反射光带

CT 显示，皮样囊肿和表皮样囊肿多为典型的单囊薄壁表现，边缘光滑。对比剂注入后囊壁可有强化表现。囊肿的密度与其囊内容物相关，一般多为水或脂肪的低密度表现（图 14-9），两者兼备时可以出现脂-液平面（fat-fluid level）；少数可因角化物、出血和钙化而呈中高密度表现。MRI 显示，富含脂肪的囊肿在 T1 和 T2 加权像上均为高信号表现，具有一定的特征性。含有水液的囊肿在 T1 加权像上为低信号，在 T2 加权像上呈高信号。囊肿的包膜多可显示，其在 T1 加权像上表现为低信号，在 T2 加权像上为略高信号。部分发生于口底区的皮样囊肿尚有特征性的“大理石袋”征（图 14-10）。

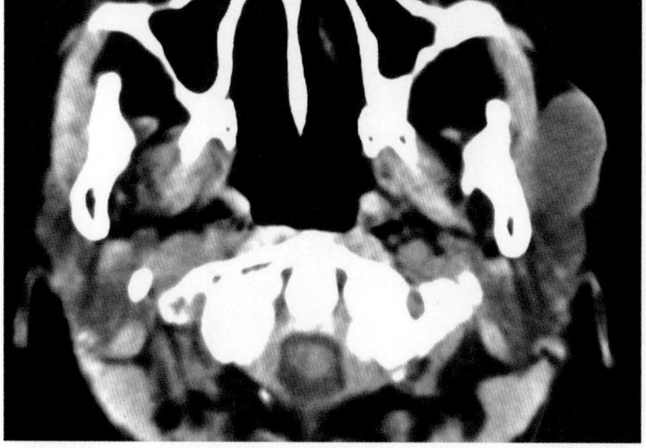

图 14-9　左面颊部表皮样囊肿

CT 横断面示左咬肌浅面有一椭圆形软组织肿块影，密度均匀，边界清晰。与咬肌分界清晰

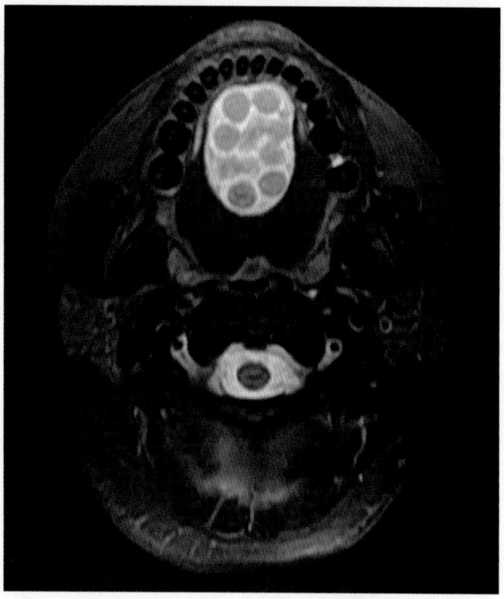

图 14-10　口底区皮样囊肿

MR 横断面压脂 T2 加权像示口底正中有椭圆形不均匀异常高信号区，边界清晰。病变内可见多个类圆形大小不等之高信号团块，是为“大理石袋”征

【鉴别诊断】

位于颌面颈部中线附近的皮样囊肿主要应与甲状舌管囊肿相鉴别。如果皮样囊肿的内容物以脂肪组织为主，则其 CT 密度和 MRI 信号表现和甲状舌管囊肿明显不同，鉴别诊断比较容易。如果各病变内部均以含水液为主，则鉴别诊断比较困难。

二、鳃裂囊肿

【概述】

鳃裂囊肿（branchial cleft cyst）属于鳃弓畸形（anomaly of branchial arch）的一种，一般认为其起源于胚胎鳃裂或咽囊的上皮剩余。由于来自不同的鳃弓，鳃裂囊肿的发生部位也不尽相同。位于外耳道以下和下颌角（包括腮腺）以上者为第一鳃裂囊肿（first branchial cleft cyst）；下颌角以下，肩甲舌骨肌水平以上者为第二鳃裂囊肿（second branchial cleft cyst）；下颈部者为第三和第四鳃裂囊肿（third and fourth branchial cleft cyst）。临床上，第二鳃裂囊肿最为多见（约占 90% 以上），其次是第一鳃裂囊肿。第三和第四鳃裂囊肿较为罕见，且多以鳃裂瘘（branchial cleft fistula）形式出现。本病可发生于任何年龄，但常见于 20 ～ 50 岁（第一鳃裂囊肿的发病年龄可以更小）。鳃裂囊肿常表现为颈部无痛性肿块，质地软，大小不固定。囊肿易被感染，破溃后可经久不愈，形成瘘、窦或窦道。鳃裂瘘多为有外口无内口的不完全瘘，也可以是内外口都有的原发性鳃裂瘘（完全性瘘）。

【影像学表现】

超声声像图上，鳃裂囊肿多为椭圆形液性暗区。病变内部回声多不均匀，近囊壁处多为实性低回声，近中央区多为液性暗区（图 14-11）。这种现象与鳃裂囊肿伴有继发感染导致囊壁炎性肉芽组织增生有关。

CT 显示，鳃裂囊肿多为水液密度肿块，囊壁薄而光滑（图 14-12）。囊肿继发感染或囊内蛋白质含量增多时，其密度可以增高，囊壁可增厚，并在增强 CT 上表现为不规则形强化

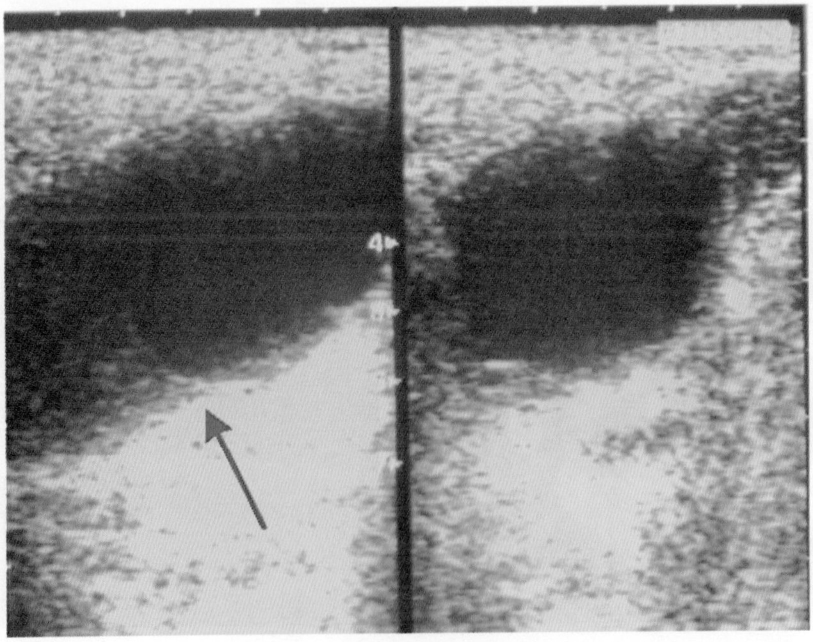

图 14-11 左颈第二鳃裂囊肿

左侧颈部超声检查示颈部有大小为 3.6 cm×3.6 cm×1.7 cm 的不规则形肿块，内部呈分布均匀的无回声区，内有大量液性暗区，部分呈低回声区，后方回声增强，境界清晰，有断续状边缘反射光带

边缘。MRI 显示，鳃裂囊肿的信号变化多样：T1 加权像上可以是低或中等信号，也可以是高信号（多为蛋白质含量增多所致）；T2 加权像上一般为高信号表现（图 14-13）。瘘管造影（fistulography）能显示鳃裂瘘的瘘口位置、瘘管的行程和范围，并能帮助鉴别完全性瘘和不完全性瘘，显示瘘口与周围组织的关系。

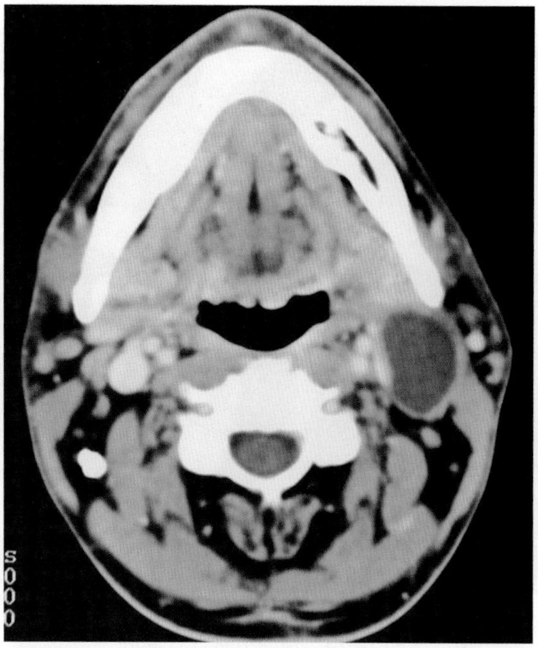

图 14-12　左颈部鳃裂囊肿

增强 CT 横断面示左下颌下腺后有一类圆形低密度肿块，边缘呈环形强化，境界清晰

【鉴别诊断】

第一鳃裂囊肿的影像学表现可以与腮腺内其他囊肿和有中心液化坏死的肿大淋巴结相仿。在第二鳃裂囊肿发生区域，应予以鉴别的病变主要有肿大的坏死性淋巴结和囊性神经鞘瘤。一般情况下，仅根据影像学表现很难在鳃裂囊肿和其他囊肿之间做出区别。囊性神经鞘瘤（schwannoma）约占神经鞘瘤的 20%，多位于颈动脉间隙和咽旁间隙，较少出现在下颌下区。伴有中心坏死的肿大淋巴结多见于转移性肿瘤和结核，两者在增大后均可出现淋巴结外侵犯的影像学征象，并且在临床上也可有相关的病史可以查询。第三和第四鳃裂囊肿大多位于颈后三角区。在此区域出现的囊样病变主要有囊性水瘤和坏死性淋巴结。囊性水瘤以多囊状影像学表现为主，此与以单囊表现为特点的鳃裂囊肿明显不同。此外，第三和第四鳃裂囊肿属于罕见病变，且多以鳃裂瘘的形式出现，故在临床表现和检查均无明显特点的情况下，一般不会将第三和第四鳃裂囊肿作为首要诊断。

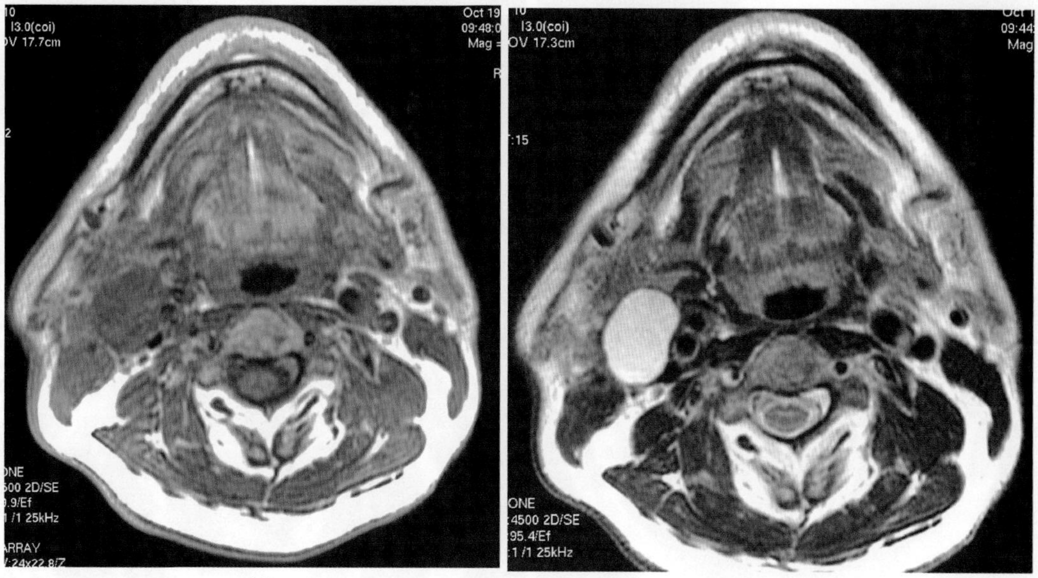

（1）　　　　（2）

图 14-13　右颈部鳃裂囊肿

MR 横断面示右颈上部（下颌下腺后下方）有一类圆形异常信号区，边界清晰，可见包膜。T1 加权像上（1）病变呈略低信号；T2 加权像上（2）病变呈均匀高信号

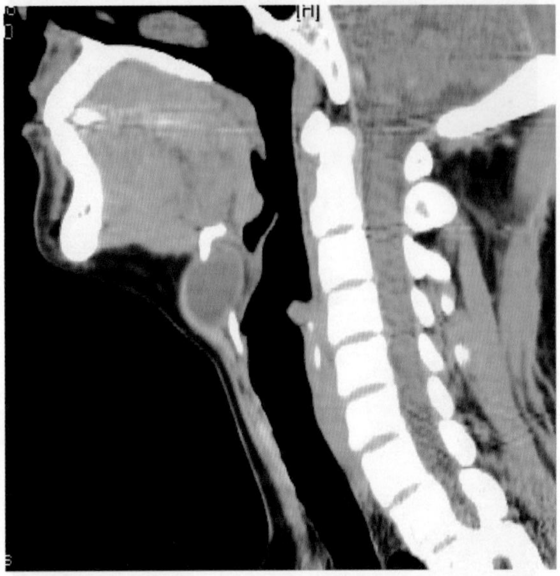

图 14-14 颈部甲状舌管囊肿

增强 CT 重建矢状面示颈中线近舌骨前缘区有一类圆形低密度肿块，边界清晰

三、甲状舌管囊肿

【概述】

甲状舌管囊肿（thyroglossal duct cyst）起源于甲状腺舌导管残余上皮。该囊肿可见于任何年龄，但好发于 1 ～ 10 岁儿童。甲状舌管囊肿可见于颈正中线自舌盲孔至胸骨切迹的任何部位，但以舌骨上下最为多见。病变可以影响患者的吞咽功能。临床上的主要表现为颈部中线区质地柔软的肿块。

【影像学表现】

超声声像图上，甲状舌管囊肿一般表现为圆形均匀低回声暗区，边缘清晰。病变向两侧的活动度大于其上下活动度。

平扫 CT 上，甲状舌管囊肿一般呈圆形或类圆形水液密度表现，其囊壁与周围软组织密度相近。增强 CT 上，较薄的囊壁可无强化或有轻度增强表现（图 14-14）。继发感染时，囊壁可呈不规则形增厚，对比剂注入后，囊壁的强化较为明显。MRI 显示，甲状舌管囊肿的囊壁一般在 T1 和 T2 加权像上多表现为略低于或等于周围肌肉组织信号。继发感染时，囊壁可以不均匀增厚并在 T2 加权像上呈高信号表现。囊肿内的囊液在 T1 加权像上多为低信号，如其内含有较多的蛋白质，则可以表现为高信号；在 T2 加权像上，囊液一般为均匀高信号表现（图 14-15）。Gd-DTPA 注入后，囊壁信号可有明显增高，而囊液信号无明显变化。

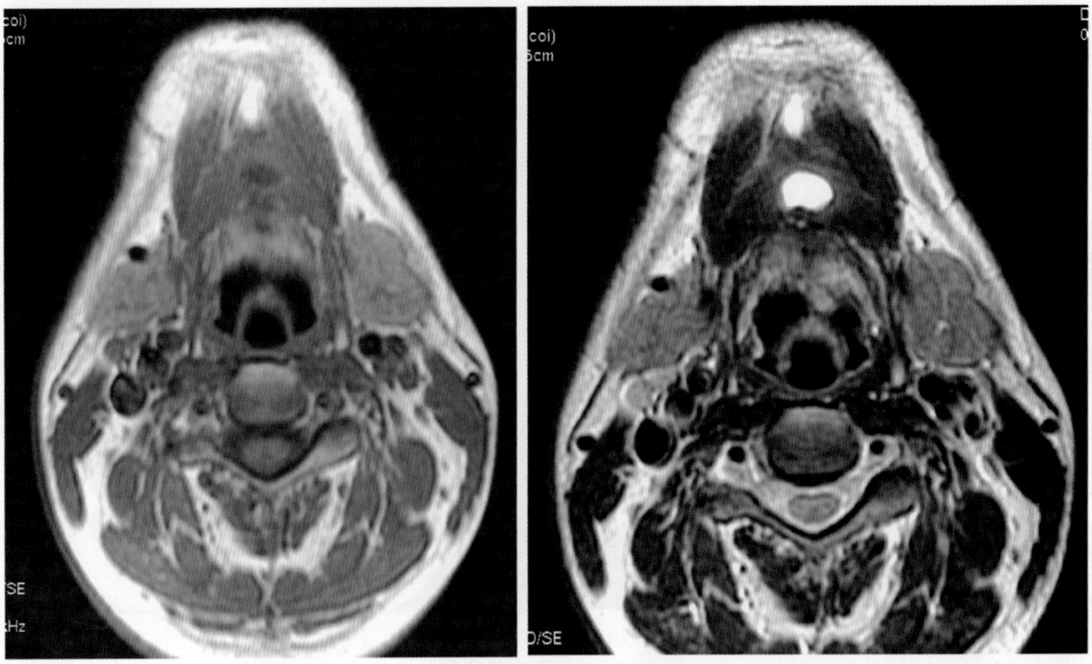

（1）　　（2）

图 14-15 颈部甲状舌管囊肿

MRI 横断面示口底中线区域有一类圆形异常信号组织。病变于 T1 加权像上（1）呈低信号；T2 加权像上（2）呈高信号。边界清晰

【鉴别诊断】

75% 的甲状舌管囊肿位于颈部中线的特殊区域，特征明显。其他位于颈部中线区域的软组织囊肿主要有皮样囊肿。如果皮样囊肿的内容物是脂肪，则其密度和信号变化与甲状舌管囊肿明显不同，鉴别诊断相对比较容易。25% 的甲状舌管囊肿可以出现在颈部中线两侧。与之表现相似的病变主要有鳃裂囊肿、坏死性淋巴结和囊性水瘤。通常，前两者的影像学表现与甲状舌管囊肿表现相似，鉴别诊断较为困难；而囊性水瘤以多囊表现为特点，明显不同于以单囊表现为特点的甲状舌管囊肿。此外，如果在甲状舌管囊肿的囊壁上发现钙化，则应高度警惕此囊肿是否有癌变。

第三节　软组织良性肿瘤和瘤样病变

Benign Tumors and Tumor-like Lesions of Soft tissues

一、牙龈瘤和化脓性肉芽肿

【概述】

牙龈瘤（epulis）为发生于牙龈的病损，多与反复异常刺激（机械性或炎症性）和内分泌激素有关。既往牙龈瘤被分为肉芽肿性牙龈瘤（granulomatous epulis）、纤维性牙龈瘤（fibrous epulis）和血管性牙龈瘤（vascular epulis）。肉芽肿性牙龈瘤又称化脓性肉芽肿（pyogenic granuloma），是牙龈瘤中较为常见者。目前多认为化脓性肉芽肿和血管性牙龈瘤均属于血管性肿瘤。临床上，牙龈瘤多为牙龈区圆形或椭圆形软组织隆起，有时呈分叶状，可有蒂或无蒂。由于所在位置浅表，多数牙龈瘤不需行影像学检查即可予以明确诊断。但如怀疑牙龈瘤对周围组织有侵犯且不能明确其范围时，则可行 X 线和 CT 检查。

【影像学表现】

X 线检查能显示牙龈瘤对颌骨牙槽突的影响。牙龈瘤可以压迫牙槽骨，使其呈弧形吸收改变（图 14-16）。CT 显示，牙龈瘤主要表现为圆形异常增生的软组织肿块，边界清晰（图 14-17）。血管性牙龈瘤在增强 CT 检查中可呈明显强化表现。

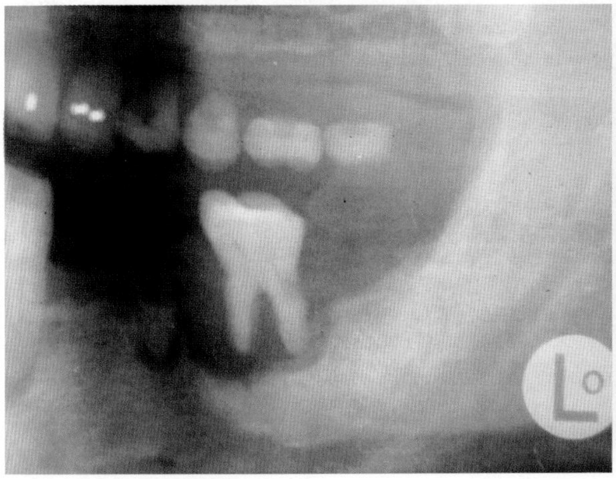

图 14-16　左下牙龈纤维性牙龈瘤

下颌曲面体层摄影片（局部）示左下第 1 磨牙周围牙槽骨破坏吸收，边界清晰。周围骨质密度增高，骨质有增生

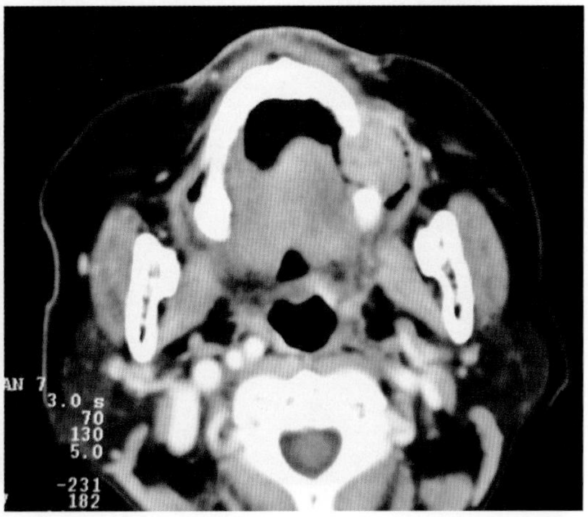

图 14-17　左上牙龈纤维性牙龈瘤

增强 CT 横断面示左上牙龈有一类圆形软组织肿块影，密度均匀，边界清晰。病变内部强化不甚明显

【鉴别诊断】

牙龈瘤和牙龈鳞状细胞癌的鉴别是十分重要的。临床上，两者的生长方式明显不同。影像学表现方面，牙龈瘤对牙槽骨的侵犯程度一般较轻或无侵犯。如有侵犯，则多表现为骨的压迫性吸收。牙龈癌多可引起范围较大的牙槽骨破坏吸收，骨破坏吸收边缘模糊不清。血管性牙龈瘤和软组织血管瘤的影像学表现相似：对比剂注入后的病变增强明显。

二、血管瘤和血管畸形

【概述】

血管瘤（hemangioma）和血管畸形（vascular malformation）是颌面颈部较为常见的一种软组织良性肿块性病变。有关血管瘤或血管畸形的分类，目前较多采用 Mulliken 分类。该分类根据血管内皮生长特点将血管瘤和血管畸形予以区分，其特点是能兼顾临床表现和影像学表现的一致性。

【影像学表现】

超声声像图上，静脉畸形（venous malformation）多为条状、网状或蜂窝状肿块表现，少数可为不规则形态。病变内部常为混合性、分布不均匀的低回声。若其内有静脉石，则可伴随强光团影出现（图 14-18）。病变境界清晰，可出现不连续性边缘反射光带。约半数病变在低头试验的超声检查中呈阳性表现：即在头低位时病变暗区增大。动静脉畸形（arteriovenous malformation）主要表现为边界清楚的多囊状暗区，其内可见稀疏光点流动，搏动明显。彩色多普勒血流成像（color Doppler flow imaging，CDFI）显示病变内部血流信号丰富，有囊、管状高速动脉血流动。

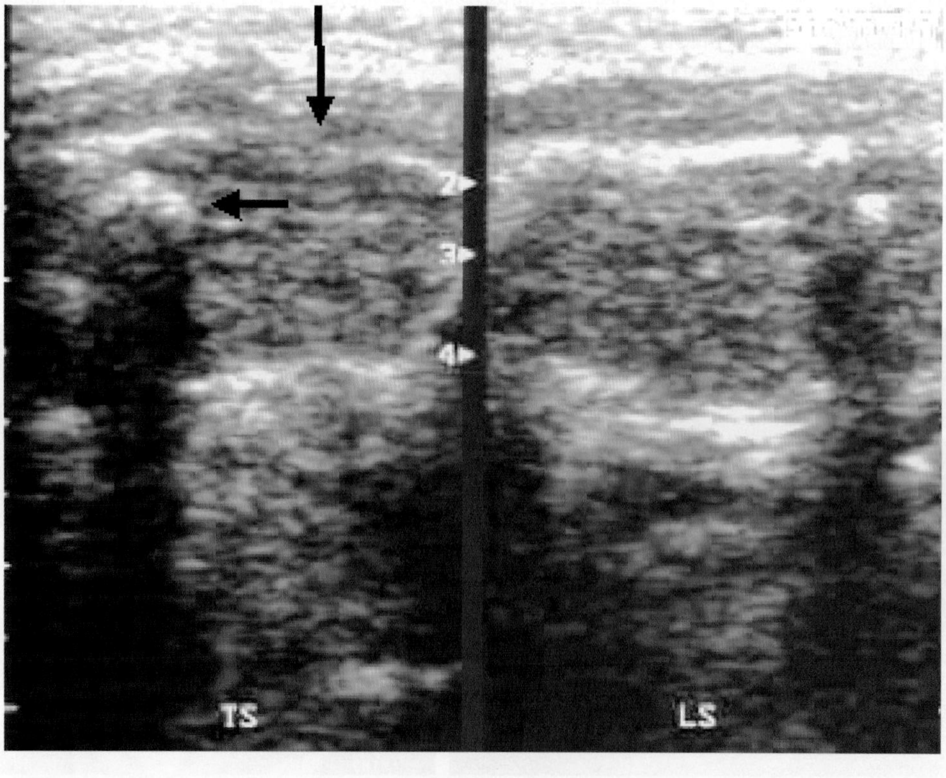

图 14-18　右颈上部静脉畸形

右侧颈部超声检查示颈总动脉分叉处有大小为 4.4 cm×3.5 cm×2.3 cm 的椭圆形肿块，内部呈混合型低回声，分布欠均匀，有多个钙化灶，后方伴声影，肿块后方回声增强，境界清晰，有边缘反射光带

CT 显示，静脉畸形多为软组织肿块表现，病变内部可伴有异常钙化的静脉石（图 14-19）。MRI 显示，静脉畸形多表现为 T1 加权像上的低或中等信号和 T2 加权像上的均匀高信号（图 14-20）。若病变内有静脉石形成，则此静脉石在 T2 加权像上为类圆形低信号表现（图 14-20）；若病变是慢血流（slow flow）或内部有血肿或血栓形成，则其可表现为 T1 和 T2 加权像上的高信号。静脉注入 CT 或 MRI 对比剂后，静脉畸形多呈渐进性强化表现（图 14-20）。与慢血流静脉畸形不同，高血流（high flow）的动静脉畸形在增强 CT 或平扫 MRI 上可有匍行增粗或迂曲扩张的血管影像显示。不论在 T1 还是在 T2 加权像上，高血流的动静脉畸形内部均有比较丰富的无信号血管断面影像显示，其形态可为单囊状或多囊状表现；也可以是圆形、管状、弧形或不规则形囊腔表现（图 14-21）。病变边界多不清晰。数字减影血管造影术（digital subtraction angiography，DSA）能使高血流的动静脉畸形呈肿块状异常染色，并能清晰显示病变的供养动脉和回流静脉（图 14-22）。

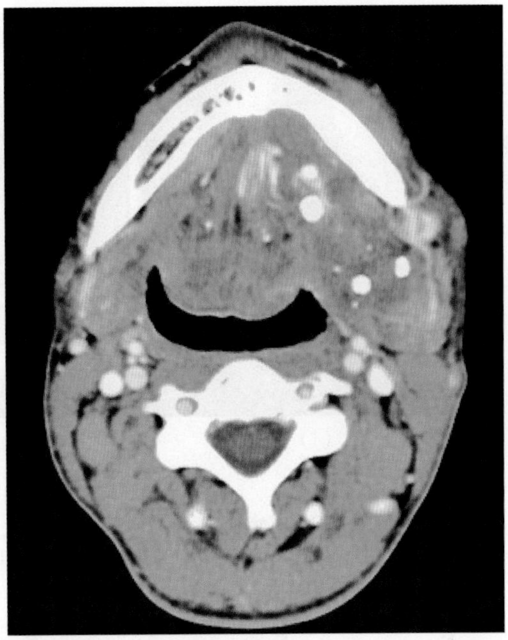

图 14-19　左口底区静脉畸形

增强 CT 横断面示左口底区软组织呈肿块样增生，边界清晰。病变内部可见钙化的静脉石。病变实质区呈不均匀强化表现

【鉴别诊断】

血管瘤或血管畸形的 CT 和 MRI 表现可以和许多其他良性肿瘤或瘤样病变相似，但以下影像学表现特点可将血管瘤或血管畸形与其他病变区别：①在平扫 CT 上，如见颌面颈部软组织肿块中出现高密度钙化者，应多考虑有静脉畸形的可能；②在 MRI 之 T2 加权像上，如见病变的信号强度高于周围脂肪组织者，应多考虑有静脉畸形的可能；③在增强 CT 和 MRI 上，病灶呈渐进性强化表现者，应考虑有静脉畸形的可能；④在 MRI 上，如见病变以多囊或单囊状、圆形、管状、弧形或不规则形的“信号流空”表现为主者，应多考虑有动静脉畸形的可能。⑤在

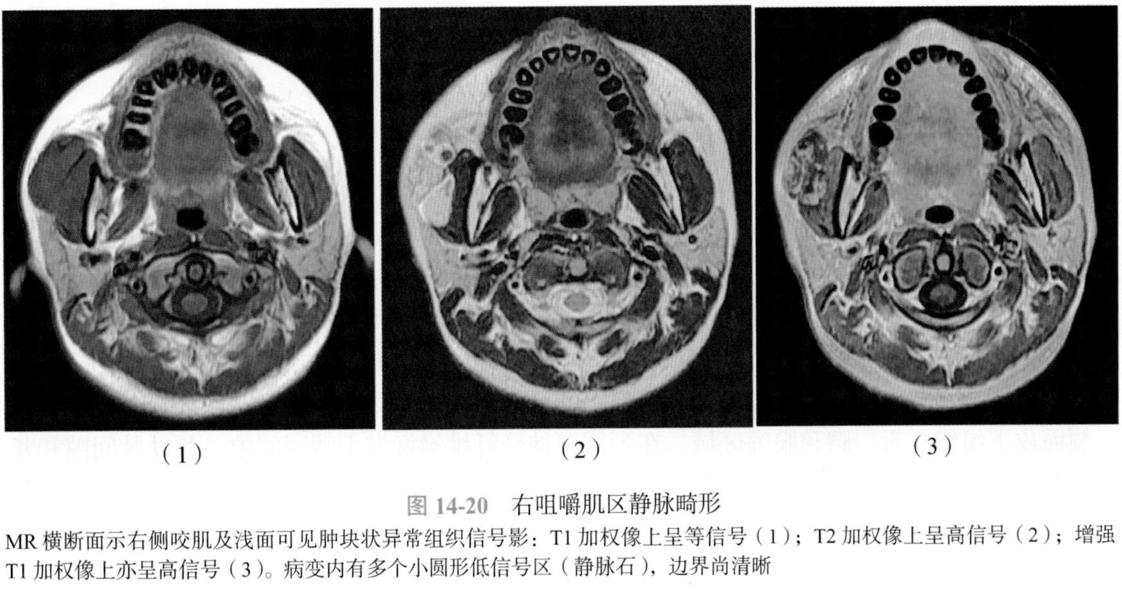

（1）　（2）　（3）

图 14-20　右咀嚼肌区静脉畸形

MR 横断面示右侧咬肌及浅面可见肿块状异常组织信号影：T1 加权像上呈等信号（1）；T2 加权像上呈高信号（2）；增强 T1 加权像上亦呈高信号（3）。病变内有多个小圆形低信号区（静脉石），边界尚清晰

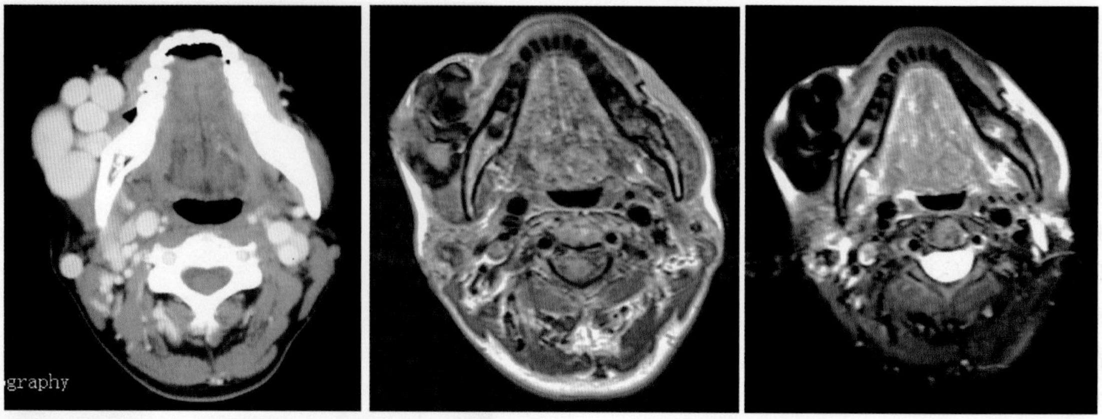

（1）　　　　（2）　　　　（3）

图 14-21　右侧面颊部和颈部动静脉畸形

CT 和 MR 横断面示右侧面颊部和颈部有明显迂曲扩张之多团状和管状病变。增强 CT 横断面（1）示病变强化明显，且右侧颈外静脉较对侧早显示；MR 横断面 T1 加权像（2）和 T2 加权像（3）示病变主要呈无信号区（信号流空）

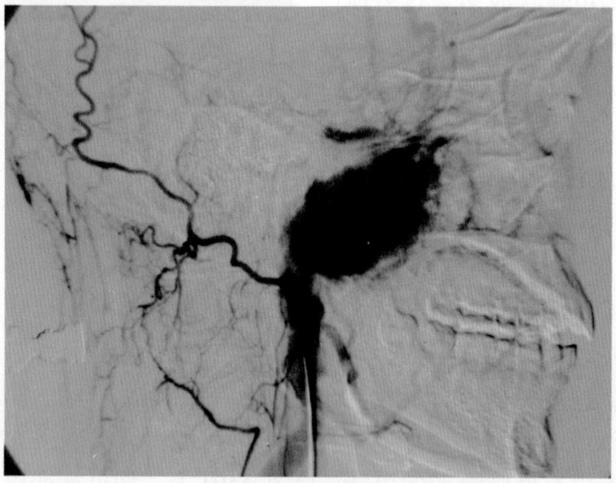

图 14-22　右颌面部动静脉畸形

DSA 面部侧位（动脉期）示右侧颌面部有明显的肿块状异常染色区。病变的供养动脉为颌内动脉

增强 CT 上，如见病灶强化明显且伴有周围粗大扩张血管者，应考虑有动静脉畸形的可能。

三、神经纤维瘤

【概述】

神经纤维瘤（neurofibroma）是一种由施万细胞异常增生所导致的良性肿瘤。一般将神经纤维瘤分为孤立性神经纤维瘤（solitary neurofibroma）、弥漫性神经纤维瘤（diffuse neurofibroma）、丛状神经纤维瘤（plexiform neurofibroma）和多发性神经纤维瘤（multiple neurofibromas）。多发性神经纤维瘤又称神经纤维瘤病（neurofibromatosis）。神经纤维瘤可发生于有周围神经分布的任何部位。在颌面部，神经纤维瘤主要沿三叉神经和面神经分布，常位于颜面皮下组织、舌、腭和眼等区域。在颈部，神经纤维瘤好发于咽旁间隙、颈动脉间隙和臂丛。神经纤维瘤好发于儿童和青少年，发病无明显性别差异。神经纤维瘤病的表现特点为皮肤上有大小不一的棕色斑，多发性肿瘤结节和其他器官异常（包括皮肤、神经系统、骨、内分泌系统和血管异常）。神经纤维瘤病有两种类型，即 NF-1 普通型（generalized form）和 NF-2 中枢型（central form）。口腔颌面颈部的神经纤维瘤病主要是 NF-1 型。神经纤维瘤病有遗传倾向，属常染色体显性遗传性疾病。

【影像学表现】

在 CT 和 MRI 上，神经纤维瘤因其病理类型不同而有不同的变化。出现在颌面颈部软组织的神经纤维瘤大多表现为大小不一的弥漫性结节性软组织肿块。位于颈动脉间隙的神经纤维瘤可呈梭形。CT 显示，病变内部的低密度变化因肿瘤内部的组织性质而异，可以是水液密度表现，也可以是脂肪密度表现，或是两者的混合（图 14-23）。点状或线状钙化可见于腹部神经纤维瘤，但于颌面颈部则明显少见。病变与周围正常组织分界欠清晰。神经纤维瘤病患者除有上述表现外，尚可在 CT 上显示有颅面骨畸形、脑和脊柱畸形等。增强 CT 上，部分丛状神经纤维瘤可表现为形同于“靶”征的局灶性强化。MRI 显示，神经纤维瘤一般在 T1 加权像上表现为低或中等信号，但在富含脂肪的区域可见表现为高信号。T2 加权像上，病变的信号分布多欠均匀，表现为高信号和中等信号的混合（图 14-24）。特征性“靶”征在 T2 加权像上表现为病变中央区的低信号和病变周边区的高信号（图 14-24）。Gd-DTPA 注入后，神经纤维瘤多呈不均匀强化表现。与增强 CT 一样，部分丛状神经纤维瘤在增强 MRI 上也呈“靶”征表现，即病变的中央区呈明显强化表现（图 14-24）。

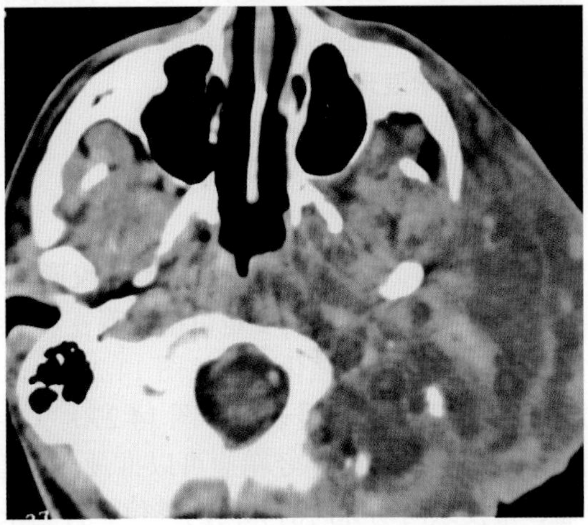

图 14-23 左颌面部神经纤维瘤病

增强 CT 横断面示左侧面颊部和腮腺区有巨大而形态不规则的不均匀软组织密度肿块影。病变边界不清。左侧下颌骨受压移位，呈畸形改变

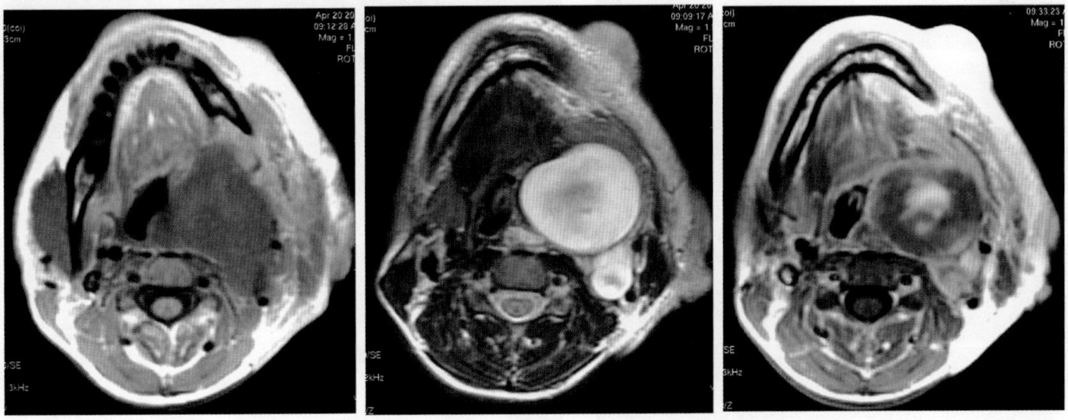

(1) (2) (3)

图 14-24 左下颌下区和颈部神经纤维瘤病

MRI 横断面示左侧下颌下区和颈部有多个肿块状异常信号区。T1 加权像上病变呈等信号（1）；T2 加权像上病变呈不均匀高信号（2）；增强 T1 加权像上病变中心可见灶状强化（3），是为“靶征”

【鉴别诊断】

颌面颈部孤立性神经纤维瘤的影像学表现通常和神经鞘瘤相似，两者之间的影像鉴别诊断较为困难。神经纤维瘤的临床表现和影像学表现具有特征性，一般不需与其他多发性病变进行鉴别。但部分丛状神经纤维瘤易与静脉畸形相混淆。虽然丛状神经纤维瘤在 T2 加权像上显示的“靶”征较为少见，但只要此征象出现，则鉴别诊断并不困难。

四、神经鞘瘤

【概述】

神经鞘瘤（neurilemoma）又称施万瘤（Schwannoma），来源于神经鞘膜的施万细胞。该肿瘤多见于中年人，无性别差异。发生在颌面颈部的神经鞘瘤主要源于脑神经，如三叉神经、面神经、迷走神经和舌下神经和交感神经。病变一般较小，呈圆形或梭形，较大的病变可呈分叶状，质地一般柔软如囊肿，感觉神经来源者常有压痛，穿刺有不凝结的血性液体。相对而言，来源于颈鞘迷走神经的神经鞘瘤和交感神经的神经鞘瘤比较多见。

【影像学表现】

超声声像图上，颈部神经鞘瘤大多为圆形或椭圆形，内部多为分布均匀的混合型低回声或中等回声，可见散在分布的无回声区。肿瘤后方回声可增强，境界清晰，边缘反射光带完整（图14-25）。

CT显示，神经鞘瘤多为圆形或梭形肿块，边界清晰。平扫CT显示，肿瘤多为密度均匀的软组织肿块，部分病变也可出现囊变和坏死。造影增强后，除囊变和坏死区外，肿瘤实质部分多有不同程度的强化表现（图14-26）。MRI显示，神经鞘瘤具有T1加权像上的中等信号和T2加权像上的高信号表现（图14-27）。Gd-DTPA注入后，病变多呈渐进性不均匀强化表现。发生在颈鞘附近的神经鞘瘤可以推颈部血管和咽旁间隙向前移位；起源于迷走神经的神经鞘瘤，常使颈内动脉向前和向内移位；臂丛来源的神经鞘瘤可以通过扩大的椎间孔向颈部伸展，形成颈部病变。三叉神经来源的神经鞘瘤可在其行程的任何区域出现，如面侧深区的咽旁间隙、颞下间隙和翼腭间隙等。咽旁间隙和颞下间隙区的神经鞘瘤可以压迫吸收和推移与之相邻的骨组织，如上、下颌骨和中颅窝底的蝶骨大小翼等。

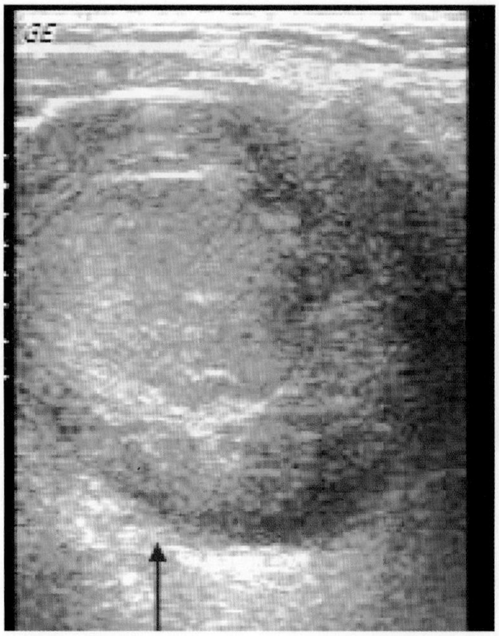

图14-25 左颌下区神经鞘瘤

左侧下颌下区超声检查示下颌下腺深面有大小约4.4 cm×3.5 cm×3.4 cm的类圆形肿块，内部呈低回声，分布不均匀，有条状弧形强回声带，后方回声增强，境界尚清晰，有边缘反射光带（箭头所指）

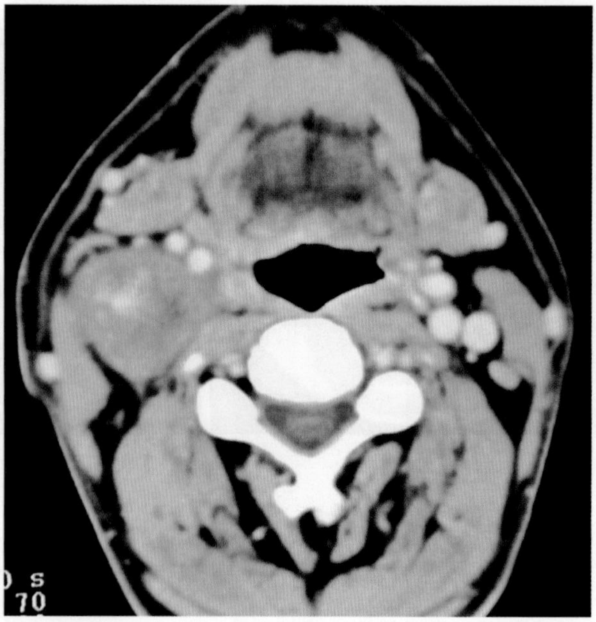

图14-26 右颈动脉间隙神经鞘瘤

增强CT横断面示右侧颈动脉间隙内有类圆形软组织肿块影，边界清晰。病变内部呈不均匀强化表现。右侧颈动脉被推前移位

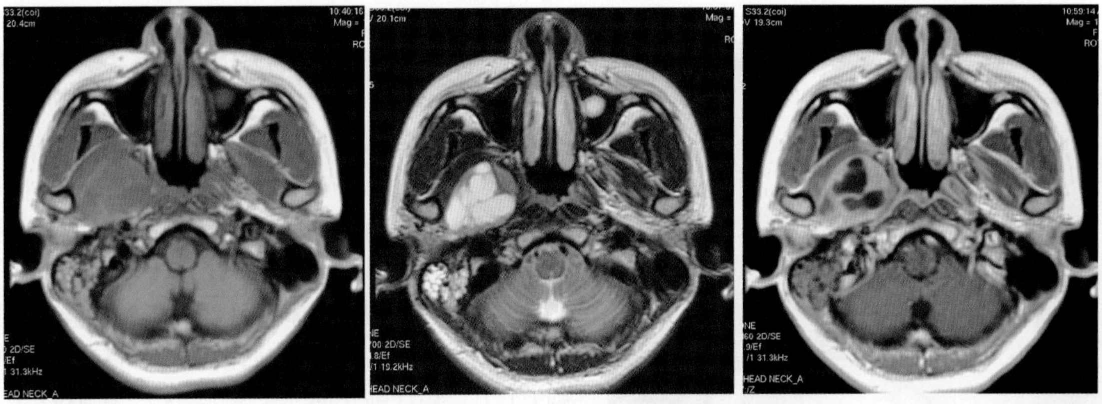

(1)　(2)　(3)

图 14-27　右咽旁间隙神经鞘瘤

MR 横断面示右侧咽旁间隙有肿块状异常信号影：T1 加权像上呈中等信号（1）；T2 加权像上呈高信号（2）；增强 T1 加权像上呈不均匀强化表现（内有囊变）（3）。病变边界清晰，可见包膜

【鉴别诊断】

部位不同的神经鞘瘤应与不同的软组织病变进行鉴别。

颈部神经鞘瘤多发生于颈动脉间隙附近，应与之鉴别的病变主要有第二鳃裂囊肿、囊性水瘤和坏死性肿大淋巴结。神经鞘瘤多为实性或囊实性结构表现，纯囊性表现的神经鞘瘤相对少见。囊性水瘤多为多囊状表现，其内纤维囊隔可呈弧线状，且多出现在颈后三角区域。囊性神经鞘瘤的密度分布均匀，病变内部一般不会出现弧线状囊隔。囊实相间的神经鞘瘤，其实性部分可在增强 CT 或 MRI 上呈现明显强化。坏死性肿大淋巴结多见于结核和转移性肿瘤。与神经鞘瘤不同，两者均可表现为淋巴结结外侵犯或淋巴结相互融合。临床上，结核与转移性肿瘤多有相关的病史资料可供查询。实性的神经鞘瘤应和颈动脉体瘤鉴别。后者血供丰富，增强后强化十分明显。MRI 上，颈动脉体瘤内部丰富的血管多表现为流空信号区，且在 T2 加权像上有典型的“椒盐”征（“pepper and salt” appearance）出现。

咽旁间隙区囊实性神经鞘瘤容易和腮腺深叶的多形性腺瘤相混淆。鉴别诊断的要点在于区别两者的起源位置。起源于咽旁间隙的肿瘤一般与腮腺深叶之间有一脂肪带影相隔。来源于颌面深部软组织间隙的神经鞘瘤应和该区域的软组织良性或恶性肿瘤鉴别。一般情况下，表现为实性的良性软组织肿瘤与呈囊性或囊实相间的神经鞘瘤之间有着明显的不同。某些软组织肉瘤也可有边界清晰的影像学表现，但其对颅、颌、面骨的影响多表现为溶骨性的吸收破坏。神经鞘瘤等软组织良性肿瘤对其周围骨质结构的影响多表现为压迫推移和骨壁变薄改变（骨重塑）。

五、颈动脉体瘤

【概述】

颈动脉体瘤（carotid body tumor）是来源于副神经节细胞的良性肿瘤，又称副神经节瘤（paraganglioma）、化学感受器肿瘤（chemodectoma）和血管球瘤（glomus tumor）。根据 2017 年 WHO 发表的头颈肿瘤分类，头颈部副神经节瘤有如下类型：颈动脉体副神经节瘤（carotid body paraganglioma），中耳副神经节瘤（middle ear paraganglioma），迷走神经副神经节瘤（vagal paraganglioma），喉副神经节瘤（laryngeal paraganglioma）。临床上，副神经节瘤多见于中年人，肿瘤生长缓慢，质地偏硬，不能沿神经长轴活动。近颈动脉者可伴传递性搏动。交感神经受损后可出现 Hornor 综合征。

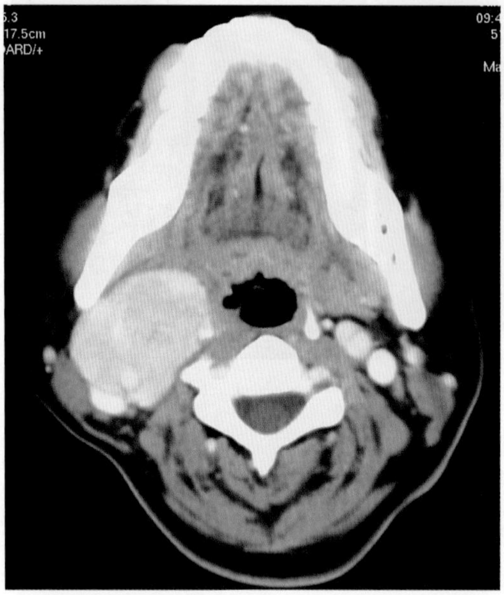

图 14-28　右颈动脉体瘤

增强 CT 横断面示右侧颈总动脉分叉区有异常软组织肿块影，边界清晰。病变内部强化明显，且分布均匀

【影像学表现】

超声声像图上，颈动脉体瘤大多为类圆形实质性低回声。回声分布欠均匀，内部有较强的中等回声光点，边界清晰，多有边缘反射光带。颈动脉体瘤通常包绕颈总动脉、颈内动脉和颈外动脉。彩色多普勒血流成像显示肿瘤内部的血流信号丰富。

在 CT 上，颈动脉体瘤主要表现为软组织实性肿块，边缘光滑。由于肿瘤内血管丰富，故在增强 CT 上，病灶强化明显（图 14-28）。在 MRI 上，病变一般在 T1 加权像上表现为中等信号，在 T2 加权像上表现为高信号，并具有特征性的“椒盐”征象（图 14-29）。该征象主要因病变内部丰富的流空血管所致。颈动脉体瘤可以推移颈内动脉向前和向外移位，也可以包绕颈总动脉分叉区的颈内动脉和颈外动脉。迷走副神经节瘤可以推移颈内动脉向内移位。DSA 检查能清晰显示颈动脉体瘤的染色状况和血管移位方向（图 14-30）。

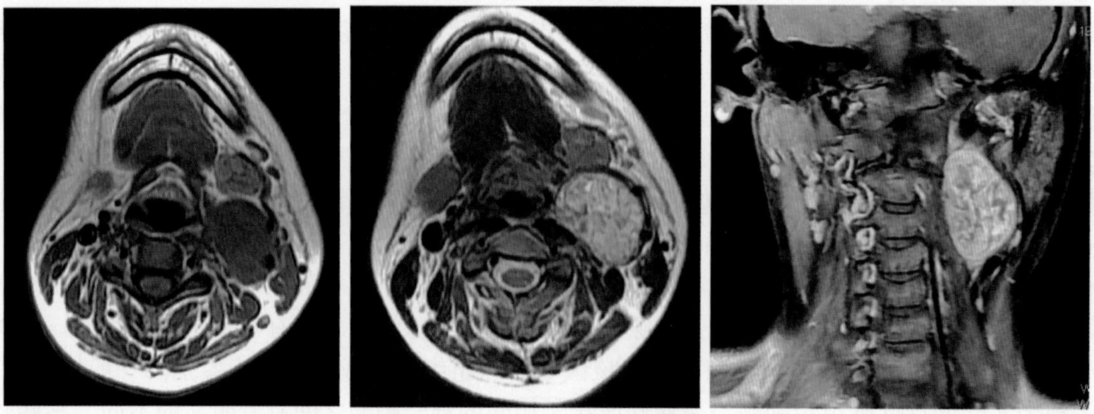

（1）　（2）　（3）

图 14-29　左颈动脉体瘤

MR 示左颈上部有类圆形肿块状异常信号区：横断面 T1 加权像上呈中等信号（1）；横断面 T2 加权像上呈高信号。病变内部可见点、管状低信号区（“椒盐”征）（2）。增强冠状面 T1 加权像上（3）可见病变信号强化明显，左侧颈内动脉和颈内静脉被推外移

【鉴别诊断】

血液供应丰富，且在 T2 加权像上呈“椒盐征”表现的颌面颈部软组织肿瘤主要有异位性脑膜瘤（ectopic meningioma）、软组织肉瘤、部分淋巴瘤和淋巴结转移性肿瘤。颈动脉体瘤的 CT 和 MRI 表现虽和异位性脑膜瘤相似，但其发生部位特殊，一般位于颈总动脉分叉附近。软组织肉瘤和部分淋巴结转移性肿瘤虽然可以发生或累及在咽旁间隙和颈动脉间隙，但病变生长迅速，变化较快。血液供应丰富的软组织肉瘤多见于青少年。此外，淋巴瘤和淋巴结转移性肿瘤具有多发特点。淋巴结转移性肿瘤内部变化多样，可以出现液化坏死和边缘环形增强效应。

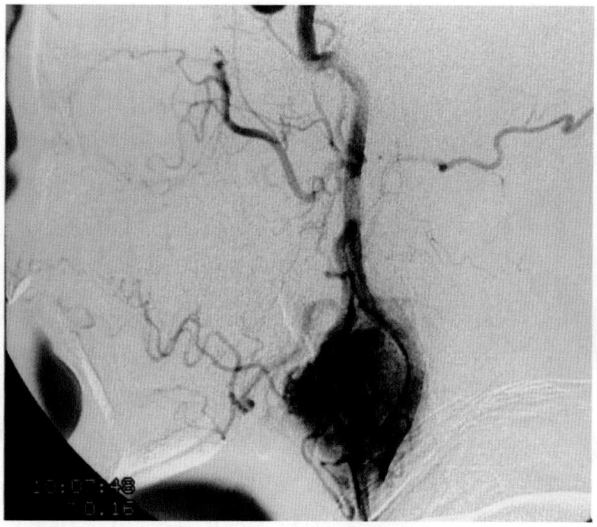

图 14-30　左颈动脉体瘤
颅面侧位 DSA 示左颈动脉分叉处有团块状对比剂染色，边界清晰

第四节　软组织恶性肿瘤
Malignant Tumors of Soft Tissues

一、鳞状细胞癌

【概述】

在口腔颌面颈部软组织恶性肿瘤中，鳞状细胞癌（squamous cell carcinoma）最为常见，约占所有上皮组织癌的 80% 以上。根据鳞状细胞癌的组织分化程度，一般可将其分为 3 级。Ⅰ级恶性程度最低，分化相对较好，Ⅲ级恶性程度较高，分化较差。Ⅱ级恶性程度介于Ⅰ级和Ⅲ级之间。未分化癌的恶性程度最高。临床上，口腔颌面颈部的鳞状细胞癌多发生于 40 ～ 60 岁成年人，男性多于女性。鳞状细胞癌在口腔颌面部的好发部位依次为舌、牙龈、口咽、颊、唇和口底。口腔颌面部鳞状细胞癌的早期表现多为溃疡，以后病变向深层组织浸润，形成肿块。这类肿块可有压痛，境界不清，质地较硬，活动性差。鳞状细胞癌可以是外生型表现，表面呈菜花状，溃烂坏死者可伴有恶臭。不同部位的鳞状细胞癌所对应的临床表现与其侵犯的组织密切相关。舌和口底区的鳞状细胞癌常可使舌体运动受限；牙龈、颊和腭部的鳞状细胞癌常有颌骨骨质结构的破坏吸收；颊和腭部鳞癌可以侵犯颌面深部结构，累及咀嚼肌群，引起张口受限等。口腔颌面颈部鳞状细胞癌还可向区域淋巴结转移，其中以舌和口咽黏膜鳞状细胞癌向颈部淋巴结转移最为多见。晚期鳞状细胞癌还可经血液循环向远处组织器官转移。

不同部位的口腔颌面部鳞状细胞癌，其影像学表现也不尽相同。一般情况下，口腔黏膜的早期溃疡型鳞状细胞癌在没有侵犯深部组织或无软组织肿块形成时，CT 和 MRI 检查可以是假阴性结果。有时，冠状面 CT 和 MRI 成像对腭部和舌部鳞状细胞癌的显示是不可缺少的。

【影像学表现】

1. 舌和口底区鳞状细胞癌　发生于舌和口底区的肿瘤绝大多数为鳞状细胞癌（约 90% 以上）。通过临床检查能对多数发生于舌体和口底的鳞状细胞癌予以明确诊断。影像学检查的目的仅在于对舌和口底部鳞状细胞癌进行分期，以决定其治疗方案和评估预后。对于发生于舌根部的肿瘤，临床检查的直观性相对较差，CT 和 MRI 检查有时不可或缺。

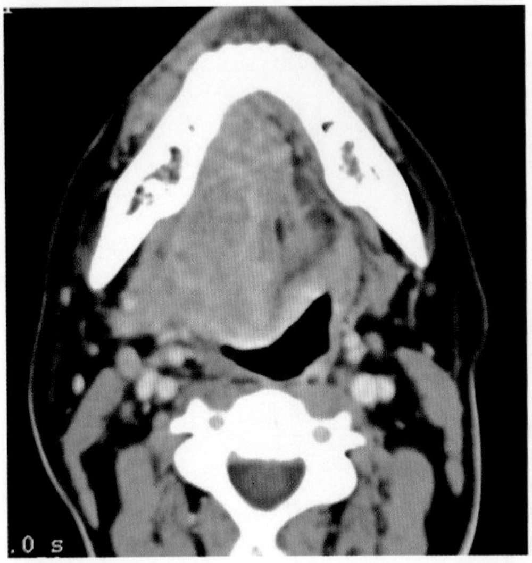

图 14-31　右舌鳞状细胞癌

增强 CT 横断面示右舌和口底区有异常软组织肿块形成，密度欠均匀。病变边界不清，侵犯至右侧口底

在 CT 上显示的舌和口底区鳞状细胞癌多为软组织异常增生和肿块形成。肿块状鳞状细胞癌在平扫 CT 上常和周围舌肌组织的密度相等。两者之间难以区分。在增强 CT 上，肿块多有程度不等的强化表现，与周围组织的分界大多比较明显（图 14-31）。口底鳞状细胞癌可以侵犯至下颌舌骨肌和颏舌肌之间的舌下间隙。在平扫 MRI 上，舌和口底区鳞状细胞癌在 T1 加权像上多为中等信号表现；在 T2 加权像上多呈混合高信号表现（图 14-32）。在 Gd-DTPA 增强 MRI 上，病变可有程度不等的强化表现（图 14-32）。发生在舌或口底区的鳞状细胞癌可以相互侵犯。病变范围较大时，一般很难在 CT 和 MRI 上判断其病变的确切起源部位。口底区鳞状细胞癌可以向上侵犯舌体，向后侵犯舌根和下颌下间隙，向外侧侵犯下颌骨；舌体部鳞状细胞癌可向下扩散至口底，向下外侵犯下颌骨，向上累及软腭和口咽侧壁；舌根部鳞状细胞癌可向后下方侵犯会厌区。

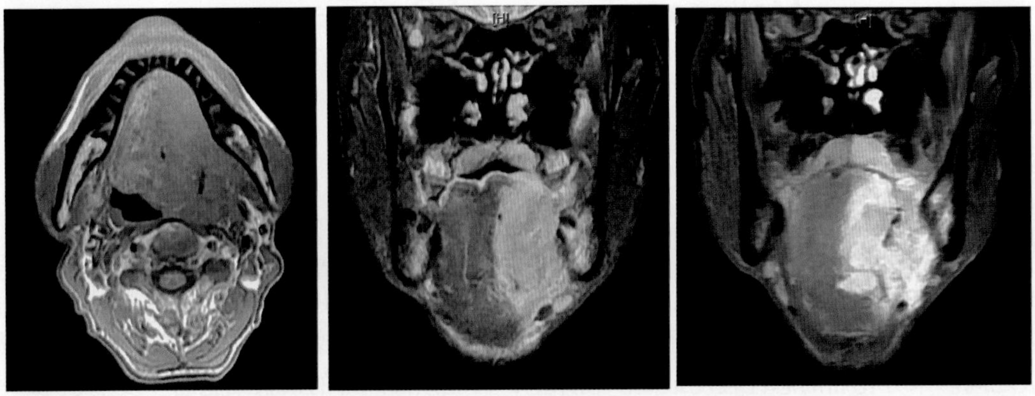

（1）　（2）　（3）

图 14-32　左舌鳞状细胞癌

MRI 示左舌有肿块状异常组织信号区：横断面 T1 加权像上（1）上呈中等信号；冠状面 T2 加权压脂像上（2）呈高信号；冠状面增强 T1 加权压脂像上（3）呈不均匀强化，病变边界模糊

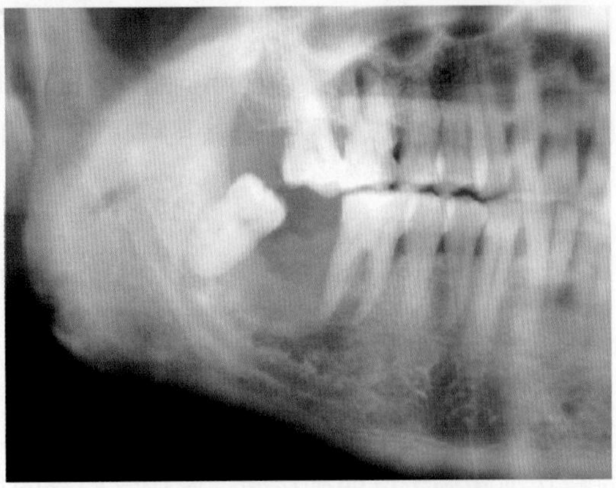

图 14-33　右下牙龈鳞状细胞癌

下颌骨曲面体层摄影片（局部）示右下颌第 2 双尖牙和第 1 磨牙的牙槽骨破坏吸收，边缘不光滑。病变下缘骨密度略有增高

2. 牙龈鳞状细胞癌　牙龈癌（gingival carcinoma）多为分化程度较高的鳞状细胞癌，且早期表现多以溃疡为主。早期牙龈癌可向颌骨的牙槽突侵犯，X 线片多显示为牙槽突破坏吸收。病变继续发展，可使颌骨呈低密度扇形骨质破坏吸收。边缘可整齐，也可为凹凸不平表现（图 14-33）。对生长缓慢的病变而言，病变破坏区的边缘可有骨增生表现。在 CT 和 MRI 上，牙龈癌多表现为不规则形软组织异常增生（图 14-34）和异常信号。病变可向周围组

织浸润：下颌牙龈癌可侵及口底和颊部软组织，上颌牙龈癌可侵犯腭和上颌窦。

3. 腭部鳞状细胞癌　对腭部鳞状细胞癌进行影像学检查的目的在于显示病变的大小和范围。在平扫CT上，腭部鳞状细胞癌一般表现为软组织肿块或不规则增生（图14-35）。在平扫MRI上，病变多表现为T1加权像上的中等信号和T2加权像上的中等信号或混合高信号。在增强CT或MRI上，多数病变无强化表现或仅有轻度强化表现。腭部鳞状细胞癌的侵犯途经和侵犯范围可以十分多样和广泛。病变向后外可以累及咽旁间隙；向上可以破坏腭骨水平板，侵入至鼻腔、上颌窦和颌面深部间隙（翼腭间隙和颞下间隙）；向下可累及舌体和舌根部。除向邻近组织直接扩散外，腭部鳞状细胞癌还可向颈部淋巴结转移。

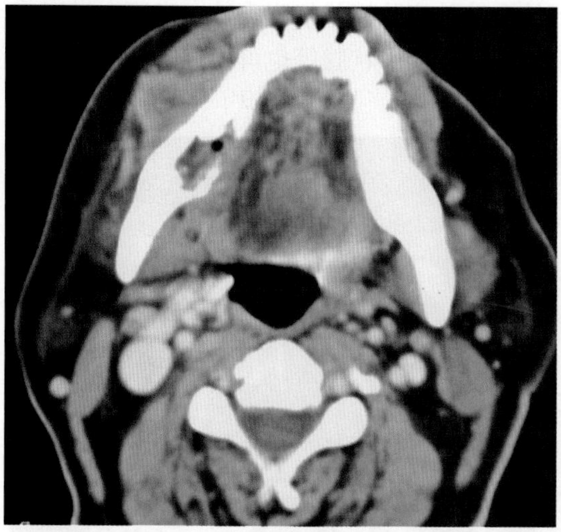

图14-34　右下牙龈鳞状细胞癌
增强CT横断面示右下颌磨牙颊侧牙龈有软组织肿块形成，右下牙槽骨和舌侧骨皮质破坏吸收，边界欠清晰

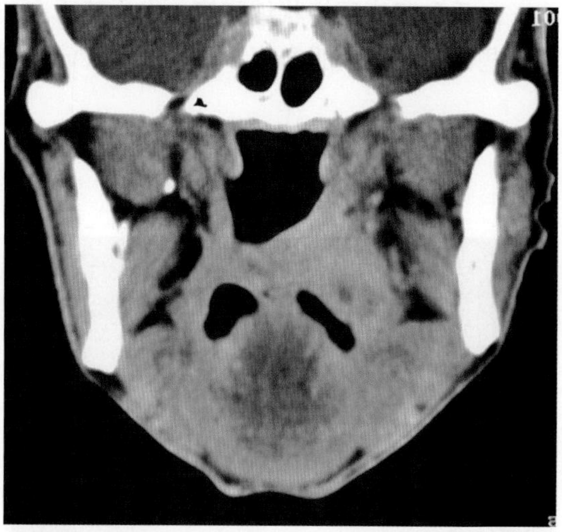

图14-35　左腭部鳞状细胞癌
CT冠状面示左侧软腭区软组织异常增厚，密度不均匀，边界不清晰。病变向外上侵犯至左口咽侧壁

4. 颊部鳞状细胞癌　颊部鳞状细胞癌的分化程度中等，可为溃疡型和外生型表现。在CT上，颊鳞状细胞癌多为颊间隙区的异常软组织肿块（图14-36）。在MRI上，病变在T1加权像上为中等信号，在T2加权像上多为混合高信号，边缘不规则。病变可向颌面深部的颞下间隙侵犯，也可破坏上颌结节和下颌骨前缘。咬肌和翼内肌常可受累。

5. 上颌窦鳞状细胞癌　上颌窦癌主要包括鳞状细胞癌和腺上皮癌，其中，鳞状细胞癌最为多见。上颌窦鳞状细胞癌又是鼻窦鳞状细胞癌最好发的部位。在华特位X线片上，上颌窦癌主要表现为窦腔密度增高、软组织肿块形成和窦壁破坏吸收（图14-37）。X线片检查对上颌窦癌大小和范围的显示有限，尤其在病变仅累及上颌窦前壁或后壁时，其常可呈正常X线片影像学表现。在CT上，上颌窦癌大多表现为窦腔内的软组织肿块，少数可为黏膜增厚。肿瘤多为实性，偶见其中有密度较低的液化和坏

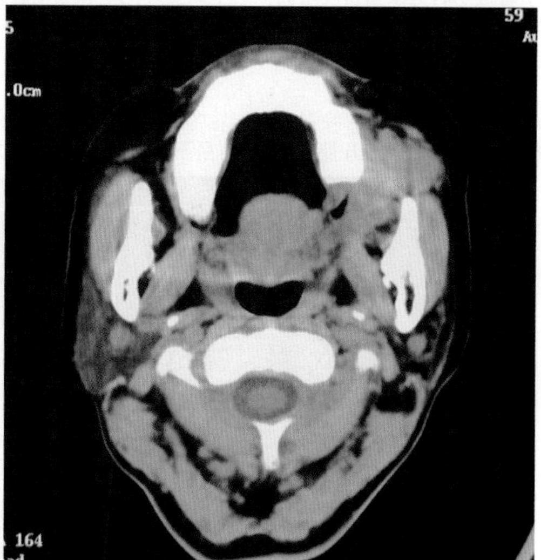

图14-36　左颊部鳞状细胞癌
CT横断面示左颊间隙区有不规则块状软组织异常增生，密度均匀，边界欠清晰

死区。在增强 CT 上，上颌窦癌的实性区多有强化表现。上颌窦的含气空间可因病变占据而明显变小或消失（图 14-38）。在 MRI 上，上颌窦癌在 T1 加权像上多呈中等信号表现；在 T2 加权像上多为混合高信号，部分病变也可以是均匀高信号表现（图 14-39）。在 Gd-DTPA 增强 MRI 上，上颌窦癌的实质部分可在 T1 加权像上呈强化表现。上颌窦癌可以对邻近组织形成侵犯：向内可侵犯鼻腔；向外、向后可侵犯颞下间隙、翼腭间隙和蝶骨翼突的内板或外板；向上可侵犯眼眶和中颅窝底；向下可侵入口腔；向前可累及眶下间隙。由于窦腔内空气和窦壁均为极低信号表现，两者之间没有良好的信号对比，故和 CT 相比，MRI 不能清晰显示上颌窦鳞状细胞癌所引起的窦壁骨质破坏。

【鉴别诊断】

1. 舌和口底区鳞状细胞癌 发生于舌和口底部的恶性肿瘤除鳞状细胞癌外，尚可有淋巴瘤和一些比较少见的肌肉瘤。此外，血管瘤、神经鞘瘤和异位性甲状腺等也可出现于舌部。这些

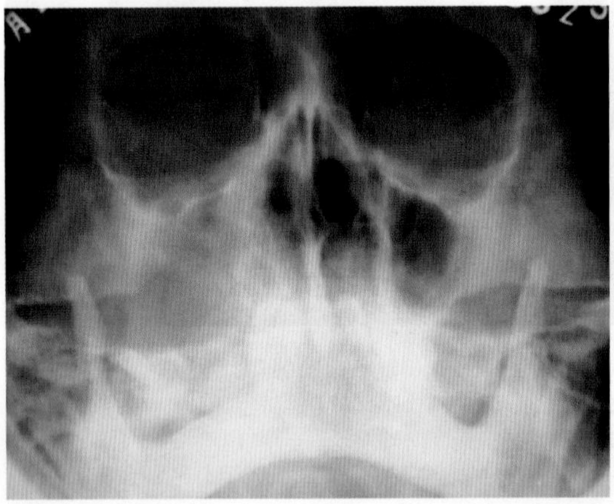

图 14-37 右上颌窦鳞状细胞癌

华特位示右上颌窦密度增高。右上颌窦外侧壁和底壁破坏吸收，边界不清

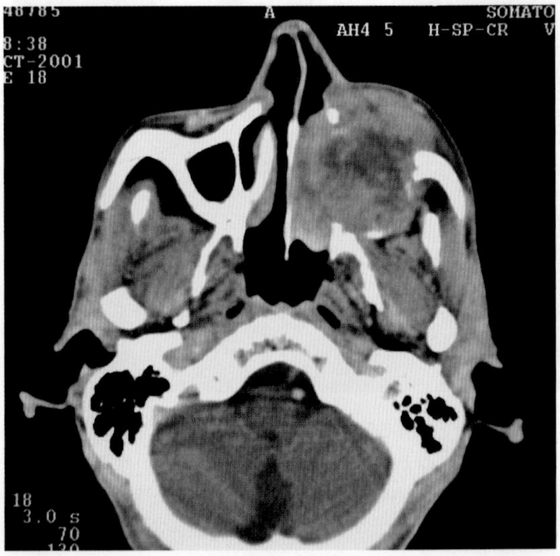

图 14-38 左上颌窦鳞状细胞癌

增强 CT 横断面示左上颌窦内有异常增大的软组织肿块形成，密度不均匀，边缘欠光滑。左上颌窦前、内、外和后各壁均有破坏吸收。病变向后外侵犯至颞下间隙和翼腭间隙；向内侵犯至鼻腔；向前侵犯至眶下间隙

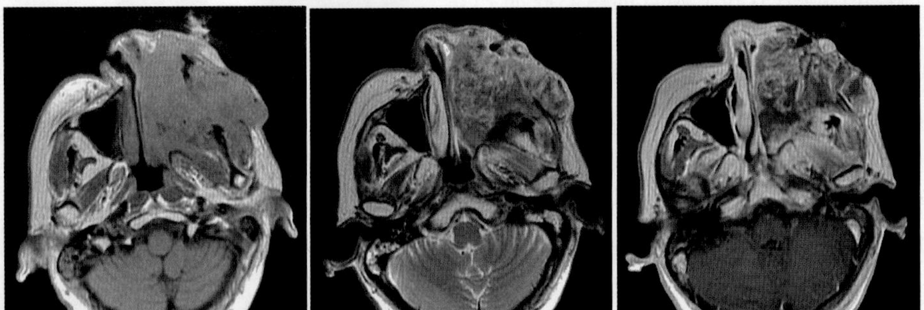

（1）（2）（3）

图 14-39 左上颌窦鳞状细胞癌

MR 横断面示左上颌窦内有肿块状异常信号影：T1 加权像上（1）呈中等信号；T2 加权像上（2）呈不均匀高信号；增强 T1 加权像上（3）呈不均匀强化表现。病变破坏左上颌窦后外壁侵犯至颞下间隙和翼腭间隙；破坏左上颌窦前壁侵犯至眶下间隙；破坏左上颌窦内侧壁侵犯至鼻腔

良性病变多有清晰的边缘，其 T2 加权像上的高信号分布也较舌鳞状细胞癌均匀。

2. 牙龈鳞状细胞癌　临床上，尽管发生在牙龈的鳞状细胞癌明显多于其他牙龈肿块性病变，尤其是良性病变。但牙龈鳞状细胞癌的影像学表现并无特征性。有时，牙龈良性肿块性病变（如牙龈瘤）也可有类似于牙龈癌的影像学表现，鉴别诊断较为困难。由于牙龈位置浅表，通过临床直接检查可以区别出大多数牙龈肿块性质。

3. 腭部鳞状细胞癌　除鳞状细胞癌外，发生于腭部的恶性肿瘤尚有各种小唾液腺恶性肿瘤、良性肿瘤和淋巴瘤等。鳞状细胞癌、单发性淋巴瘤和小唾液腺恶性肿瘤的影像学表现均无明显特征性，鉴别诊断比较困难。冠状面 CT 检查有时能对腭部良性与恶性肿瘤的鉴别提供相对可靠的信息：良性肿瘤一般对腭骨水平板或无影响或仅仅表现为轻度推移或轻度吸收；恶性肿瘤多为溶骨状破坏吸收，并可直接向上侵入上颌窦和鼻腔。与位置浅表的舌黏膜鳞状细胞癌一样，浅表的腭黏膜鳞状细胞癌也可在影像学检查中呈假阴性表现。

4. 颊黏膜鳞状细胞癌　面部颊间隙内可以有良性肿瘤出现，如血管瘤和唾液腺混合瘤等。良性肿瘤和鳞状细胞癌的影像鉴别要点主要体现在病变的形态和边缘方面：前者多有规则形态，边界清晰，有时可见肿块包膜；后者多为不规则形态，边界模糊，多无包膜显示。

5. 上颌窦鳞状细胞癌　上颌窦癌的影像学表现有时和上颌窦炎性肉芽肿性病变相似，两者之间的鉴别甚为重要，其鉴别要点为：①上颌窦癌多有范围较大的窦壁破坏吸收；炎性肉芽肿性病变则较少有此表现。②上颌窦癌的实性部分一般都有对比剂注入后的增强表现，而炎性肉芽肿性病变，尤其是黏液分泌滞留所致的感染性病变则较少有此表现。此外，因缺乏明显的影像学表现特征，上颌窦癌一般不能同发生于上颌的其他恶性肿瘤（如软组织肉瘤等）相区别。

二、淋巴瘤

【概述】

淋巴瘤（lymphoma）是头颈部常见的恶性肿瘤之一。有研究报道，头颈部淋巴瘤的构成比仅次于头颈部鳞状细胞癌，属于第二常见恶性肿瘤。病理上，淋巴瘤一般可被分为两类，霍奇金淋巴瘤（Hodgkin lymphoma）或霍奇金病（Hodgkin disease）和非霍奇金淋巴瘤（non-Hodgkin lymphoma）。临床上，淋巴瘤可见于任何年龄，以青壮年人多见。发生于颌面颈部的霍奇金病明显少于非霍奇金淋巴瘤。一般可根据淋巴瘤的发生部位将其分为淋巴结内型淋巴瘤（nodal lymphoma）和淋巴结外型淋巴瘤（extranodal lymphoma）。霍奇金淋巴瘤多以结内型表现为主，病变主要累及于颈部淋巴结；非霍奇金淋巴瘤则于淋巴结内和淋巴结外均可发生。病变可单发，也可多发。在颌面颈部解剖区域，非霍奇金淋巴瘤的常见发病部位为构成鼻咽和口咽黏膜淋巴组织的 Waldeyer 环（Waldeyer's ring）、唾液腺、牙龈、腭、颊、面侧深区和颌骨等。结内型淋巴瘤的主要症状是多发性颈部淋巴结肿大。结外型淋巴瘤以单发表现为主。病变的临床表现因发病部位不同而呈多样性，如溃疡、坏死、肿块、局部疼痛、出血、面颈肿胀和功能障碍等。病变晚期可有发热，全身乏力，消瘦，贫血，盗汗，肝脾肿大等。淋巴瘤的扩散系以淋巴链为主。一般情况下，对颌面颈部淋巴瘤的影像学检查多采用超声、CT 和 MRI。

【影像学表现】

超声声像图上，淋巴瘤多呈类圆形或不规则形。病变内部为不均匀低回声，境界清晰。边缘反射光带可以完整或无此边缘反射光带。后方回声或有轻度衰减，或有轻度增强。

CT 显示，结外型淋巴瘤大多表现为软组织肿块，部分可为黏膜增生增厚表现。注入对比剂后，病变可有增强表现。结外型非霍奇金淋巴瘤多为实性结构表现，鲜有液化坏死形成，病

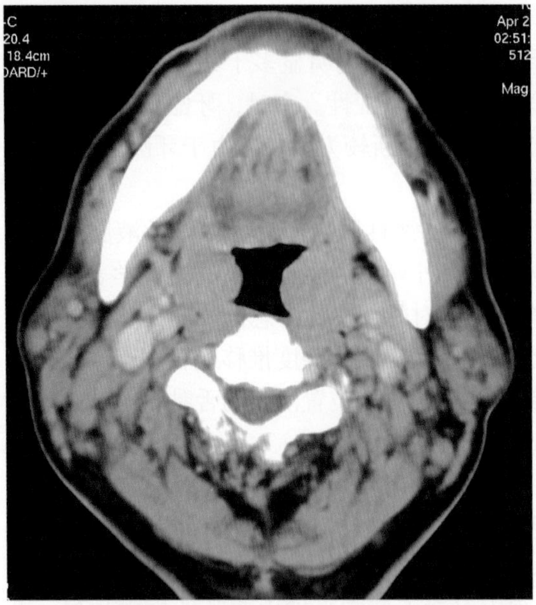

图 14-40 双侧口咽区淋巴瘤

增强 CT 横断面示双侧口咽侧壁（扁桃体区）有异常软组织肿块形成，密度均匀，边界较清晰。另见双侧颈部有多个大小不等的异常实性淋巴结影

变边缘与周围组织分界不清（图 14-40）。MRI 显示，淋巴瘤在 T1 加权像上多表现为中等信号，在 T2 加权像上多表现为高信号（图 14-41）。Gd-DTPA 增强 MRI 显示，病灶内部可有强化表现。结内型淋巴瘤一般发生在颈部，可表现为孤立性肿块、多发性肿块或为融合状肿块。病变直径一般大于 1 cm，病灶内可有液化坏死形成，但较为少见。平扫 CT 显示，结内型淋巴瘤多为实性软组织肿块表现。对比剂注入后，病变多呈轻至中度均匀强化表现（图 14-42），少数可呈中央区无强化，边缘区为环形增强表现。相互毗邻的多发性结内型病灶可以融合成块，常呈分叶状表现。颌面颈部淋巴瘤的 CT 和 MRI 表现特点主要是病变的多发性，这种多发形式可以是多个结外型病灶或多个结内型病灶；也可以是结外型病灶伴有单个或多个结内型病灶。

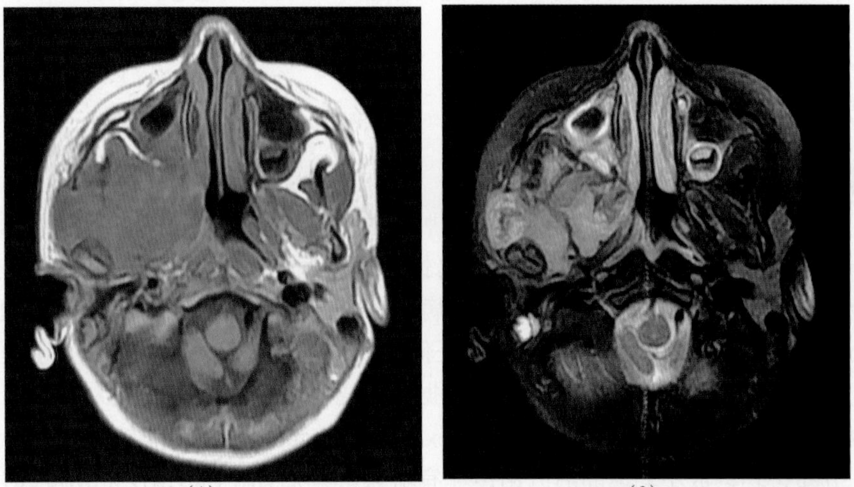

（1）（2）

图 14-41 右咀嚼肌间隙淋巴瘤

MR 横断面示于右咀嚼肌间隙有不规则肿块状异常组织信号影：T1 加权像上（1）呈中等信号；T2 加权像（2）上呈不均匀高信号。病变边界模糊

【鉴别诊断】

孤立性结外型淋巴瘤缺少特征性影像学表现，不易同其他类型的肿块性病变相鉴别。发生于 Waldeyer 环的非霍奇金淋巴瘤和该部位的鳞状细胞癌几乎不能被区别。但如果在此区域之外，尚可发现其他异常的病变，则应首先考虑有非霍奇金淋巴瘤的可能。影像学检查所能显示的颌面颈部多发性病变并不多见，一旦出现，尤其不应忽略淋巴瘤的诊断。结内型淋巴瘤和颈部淋巴结转移性肿瘤、淋巴结结核的影像学表现有一定的相似之处。多数情况下，颈部淋巴结转移性肿瘤内部发生液化坏死的机会多于结内型淋巴瘤。结内型淋巴瘤主要表现为单个、多个和融合成块的实性淋巴结肿大。颈部淋巴结结核的影像表现多样，既可表现为病变中心有低密

第十五章 唾液腺疾病

Diseases of Salivary Glands

唾液腺分为大唾液腺（major salivary gland）和小唾液腺（minor salivary gland）。大唾液腺分为腮腺（parotid gland）、下颌下腺（submandibular gland）和舌下腺（sublingual gland），本章主要介绍腮腺和下颌下腺的影像学检查。

唾液腺疾病一般不主张行活检检查，因此，影像学检查在唾液腺疾病的诊断中具有重要意义。唾液腺的影像学检查的常用方法包括 X 线片（plain film）、唾液腺造影（sialography）、超声检查（ultrasonography）、CT（computed tomography）、MRI（magnetic resonance imaging）和核医学检查（nuclear medicine），应结合临床病史和检查所见，选用合适的检查方法，以便获得具有诊断价值的影像学信息。本章将唾液腺疾病分为发育异常（developmental abnormalities）、唾液腺结石病（sialolithiasis）、炎症（inflammation）、肿瘤（tumor）、自身免疫病（autoimmune diseases）和唾液腺良性肥大（sialadenosis）等内容，其中有些疾病有特征性影像学表现，有些疾病并没有特异性表现，因此，唾液腺疾病的影像学诊断应结合病史和临床检查情况进行综合诊断。

第一节 唾液腺发育异常

Developmental Abnormalities of Salivary Glands

唾液腺发育异常包括唾液腺缺失（aplasia of salivary glands）、导管先天性闭锁（duct atresia）、唾液腺发育不全（salivary gland hypoplasia）、先天性涎瘘（congenital salivary fistulae）、迷走唾液腺（aberrant salivary tissue）等，本节主要介绍唾液腺先天缺失和异位唾液腺。

一、唾液腺先天缺失及发育不全

【概述】

唾液腺先天缺失（congenital absence of salivary gland）或发育不全由胚胎期大唾液腺发育障碍所致，极为罕见，可能与遗传有关。任何唾液腺均可发生，可单侧亦可双侧发生，单侧发生时，其他正常唾液腺可代偿性肥大；大唾液腺可部分缺失或全部缺失，可单独发生或伴有头颈部的其他异常，如鳃弓综合征、先天性泪点、泪腺和（或）泪道缺失、半侧颜面萎缩（hemifacial microsomia）、下颌面骨-发育不全（mandibulo-facial dysostosis）、泪器-耳-牙-指趾综合征（lachrymo-auriculo-dento-digital syndrome）、多发面部畸形（multiple facial anomalies）等。

多个腺体先天缺失或严重发育不全时，可出现口干症状，并可发生多发龋病。在儿童患者口干症的鉴别诊断中应注意唾液腺先天性缺失的问题。也有一些家族性发病的报告。

【影像学表现】

影像学检查对于确定唾液腺先天性缺失及发育不全的诊断是非常重要的。核素显像检查为首选方法，也可采用磁共振显像、CT 及 B 超检查等。造影检查时可见导管口未发育或不能进入。核素显像检查看不到放射性聚集现象，或仅有少量放射性分布，影像模糊不清（图 15-1）。CT、MRI 可见腺体缺失，为脂肪组织取代，有助于诊断。

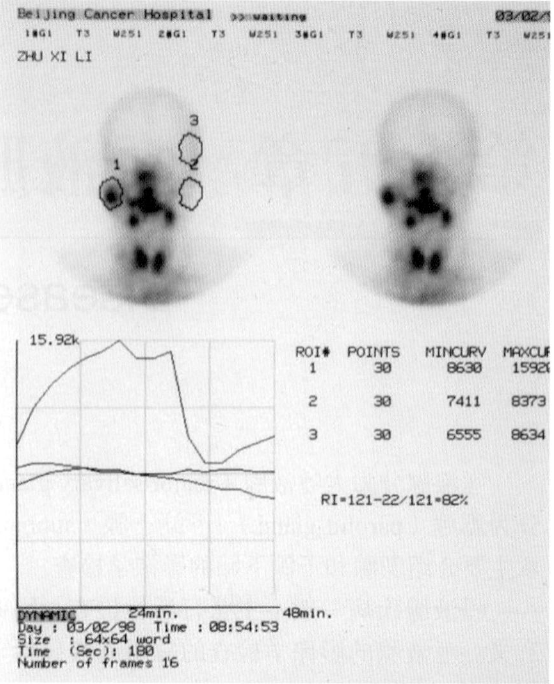

图 15-1　腮腺先天缺失

核素显象检查示左腮腺区无放射性聚集现象，动态曲线低平，无摄取高峰

【鉴别诊断】

在核医学检查时，唾液腺缺失应当和表现唾液腺摄取功能低下的疾病进行鉴别，如自身免疫病。结合 CT 和 MRI 表现，有助于鉴别诊断。

二、唾液腺异位和迷走唾液腺

【概述】

唾液腺异位（ectopic salivary gland）可发生于腮腺或下颌下腺，可为单侧或双侧发生。腮腺常沿咬肌前缘或下缘异位，有报告腮腺主腺体位置、形态正常，而副腺体发生异位。下颌下腺可异位至扁桃体窝、颌舌骨肌之上、舌下间隙，有的与舌下腺融合。腮腺可异位至耳前区近颞部，凸起如肿块，进食时可有发胀感；唾液腺造影时，患部明显凸起。异位唾液腺可发生唾液腺瘘、脓肿及肿瘤，有人认为异位唾液腺混合瘤复发率较高，有很强的恶性倾向。

迷走唾液腺（aberrant salivary gland）指唾液腺的部分始基异位于正常情况下不含唾液腺组织的部位，而正常唾液腺可存在。迷走唾液腺无导管系统，进食时不能分泌唾液，但可形成唾液腺瘘。唾液腺的胚胎发育与第一、二鳃弓之间有密切关系，因而迷走唾液腺最常见于颈侧、咽部及中耳，也可见于颌骨体内。迷走唾液腺组织可在颌骨内形成骨腔，1942 年 Stafne 以“位于下颌角附近的骨腔”为题首次报告，因此也称为 Stafne 骨腔。男性患者明显多于女性，约为 5∶1，发病年龄在中年以上，患者多无症状，多在 X 线检查时被无意发现。

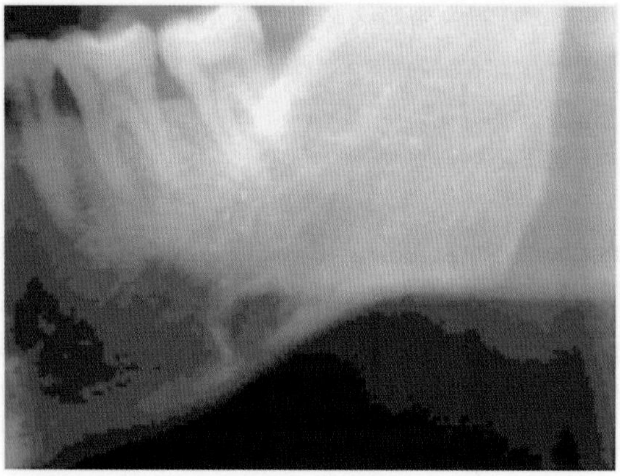

图 15-2　静止性骨腔

曲面体层片（局部）示卵圆形密度减低区，边缘清晰，可见骨质硬化带环绕，位于下颌管与下颌下缘之间，下颌角前方

【影像学表现】

异位唾液腺如有完整的导管系统和导管口，可进行造影检查，可表现为发育不全的唾液腺，导管系统可有异常。有些异位唾液腺没有完整的导管系统，可进行核素显像检查，可见在异位部位有放射性核素聚集。也可以采用 MSCT 检查。

静止性骨腔 X 线片表现为圆形或卵圆形密度减低区，边缘清晰，有时可见骨质硬化带环绕，通常位于下颌管与下颌下缘之间，下颌角的前方，多为单侧（图 15-2），偶见双侧病变，范围在 0.5 ～ 2.0 cm，也有报告达 9.0 cm 者；

下颌下腺造影可见有部分腺体位于此密度减低区中。舌下腺陷入少见，可发生于下颌骨前段舌侧，表现为境界不清的密度减低区，位于下颌中切牙及第一前磨牙之间，Buchner 等提出其发病年龄、性别等与发生于下颌后部者无异。术后病理检查腔内容物为唾液腺组织，则可确诊，但个别情况下，内容物为纤维结缔组织或脂肪组织。

第二节 唾液腺结石病

Sialolithiasis

【概述】

唾液腺结石病（sialolithiasis）指唾液腺导管内形成唾液腺结石（sialolith），以下颌下腺最多见，这与下颌下腺的解剖特点及分泌物性质有关，其次为腮腺，而舌下腺及小唾液腺均少见。唾液腺结石的无机盐成分主要是磷酸钙和碳酸钙，结石以上皮细胞、异物、细菌分解产物等为核心，晶体逐渐沉积而形成。唾液腺结石造成导管的长期阻塞可导致导管及腺体的炎症、腺体间质退行性改变和分泌功能完全丧失。

导管被唾液腺结石阻塞的腺体在进食时肿胀、疼痛，进食后不久肿胀及疼痛消失；导管口黏膜红肿，挤压腺体有少许脓性分泌物溢出；唾液腺结石处压痛，可触及硬结，其周围有炎性浸润；唾液潴留和导管扩张可造成腺体肿胀、疼痛，丧失功能的腺体易于发生逆行性感染。

【影像学表现】

阻射 X 线的唾液腺结石称为阳性唾液腺结石，可用 X 线片检查。阳性唾液腺结石呈单个或多个圆形、卵圆形或柱状高密度影像，大小不等，沿导管走行方向及位置排列（图 15-3），有些可见围绕一核心的层状结构。

下颌下腺导管前段结石可用下颌横断咬合片，投照时应采用软组织条件投照，否则钙化较差的唾液腺结石易被遗漏（图 15-4）。下颌下腺导管后段或腺体内唾液腺结石可用下颌下腺侧

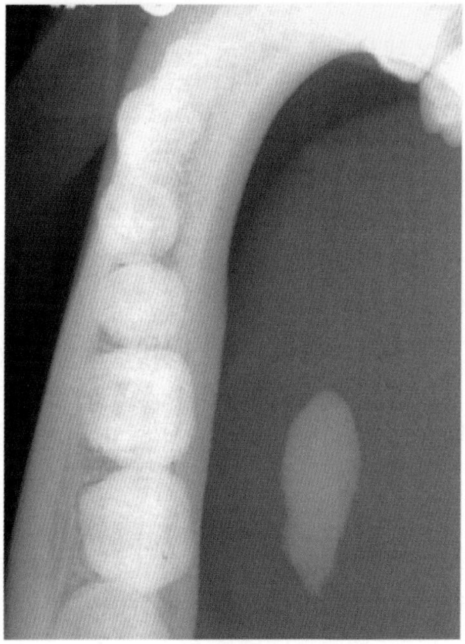

图 15-3　下颌下腺导管结石

下颌横𬌗片示卵圆形高密度影像，位于下颌下腺导管走行位置

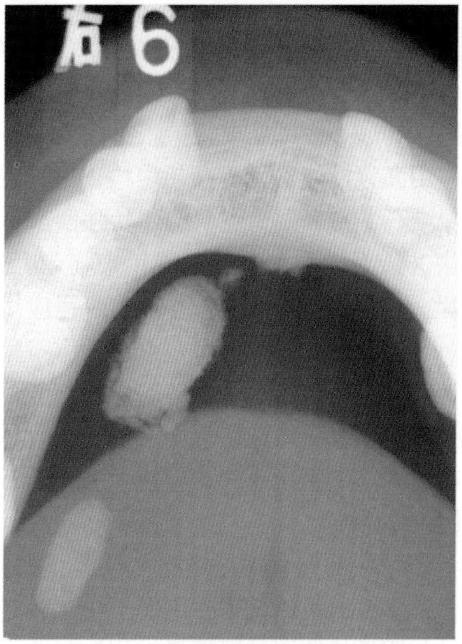

图 15-4　下颌下腺导管多发结石

下颌横𬌗片，采用软组织条件投照，可见舌软组织影像显示。右侧下颌下腺导管走行区可见多发阳性结石

位片检查，投照时应使患者将头部充分前伸，以避免唾液腺结石与下颌骨重叠（图 15-5）。腮腺导管前段唾液腺结石可用口内片检查，在腮腺导管口处放置胶片，自口外用软组织垂直投照。腮腺导管后部唾液腺结石可用鼓颊后前位片检查，口腔充分鼓气使颊部向外膨出，形成良好的空气-软组织对比，用后前位投照（图 15-6）。

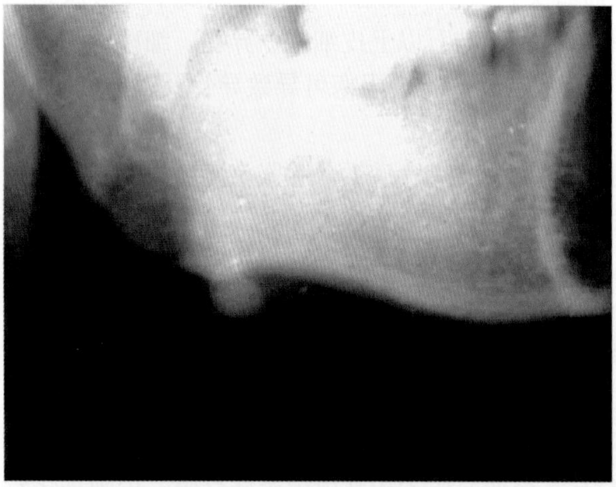

图 15-5 下颌下腺导管后段结石

下颌下腺侧位片示下颌角处颌骨下方可见圆形高密度影像

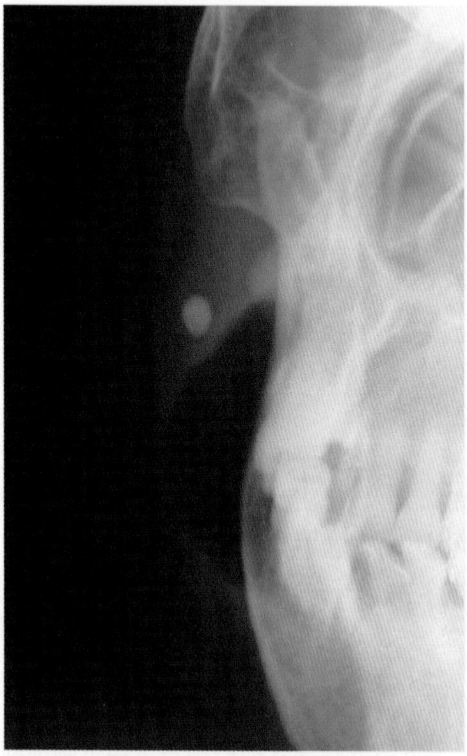

图 15-6 腮腺导管结石

鼓颊后前位片示颊部软组织内圆形高密度影像

不阻射 X 线的结石称为阴性唾液腺结石，因其在 X 线片上不能显示，需用唾液腺造影术检查，造影时应使用水溶性造影剂。阴性唾液腺结石在造影片上显示为导管内圆形或卵圆形充盈缺损，其远心段可见导管扩张（图 15-7）；有时主导管影像可中断，末端呈分叉状。

使用高频换能器可提高超声检查对唾液腺结石的检查能力，超声检查可观察 2 mm 以上的唾液腺结石，常表现为点状或团状强回声，后方可伴有声影（图 15-8）。

除 X 线及超声诊断外，近年来临床上逐渐推广应用唾液腺内窥镜对唾液腺结石进行诊断和治疗。1991 年 Katz 首次将软式内镜应用于唾液腺导管系统，1994 年以色列希布伦大学的 Nahlieli 报告硬式内镜在唾液腺的应用。唾液腺内镜可直视观察唾液腺结石的形态、大小及其与导管壁的关系，可了解唾液腺导管壁的炎症情况，可通过内镜进行取石。对较小的唾液腺结石可吸取或用取石篮整块取出，对于较大的唾液腺结石可夹碎后吸取或结合外科手术取出，也可以通过内镜采用激光碎石等技术去除结石。

【鉴别诊断】

下颌下区的钙化淋巴结有时易与下颌下腺导管结石混淆，淋巴结钙化多呈不规则的点状聚集，常多发，可以出现在下颌下腺导管走行区以外的部位。唾液腺造影时如有气泡进入主导管，易与阴性唾液腺结石混淆，应注意鉴别。必要时可行唾液腺内窥镜检查。

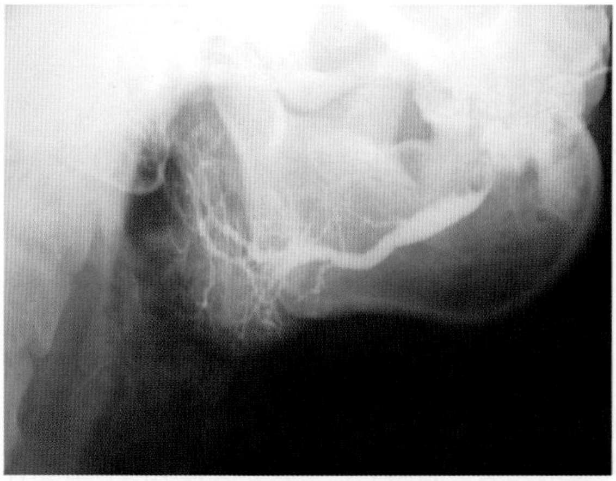

图 15-7　腮腺导管阴性结石

腮腺造影片示主导管起始段可见造影剂充盈缺损，远心段主导管扩张

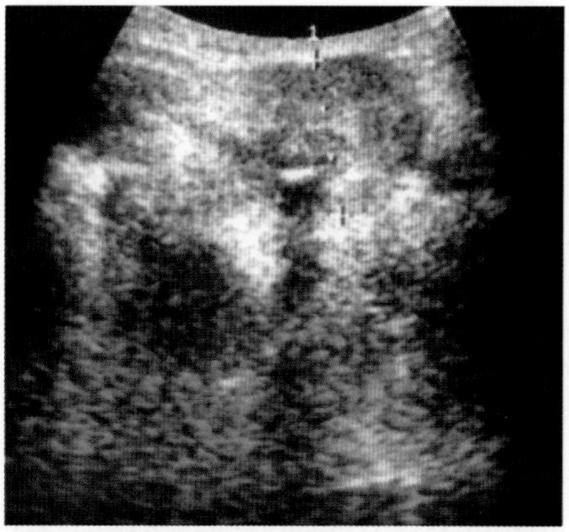

图 15-8　下颌下腺结石

超声声像图显示下颌下腺导管进入腺体处强回声光团，后方伴有声影，经 X 线片检查证实为阳性结石

第三节　涎瘘
Salivary Fistula

【概述】

涎瘘（salivary fistula）多发生在腮腺，可因外伤、感染或不正确的手术切口而形成，腺体或导管损伤后，唾液由创口外流，影响创口愈合，形成瘘管。外瘘唾液经瘘口流至面颊部；内瘘的唾液流入口腔。根据涎瘘发生部位，可分为腺瘘和导管瘘，腺瘘为发生在腺体的涎瘘，在患区皮肤上可见点状瘘孔，并有少量透明液体从瘘孔流出，进食时分泌物排出量增多。导管瘘发生在主导管，可有透明或混浊的唾液外流至面颊部。唾液可对皮肤造成刺激，引起红肿、瘙痒、湿疹等。

【影像学表现】

涎瘘的明确诊断需进行唾液腺造影，可鉴别腺瘘及导管瘘，并观察瘘口与自然导管口及腺门的关系。造影时应使用油性造影剂，可自口内唾液腺导管口注入造影剂，也可经瘘口注入造影剂。腺瘘在造影图像上显示导管系统完整，造影剂自腺体部外漏，有时瘘口小，不能显示；管瘘则表现为造影剂自主导管破损处外漏，瘘口狭窄或继发感染时可见其远心段导管扩张（图 15-9）。

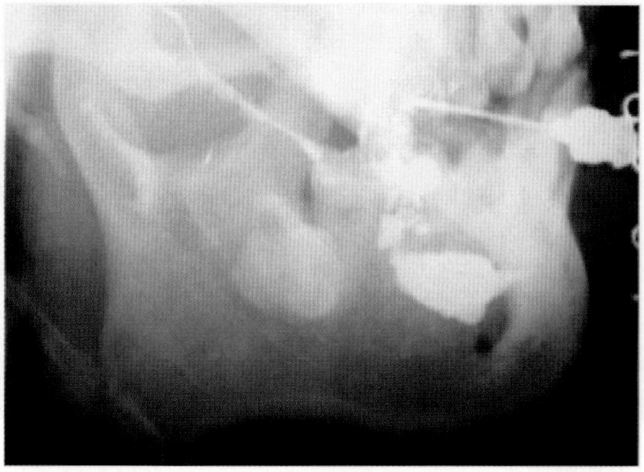

图 15-9　腮腺导管瘘

左腮腺造影侧位片可见造影剂自腮腺导管口注入，导管瘘处可见造影剂漏出影像

第四节　唾液腺炎症
Inflammation of Salivary Glands

一、慢性复发性腮腺炎

【概述】

慢性复发性腮腺炎（chronic recurrent parotitis）多自儿童期发病，称为儿童复发性腮腺炎（juvenile recurrent parotitis）。病因不明，与儿童期免疫功能低下、唾液腺发育缺陷、沿导管的逆行性感染等因素有关，也有学者认为与自身免疫病有关。

儿童复发性腮腺炎多在 5～6 岁发病，最小可仅几个月，男性稍多；腮腺反复肿胀、疼痛，皮肤潮红，体温升高。发作期数天至数周，间隔期数周、数月不等，有些可间隔 1 ～ 2 年。随年龄增长，间隔期变长，到青春期可自愈，如到青春期后仍未痊愈，则成为成人复发性腮腺炎（adult recurrent parotitis），但发作次数逐渐减少，直至临床痊愈。

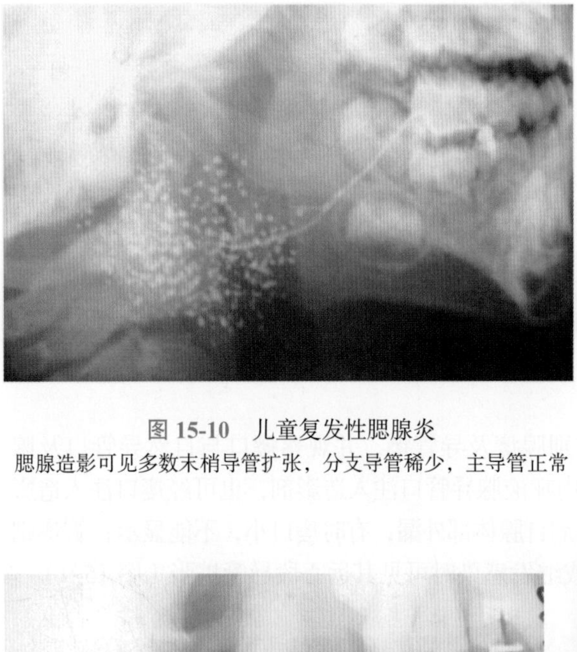

图 15-10　儿童复发性腮腺炎
腮腺造影可见多数末梢导管扩张，分支导管稀少，主导管正常

【影像学表现】

主导管一般无异常改变，或可扩张呈管炎表现；分支导管因尚未发育成熟，显示较少；末梢导管扩张呈点状、球状，少数甚至可呈腔状（图 15-10），副腺体也可以被羁犯；排空功能迟缓。随着年龄增长，临床发作次数减少，末梢导管扩张数目也逐渐减少（图 15-11），直至完全消失。造影表现完全恢复正常一般在临床痊愈之后若干年。下颌下腺未见受累。

超声声像图上，儿童复发性腮腺炎表现为腺体增大，回声减低而且不均匀（图 15-12）。

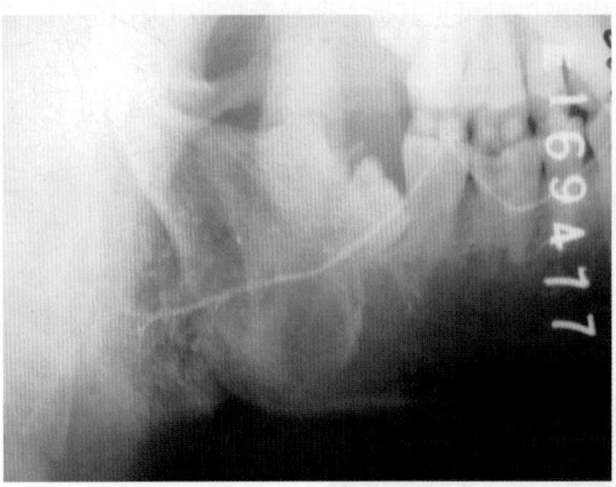

图 15-11　成人复发性腮腺炎
男性患者，儿童期腮腺肿大，随年龄增长，发作次数逐渐减少，18 岁时腮腺造影仍可见个别末梢导管扩张影像

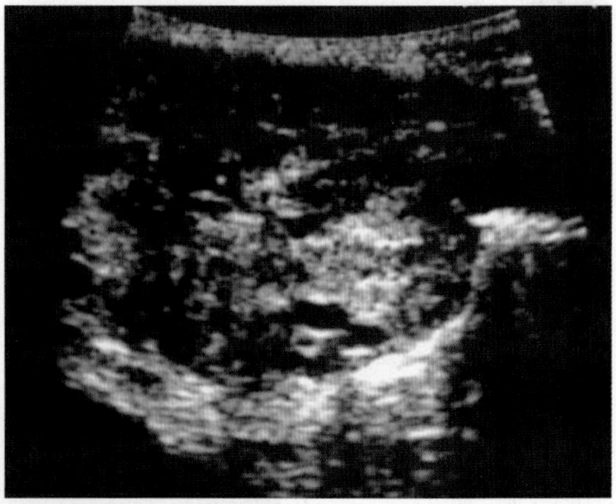

图 15-12　儿童复发性腮腺炎
腮腺超声声像图，腺体增大，回声减低而且不均匀

【鉴别诊断】

儿童复发性腮腺炎应与流行性腮腺炎（mumps）区别，流行性腮腺炎是病毒感染引起的急性传染性疾病，常见于儿童，可有发热、头痛等全身症状，腮腺肿胀、疼痛，下颌下腺和舌下腺可受累，全身其他脏器亦可受累，血液及尿淀粉酶升高，病后可获得终生免疫。

成人复发性腮腺炎应与舍格伦综合征（Sjögren syndrome）继发感染相鉴别，舍格伦综合征多见于中老年女性，多无幼年发病史，常有口、眼干燥或其他自身免疫病表现。

二、慢性阻塞性唾液腺炎

【概述】

慢性阻塞性唾液腺炎（chronic obstructive sialadenitis）可发生于腮腺或下颌下腺。慢性阻塞性唾液腺炎多由唾液腺结石引起，其他原因包括导管口狭窄、导管前段狭窄、异物、瘢痕或肿瘤压迫等阻塞性因素引起。少数患者可有多个腺体受累，并伴有泌尿系统或胆道结石，可能与全身代谢有关。

临床上的典型症状是进食时腺体肿胀，有些患者每次进食时都肿胀，有些患者发病时症状较轻，不易察觉，可自觉口内有咸味分泌物。检查时可见腺体肿大，有些可触及粗硬的导管呈索条状，挤压腺体及导管时，可有脓性或黏稠、混浊的分泌物。

【影像学表现】

1. 唾液腺造影表现　导管系统扩张不整，可见主导管狭窄、唾液腺阴性结石等阻塞因素。主导管扩张，粗细不均（图 15-13），可呈腊肠状；逐渐波及叶间及小叶间导管，有时可见末梢导管扩张（图 15-14）。晚期可见主导管明显扩张呈枯枝状。

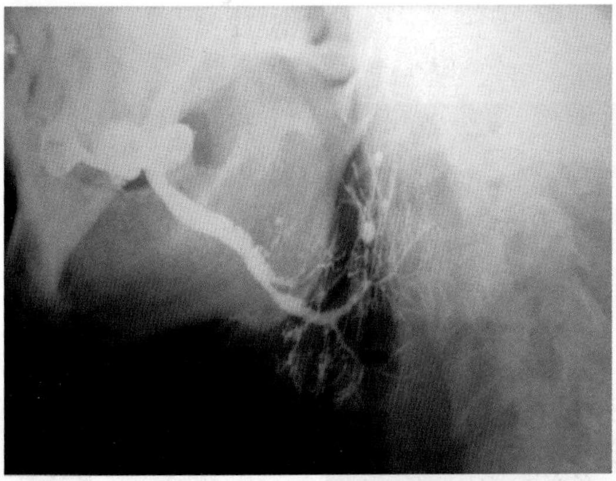

图 15-13　慢性阻塞性腮腺炎

腮腺造影侧位片显示主导管扩张，粗细不均

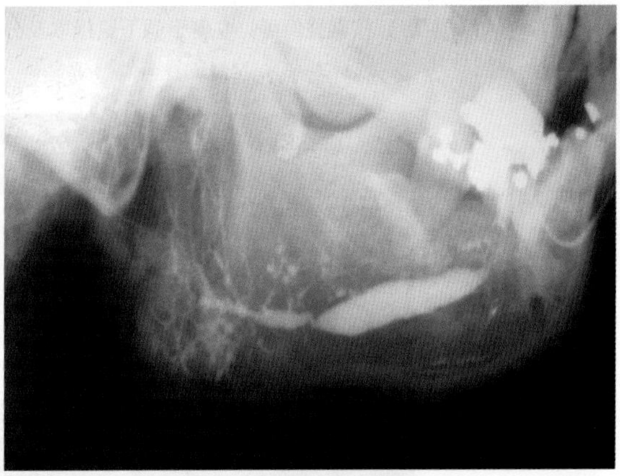

图 15-14　慢性阻塞性腮腺炎

腮腺造影侧位片可见主导管前段阴性结石，主导管扩张，末梢导管点状扩张

2. 核素显像　慢性阻塞性腮腺炎可见分泌功能下降，晚期摄取及分泌功能均下降（图 15-15）。

3. 超声表现　唾液腺的急性炎症期可见腺体增大，内部回声光点减弱、粗糙，而且分布不均匀。有局部脓肿形成时，表现为液性暗区。慢性炎症期腺体可增大，边界不清，内部回声不均匀（图 15-16）。腺体萎缩、发生纤维化时腺体缩小。导管明显扩张时，可探及扩张的主导管呈管道样液性暗区。

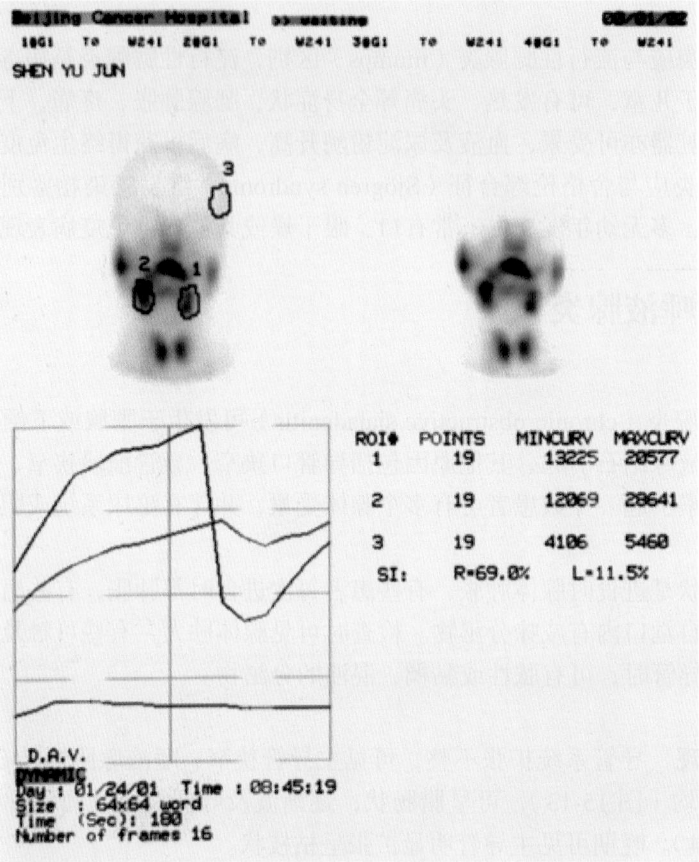

图 15-15　慢性阻塞性下颌下腺炎

核素显像可见左侧下颌下腺摄取及分泌功能下降，动态曲线低平

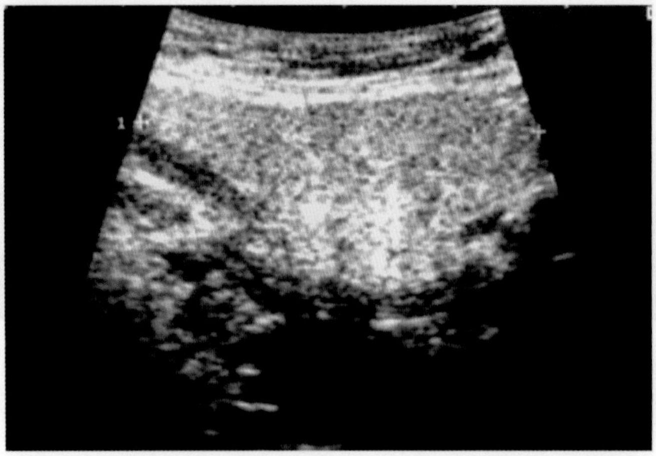

图 15-16　慢性阻塞性下颌下腺炎

声像图显示下颌下腺腺体增大，回声粗糙不均匀

【鉴别诊断】

成人复发性腮腺炎需要与阻塞性炎症进行鉴别。成人复发性腮腺炎有幼年发病史，追踪观察可发现发作期逐渐变短，间隔期延长，唾液腺造影的末梢导管扩张数目逐渐变少。而阻塞性炎症多表现为进食时腮腺肿胀，唾液腺造影以导管系统的扩张为主，末梢导管扩张一般出现在主导管、叶间导管和小叶间导管扩张之后。

三、唾液腺结核

【概述】

唾液腺结核（tuberculosis）多为唾液腺淋巴结核，为结核分枝杆菌感染所致，可有结核病接触史。

唾液腺结核发生在腮腺者较多见，下颌下腺次之，舌下腺和小唾液腺很少见。临床上分为慢性包块型和急性炎症型，可有瘘管形成，极少数病例可伴有面瘫表现。

【影像学表现】

1. 唾液腺造影表现　当病变局限在唾液腺淋巴结内时，唾液腺造影呈良性占位性表现，分支导管移位，腺泡充盈缺损等；当病变组织分解，形成空洞，淋巴结包膜破溃，波及腺实质时，可见团块状造影剂外溢等恶性肿瘤表现。

2. 超声表现　病变局限在淋巴结内时，显示为边界清楚的低回声区，早期内部回声为不均匀的暗淡光点；晚期由于发生干酪样坏死，呈边界不清楚的液性暗区，伴有强回声光团（图 15-17）。病变突破淋巴结包膜时呈边界不清、形态不规则的低-无回声区。

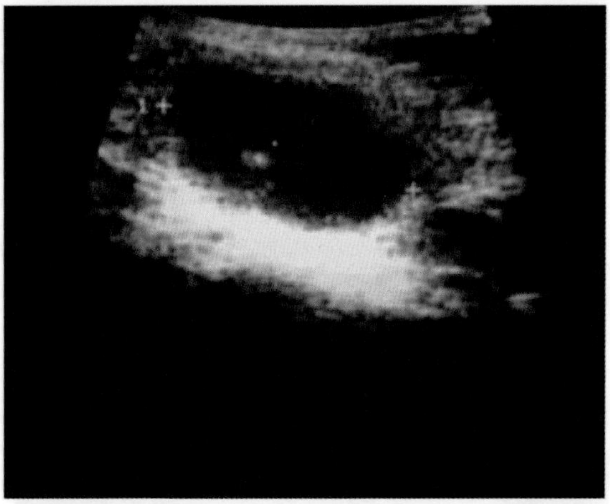

图 15-17　腮腺结核
声像图显示为边界不清的液性暗区，其中可见强光点

第五节　唾液腺肿瘤
Tumors of Salivary Glands

唾液腺肿瘤（tumors of salivary gland）约占口腔颌面部肿瘤的 22.7%，国外报告约为 3 人/10 万人。中青年患者常见，女性略多，恶性肿瘤常见于 50 岁以上患者。唾液腺良性肿瘤多表现为无痛性肿块，生长缓慢，肿瘤表面光滑、活动，有些可呈结节状。腮腺深叶肿瘤可见软腭膨隆。唾液腺恶性肿瘤临床多表现为肿物生长迅速或近期生长加速，质地较硬，边界不清楚，活动度差，可与表面皮肤粘连，可有疼痛或其他神经系统受累表现。

一、超声表现

超声检查操作简便，无放射性损害，目前已被认为是唾液腺肿瘤的首选检查方法。正常的唾液腺组织表现为细而均匀的中等强度回声，而实性肿瘤内部以低回声为基础，因此，超声检查对于确定腺体内有无占位性病变是有效的手段，而且可由超声引导进行活体组织检查。用于分析唾液腺肿瘤 B 超表现的主要观察指标有肿瘤的形态、边界回声、内部回声及衰减特性，其中与肿瘤关系密切的超声表现为肿瘤形态、边界回声及内部回声。对腮腺肿瘤声像图表现与病理观察的对照研究发现，肿瘤的边界回声清楚与否和肿瘤包膜的完整性、肿瘤对周围组织有无侵犯有关，是鉴别良恶性肿瘤的重要标志；而肿瘤的内部回声在一定程度上反映了其内部结构。据报告 B 超检查对唾液腺肿瘤的定性诊断符合率为 84.6%，对良性肿瘤为 85.5%，对恶性肿瘤为 84.6%。但对于腺体深部的肿瘤 B 超检查有一定的局限性。目前有报告将弹性成像和超声造影成像用于唾液腺肿瘤的超声诊断。

1. 良性肿瘤 多呈圆形或类圆形，边界清楚，光滑，内部回声均匀，后方回声多增强（图 15-18）。这与良性肿瘤瘤细胞排列致密、均匀、间质少、少有出血及坏死等组织病理学表现有关。

2. 低度恶性肿瘤 形态多呈分叶状，边界清楚，但不光滑，内部回声不均匀，可见少量簇状强回声，即聚合在一起的数个强回声光团。这种声像图表现的组织病理学基础是肿瘤组织的变性坏死，间质中纤维成分丰富而且排列杂乱，形成多数声学界面。

3. 恶性肿瘤 形态不规则，边界不清楚，内部回声不均匀，可见多数簇状强回声或靶样回声，后方回声衰减，有时可见后方声影（图 15-19）。靶样回声指在强回声区周围有低回声晕环围绕，与组织病理学检查对照观察发现其形成基础是肿瘤中心大片变性坏死，仅剩纤维网架，组织结构松散，其周围组织结构仍较致密，尚未发生变性坏死。少数恶性肿瘤如淋巴瘤、转移性肿瘤可呈良性肿瘤表现。

4. Warthin 瘤 多呈类圆形，边界清楚，光滑，内部回声多呈网格状，即低而不均匀的回声区被线状强回声条索分割成粗大的网格，后方回声多增强。这一声像图表现与其多数小囊腔中有上皮乳头突入的组织病理学特点有关。

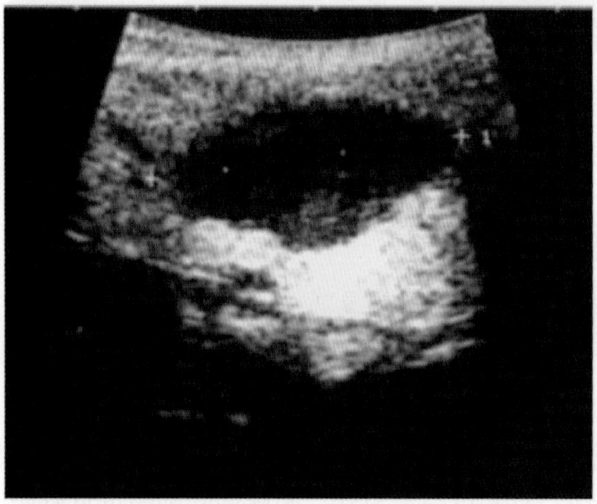

图 15-18 腮腺良性肿瘤

声像图示左腮腺多形性腺瘤，呈类圆形低回声区，边界清楚，内部回声均匀，后方回声增强

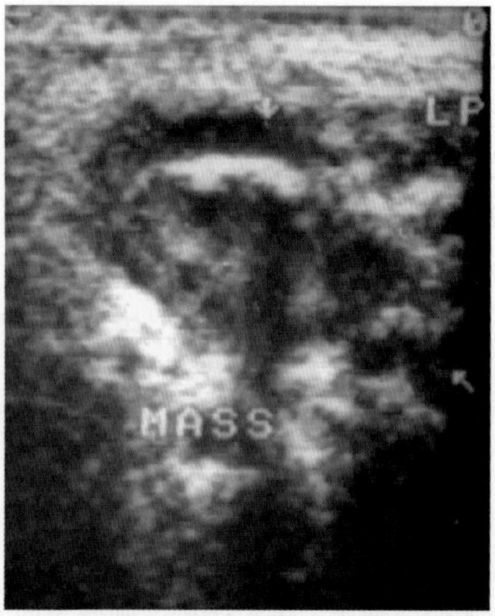

图 15-19 腮腺恶性肿瘤

声像图示腮腺腺癌呈形态不规则的低回声区，边界不清楚，内部回声不均匀，可见强回声光团，伴后方声影

二、CT 表现

1. 肿瘤的定性 多层螺旋 CT（multislice spiral computed tomography，MSCT）检查是唾液腺肿瘤检查的主要方法之一，可确定唾液腺有无肿物，适用于唾液腺恶性肿瘤、范围广泛的肿瘤、位置深在的肿瘤等需要确定与周围组织结构关系者。

典型的良性肿瘤表现多呈圆形或类圆形，界限清楚，边缘光滑，密度均匀，CT 值多在 30 ～ 45 HU，静脉增强时肿瘤密度均匀增高，CT 值多在 60 HU 以上。皮下脂肪层及腮腺咬肌筋膜等组织层面清楚，咬肌、翼内肌、胸锁乳突肌和二腹肌后腹等邻近结构清晰可见。腮腺脂肪瘤 CT 值低达 －100 HU 左右，可根据 CT 所见做出明确诊断（图 15-20）。

典型的恶性肿瘤表现为形态不规则，界限不清楚，内部密度不均，皮下脂肪层及腮腺咬肌筋膜平面消失，皮肤、咬肌、胸锁乳突肌及翼内肌受肿瘤侵及时模糊不清（图 15-21），有时

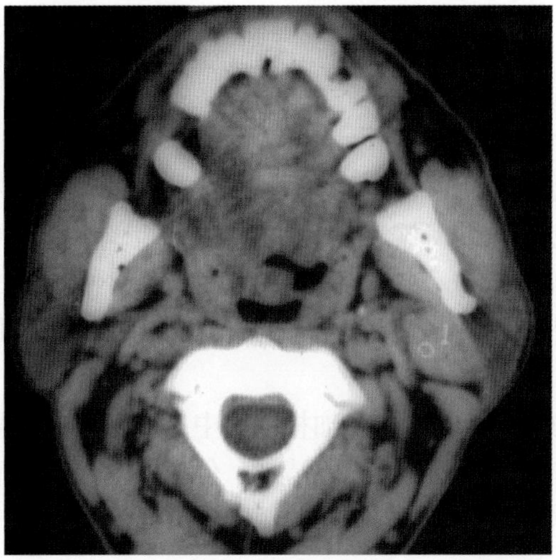

图 15-20　腮腺良性肿瘤

MSCT 横断面图像示左腮腺 Warthin 瘤，肿瘤形态规则，边界清楚，密度均匀，周围组织结构层次清楚

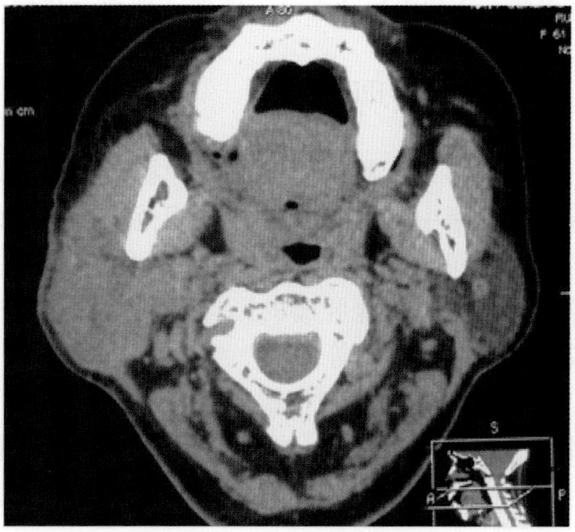

图 15-21　腮腺恶性肿瘤

MSCT 平扫横断面图像示右腮腺恶性混合瘤，肿瘤形态不规则，边界不清楚，咬肌层次模糊

可见颌骨或乳突骨质破坏。多形性腺瘤或低度恶性肿瘤可表现为界限清楚，但边缘不规则，呈结节状，内部密度可均匀或不均匀（图 15-22）。

2. 肿瘤的定位　MSCT 能明确显示肿瘤侵犯范围，肿瘤与周围组织的关系；可以区分腮腺内、外病变，区分腮腺深叶肿瘤和咽旁间隙肿瘤，有助于手术设计。咽旁间隙形成的透明带是鉴别腮腺深叶肿瘤和咽旁间隙肿瘤的标志，肿瘤来自腮腺深叶时，透明带位于肿瘤和咽缩肌之间，肿瘤和腮腺深叶间无透明带相隔；肿瘤来自咽旁间隙时，透明带位于肿瘤和腮腺深叶之间（图 15-23）。

3. 肿瘤与颈鞘的关系　腮腺深叶肿瘤突向咽旁间隙时，距颈内动、静脉较近，术前常需要了解肿瘤与颈鞘的关系，为手术方案的确定提供依据。采用动态增强扫描，血管中造影剂浓度较高，可清楚地显示肿瘤与颈鞘的关系。肿瘤与颈鞘可呈下列关系：①血管与肿瘤间有腮腺组织或脂肪间隙相隔，提示未受侵犯；②血管形态、位置正常，但与肿瘤紧邻；③血管被肿瘤推

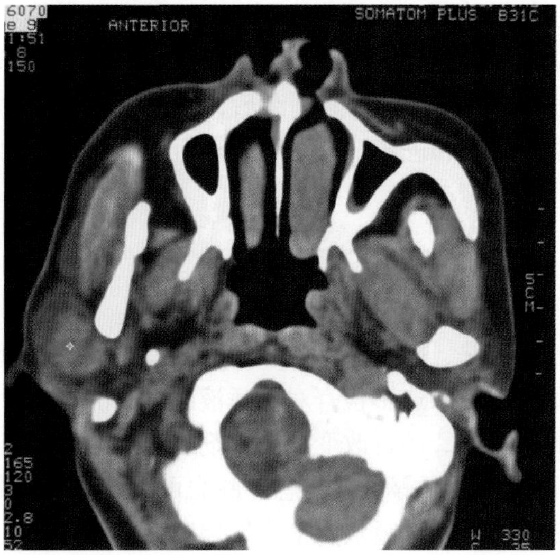

图 15-22　腮腺低度恶性肿瘤

MSCT 平扫横断面图像示右腮腺高分化黏液表皮样癌，肿瘤边界清楚，密度均匀，部分边缘呈毛刺状

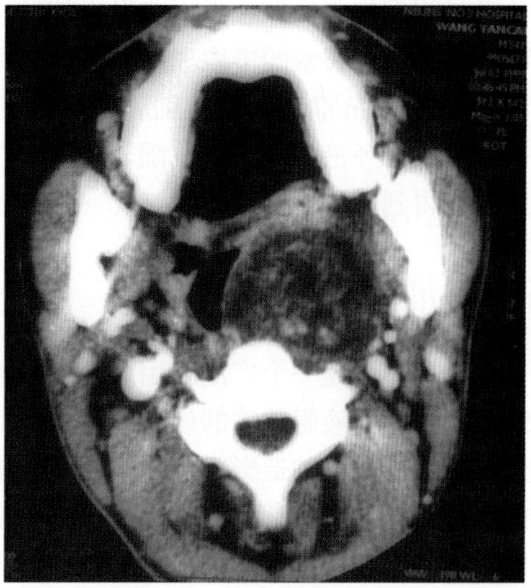

图 15-23　咽旁间隙肿瘤

MSCT 增强图像示咽旁间隙神经鞘瘤，可见咽旁间隙肿瘤突向咽腔，肿瘤与腮腺深叶间可见透明带

挤移位；④颈内静脉细窄，伴或不伴血管移位，这是由于静脉壁较薄，肿瘤挤压所致。

三、MRI 表现

MRI 有助于鉴别腺内、外肿物，其优点是无放射性损害，不需要注入造影剂。在唾液腺肿瘤诊断中，MRI 常用于肿瘤范围广泛、侵犯多个组织器官的肿瘤，以及了解肿瘤与周围血管之间的关系，有时 MRI 还可显示腮腺肿瘤与面神经的位置关系。目前磁共振功能成像技术用于唾液腺肿瘤的影像诊断，提高了诊断水平，如磁共振扩散加权成像、动态增强成像、磁共振波谱等。

良性肿瘤在 T1 加权像多为低或中等信号，病变边界清晰，T2 加权像为中等信号或高信号（图 15-24，图 15-25）。恶性肿瘤在 T1、T2 加权像为低信号，边界不清楚。但有些唾液腺肿瘤内部信号变化多样，如 Warthin 瘤、基底细胞腺瘤等，这与肿瘤内部结构有关。

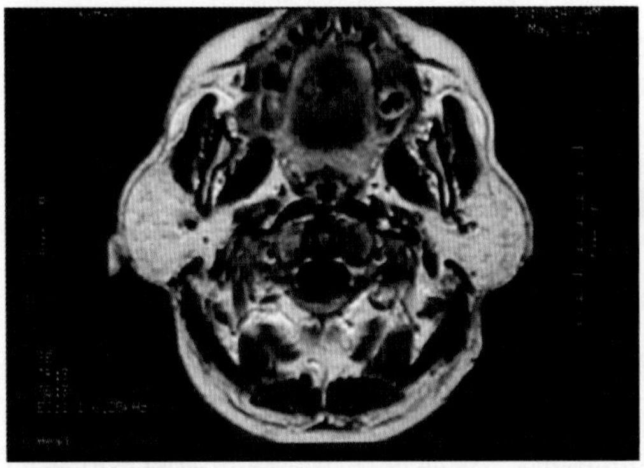

图 15-24　腮腺良性肿瘤

磁共振 T1 加权像示右腮腺基底细胞腺瘤呈等信号表现

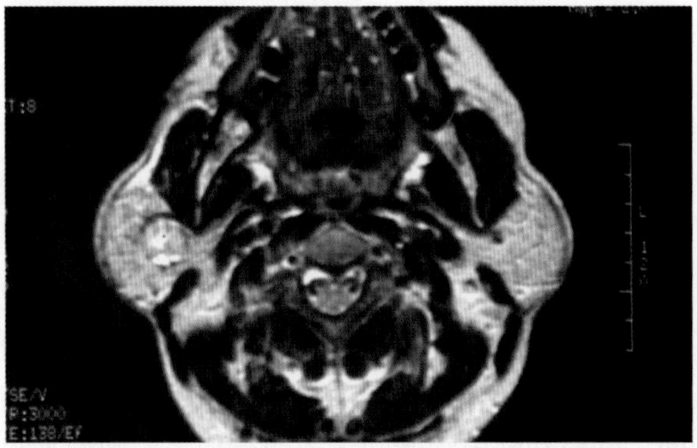

图 15-25　腮腺良性肿瘤

磁共振 T2 加权像示图 15-24 同一病例右腮腺肿瘤，T2 加权像呈高信号表现

四、核医学检查表现

单纯根据核素显像表现不能做出特异性的组织学诊断，也不能鉴别良恶性肿瘤及囊肿。根据唾液腺肿瘤对核素的摄取程度，将其分为冷结节、温结节、热结节 3 类。大多数肿瘤表现为冷结节，Warthin 瘤和嗜酸粒细胞腺瘤可表现为热结节。当给予酸刺激后，肿瘤摄取的放射性同位素不能和唾液一起排空。随着 PET-CT 技术的出现和进步，核医学检查对于唾液腺肿瘤的诊断能力得到进一步提高。

五、唾液腺造影表现

唾液腺造影是一个广泛应用多年的唾液腺检查方法，随着影像学技术的发展，灰阶超声和 MSCT 检查在唾液腺肿瘤的诊断中得到广泛应用，唾液腺造影检查对于唾液腺肿瘤的诊断价值有限。唾液腺肿瘤的造影表现包括导管系统、腺泡充盈、颌骨改变及造影剂外溢等改变。良性肿瘤可表现为分支导管移位、腺泡充盈缺损、下颌骨受压等表现；恶性肿瘤可出现导管扭曲、中断、不规则的腺泡充盈缺损和造影剂外溢等表现。在阅读唾液腺造影影像时，如果看到以上表现，要除外唾液腺肿瘤。

第六节　舍格伦综合征
Sjögren Syndrome

【概述】

舍格伦综合征（Sjögren syndrome）是一种以外分泌腺淋巴细胞浸润为特征的自身免疫病，主要累及泪腺和唾液腺，导致口干和眼干。舍格伦综合征可分为原发性及继发性，经临床检查证实有口干及眼干者为原发性舍格伦综合征，又称为干燥综合征；口干和（或）眼干伴有结缔组织病者为继发性舍格伦综合征，常见的结缔组织病有类风湿关节炎、系统性红斑狼疮、硬皮病和多发性肌炎等。

舍格伦综合征多见于中老年女性，男女之比约为 1∶10。临床表现主要有口腔干燥（xerostomia）、眼干及结缔组织病。患者口干，影响进食、吞咽及说话；检查可见舌背丝状乳头萎缩，舌面光滑，可有舌裂；患者常伴有白色念珠菌感染及多发龋。唾液腺可反复肿胀，或呈弥漫性肿大，有时可有包块。

【影像学表现】

根据美国风湿病学会和欧洲风湿病联盟 2016 年提出的原发性舍格伦综合征诊断标准，舍格伦综合征的检查包括唇腺活检、血清抗 SSA 抗体、角膜染色、施墨试验和唾液流率检查，其中唇腺活检和血清抗 SSA 抗体的权重得分为各 3 分，角膜染色、施墨试验和唾液流率各为 1 分。在我国，唾液腺造影仍作为舍格伦综合征诊断的检查方法。根据邹兆菊教授的分类，舍格伦综合征的唾液腺造影表现分为以下 4 型。

1. 腺体形态正常，排空功能迟缓　功能正常的腮腺，在正常的腺泡充盈状态下，经酸刺激 5 分钟后，水溶性造影剂应当能够完全排空。舍格伦综合征可出现排空功能迟缓的表现。值得注意的是，对于腺体功能的准确评价应采用核医学检查，唾液腺造影的排空迟缓只是一个初步判断。

2. 末梢导管扩张　是舍格伦综合征的典型表现，国外文献中将末梢导管扩张表现分为 4 期：①点状期，末梢导管呈弥漫、散在的点状扩张，直径小于 1 mm（图 15-26）。②球状期，在较重的病例，末梢导管扩张呈球状，直径 1 ～ 2 mm。③腔状期，更严重的病例显示为末梢导管球状扩张影像融合，呈大小不等、分布不均的腔状（图 15-27）。④破坏期，在病变晚期，周围的导管及腺泡被破坏，不能显示。

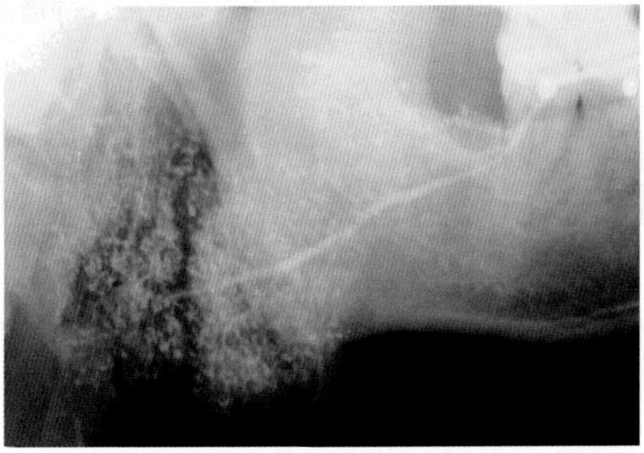

图 15-26　舍格伦综合征
左腮腺造影显示末梢导管呈弥漫、散在的点状扩张

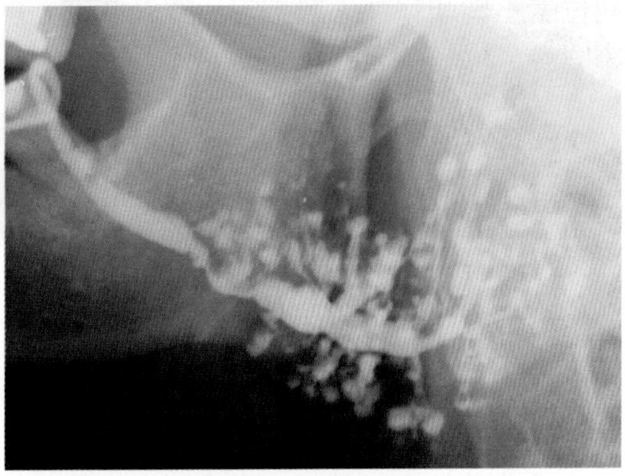

图 15-27　舍格伦综合征
右腮腺造影侧位片示末梢导管球状扩张影像呈大小不等、分布不均的球、腔状，主导管扩张，粗细不均

除末梢导管扩张外，有时可见主导管扩张或主导管充盈缺损（图 15-28）；有时可见主导管边缘不整齐，呈羽毛状、花边状、葱皮状（图 15-29），这是由于导管上皮完整性丧失，管周结缔组织变性、断裂，造影剂外渗所造成的。有些患者可见腺泡充盈缺损现象。

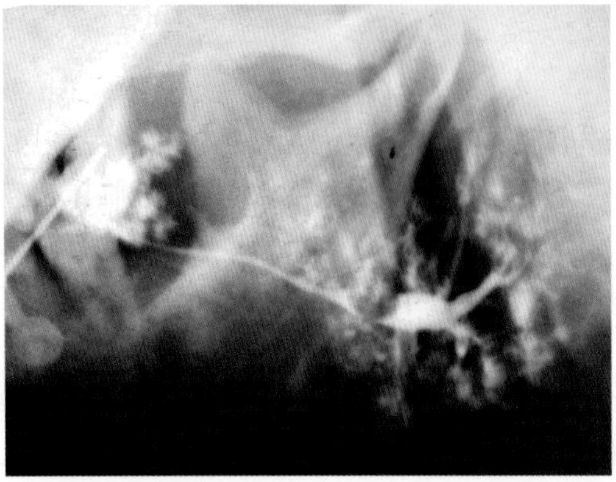

图 15-28　舍格伦综合征伴唾液腺阴性结石

右腮腺造影侧位片示末梢导管扩张，主导管后段扩张，主导管内可见唾液腺阴性结石

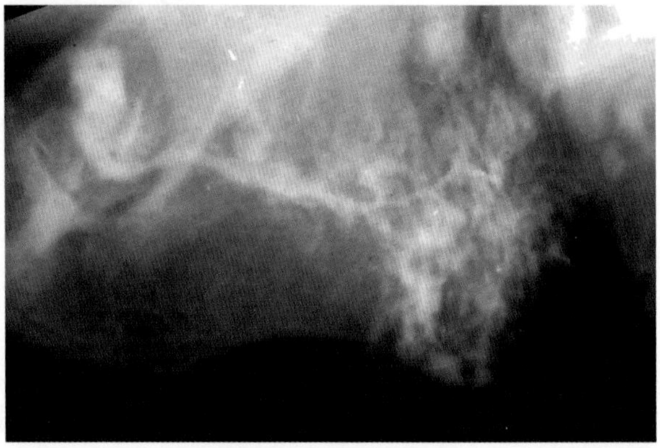

图 15-29　舍格伦综合征

右腮腺造影侧位片示主导管边缘毛糙不整，呈羽毛状、花边状，分支导管亦可见外渗现象

3. 向心性萎缩　仅有主导管和某些叶间导管显影，腺泡不充盈，腺体萎缩（图 15-30）。多为晚期病变，腺体组织大部分被破坏，代以淋巴组织。

4. 结节型　舍格伦综合征在唾液腺造影片上可表现为肿瘤样改变，在造影片上表现为腺泡充盈缺损，周围的分支导管可有移位。此时应进行超声检查，常可见占位性病变（图 15-31）。这是由于局部腺小叶受侵，融合，形成无包膜的包块所致。

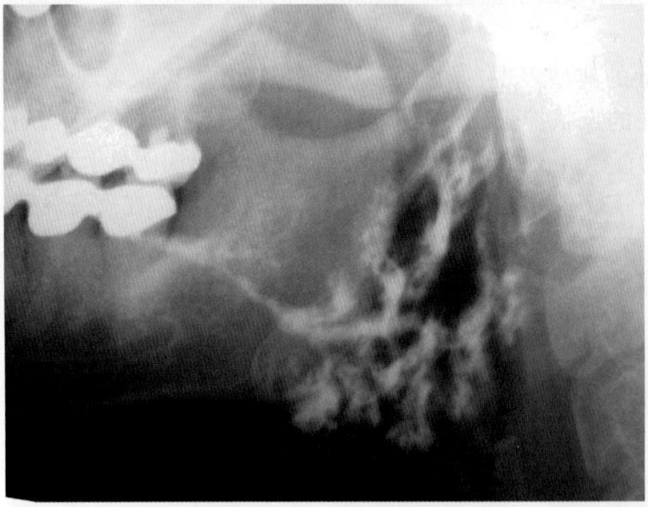

图 15-30　舍格伦综合征

右腮腺造影侧位片示主导管及分支导管可见外渗现象，腺体周围腺泡不显影，呈向心性萎缩表现

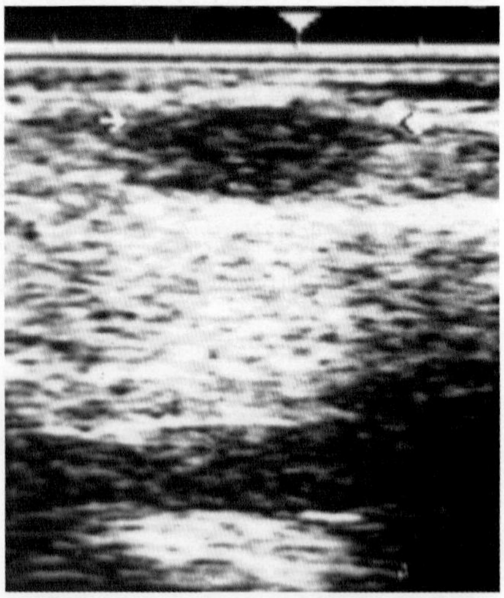

图 15-31　舍格伦综合征结节型

声像图可见腮腺内椭圆形低回声区，边界清楚，内部回声均匀

舍格伦综合征的超声声像图表现是腺体回声减低，不均匀，有些可见占位性病变表现（图 15-32）。

舍格伦综合征的核素显像表现是分泌功能下降，晚期可见摄取功能也下降（图 15-33）。

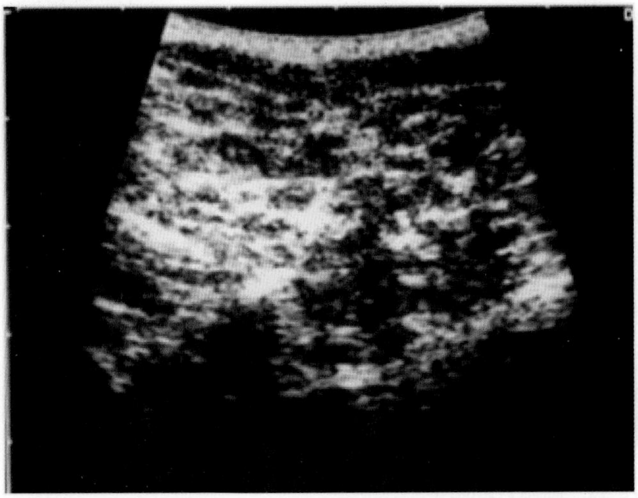

图 15-32　舍格伦综合征

声像图示腮腺外形增大，腺体内部回声减低，不均匀

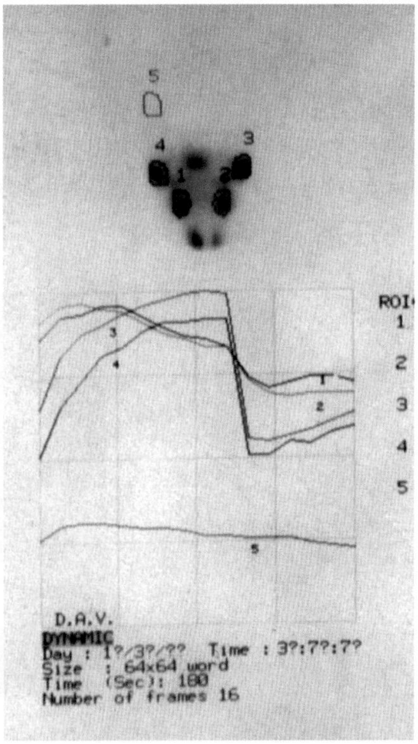

图 15-33　舍格伦综合征

核素显像示双侧下颌下腺摄取、分泌功能均下降，动态曲线平坦；双侧腮腺摄取、分泌功能正常

【鉴别诊断】

舍格伦综合征的唾液腺造影表现应与以下疾病鉴别：

1. 唾液腺肿瘤　有些舍格伦综合征患者临床上表现为局部肿块，唾液腺造影呈肿瘤样表现，不易与唾液腺肿瘤区别。但舍格伦综合征有末梢导管扩张表现，而且其他唾液腺腺体可有相应表现，唾液流率、眼科检查及血清学检查可资鉴别。

2. 成人复发性腮腺炎　成人复发性腮腺炎的临床表现和与舍格伦综合征相似。但成人复发性腮腺炎有自幼发病史，临床无口干、眼干表现。唾液腺造影主导管可扩张，但没有边缘毛糙如羽毛状、花边状，甚至葱皮状表现。追踪观察成人复发性腮腺炎的末梢导管扩张数目逐渐减少，直至痊愈，这些都与舍格伦综合征不同。

第七节　唾液腺良性肥大
Sialosis

【概述】

唾液腺良性肥大（sialosis）以唾液腺非肿瘤性、非炎症性、慢性、无痛性肿大为特点，常见于腮腺，下颌下腺也可以发生。唾液腺良性肥大的发生可能和内分泌紊乱有关，主要是卵巢、甲状腺及胰腺功能障碍，如妇女青春期、怀孕期、哺乳期或停经期，甲状腺功能低下及糖尿病等。有些与营养代谢障碍、肥胖、肝硬化、慢性酒精中毒及服用某些药物有关。临床上中老年人多见，常表现为双侧腮腺对称性弥散性肿大，柔软。有时也可以出现口干症状。

【影像学表现】

唾液腺造影表现形态多正常，体积明显增大，分支导管密集，可伴有导管系统扩张。有些可有末梢导管扩张表现，是叶间导管的横断面影像（图15-34）。排空功能迟缓，与腺泡的退行性改变有关。声像图上，唾液腺良性肥大表现为腺体增大，内部回声可增强（图15-35）。MSCT检查可见腮腺增大，腺体密度均匀，CT值可降低（图15-36）。

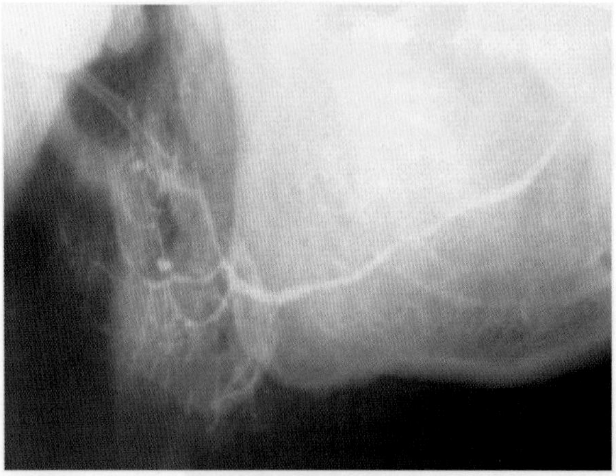

图15-34 腮腺良性肥大

左腮腺造影侧位片示腮腺腺体增大，分支导管密集，可见个别末梢导管扩张

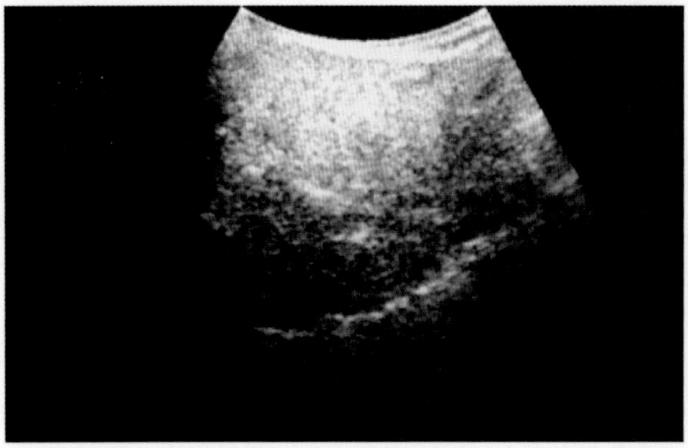

图15-35 腮腺良性肥大

声像图示腮腺腺体增大，内部回声均匀，回声增强

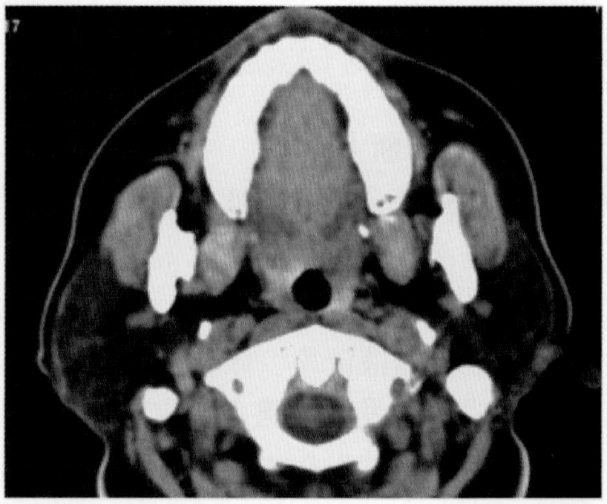

图15-36 腮腺良性肥大

MSCT横断面平扫图像示双侧腮腺外形增大，腺体密度均匀

Summary

Diagnostic imaging plays an important role in the evaluation of the salivary gland disorders. Sialography, multislice spiral computed tomography (MSCT), magnetic resonance imaging (MRI), ultrasound, and radionuclide investigation are important diagnostic modalities. They are preferentially prescribed by clinicians in the diagnosis of the salivary gland diseases. A basic understanding of the indications, the techniques, pathologic basis and respective imaging manifestations is essential to utilize these imaging modalities effectively. The imaging manifestations of salivary diseases have been discussed in this chapter.

参考文献

[1] 马绪臣 . 口腔颌面医学影像诊断学 . 6 版 . 北京：人民卫生出版社，2012.
[2] 俞光岩，马大权 . 唾液腺疾病 . 2 版 . 北京：人民卫生出版社，2013.
[3] ER Carlson，RA Ord. Textbook and colar atlas of salivary gland pathology：diagnosis and management. Wiley-Blackwell，2008.
[4] 张文，厉小梅，徐东，等 . 原发性干燥综合征诊疗规范 . 中华内科杂志，2020，59：269.

（张祖燕）

第十六章　颞下颌关节疾病

Diseases of Temporomandibular Joint

颞下颌关节（temporomandibular joint，TMJ）疾病主要包括颞下颌关节紊乱病（temporomandibular disorders，TMDs）、感染性关节炎（infective arthritis）、创伤性关节炎（traumatic arthritis）、类风湿关节炎（rheumatoid arthritis）、髁突发育异常（developmental abnormalities of condyle）、关节强直（ankylosis）、关节脱位（dislocation）、关节囊肿（cyst）及肿瘤（tumor）等，为口腔医学临床相当常见的一组疾病。本章将就上述疾病的临床、病因病理、影像学诊断及鉴别诊断等方面进行叙述，重点在于影像学诊断。

第一节　颞下颌关节紊乱病

Temporomandibular Disorders

【概述】

颞下颌关节紊乱病（temporomandibular disorders，TMDs）是指累及颞下颌关节和（或）咀嚼肌而有关节弹响或杂音、关节和（或）咀嚼肌疼痛，以及下颌运动异常等相同或相似症状的一组疾病的总称，在口腔医学临床上极为常见，包括咀嚼肌紊乱疾病、结构紊乱疾病、滑膜炎和（或）关节囊炎，以及骨关节病等。

（一）命名和诊断分类

1. 命名　颞下颌关节紊乱病曾称为 Costen 综合征（Costen's syndrome）、颞下颌关节功能紊乱症（temporomandibular joint dysfunction）、颞下颌关节疼痛 - 功能紊乱综合征（temporomandibular joint pain-dysfunction syndrome）、肌筋膜疼痛 - 功能紊乱综合征（myofascial pain-dysfunction syndrome）、颅下颌紊乱病（cranio-mandibular disorders）和颞下颌关节紊乱综合征（temporomandibular disturbance syndrome）等。对于颞下颌关节紊乱病命名的变化反映了人们对于该疾病认识的不断深化。

2. 诊断分类　本节将介绍 2005 年我国学者根据自己的研究成果并参考 Dworkin 颞下颌关节紊乱病研究诊断标准提出的改良双轴诊断分类中有关躯体疾病的诊断分类标准。

第Ⅰ类：咀嚼肌紊乱疾病（masticatory muscular disorders），包括肌筋膜痛、肌痉挛、肌纤维变性挛缩及未分类的局限性肌痛等。

第Ⅱ类：结构紊乱疾病（internal derangement），包括可复性盘前移位（anterior disc displacement with reduction）、不可复性盘前移位（anterior disc displacement without reduction）

伴开口受限、不可复性盘前移位无开口受限、关节盘侧方移位（side displacement of disc）及关节盘旋转移位（rotating displacement of disc）等。结构紊乱类各种疾病中均可伴有关节囊松弛、扩张、关节盘附着松弛或撕脱等。在关节囊扩张（enlargement of articular capsule）、松弛、关节盘附着松弛或撕脱的病例中，常伴有颞下颌关节半脱位。在由可复性盘前移位发展为不可复性盘前移位的过程中，常存在一个中间状态，临床表现为开闭口过程中反复发生暂时性锁结，关节盘不能及时恢复正常位置，称之为关节绞锁。

第Ⅲ类：炎性疾病，包括滑膜炎（synovitis）和（或）关节囊炎（articular capsulitis），可分为急性与慢性两种情况。

第Ⅳ类：骨关节病（osteoarthrosis）或骨关节炎（osteoarthritis），包括骨关节病或骨关节炎伴关节盘穿孔（perforation of disc），骨关节病或骨关节炎不伴关节盘穿孔。根据笔者等研究，骨关节病的X线表现可分为4期。Ⅰ期：髁突密质骨模糊不清、消失或出现小凹陷缺损。Ⅱ期：髁突骨质出现广泛破坏。Ⅲ期：髁突骨质破坏灶减少，并出现修复征象。Ⅳ期：髁突变短小，前斜面明显磨平，并形成完整的、新的密质骨板，常可伴有髁突骨赘、关节结节磨平及关节窝浅平宽大等。Ⅰ～Ⅳ期中均可存在髁突硬化、囊样变及关节盘穿孔。关节盘早期病变为关节盘移位，而关节盘穿孔前改变（pre-perforative change of disc）和关节盘穿孔则为关节盘移位的进展和结局。

（二）病因、病理

多年来国内外学者多认为TMDs发病主要由精神心理障碍及𬌗因素所致，但始终存在严重分歧和争议。近年来多因素致病学说日益被广泛接受，即除𬌗因素、精神心理因素外，尚包括关节自身的解剖学因素、代谢因素、遗传学因素、免疫学因素，以及偏侧咀嚼习惯、夜磨牙和口腔不良习惯等。

TMD骨关节病的病理改变为明确的退行性改变。根据是否存在明确的局部致病因素，骨关节病可分为原发性骨关节病及继发性骨关节病。这仅是临床上的一种划分，其组织病理学表现基本相同。病理学检查存在关节覆盖软骨、骨质轻度破坏及密质骨断裂者，X线片常表现为密质骨板不连续、变模糊；病理学检查存在骨质破坏、缺损或形态改建有骨外形凹陷者，X线片常表现为小的凹陷缺损改变；病理学检查存在髁突密质骨板增厚者，X线片常表现为密质骨板硬化、增宽；病理学检查存在骨髓腔内钙化、有散在骨碎片者，X线片常表现为松质骨内散在硬化灶；病理学检查发现密质骨板有小裂隙断裂（microfracture），滑液进入，逐渐形成圆形或类圆形囊样吸收者，X线片可表现为囊样变；病理学检查存在骨质增生、骨赘形成时，X线片可显示骨质增生呈唇样变或较大的骨赘形成。此外，骨细胞消失、减少、骨陷窝空虚、骨纹理粗糙及骨微裂等髁突骨活力降低改变，以及关节覆盖软骨松解、断裂、水平及垂直裂隙等退行性改变亦为普遍存在的病理学改变。

关节盘穿孔、破裂及病程迁延、经久不愈的各种关节盘移位病例的主要表现为关节盘胶原纤维断裂、玻璃样变性、钙化，以及关节盘的盘中带、盘后带软骨细胞明显增多、变大等退行性改变。在靠近盘后带的双板区穿孔病例，可观察到有新生血管长入关节盘后带致密的胶原纤维中。关节盘穿孔前的病理变化与关节盘穿孔基本相同，唯无血管长入后带，且双板区部位有纤维化增加、局部血管减少等特点。

电镜观察可在髁突软骨及关节盘双板区发现有“蚓状小体”（vermiform body）形成，其为压力性弹力组织变性，与关节面负荷过度及关节内的微小创伤（microtrauma）有关。髁突软骨中的“蚓状小体”可促进髁突表面软骨覆盖组织的松解和断裂。此外，在髁突软骨内常可见软骨细胞和成纤维细胞的变性、软骨基质钙化等退行性改变。在关节盘穿孔及病史较长的关节盘移位病例，电镜观察常可见胶原纤维走行紊乱、扭曲、不规则增粗及断裂，胶原纤维钙化及纤维细胞变性等退行性改变。

（三）结构紊乱的概念及其与骨关节病的关系

早在1842年Cooper SA便描述了颞下颌关节盘前移位和关节半脱位，至今已有百余年的历史。其间诸多学者均对结构紊乱的相关问题进行过描述，国外学者如Wakeley（1929）、Barman（1946）、Siver（1956）、Kieku（1960）、Wilkes（1978）、Farrar和McCarty（1979—1980）等；国内学者如张震康等（1973）、马绪臣等（1985，1997）。我国学者所称的结构紊乱国外学者称为internal derangement（ID），定义为在正中𬌗位时，关节盘前移位并伴有髁突后移位（Wilkes，Farrar，McCarty）。马绪臣等在1997年、2005年有关颞下颌关节紊乱病分类中指出，关节结构紊乱应包括多种关节盘移位，如前移位、旋转移位及内、外移位等，并指出在各种关节盘移位中均可伴有关节囊扩张、松弛、关节半脱位、关节盘附着松弛或撕脱等。

国内外学者研究均证明，结构紊乱可以发展为骨关节病。马绪臣等对放射学、尸体解剖及组织病理学研究认为结构紊乱与骨关节病关系密切，可以发展为骨关节病，但也可长期稳定不变，取决于结构紊乱是否得到正确的治疗，以及患者自身的不同状况。骨关节病可与结构紊乱病相伴发生，也可以是结构紊乱病的结局，或单独发生而与结构紊乱病无关。

【影像学表现】

（一）关节间隙改变

长期以来国内外学者对TMDs关节间隙改变进行了大量研究，发现绝大多数TMDs患者均有不同程度的关节间隙改变。但由于健康人关节间隙存在变异，以及广泛用于关节间隙判读的许勒位片的不准确性，使得关节间隙的改变对TMDs的诊断价值不大。近10余年来口腔颌面锥形束CT（cone beam computed tomography，CBCT）在临床上的应用日益广泛，为观察颞下颌关节的关节间隙变化提供了可靠的检查方法。

TMDs关节间隙改变与多种因素有关，包括肌痉挛、关节盘移位、关节腔内积液，髁突及关节结节、关节窝的形态改建、破坏和骨质增生，以及关节盘的退行性变薄或增殖性改变、关节盘破裂、穿孔等。在对关节间隙进行分析时，必须注意上述多种因素对关节间隙变化的影响。只有这样，才能较准确、客观地评价关节间隙的变化。常见的关节间隙改变包括整个关节间隙增宽、变窄，以及关节前、后间隙的变化，分别表现为髁突在关节窝中的位置下移、上移及前、后移位。临床上以关节前间隙增宽、后间隙变窄，即髁突后移位，为TMDs患者最为常见的关节间隙改变。此外，双侧关节间隙改变可表现为对称性改变和不对称性改变，取决于不同的临床情况。

（二）关节盘移位

对于关节盘移位（disc displacement）的诊断以磁共振成像检查为最佳。同时，关节造影目前仍用于临床检查，其亦可对关节盘移位，特别是关节盘前移位做出较准确的诊断。

1. 关节盘前移位（anterior disc displacement） 指在正中𬌗位时，关节盘向前移位、超过其正常位置。在开口过程中，关节盘可以向后反跳而恢复正常的关节盘-髁突位置关系者称为可复性盘前移位。在开口过程中，髁突向前运动，关节盘不能向后反跳恢复正常的关节盘-髁突位置关系，而仍处于前移位状态者称为不可复性盘前移位；由于髁突向前运动的挤压，前移位的关节盘经常发生不同程度的变形。

在关节中间矢状面或斜矢状面闭口位磁共振T1加权像上，可见关节盘本体部呈低信号影像，位于髁突横嵴前方；关节盘双板区呈中等信号影像，向前越过正常位置。不可复性盘前移位患者，关节盘前移程度往往比可复性盘前移位更为明显。在开口位图像上，可复性盘前移位患者可见关节盘-髁突关系基本正常，髁突横嵴恰与关节盘本体部中间带相对应（图16-1）；在过大开口时，髁突顶部可抵达关节盘前带的下方。不可复性盘前移位患者，于开口位时，可见关节盘不能恢复正常位置，连续不同程度的开口位图像可显示关节盘双板区逐渐被拉伸、变

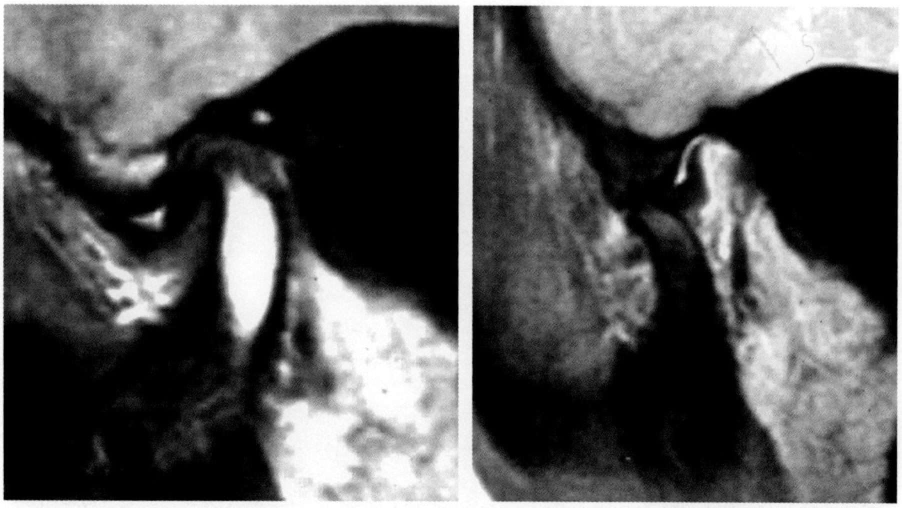
（1）　　　　　　　　　　　　　　（2）

图 16-1　可复性盘前移位

（1）MRI T2 关节矢状面闭口位图像示关节盘前移位，并可见关节上腔前上隐窝内有少量积液，呈高信号影像；（2）MRI T2 关节矢状面开口位图像，示关节盘已恢复正常位置，前上隐窝内的少量积液已回流至后上隐窝

直，但呈低信号影像的关节盘本体部在髁突向前运动力的挤压下，发生不同程度的变形，髁突运动往往受限（图 16-2）。关节盘前移位患者，特别是不可复性盘前移位患者，关节盘本体部与双板区的分界一般较正常者模糊，病程较长者可发生关节盘变性（图 16-2）。T1 加权像和质子像可清楚地显示关节盘的形态，而 T2 加权像则更有利于关节盘病变的显示。

在经关节中间层面关节造影侧位体层闭口位片及关节造影许勒位闭口位片上，均可见关节盘后带的后缘位于髁突横嵴的前方，超过正常位置，不可复性盘前移位患者的关节盘前移往往更为明显。关节盘为位于髁突与造影剂之间（关节上腔造影），或关节窝、关节结节后斜面与造影剂之间（关节下腔造影）的低密度影像。开口位片可见可复性盘前移位患者前隐窝造影剂几乎全部回到后隐窝，关节盘-髁突位置恢复正常关系，其造影表现与正常造影开口位表现相同。在注射造影剂较多时，前隐窝造影剂不能完全回到后隐窝，但关节盘位已恢复正常（图 16-3），此时应注意鉴别，以关节盘位置为主要判断依据，不要误诊为不可复性盘前移位。不可复性盘前移位患者，开口位片显示前隐窝造影剂不能完全回到后隐窝，常可见关节盘本体部发生不同程度的变形；侧位体层开口位片显示关节盘形态比较清楚（图 16-4）。此外，在关节上腔造影侧位体层片及许勒位片上，均可见造影剂与关节窝和关节结节后斜面间有一低密度线条影像，为关节窝表面的纤维组织及关节结节后斜面软骨覆盖的影像。

近年来，CBCT 亦开始用于关节造影检查，其可经一次扫描即可获得关节横断面、矢状面及冠状面等多个层面的图像，对于诊断关节盘位置有较好的应用价值（图 16-5）。

2. 关节盘侧方移位（side displacement of disc） 指关节盘内移位及外移位。在经关节中间层面冠状位或斜冠状位磁共振图像上，关节盘本体部低信号影像位于髁突内极的内侧，为盘内移位；关节盘本体部低信号影像位于髁突外极的外侧，为盘外移位。对于关节盘侧方移位的诊断以磁共振诊断最为准确。采用关节上腔造影检查时，可见许勒位闭口位片上关节上腔外部“S”形造影剂正常形态消失，盘外移位时显示造影剂明显变薄，盘内移位时，则表现为造影剂过度充盈、增宽。

3. 关节盘旋转移位（rotating displacement of disc） 指关节盘本体部相对髁突发生了旋转性移位。磁共振检查可以较明确地将关节盘旋转移位分为前外侧旋转移位和前内侧旋转移位。若同一侧关节中间层面在磁共振图像矢状位（或斜矢状位）及冠状位（或斜冠状位）分别显示为关节盘前移位和外移位时，则可诊断为关节盘前外侧旋转移位；若分别显示为前移位和内移

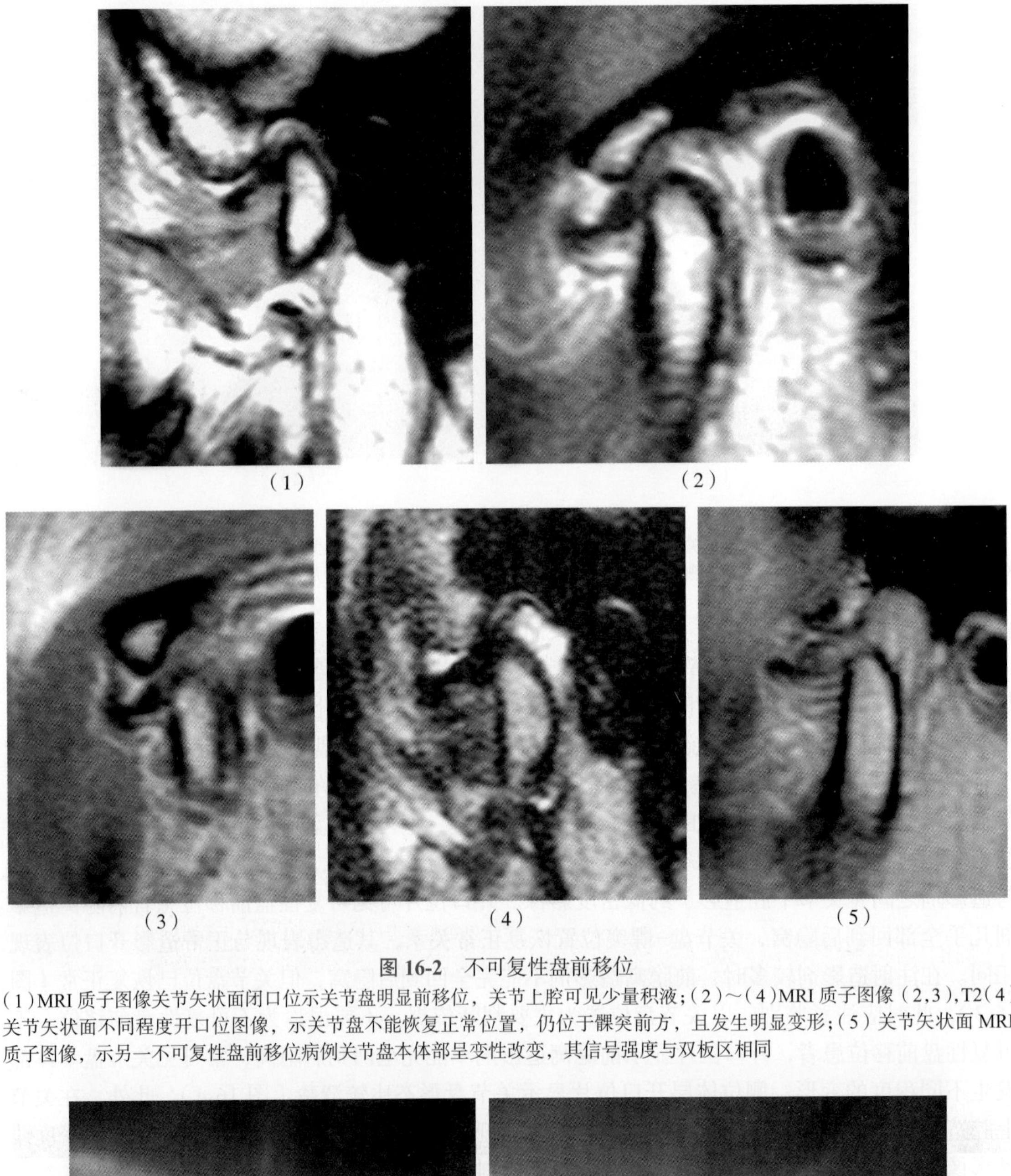

图 16-2　不可复性盘前移位

（1）MRI 质子图像关节矢状面闭口位示关节盘明显前移位，关节上腔可见少量积液；（2）～（4）MRI 质子图像（2,3），T2（4）关节矢状面不同程度开口位图像，示关节盘不能恢复正常位置，仍位于髁突前方，且发生明显变形；（5）关节矢状面 MRI 质子图像，示另一不可复性盘前移位病例关节盘本体部呈变性改变，其信号强度与双板区相同

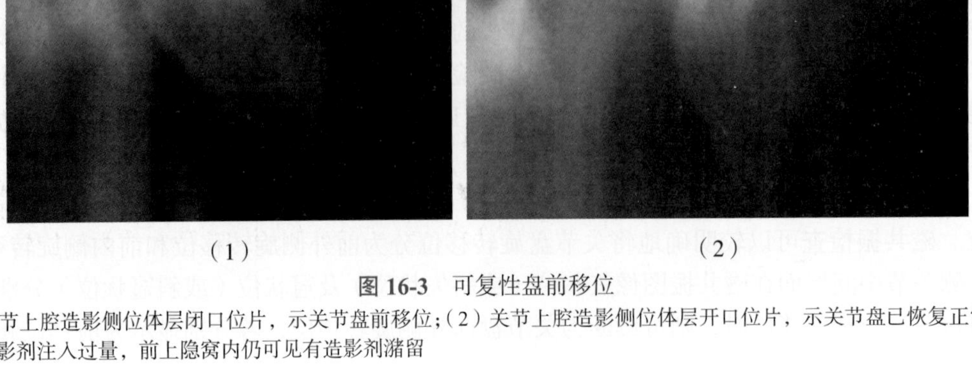

图 16-3　可复性盘前移位

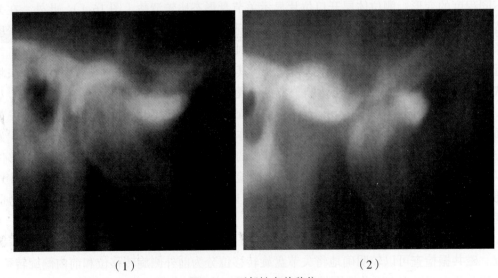

（1）关节上腔造影侧位体层闭口位片，示关节盘前移位；（2）关节上腔造影侧位体层开口位片，示关节盘已恢复正常位置，但因造影剂注入过量，前上隐窝内仍可见有造影剂潴留

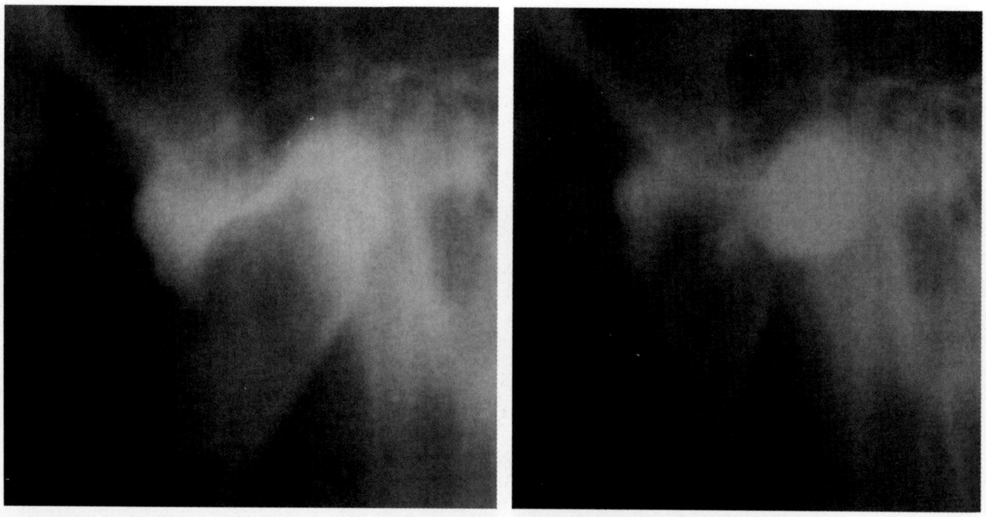

（1）　　　　　（2）

图 16-4　不可复性盘前移位

（1）关节上腔造影侧位体层闭口位片，示关节盘明显前移位；（2）关节上腔造影侧位体层开口位片，示关节盘未能复位，仍位于髁突前方，且发生变形

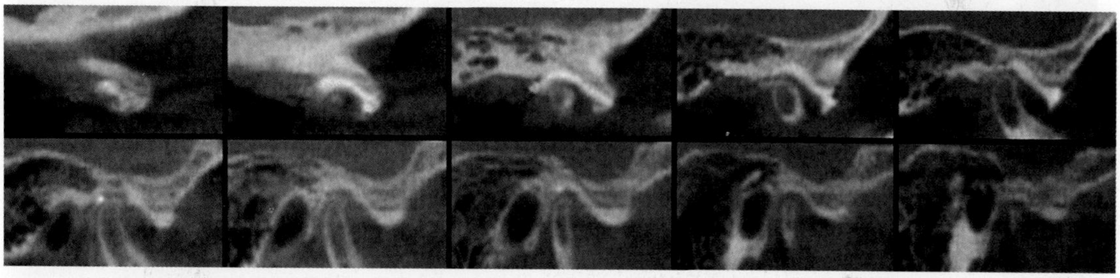

（1）

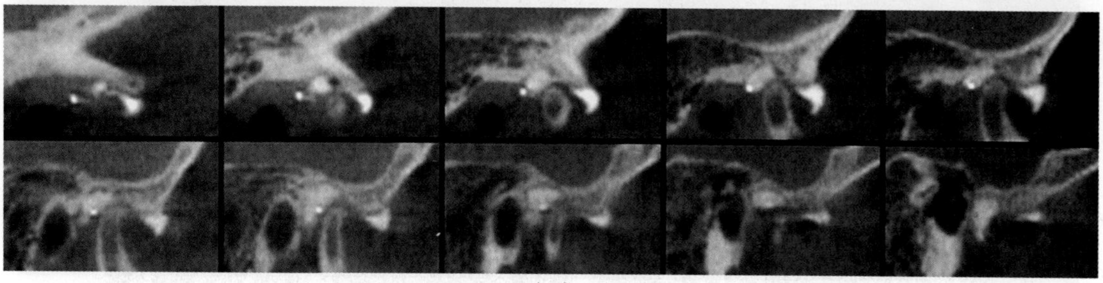

（2）

图 16-5　不可复性盘前移位

（1）CBCT 关节上腔造影闭口位矢状面多层图像，示关节盘前移位；（2）CBCT 关节上腔造影开口位矢状面多层图像，示关节盘仍处于前移位状态，并发生变形

位时，则可诊断为前内侧旋转移位。

（三）关节盘穿孔

关节内长期持续存在的微小创伤可导致关节盘穿孔（perforation of disc），甚至破裂。关节造影、数字减影关节造影和磁共振成像均可对关节盘穿孔做出诊断，但以数字减影关节造影最为敏感，较易发现关节盘穿孔，特别是关节盘较小的穿孔。普通关节造影对于关节盘穿孔诊断的敏感度和特异度亦均较好。磁共振成像则对关节盘穿孔诊断的敏感度较低，特别是较小的关节盘穿孔易于漏诊。在采用关节造影或数字减影关节造影检查时，将造影剂单纯注入关节上腔或下腔，当上、下腔均有造影剂显影时，就可做出关节盘穿孔的诊断（图 16-6）。

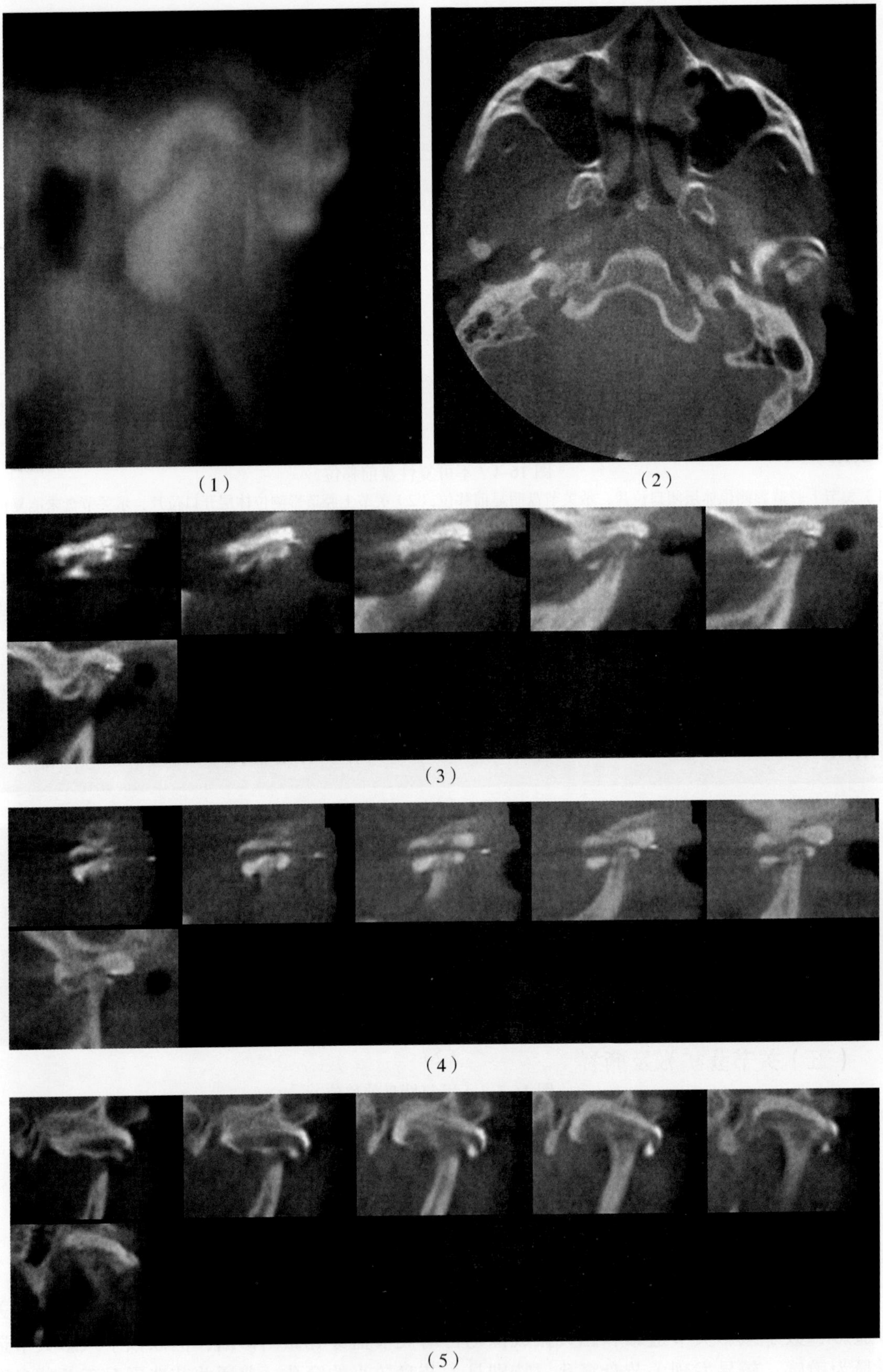

图 16-6 关节盘穿孔

(1) 关节上腔造影侧位体层闭口位片，示上、下腔均有造影剂存在；(2) CBCT 关节上腔造影横断面图像示上、下腔均有造影剂存在；(3) ～ (4) CBCT 关节上腔造影矢状面闭口、开口位图像，示关节盘穿孔伴不可复性前移位及变形；(5) CBCT 关节上腔造影冠状面图像，示关节盘穿孔在数字减影关节造影检查时，可以较清楚地显示关节上、下腔造影剂交通的部位，即关节盘穿孔的部位（图16-7）。磁共振检查可见髁突密质骨板与关节窝或关节结节密质骨板低信号影像之间无关节盘双板区或本体部影像分隔，即所谓“骨-骨”直接相对征象。由于关节盘双板区为穿孔好发部位，此征象常见于双板区，可见呈中等信号强度的双板区影像中断（图16-8）。

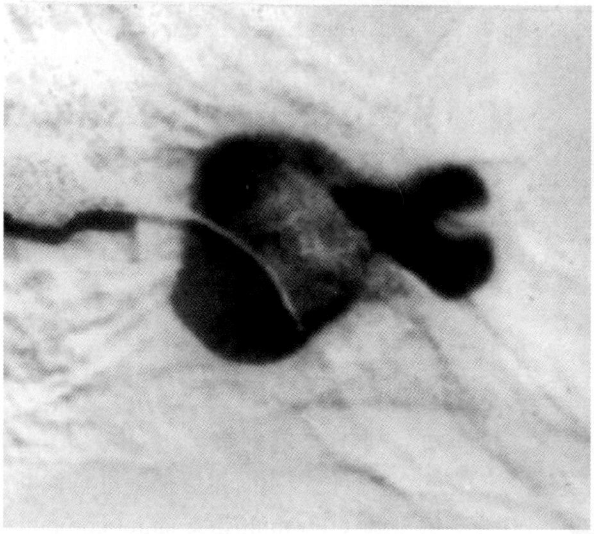

图16-7 数字减影关节上腔造影图像示关节盘穿孔

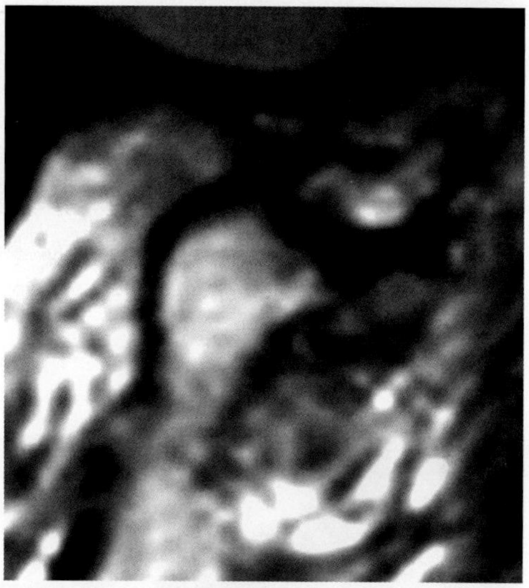

图16-8 关节盘穿孔伴不可复性盘前移位
关节矢状面开口位MRI T2图像示关节盘不可复性前移位，双板区（髁顶上方）穿孔，可见“骨-骨”直接相对征象

（四）关节盘穿孔前改变

为关节盘发生穿孔前的一个过渡性病理改变，多发生于双板区。影像学诊断尚缺乏足够可靠的依据。在关节上腔造影侧位体层开口位片上，可见后上隐窝下方有点状造影剂，与上腔造影剂中间隔以低密度影像（图16-9），此征象可提示存在关节盘穿孔前改变（pre-perforative change of disc）。

（五）关节囊扩张及撕裂

关节盘移位及穿孔患者，常伴有关节囊扩张（enlargement of articular capsule）及撕裂（laceration of articular capsule）。关节囊扩张患者于关节上腔造影许勒位图像上，可见关节上腔明显扩大，且往往同时伴有关节盘前后附着的松弛。关节囊撕裂患者，则于关节上腔造影图像上可显示出造影剂外溢（图16-10），并常因此而致造影图像较为模糊不清。

（六）滑膜炎和（或）关节囊炎

在磁共振检查应用于临床之后，为滑膜炎及关节囊炎的诊断提供了可靠的依据。在T2加权像上，可见关节腔内积液，呈高信号改变，可以单纯存在于关节上腔或下腔，也可上、下腔均存在（图16-11）。此外，尚可见关节盘双板区信号增强，且于关节冠状位T2加权像上可见关节囊影像增厚、信号增强等改变。X线检查以许勒位闭口位片及CBCT最常选用，但只有在存在关节积液致使关节间隙明显增宽时，才有诊断价值。此时，常可见髁突向前下方明显移位。

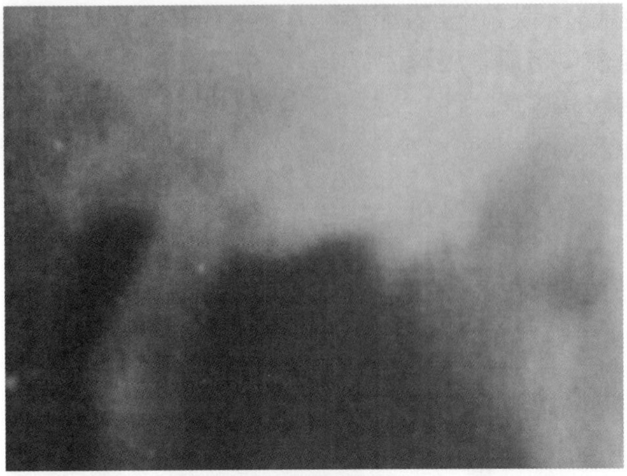

图 16-9　关节盘穿孔前改变

关节上腔造影侧位体层开口位片，可见后上隐窝下方有点状造影剂

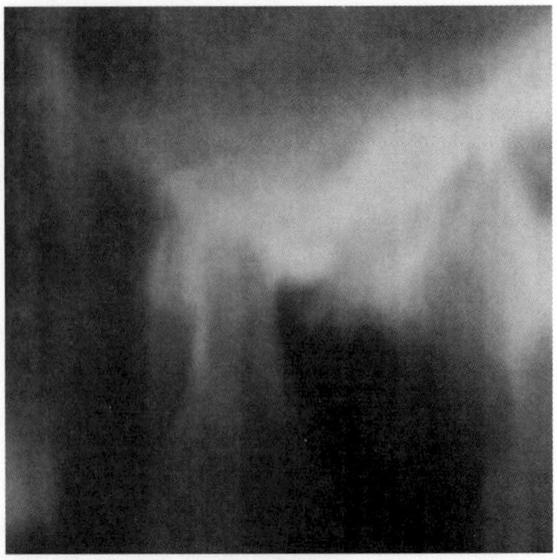

图 16-10　关节盘穿孔伴关节囊撕裂

关节上腔造影侧位体层开口位片，可见上、下腔均有造影剂存在，且可见关节囊后部有造影剂溢出

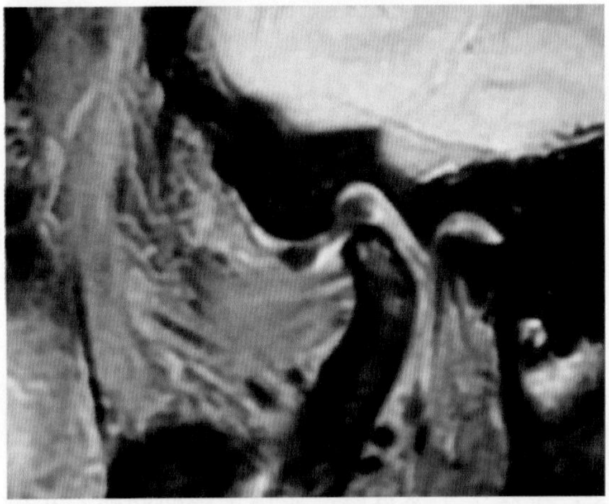

图 16-11　滑膜炎

关节闭口矢状位 MRI T2 加权像示关节上、下腔积液，双板区呈高信号影像，关节盘位基本正常

（七）骨关节病

骨关节病主要依据普通 X 线片如许勒位、髁突经咽侧位、曲面体层片等进行诊断。医用多层螺旋 CT（multislice spiral computed tomography，MSCT）可较普通 X 线检查能更清楚地显示关节骨质病变，但对患者而言需承受的辐射剂量相对较大。近年来随着高分辨率口腔颌面 CBCT 设备的不断普及，应用 CBCT 对骨关节病进行检查日趋普遍，大大提高了对骨关节病的诊断能力。骨关节病主要 X 线片表现为，①骨质硬化：髁突和关节窝、关节结节均可发生硬化改变，为骨关节病最常见的 X 线片征象之一（图 16-12）。髁突硬化可表现为松质骨内的弥散性、斑点片状或广泛高密度改变；也可表现为密质骨板不规则增厚、变宽。关节结节和关节窝的硬化，则多表现为其密质骨板增厚，松质骨减少甚或消失，而使关节结节和关节窝表现为高密度致密影像。②骨质破坏：髁突和关节结节、关节窝均可有不同程度的骨质破坏，而以髁突骨质破坏最为常见，可表现为髁突前斜面密质骨板模糊不清、凹陷缺损及较广泛的破坏等，严重髁突骨质破坏可呈锯齿状，表面粗糙不平（图 16-13）。髁突破坏多发生于前斜面，但亦可发生于髁突横嵴及后斜面，此时需注意与髁突形态改建进行鉴别。③骨质增生：以髁突骨质增生最为常见，可表现为较小的唇样变，也可为较大的骨质增生，形成骨赘（图 16-14）。关节结节亦可发生骨质增生，一般骨关节病较为少见，多见于关节开放外科术后或关节创伤后的退行性改变。④髁突变短小，表现为髁突前斜面磨平、成角、变短小（图 16-15）。应当注意的是，如髁突仅表现为前斜面磨平，往往为髁突改建变化，而非真正的退行性改变。此时，应注意发现有无其他 X 线片征象，有助于鉴别。⑤髁突囊样变：为骨关节病诊断的一个重要而确切的 X 线片征象。表现为髁突密质骨板下不同大小的囊样改变，可见有界限清楚的硬化边缘包绕（图 16-16）。⑥关节间隙狭窄：常为关节盘退行性

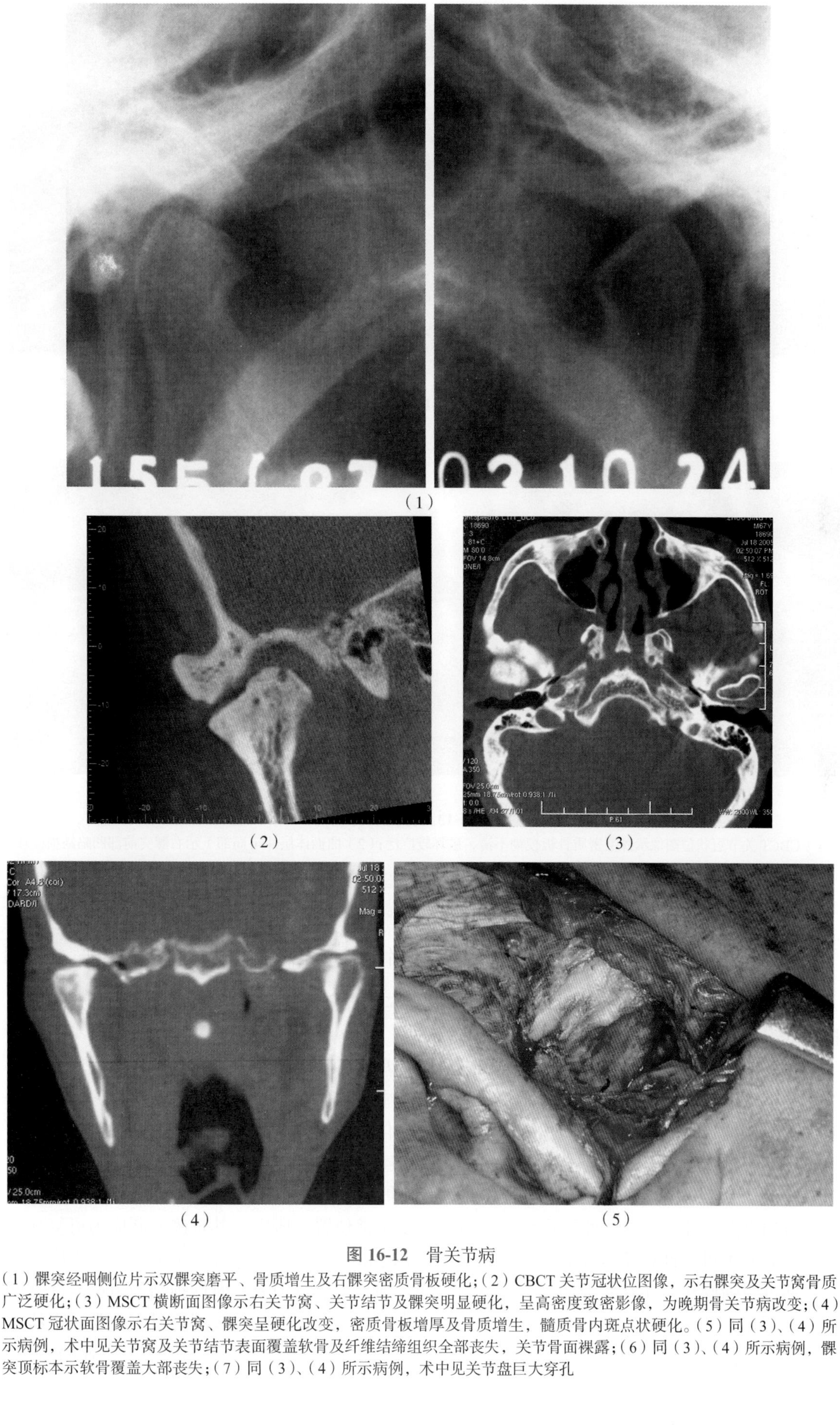

图 16-12　骨关节病

（1）髁突经咽侧位片示双髁突磨平、骨质增生及右髁突密质骨板硬化；（2）CBCT 关节冠状位图像，示右髁突及关节窝骨质广泛硬化；（3）MSCT 横断面图像示右关节窝、关节结节及髁突明显硬化，呈高密度致密影像，为晚期骨关节病改变；（4）MSCT 冠状面图像示右关节窝、髁突呈硬化改变，密质骨板增厚及骨质增生，髓质骨内斑点状硬化。（5）同（3）、（4）所示病例，术中见关节窝及关节结节表面覆盖软骨及纤维结缔组织全部丧失，关节骨面裸露；（6）同（3）、（4）所示病例，髁突顶标本示软骨覆盖大部丧失；（7）同（3）、（4）所示病例，术中见关节盘巨大穿孔

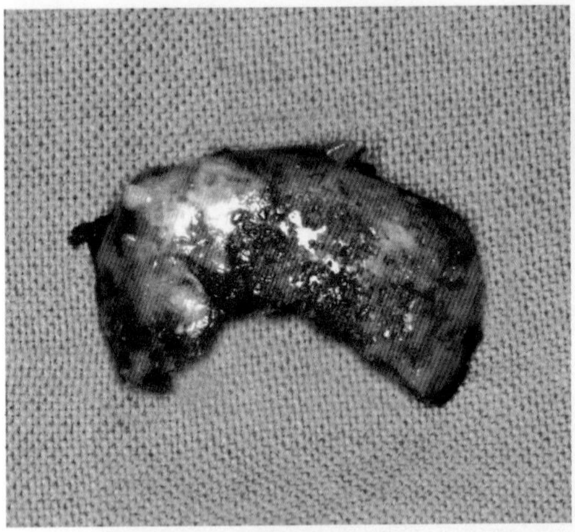

（6）

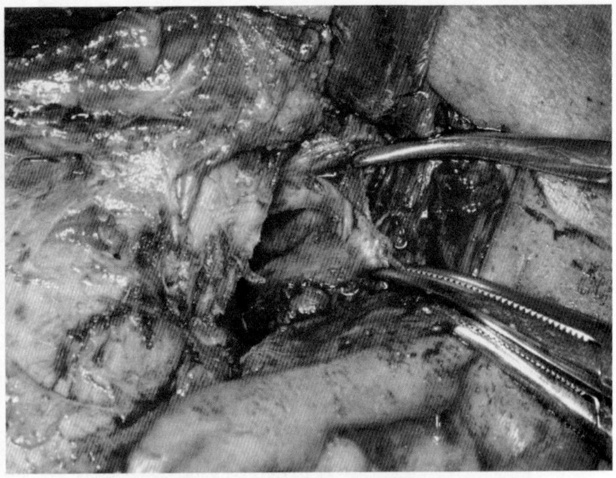

（7）

图 16-12（续）

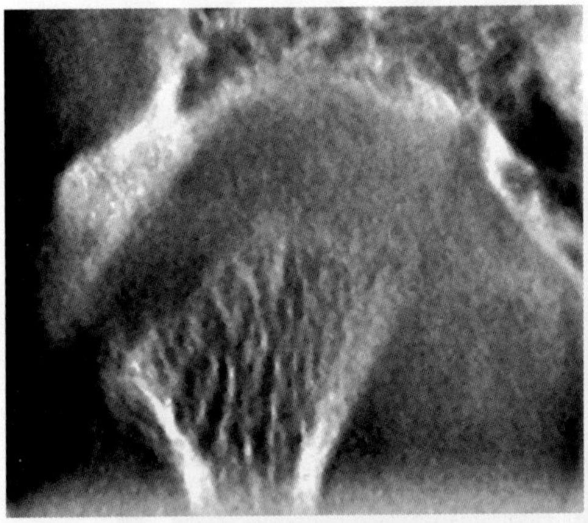

（1）

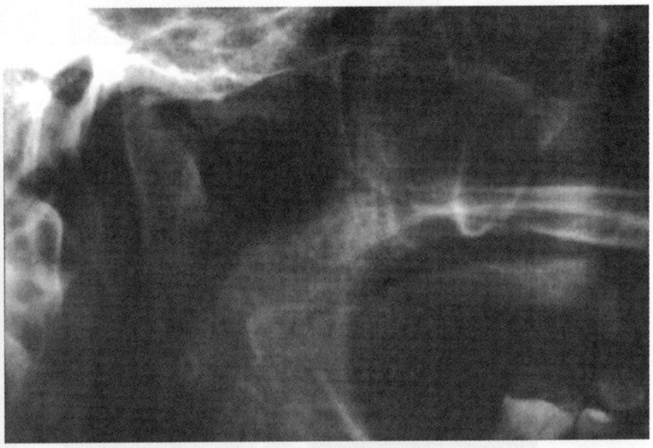

（2）

图 16-13 骨关节病

（1）CBCT 关节冠状位图像示髁突密质骨板模糊不清，破坏较广泛；（2）曲面体层片（局部）示右髁突前部凹陷缺损破坏

变薄及髁突骨质增生所致，多为骨关节病晚期改变。⑦关节窝浅平宽大：多为骨关节病晚期改变，典型者如“鸭舌帽”样（图 16-17）。⑧常伴有关节盘穿孔或关节盘移位等病变。

【鉴别诊断】

TMDs 的鉴别诊断是一个重要的临床问题，本节将仅就临床上较常遇到的几个方面进行描述。

1. 关节盘移位 磁共振检查可以准确地对关节盘的各种移位做出诊断。但目前关节造影检查仍是临床上较常用的检查方法。在关节造影诊断中，有时会误将可复性盘前移位诊断为不可复性盘前移位，其原因主要为：①可复性盘前移位伴关节绞锁患者，在患者恰在关节盘“锁住（lock）”时拍摄开口位片，则造影片显示的是关节盘仍处于前移位状态，未能恢复正常位置；而在患者下颌以一个特殊的动作或以手帮助下颌骨活动绕过关节盘的阻挡，即“lock”解除时，再拍摄造影开口位片，此时可见关节盘已恢复正常位置。所以，其正确诊断应为可复性盘前移位而非不可复性移位。此时可于“lock”发生时和解除后分别拍摄一张不同开口程度的造影片即可明确诊断，并有助于理解关节盘移位的状态。关节绞锁或暂时性锁结为由可复性盘前移位发展为不可复性盘前移位的一个中间状态，患者常表现为在开口或闭口过程中某一个特定的位置上，由于关节盘阻挡髁突运动发生开口或闭口障碍，而当患者下颌以一个特殊的动作，

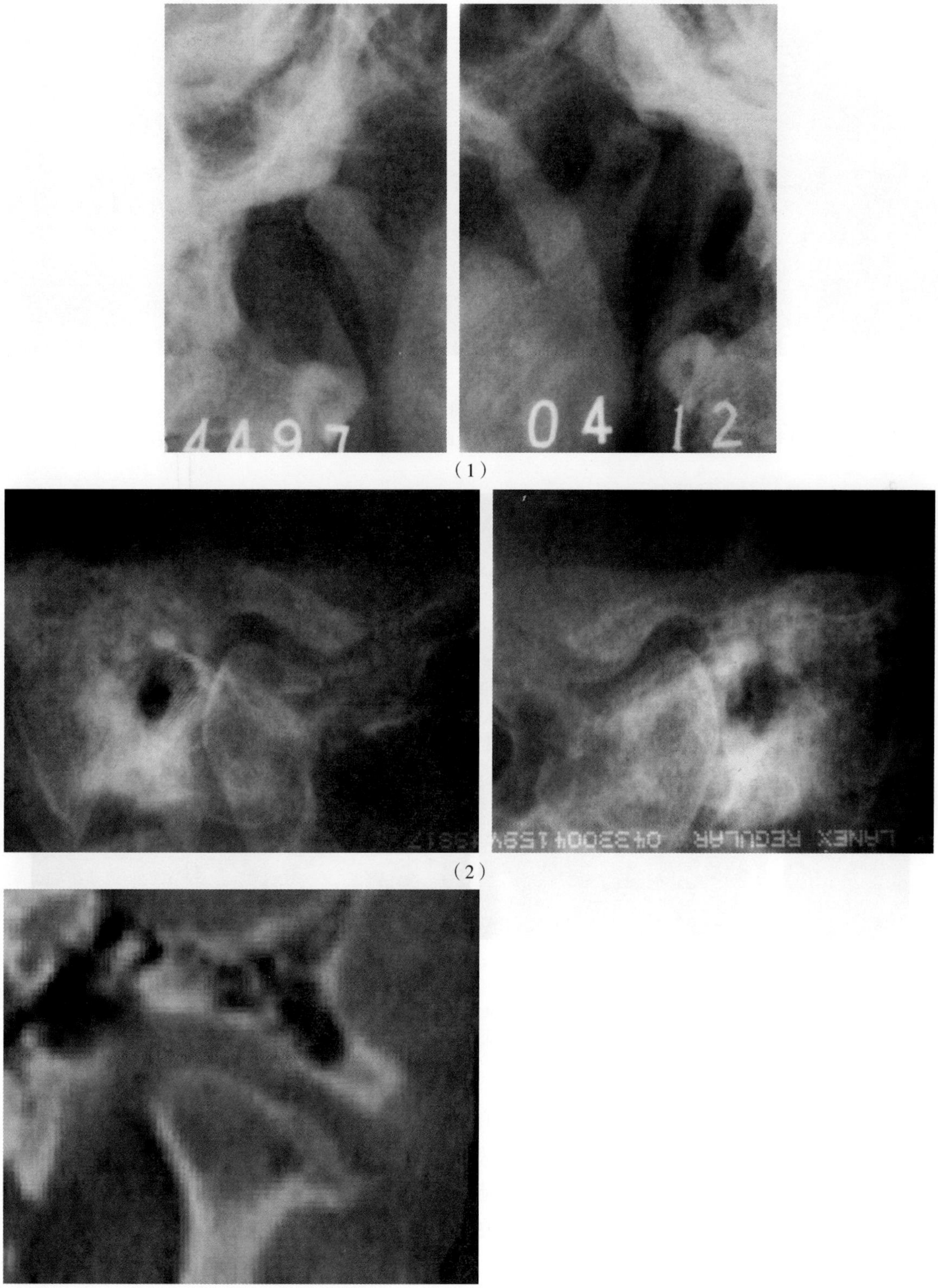

（1）

（2）

（3）

图 16-14　骨关节病

（1）髁突经咽侧位片示双髁突骨质增生伴硬化；（2）许勒位片示左髁突骨赘；（3）CBCT 关节冠状位片示髁突硬化及骨质增生

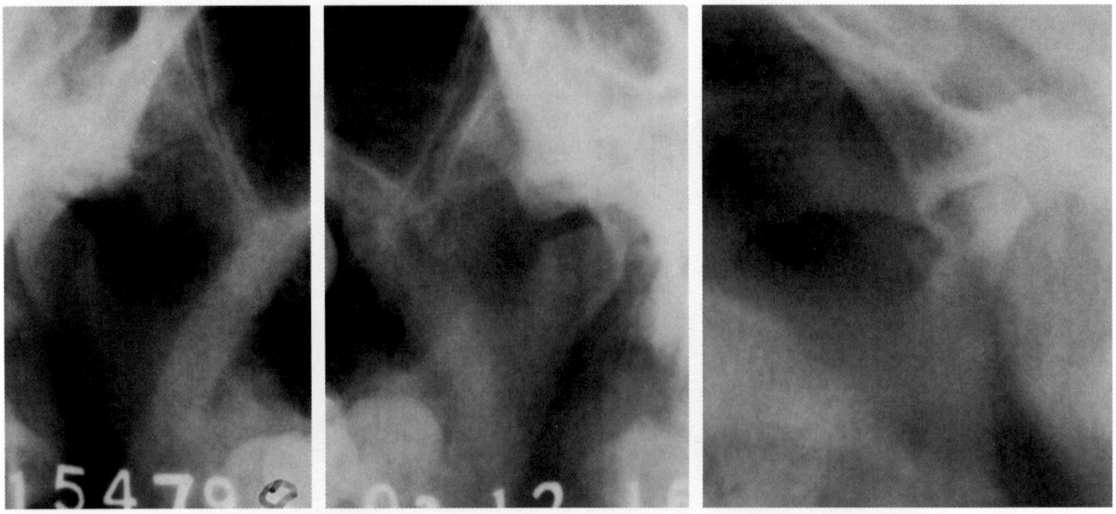

（1）　　（2）

图 16-15　骨关节病

（1）髁突经咽侧位片示双髁突磨平、成角；（2）曲面体层（局部）片示左髁突磨平、变短小

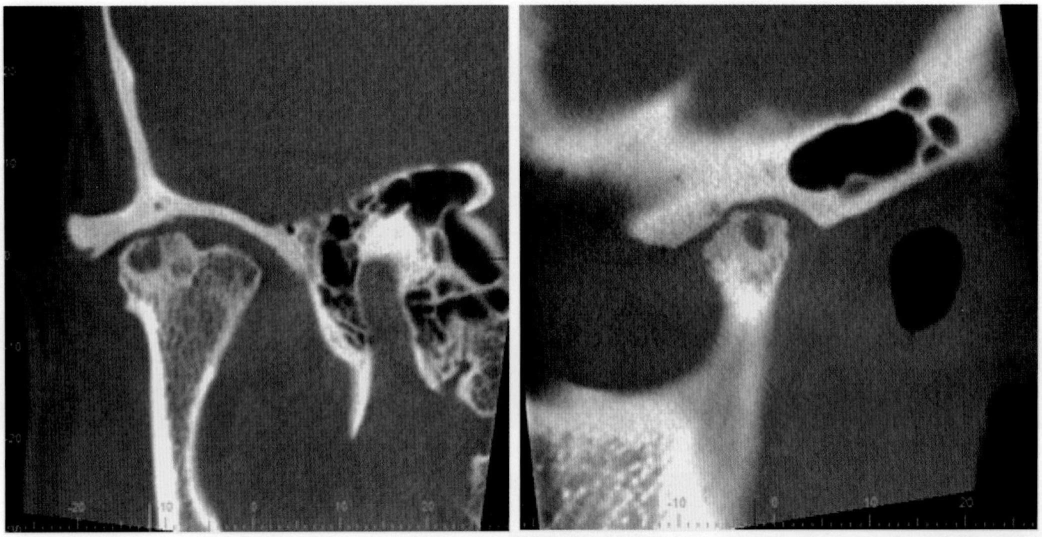

（1）　　（2）

图 16-16　骨关节病

（1）CBCT 关节冠状位片，示右髁骨质增生、硬化、囊样变；（2）CBCT 关节矢状位片，示关节间隙变窄，髁突骨质磨损、硬化、囊样变

或患者以手辅助下颌做一个特定的运动，即可解除锁结。在进行磁共振检查时同样存在这一问题，开口位图像的获取是在暂时性“lock”发生时，还是在暂时性“lock”解除后，也会做出完全不同的诊断，应予以注意。对此类患者进行检查时，应密切结合临床情况，以减少误诊。②行关节造影时注入造影剂过量，致使关节腔过度充盈，且在拍摄关节造影开口位片时，前隐窝造影剂不能完全流回至后隐窝。此时，应特别注意观察关节盘本体部的位置，确定是否已恢复正常的关节盘-髁突的位置关系，而绝不能仅以前隐窝造影剂存留较多而误诊为不可复性盘前移位。

磁共振成像对关节盘位置和状态的诊断具有毋庸置疑的价值，并可进行实时动态观察，但进行连续性不同程度开口检查较费时，因此一般磁共振检查仅提供闭口、开口两种位置。此时，对于伴有暂时性锁结的可复性盘前移位易误诊为不可复性盘前移位。另外，对开口末弹响

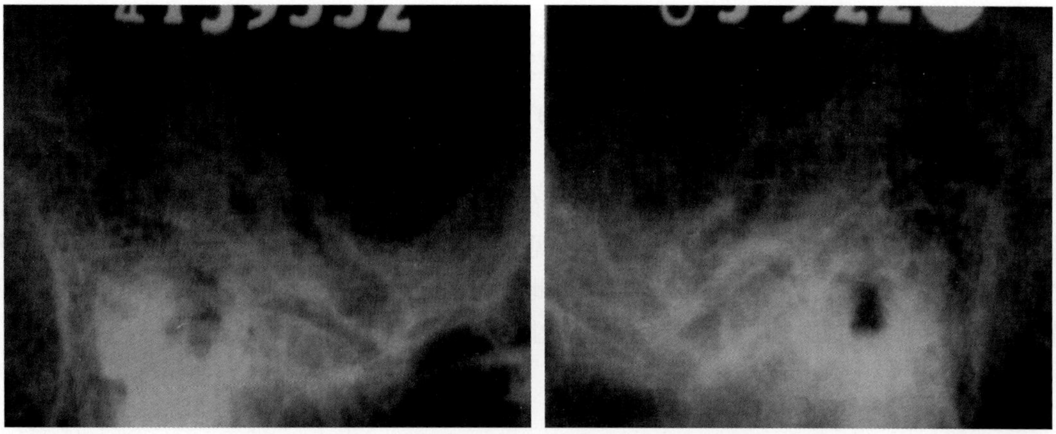

图 16-17　骨关节病
许勒位片示左关节窝变浅平，双关节间隙狭窄，双髁突硬化

患者，如果进行开口位检查时未张口到弹响发生，也会误诊为不可复性盘前移位，所以磁共振影像结果也应该结合临床进行最后的判断。

2. 关节盘穿孔　只要操作正确、图像清晰，对于关节盘穿孔的诊断是比较容易的。但若操作不熟练，在对本不存在关节盘穿孔的患者进行关节造影检查时，反复穿刺后再拍摄出的关节造影片，往往会给诊断带来困难。此时，常可见关节上、下腔均有造影剂影像，易误诊为关节盘穿孔，但其图像混乱，造影剂往往弥散于关节腔外，再结合操作过程，有助于排除关节盘穿孔假象，必要时需于 1 周后由技术熟练者重复进行造影检查。

3. 骨关节病　由于骨关节病存在关节骨性结构的诸多改变，常需与如下疾病进行鉴别，①类风湿关节炎累及颞下颌关节：类风湿关节炎进展时，关节骨质以破坏为主，很少有成骨现象，此不同于骨关节病往往既有骨质破坏改变，又同时有骨质增生等。但若类风湿关节炎得到控制、病程较长时，则由于关节骨质所承受压力分布的改变，可在类风湿病变基础上，继发骨关节病改变，此时，除可见有骨质破坏改变外，尚可见有骨质增生、硬化、骨赘等骨关节病改变。对此类病例，仅凭 X 线表现难以区分类风湿关节炎继发骨关节病和原发性骨关节病。应结合病史及临床情况进行鉴别诊断。类风湿关节炎一般为多关节受累，颞下颌关节症状与病变往往与全身症状及其他关节症状一致，随全身情况的加重或好转而发生相应的变化，而骨关节病则无此病史，且其在关节运动时发生的疼痛随关节活动增加、疲劳而加重。此外，生化检查亦有助于明确诊断，如类风湿关节炎常有类风湿因子阳性、红细胞沉降率增快等生化指标异常。②慢性创伤性关节炎：可继发骨关节病改变，仅据 X 线片表现常难与原发性骨关节病区别。有的患者可见髁突陈旧性骨折征象或小的碎骨片，这有助于诊断。对于此类病例，结合临床情况进行鉴别是十分重要的。③关节囊肿及肿瘤：关节囊肿及肿瘤在临床上并不常见，甚至某些疾病实际上为罕、少见病，但因其中不少疾病具有与 TMDs 相类似的症状，因此在 TMD 的鉴别诊断中具有重要意义。在疑有颞下颌关节占位性病变时，进行 MSCT 和（或）MRI 检查是必要的，详见本章第八节。④其他疾病：某些全身性疾病可累及颞下颌关节而产生与 TMDs 相类似的关节症状，如关节炎型银屑病、系统性红斑狼疮、强直性脊柱炎等，此时应密切结合临床情况及相关检查进行鉴别。

除上述疾病需进行鉴别诊断外，尚有诸多关节外的疾病需与 TMDs 进行鉴别，本章不做描述。

第二节 感染性关节炎
Infective Arthritis

感染性关节炎（infective arthritis）分为化脓性关节炎与非化脓性关节炎两类，其中化脓性关节炎在临床上较为常见。非化脓性关节炎少见，其中结核性关节炎在临床上偶然可见，而梅毒性关节炎及真菌感染性关节炎则极为罕见。此外，在患风疹或流感时，某些患者可有颞下颌关节疼痛。本节将仅叙述化脓性关节炎与结核性关节炎。

一、化脓性关节炎

【概述】

化脓性关节炎（suppurative arthritis）指关节的化脓性炎症，可由颞下颌关节的开放性伤口、关节腔内注射污染、颌面间隙感染、化脓性中耳炎、下颌升支骨髓炎、腮腺炎和关节周围皮肤疖肿等邻近部位感染的直接扩散引起，也可由败血症的血源性播散所致。但值得注意的是，并非所有的化脓性关节炎均可发现明确的感染途径，某些患者缺乏确切感染来源的证据。葡萄球菌和链球菌为化脓性关节炎最常见的致病菌。化脓性关节炎分为浆液性渗出期、浆液纤维蛋白性渗出期及脓性渗出期；它可发生于任何年龄，但以儿童相对多见。化脓性关节炎因致病菌毒力不同，个体抵抗力差异及不同的治疗过程，其临床表现区别甚大。多数患者发病较快，伴发热、全身酸痛及白细胞增高等。关节区可有红、肿、热、痛，并伴后牙开𬌗，开口中、重度受限及向患侧偏斜。但临床上也有为数不少的患者临床表现并不典型，无发热或仅有低热而并无全身症状，关节区亦无明显红肿，而仅表现为关节区痛，咬合不紧，𬌗关系改变及不同程度的开口受限等。尽管化脓性关节炎临床表现可有较大差别，但关节穿刺多可抽吸出积液甚至脓液。

化脓性关节炎如能早期诊断，并于浆液性渗出期即得到正确治疗，患者可望痊愈而不遗留关节功能障碍，如患者进入浆液纤维蛋白性渗出期，则可能遗留有关节内纤维性粘连；如进入脓性渗出期，则可能导致滑膜坏死及骨和软骨组织的广泛破坏，并可逐渐发生关节内纤维化和骨化，而最终导致关节纤维性强直或骨性强直，关节功能丧失。

【影像学表现】

本病早期普通X线片检查常无骨质异常改变。在关节腔内有浆液性或脓性渗出液积聚时，许勒位片、侧位体层片或CBCT检查可见关节间隙增宽，髁突被推移向前下方（图16-18）。在病变早期未能得到适当、及时治疗的患者，关节骨质多被累及，而表现为不同程度的骨破坏征象，较轻者可表现为关节骨面粗糙不平，小的骨质缺损，密质骨板消失及模糊不清等（图16-19）；严重者则表现为关节骨质广泛破坏，髁突和关节结节、关节窝均可受累。如感染得到有效的控制，随时间迁延，其可发生继发性骨关节病改变。如病变未能得到有效控制，关节骨性结构及关节盘均受到破坏，最终可发生关节强直。

【鉴别诊断】

典型的化脓性关节炎不难诊断。对于临床表现不典型的患者，应尽早进行关节腔内穿刺，并对关节积液或冲洗液进行镜检，有助于早期诊断。在影像学诊断与鉴别诊断方面，早期进行许勒位片或CBCT检查，若显示关节间隙增宽，则具有重要的参考价值。在患者X线表现为骨质广泛破坏时，在影像学上应注意与关节的恶性肿瘤及类风湿关节炎进行鉴别，此时认真询问病史及仔细进行临床检查是极其重要的。

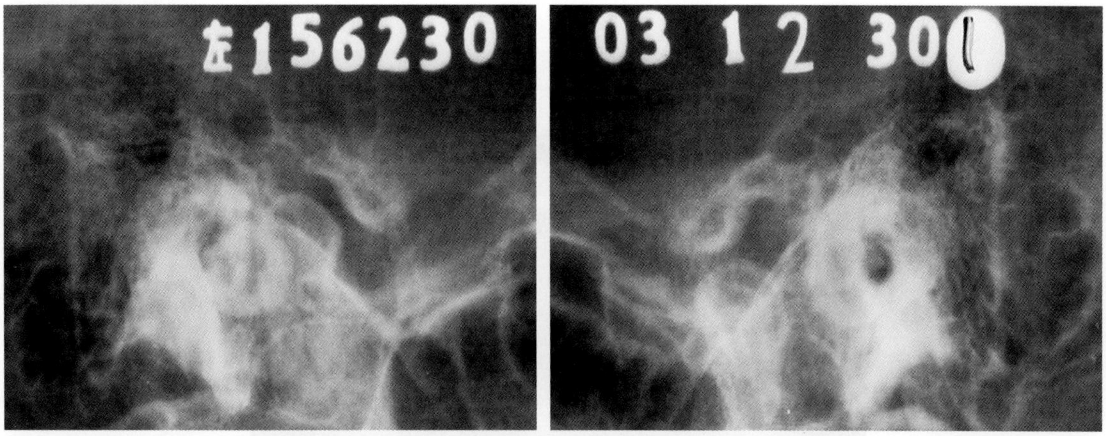

（1）

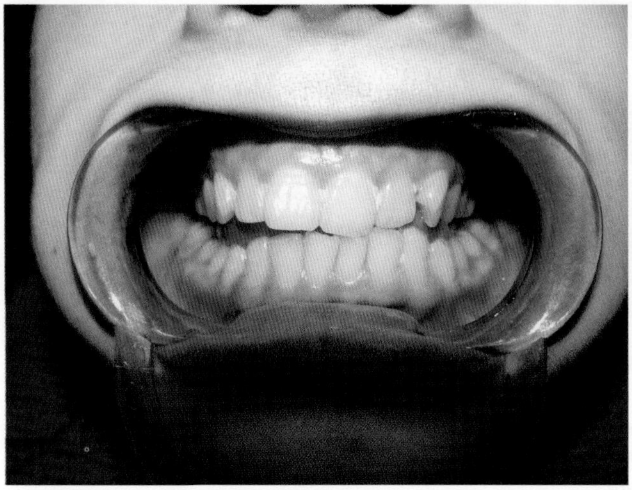

（2）

图 16-18　化脓性关节炎

（1）许勒位片示右髁突前下移位，关节间隙明显增宽；（2）普通像示双侧后牙开𬌗

二、结核性关节炎

【概述】

结核性关节炎（tuberculous arthritis）在临床上极为少见，主要见于髁突。患者可有明确的身体其他部位的结核病史，也可无结核病史。临床表现取决于病变严重程度，多有低热、关节区疼痛、局部不同程度的膨隆或肿胀、开口受限和开口偏向患侧等。严重病例，结核病变可扩散累及中耳及外耳道。

【影像学表现】

髁突松质骨结核可表现为髁突巨大空洞型破坏，密质骨断裂，无骨质增生征象。MSCT 检查除可见髁突近圆形溶骨性空洞破坏外，常可发现同侧翼外肌肿胀（图 16-20）。MSCT 增强扫描时，髁突空洞性骨破坏病灶局部无增强改变征象。如结核病变扩展到中耳及外耳道等邻近部位，则可见受累部位骨破坏改变及相邻软组织肿胀。

【鉴别诊断】

临床症状较轻的关节结核可产生与 TMDs 相类似的表现，易于误诊。除需认真询问病史外，X 线片检查具有重要价值。髁突结核所形成的空洞性破坏，且 MSCT 增强扫描局部病变无增强改变等有助于诊断。在髁突骨质破坏严重或病变广泛、累及周围组织结构时，仅凭影像

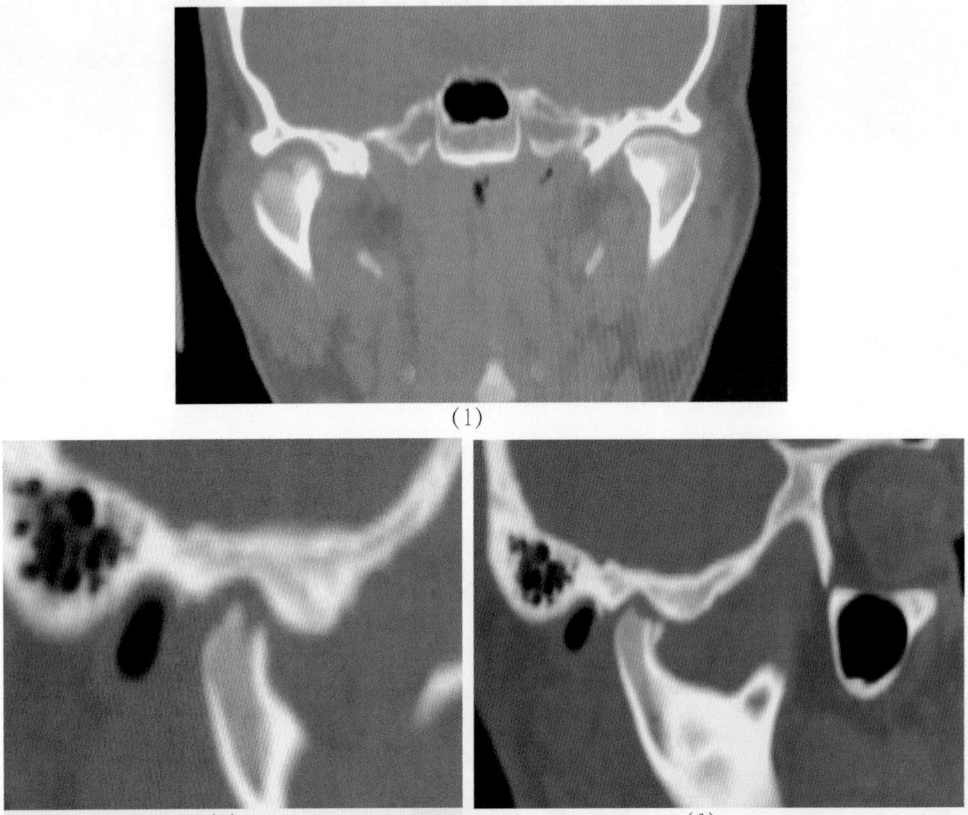

（1）

（2）　　（3）

图 16-19　化脓性关节炎

关节冠状位 MSCT 图像（1）、关节矢状位 MSCT 图像；（2）示右髁顶部密质骨破坏消失，表面模糊不清。同一患者 2 个月后关节矢状位 MSCT 图像；（3）示髁突前缘可见骨膜成骨

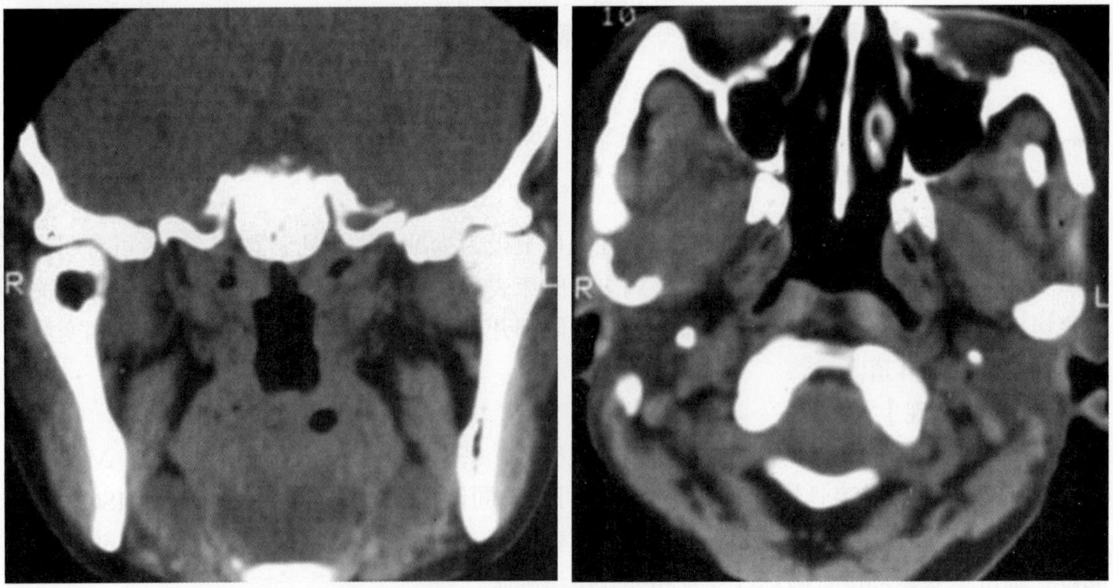

（1）　　（2）

图 16-20　髁突松质骨结核

（1）关节冠状位 MSCT 图像示右髁突圆形溶骨性破坏，且可见翼外肌肿胀；（2）MSCT 横断面图像示右侧髁突骨质破坏缺损，翼外肌肿胀

学检查较难与关节的恶性肿瘤相区别。MSCT 增强扫描病变无增强对与恶性肿瘤的鉴别诊断有一定帮助。

第三节　创伤性关节炎
Traumatic Arthritis

【概述】

创伤性关节炎（traumatic arthritis）指由关节区遭受直接暴力，或颏部、下颌角等下颌骨部位遭受暴力打击，以及头颈部鞭伤等导致的关节间接创伤所致的关节损伤性疾病，分为急性创伤性关节炎和慢性创伤性关节炎。急性创伤性关节炎因受到创伤的程度不同，可出现不同的病理学改变，从单纯的创伤性滑膜炎，关节腔内积血、积液，至不同程度的关节囊、关节韧带撕裂，髁突、关节窝骨折，以及关节盘移位、破裂等。在发生髁突骨折时，关节盘往往随髁突断端一同向前下移位。急性创伤性关节炎的临床表现亦因创伤不同而区别甚大。轻者仅有受损伤关节轻度疼痛、开口轻度受限等；重者则可表现为受损伤关节明显肿胀，骨折压痛明显，重度开口困难或不能完全闭合及咬合关系紊乱等，此时往往表明有关节骨性结构，特别是髁突骨折。急性创伤性关节炎未得到及时、正确的治疗，则可发展为慢性创伤性关节炎，病程迁延，并最终可发展为继发性骨关节病，而表现为受累关节内杂音、关节区隐痛不适、咀嚼肌酸胀、易疲劳及不同程度的开口受限等；严重者、特别是伴有关节囊内骨折者，治疗不当常易发生关节内粘连，部分病例最终可发展为关节纤维性强直及骨性强直，而表现为完全不能开口。

【影像学表现】

创伤性关节炎影像学表现可因不同的损伤程度及临床过程而差异悬殊。创伤程度轻微者，可无明显异常的影像学改变。在有创伤性滑膜炎、关节囊炎时，磁共振检查可见关节囊及关节盘双板区影像信号增强；在有关节内积液或积血时，许勒位片、关节侧位体层片或矢状位 CT 片上均可见关节间隙增宽，MRI T2 加权像可见关节腔内高信号影像（图 16-21）。在有关节骨性结构骨折时，可见骨折线或碎骨片（图 16-22）。在病程迁延病例，多出现骨关节病的影像学表现。在发生髁突骨折移位时，常伴有关节囊破裂，关节盘与髁突断端一并向前下移位（图 16-22）。创伤严重者可发生关节内粘连及纤维性关节强直，最终可导致骨性关节强直，其影像学表现见本章第六节。

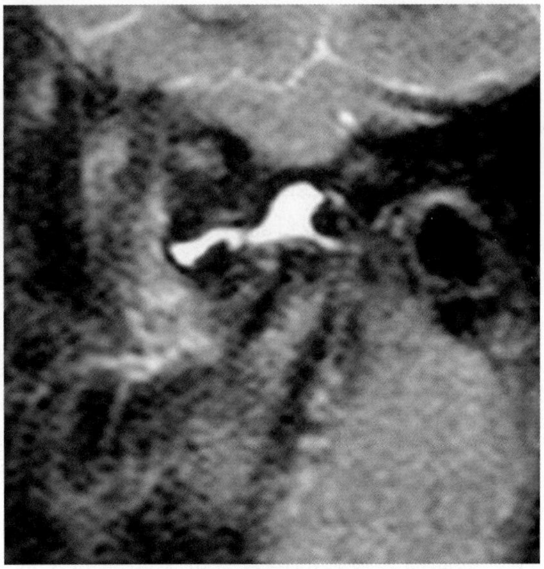

图 16-21　创伤性关节炎

关节矢状面 MRI T2 图像示关节腔内积血，呈高信号影像

【鉴别诊断】

创伤性关节炎的诊断一般并不困难。慢性创伤性关节炎可发生继发性骨关节病，此时其影像学表现与原发性骨关节病无法区别。在曾有髁突骨折发生的病例，可见有髁突畸形愈合改变及其后不同程度的改建形态。在名词概念上，笔者认为“创伤性关节炎”这一名称仅适用于急性创伤引起的关节损伤性疾病，而由翕创伤或关节内微小创伤所致的关节疼痛、运动障碍及关节内弹响或杂音等，应属颞下颌关节紊乱病范畴。

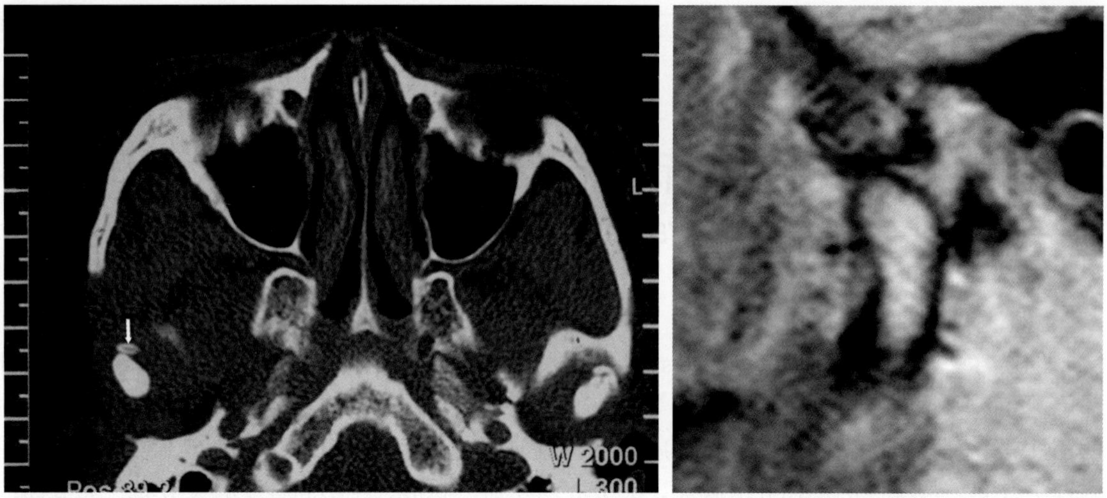

（1） （2）

图 16-22 髁突骨折

（1）关节横断面 MSCT 图像，示右髁突骨折碎片（↑）；（2）关节矢状位 MRI 质子像示关节盘随折断、移位的髁突一并向前脱出

第四节 类风湿关节炎
Rheumatoid Arthritis

【概述】

类风湿关节炎（rheumatoid arthritis）是一种自身免疫病，常对称性累及多个关节，为多关节滑膜炎症的全身性疾病；其真正病因及病原尚不完全清楚。类风湿关节炎首先累及滑膜，造成滑膜组织充血、水肿、关节内渗液及关节周围组织肿胀。滑膜肉芽组织增生形成血管翳，对软骨及骨组织进行侵蚀性破坏。受到破坏的关节骨性结构及关节盘等软组织，为增生的关节内纤维组织固连，形成纤维性关节强直，并最终可导致骨性关节强直。

类风湿关节炎多累及中年女性，一般累及多个关节，多对称性发生，特别易累及指、趾关节，大关节也可受累，严重者可发生多个关节强直、变形。约半数的类风湿关节炎患者可累及颞下颌关节，甚至有病例可以颞下颌关节症状为首发临床表现而来口腔科就诊。临床可表现为关节区肿胀、疼痛、开口受限等，其疼痛多为关节区深部钝痛，可同时伴有咀嚼肌僵硬，特别是早晨较明显，即所谓"晨僵"。在有关节内渗液时，患者可出现咬合不严密或急性错殆等。

【影像学表现】

类风湿关节炎因疾病严重程度及病程、病期等临床病理情况的区别而有不同的影像学表现。早期损害较轻的患者，可无明显的X线改变。在关节腔内有积液时，可于许勒位片、侧位体层片或关节CT矢状位片显示关节间隙增宽，髁突向前下移位。关节MRI T2图像可见关节腔内积液的高信号影像。在病变未得到控制而继续进展时，可表现为程度不同的骨质破坏和骨质稀疏，严重者可见关节窝及髁突均受到广泛破坏，很少见到有成骨征象（图 16-23）。此类病例，其结果多发生纤维性及骨性关节强直。在病变得以控制，但病程迁延的病例，可发生继发性骨关节病的X线改变，包括髁突骨赘形成、磨平、硬化等（图 16-24）。

【鉴别诊断】

主要需与骨关节病及其他系统性关节炎进行鉴别诊断，系统性关节炎同样可以造成与TMD相类似的症状，如关节疼痛、关节内杂音及开口困难等。这些疾病在TMD这一临床最

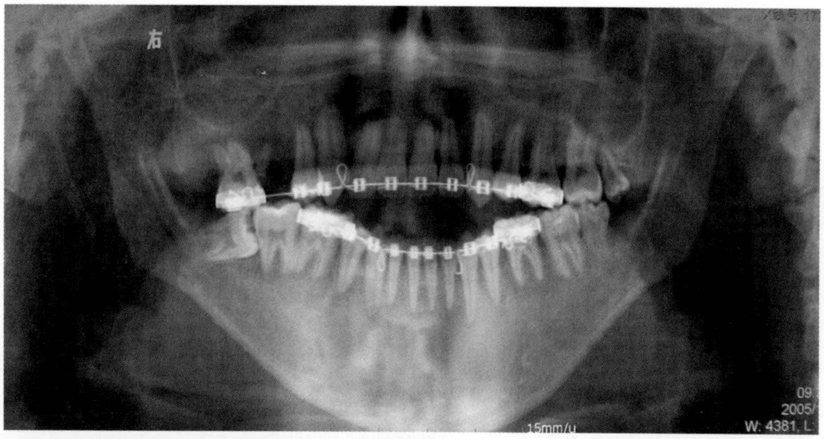

（1）

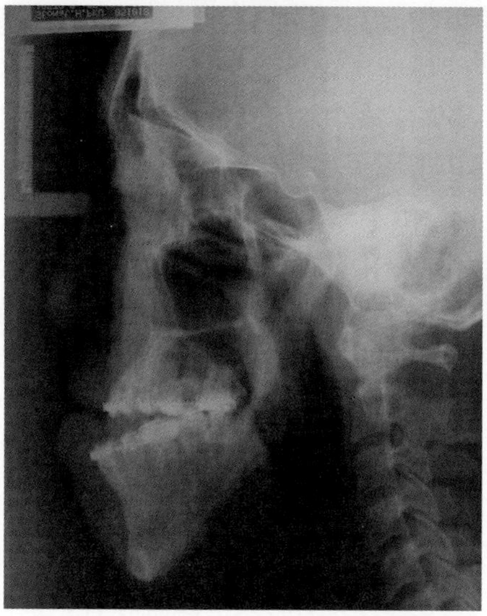

（2）

图 16-30　双侧髁突发育过度

（1）曲面体层片示双髁突过长，伴下颌前突及开𬌗畸形；（2）头影测量侧位片示下颌前突及开𬌗畸形

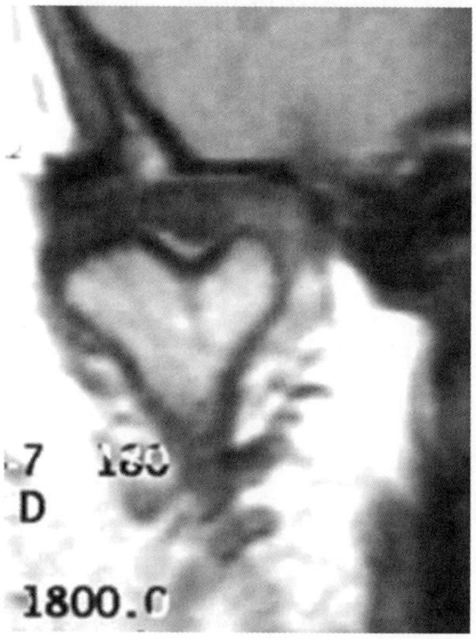

图 16-31　双髁突畸形

关节冠状面 MRI T1 图像示髁突中间凹陷形成双髁突畸形，关节盘相应部位下垂至凹陷内

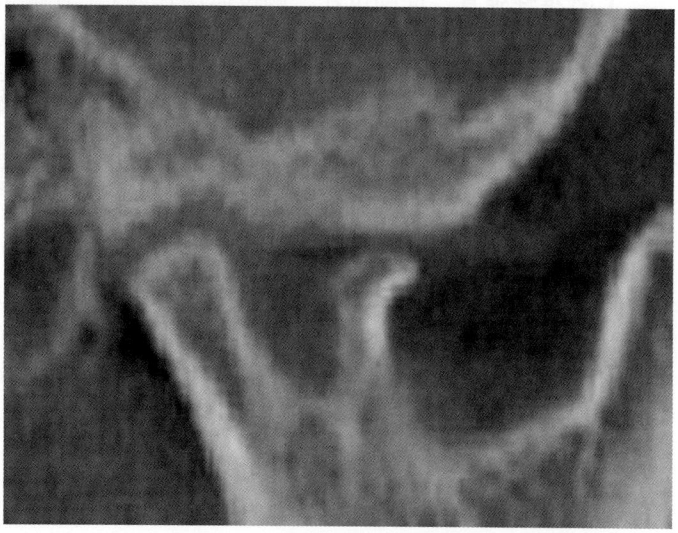

图 16-32　双髁突畸形

CBCT 关节矢状位图像，示双髁突畸形

应注意发育性双髁突畸形和外伤所致者的区别，后者双髁突形态一般均较僵直，且有明确的外伤史，有助于鉴别。

第六节　颞下颌关节强直
Ankylosis of Temporomandibular Joint

【概述】

关节强直（ankylosis）是指由于疾病、损伤或外科手术而导致的关节固定和运动丧失。颞下颌关节强直，在临床上分为真性关节强直和假性关节强直。真性关节强直常简称为关节强直，假性关节强直又称为关节外强直，为口腔颌面部软组织瘢痕所致的关节运动丧失。本节将主要叙述关节真性强直，其可分为纤维性关节强直（fibrous ankylosis）和骨性关节强直（bony ankylosis）两种。关节本身及其邻近部位的化脓性炎症曾是造成颞下颌关节强直的最主要原因，特别是儿童时期化脓性中耳炎波及关节而致关节化脓性炎症，从而发生关节强直者最为常见。近10余年来，创伤上升为造成关节强直最常见的原因。此外，类风湿关节炎、强直性脊柱炎累及颞下颌关节时，亦可导致颞下颌关节强直。由于创伤导致的关节囊内骨折、关节盘破裂及滑膜损伤等，可发生关节内粘连和纤维性强直。关节的化脓性炎症或类风湿关节炎所形成的血管翳可造成关节骨性结构包括髁突、关节窝、关节结节软骨及骨的广泛破坏，在破坏后的修复过程中，富含血管的纤维组织可自骨破坏处长入骨髓腔，将受到破坏的关节骨性结构固连在一起，形成纤维性关节强直。纤维性强直病变可以进一步发生骨化，导致骨性关节强直。病变广泛者，除可累及关节自身结构外，还可累及颧弓根部、翼板及乙状切迹，从而形成一个范围较大的骨性团块。

关节强直的主要临床表现为进行性开口困难加重。纤维性强直患者，经外耳道触诊时，髁突可有轻微动度；而骨性强直则髁突完全无动度。儿童期发生的关节强直患者，常伴有下颌骨发育短小及殆关系紊乱等。双侧关节强直者可导致小颌畸形。部分患者可伴有阻塞性睡眠呼吸暂停低通气综合征。

【影像学表现】

1. 纤维性强直　许勒位片、侧位体层片或CT片上常显示关节间隙密度增高、模糊不清，关节窝、关节结节及髁突可有不同程度的破坏，骨边缘模糊不清，形态不规则。随着纤维组织发生不同程度的钙化和骨化，关节间隙逐渐变狭小，且密度也随之增高（图16-33）。

2. 骨性强直　X线片表现为关节正常骨性结构形态完全消失，而由一个致密的骨性团块所代替（图16-34）。病变广泛者可累及喙突、翼板、颧弓、乙状切迹乃至下颌骨升支。儿童时期患病者，X线检查常可见升支短小，角前切迹加深及喙突过长等改变。曲面体层片、许勒位片及CBCT为临床最常用的检查方法。强直骨病变范围广泛时，可进行MSCT增强检查，以进一步明确病变范围及其与颅底和重要血管的关系。FI-Hakim IE和Metwalli SA 2002年对颞下颌关节强直患者的增强CT片所见与术中所见进行对照研究，按照强直骨与周围重要结构、特别是与颅底的关系，提出了颞下颌关节强直的一种分类方法：Ⅰ类：单侧或双侧关节纤维性强直，髁突及关节窝保存其原有形态，颌内动脉与强直骨保持正常的解剖关系。Ⅱ类：单侧或双侧髁突与颞骨间形成骨性融合，颌内动脉与强直骨仍保持正常解剖关系。Ⅲ类：强直侧颌内动脉与髁突内极的距离小于正常侧；或颌内动脉在强直骨内穿过。Ⅳ类：强直骨与颅底骨融合并有广泛的骨形成，特别是在髁突内侧面，强直骨贴近颅底重要结构，如翼板，颈动、静脉孔及棘孔等。此类在X线片上已无法确认关节的解剖标志。这一分类对于临床诊断及术前设计有重要指导价值。

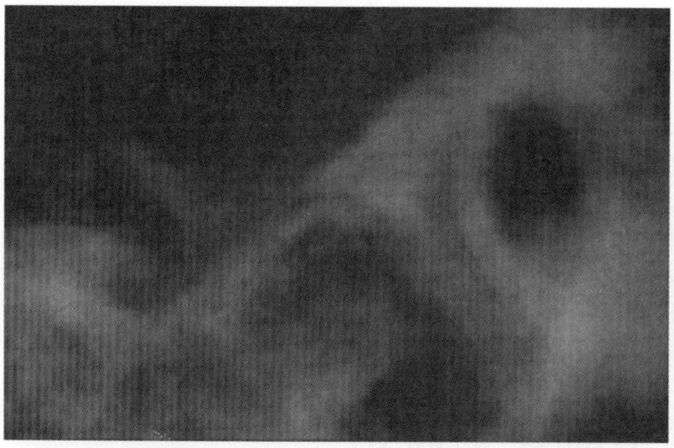

（1）

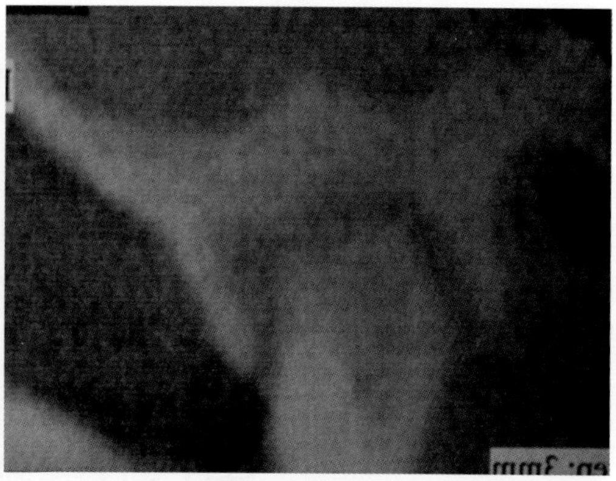

（2）

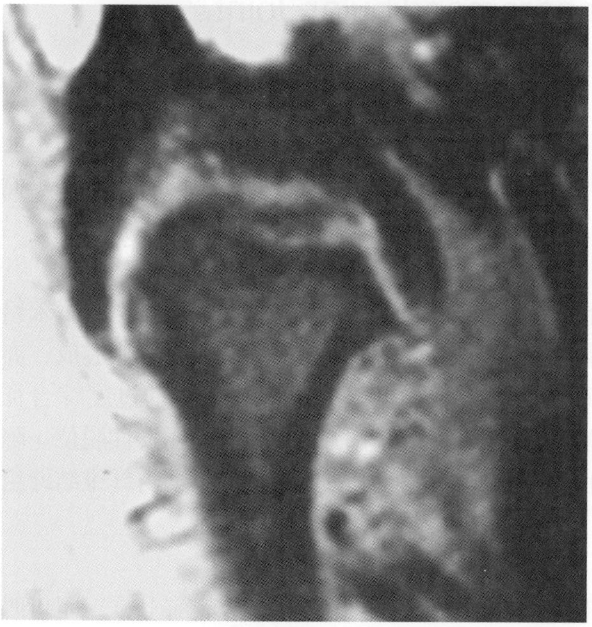

（3）

图 16-33　纤维性关节强直

（1）许勒位片示髁突及关节结节、关节窝骨面破坏、不光整，关节间隙模糊不清、密度增高；（2）CBCT 关节矢状位图像示髁突及关节窝骨质破坏，关节间隙密度增高；（3）关节冠状位 MRI T2 图像示关节腔内纤维性粘连组织内残余的关节盘尚未完全骨化，而呈中等信号改变

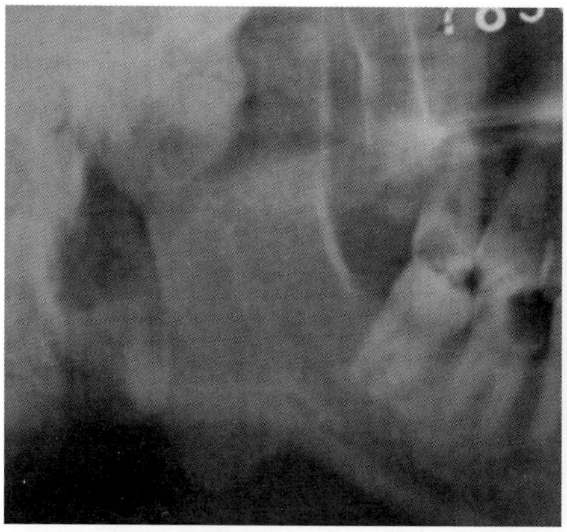

（1）

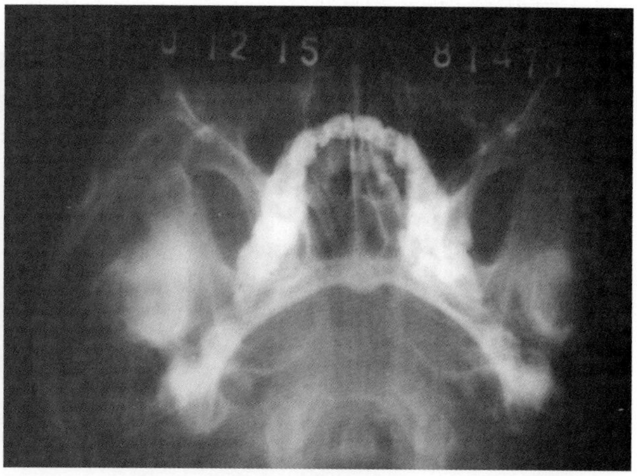

（2）

图 16-34　骨性关节强直

（1）曲面体层片（局部）示右侧关节正常结构形态完全消失，而被致密骨球替代，角前切迹变深；（2）另一骨性关节强直病例，华特位片示双关节形成致密骨球，且伴双喙突过长

【鉴别诊断】

在影像学上，诊断关节强直、特别是骨性关节强直并不困难。值得注意的是，进行性开口困难这一临床表现，可由多种疾病引起，必须注意密切结合临床情况，并及时进行影像学检查，以免贻误病情。此外，颌间瘢痕挛缩或假性关节强直，有时可与关节强直并存。严重的颌面创伤及化脓性感染，常可导致关节强直和颌间瘢痕并存。X 线检查可见颌间间隙狭窄，其中有密度增高的骨化影像，通常以颧骨后前位片检查，但若能以 CT 检查，则可更清楚地发现这些病变。及时发现这些病变，对于手术方案设计有重要参考价值。

第七节　颞下颌关节脱位
Dislocation of Temporomandibular Joint

【概述】

颞下颌关节脱位（dislocation of temporomandibular joint）是指髁突脱出关节窝之外而不能自行复位的临床情况。关节脱位按部位、性质和脱位方向而分为多种不同情况的脱位，如单侧脱位和双侧脱位，急性脱位、复发性脱位和陈旧性脱位，前方脱位、后方脱位和侧方脱位等。临床上以前方脱位最为常见。

急性前脱位常因过大开口引起，如打哈欠等。复发性脱位则多因急性前脱位复位后未给予适当制动，损伤的关节韧带及关节囊未得到及时修复而致关节韧带、关节囊松弛造成；亦可由某些中枢性疾病及慢性消耗性疾病所致肌张力减低引起。此外，关节运动过度综合征（hypermobile joint syndrome）患者全身关节囊均松弛，也可发生颞下颌关节的复发性脱位。陈旧性脱位患者，由于脱出的髁突长期未能复位，可导致咀嚼肌群的痉挛及关节窝内纤维结缔组织增生和髁突周围组织粘连。

【影像学表现】

最常应用的 X 线检查方法为许勒位闭口位片，可见髁突脱出于关节结节前上方，闭口时不能复位，关节窝空虚（图 16-35）。

【鉴别诊断】

影像学上对于颞下颌关节脱位较易诊断，其 X 线片特点已如前述。在有外伤史者，除进行许勒位检查确定关节脱位外，尚应进行曲面体层摄影或 CBCT 等检查，以除外同时合并有

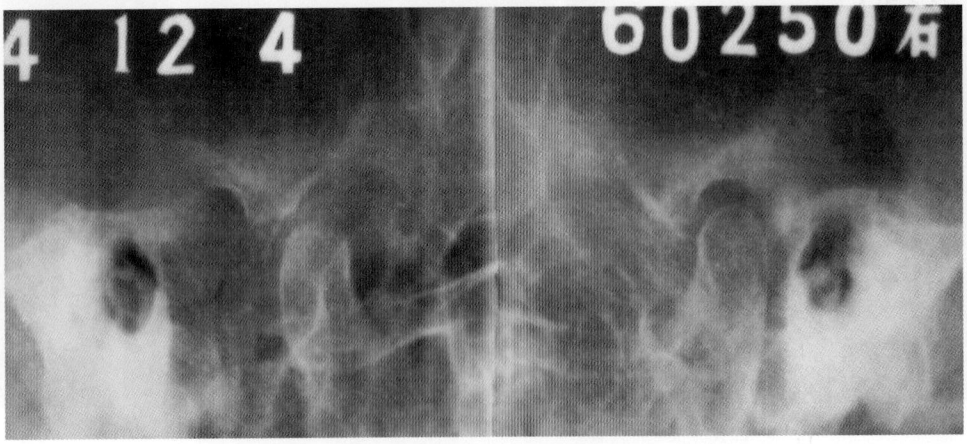

图 16-35　颞下颌关节脱位
许勒位闭口位片示左侧髁突脱位，至关节结节前上方

颌骨骨折。此外，尚应注意与关节肿瘤引起的关节脱位相鉴别，此类患者往往表现为进行性加重的错𬌗，且关节脱位过程较为缓慢。

第八节　颞下颌关节囊肿及肿瘤
Cysts and Tumors of Temporomandibular Joint

一、关节囊肿

【概述】

颞下颌关节囊肿（cysts of joint）在临床上极为罕见，仅有少数病例报告。根据囊肿衬里特征分为腱鞘囊肿（ganglion cyst）和滑膜囊肿（synovial cyst）。腱鞘囊肿无上皮衬里，囊壁为致密的纤维结缔组织，囊肿与关节腔互不相通，囊液为黏液。滑膜囊肿有间断的上皮衬里覆盖及较厚的纤维性囊壁。滑膜囊肿内容物为滑液，可与关节腔相通连，但也可无通连。囊壁内常可见含铁血黄素沉积及软骨和骨性碎片。鉴于关节囊肿在临床上极为罕见，对于其临床表现特点的了解尚不全面。一般腱鞘囊肿主要表现为耳前区缓慢生长的包块，多无开口受限，可有轻度的关节疼痛，常无明显关节功能障碍。滑膜囊肿可表现为关节区疼痛及缓慢进展的开口受限，但亦可无明显关节区肿痛表现。有的病例存在髁突滑动度减低，开口向患侧偏斜并可伴患侧头面部疼痛不适。某些病例有关节区或下颌骨颏部创伤史。

【影像学表现】

1. 腱鞘囊肿　磁共振检查对于腱鞘囊肿的诊断具有重要价值。于关节横断面或冠状面磁共振 T1 加权像上可见位于关节外侧的近圆形低信号囊性影像，边界清楚，与关节腔无通连。于磁共振 T2 加权像上则可表现为高信号囊性影像，周围有相对较低信号的囊壁包绕（图 16-36）。囊肿与腮腺无关。普通 X 线检查一般无明显异常发现。MSCT 增强检查可见于关节外侧具有较高密度边缘的低密度囊性影像。

2. 滑膜囊肿　主要依靠磁共振检查诊断。于关节冠状位及矢状位显示病变较好，T2 加权像上显示为高信号囊性影像，常与关节腔相通连（图 16-37）。普通 X 线检查可见关节窝有受压性骨吸收，关节间隙可稍有增宽，髁突可有轻度硬化改变（图 16-38），但均非诊断滑膜囊肿的特异性征象。

【鉴别诊断】

在临床上应注意与腮腺肿瘤、皮脂腺囊肿及转移性肿瘤相鉴别。MSCT 及 MRI 图像上囊性病变特点、部位、边缘清楚、界限明确，以及其与腮腺、关节的关系等均有助于诊断。但终因颞下颌关节囊肿在临床上极为少见，对于其临床和影像学特点尚缺乏足够的了解，在鉴别诊断中，应特别慎重。

二、关节肿瘤

【概述】

尽管颞下颌关节肿瘤（tumors of joint）并不常见，其中有的肿瘤甚至相当罕见，但在颞下颌关节病的诊断、鉴别诊断及治疗上占有重要位置。良性肿瘤包括骨瘤（osteoma）、骨软骨瘤（osteochondroma）、滑膜软骨瘤病（synovial chondromatosis）、色素绒毛结节性滑膜炎（pigmented villonodular synovitis）、腱鞘纤维瘤（tendon sheath fibroma）及骨巨细胞瘤（giant

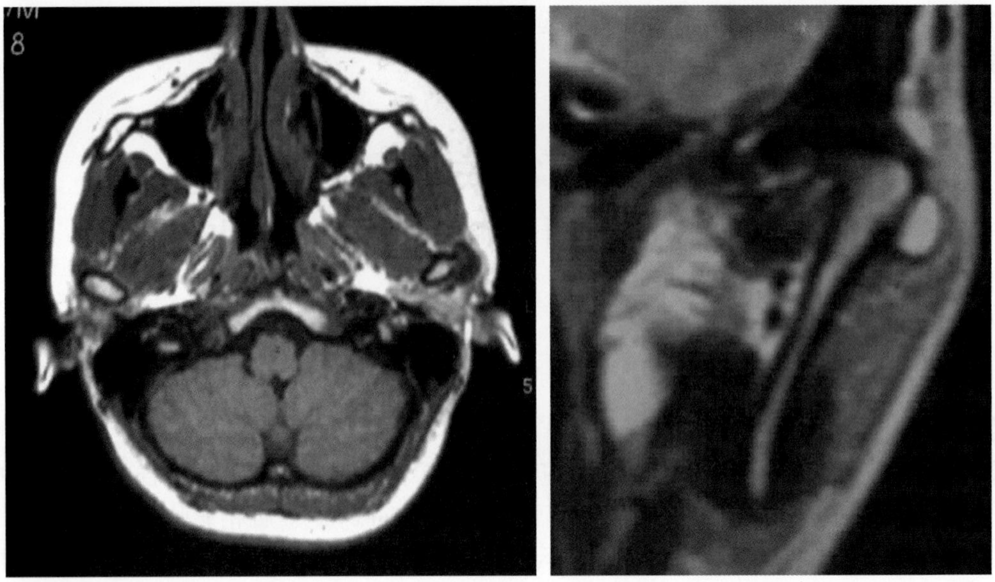

（1）　　　　　　　　　　　　　　　　（2）

图 16-36　关节腱鞘囊肿

（1）关节横断面 MRI T1 图像示左关节外侧低信号囊性影像；（2）关节冠状面 MRI T2 图像示该囊性影像呈高信号改变，周围可见低信号囊壁

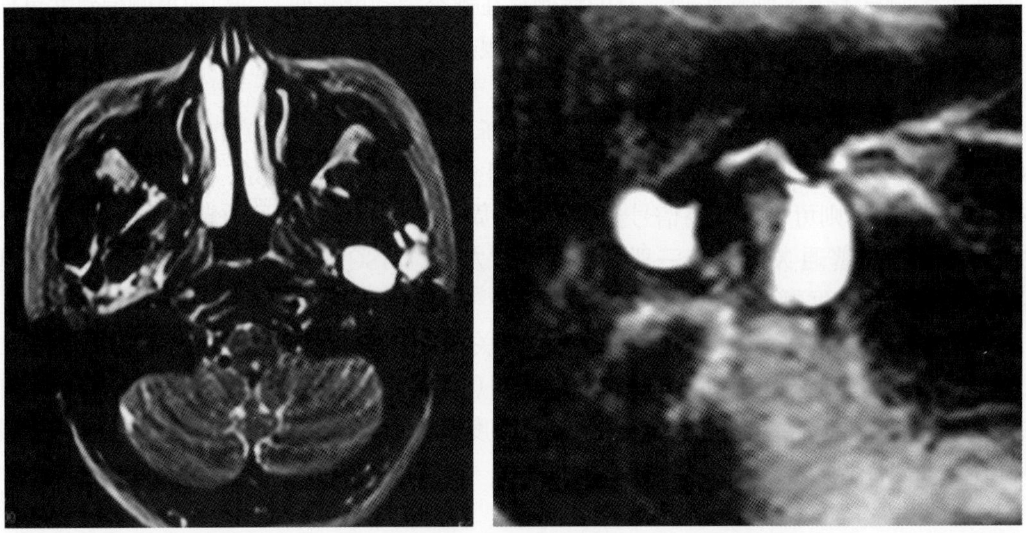

（1）　　　　　　　　　　　　　　　　（2）

图 16-37　滑膜囊肿

关节横断面（1）及矢状面（2）MRI T2 图像示左关节内囊性病变，呈高信号影像

cell tumor of bone）等。其中腱鞘纤维瘤极为罕见，滑膜软骨瘤病及色素绒毛结节性滑膜炎亦为临床少见病，骨巨细胞瘤则多为岩骨骨巨细胞瘤累及关节。髁突骨瘤和骨软骨瘤临床上相对较为常见。颞下颌关节原发性恶性肿瘤少见，主要有骨肉瘤、滑膜肉瘤及软骨肉瘤等；而转移性肿瘤（metastatic tumors）相对较为常见。因此，在影像学上发现关节恶性肿瘤时，应首先考虑转移瘤，并应积极寻找原发灶，特别应注意检查邻近部位的腮腺、外耳道、中耳、鼻咽部，以及身体其他部位如甲状腺、乳腺、肝、肾、肺等有无肿瘤存在。

髁突骨瘤、骨软骨瘤可无明显自觉症状，部分患者可有关节疼痛、关节内杂音、下颌偏斜畸形、殆关系紊乱等，个别患者可有不同程度的开口受限，与髁突骨瘤或骨软骨瘤的大小及是否同时伴有 TMD 有关。滑膜软骨瘤病，又称为滑膜骨软骨瘤病，为关节、滑膜囊或腱鞘的滑

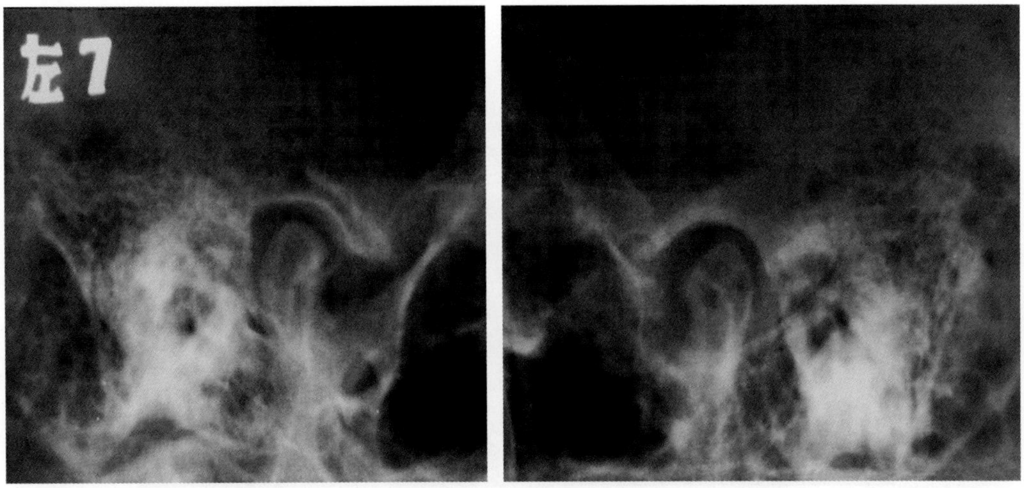

图 16-38　滑膜囊肿
许勒位片示左关节间隙增宽及受压改变

膜内发生的良性、结节性软骨增生。其临床表现可有较大区别，轻者可无明显自觉症状，仅在体检拍摄 X 线片时偶然发现，但多数患者存在关节区酸痛不适、关节内杂音、不同程度的开口困难和关节区的反复肿胀等。有的患者关节肿胀发作时可伴有发热。极少数滑膜软骨瘤病患者，病变可突破关节进入腮腺、颞骨，甚至颅内。个别病例可以发生恶性变。色素绒毛结节性滑膜炎又称为弥漫型巨细胞瘤（diffuse-type giant cell tumour）。根据 WHO 2013 年关于骨肿瘤分类，色素绒毛结节性滑膜炎为腱鞘滑膜巨细胞瘤中具有破坏性、病变比较弥漫的类型，具有局部侵袭性。较常见于膝、髋、踝及肩、肘关节，而发生于颞下颌关节者比较少见。颞下颌关节色素绒毛结节性滑膜炎病变比较局限者，可仅累及关节内部分滑膜组织；病变弥漫者，关节内外乃至颅底均可受累。主要临床表现为关节区不同程度的肿胀，髁突运动度减低，开口偏向患侧及咬合不严密等。腱鞘纤维瘤主要累及肌腱和腱鞘。颞下颌关节腱鞘纤维瘤和骨巨细胞瘤临床症状无特异性，通常仅表现为关节区的酸胀不适，局部轻度肿胀，关节内杂音及轻、中度开口受限等。由于病例甚少，尚缺乏足够的临床经验。

颞下颌关节恶性肿瘤早期可无明显自觉症状，易于漏诊。随病变迅速进展，一般均可出现关节区肿胀、疼痛、局部皮肤感觉异常、不同程度的开口困难，甚至牙关紧闭等。

【影像学表现】

1. 良性肿瘤

（1）髁突骨瘤及骨软骨瘤：X 线片主要表现为髁突上有明确的骨性或骨软骨性新生物，可有完全不同的形态，但一般可分为两种情况：①新生物中间松质骨与髁突松质骨相通连，表面有密质骨覆盖（图 16-39）；②新生物可表现为髁突部位致密的骨性突起，此时可称为骨疣（图 16-40）；亦可表现为与髁突相关联的、大小不等、密度高低不均的肿块。普通 X 线检查常用片位为髁突经咽侧位片及曲面体层片等。CT 和 MRI 亦为骨瘤和骨软骨瘤较常用的检查方法。MSCT 图像上，髁突骨软骨瘤多表现为密度不均的高密度病变，其中低密度病变往往提示肿瘤软骨成分的可能性（图 16-41）。MRI 图像上，髁突骨瘤或骨软骨瘤均呈现低信号改变。在髁突骨软骨瘤表面有明显软骨成分增生时，在关节下腔造影图像上可显示在下腔造影剂和髁突之间有一低密度间隙。

（2）滑膜软骨瘤病：普通 X 线检查可见关节间隙增宽，关节腔内可见多个游离体存在，并可伴有髁突及关节窝骨质破坏、硬化等（图 16-42）。CT 图像上，可以更清楚地显示关节游离体的影像及髁突骨质改变情况（图 16-43）。MRI 检查可提供滑膜软骨瘤病更多的诊断特征，

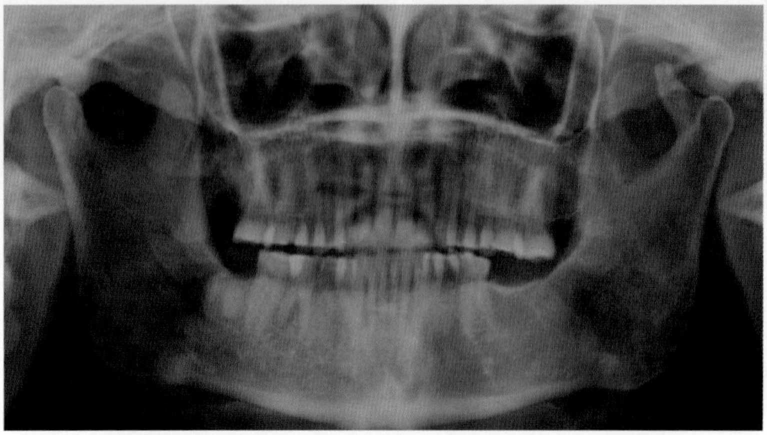

(1)

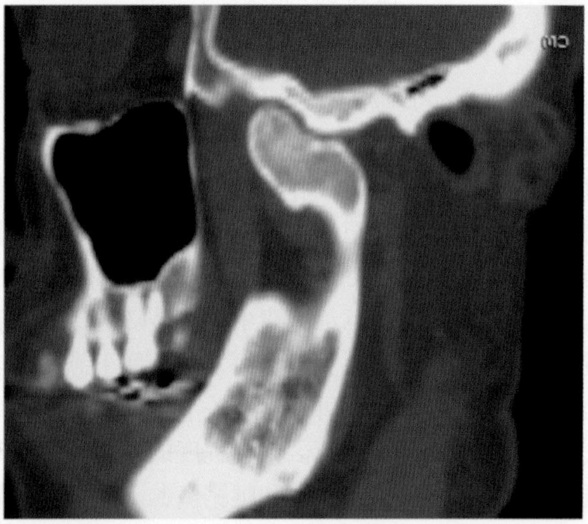

(2)

图 16-39 髁突骨瘤

（1）曲面体层片示左髁突前骨性新生物；（2）MSCT 关节矢状位图像示左侧髁突骨瘤改变，新生物中间松质骨与髁突松质骨相通连

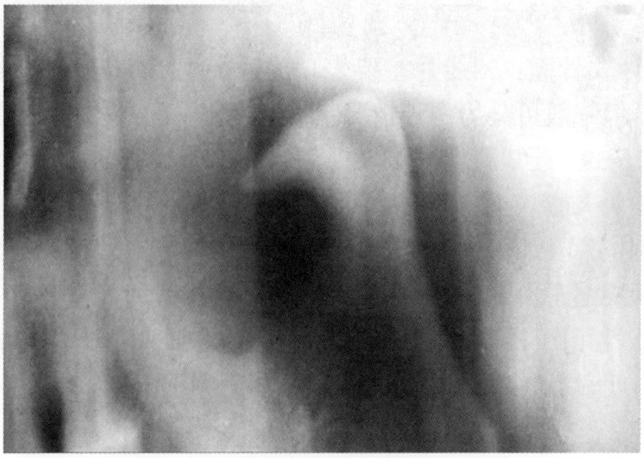

图 16-40 髁突骨疣

关节侧位体层片，示髁突前方致密的骨性突起

【鉴别诊断】

对于骨瘤、骨软骨瘤，依据其影像学特征，比较容易做出诊断。但有时需与髁突发育过度进行鉴别。后者基本上保留了髁突的正常外形，而髁突骨瘤或骨软骨瘤则多失去了髁突的正常形态。具有典型影像学表现的滑膜软骨瘤病，诊断亦不困难；但游离体数目较少的病例，需注意与骨关节病存有游离体的情况相鉴别，后者一般均同时伴有关节明显的退行性改变，有助于鉴别。色素绒毛结节性滑膜炎依据其 MSCT 及 MRI 表现特点，有助于诊断。腱鞘纤维瘤由于所报告病例甚少，无足够的临床及影像学经验，最终有赖于病理学诊断。岩骨的骨巨细胞瘤累及颞下颌关节时主要表现为关节窝、关节结节的骨质广泛破坏，髁突往往仅被推移向前下移位，而可无明显骨质破坏。

关节恶性肿瘤的影像学表现除骨肉瘤可以有成骨改变外，其余恶性肿瘤多以关节结构的广泛破坏为主。此外，在关节恶性肿瘤中，应特别注意转移瘤的诊断问题。

喙突过长（elongated coronoid process）指发育性喙突过长畸形，临床上并不多见，但作为开口困难的一个原因需要鉴别。一般无关节弹响及疼痛。以曲面体层及华特位为最常用的检查方法，可见患侧喙突明显长于对侧，CT 检查（开口位）可见喙突于开口时抵触颧骨及上颌窦后壁而影响开口。部分喙突过长患者可同时伴有喙突的骨软骨瘤（图 16-50）。

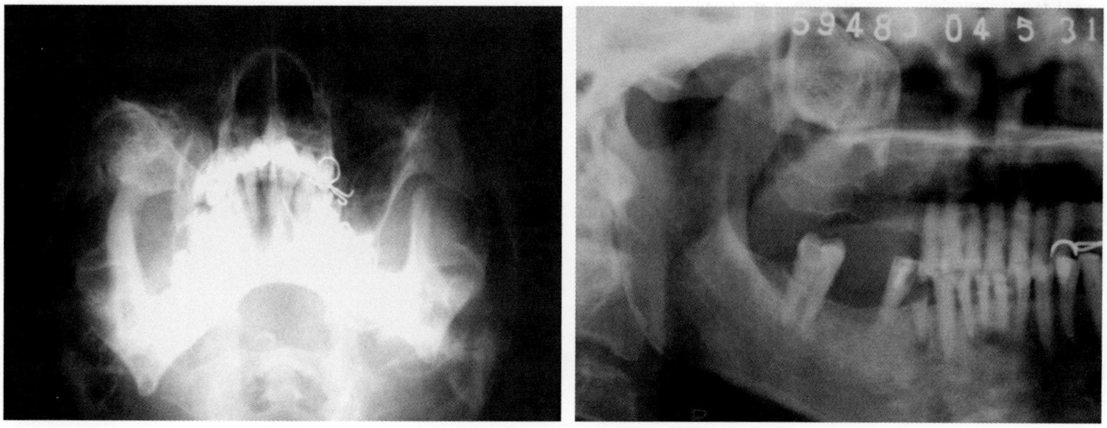

（1）　　　　　　　　（2）

图 16-50　喙突过长伴喙突骨软骨瘤

（1）华特位片示右侧喙突明显过长，其顶端可见一巨大骨内新生物，其内部密度不均匀，上颌骨及颧骨被挤压变形；（2）曲面体层片（局部）可见喙突过长及其顶端的骨性新生物影像

Summary

Diseases of the temporomandibular joints include temporomandibular disorders (TMDs), infective arthritis, traumatic arthritis, rheumatoid arthritis, developmental abnormalities of condyle, ankylosis, dislocation, cysts, tumors and other abnormalities involved in the temporomandibular joints. Among these diseases, temporomandibular disorders are the most common abnormalities in dental clinics. Compared with TMDs, some other diseases of the temporomandibular joints mentioned above are relatively less common. However, they are still very important in the differential diagnoses of the temporomandibular joint diseases.

The imaging findings of these diseases are described individually in detail at the present chapter. The clinical manifestations, pathological changes and possible etiology of these diseases are also briefly introduced.

参考文献

[1] 陈敏章. 中华内科学. 北京：人民卫生出版社，1999.

[2] 吕厚山. 关节炎外科学. 北京：人民军医出版社，2002.

[3] 马绪臣. 口腔颌面医学影像诊断学. 6版. 北京：人民卫生出版社，2012.

[4] 马绪臣. 口腔颌面锥形束CT的临床应用. 北京：人民卫生出版社，2011.

[5] 马绪臣. 口腔颌面医学影像学. 北京：北京大学医学出版社，2014.

[6] 马绪臣. 颞下颌关节病的基础与临床. 2版. 北京：人民卫生出版社，2004.

[7] 马绪臣. 口腔颌面影像医学图谱. 北京：人民卫生出版社，2004.

[8] 王亦璁. 骨与关节损伤. 3版. 北京：人民卫生出版社，2001.

[9] 赵燕平，马绪臣，邹兆菊，等. 健康成人髁状突在关节窝中位置的探讨. 中华口腔医学杂志，1993，28：70.

[10] 郑麟蕃，张震康. 实用口腔科学. 北京：人民卫生出版社，1993.

[11] 邹兆菊，马绪臣. 口腔颌面医学影像诊断学. 2版. 北京：人民卫生出版社，1997.

[12] 邹兆菊，张震康，朱宣鹏，等. 颞下颌关节造影"对颞下颌关节紊乱症"的诊断价值（67例造影分析）. 中华医学杂志，1973，53：601.

[13] 邹兆菊. 口腔颌面X线诊断学. 2版. 北京：人民卫生出版社，1993.

[14] FI-Hakim IE，Metwalli SA. Imaging of temporomandibular joint ankylosis：A new radiographic classification. Dentomaxillofac Radiol，2002，31（1）：19-23.

[15] White SC，Pharoah MJ. Oral Radiology：Principles and Interpretation. 7th ed. St. Louis：Mosby Inc.，2014.

（傅开元　赵燕平　马绪臣）

第十七章　系统病在颌骨的表现

Manifestations of Systemic Diseases in Jaws

内分泌系统疾病、骨代谢性疾病及其他某些系统的疾病可以对颌骨和牙的形态和功能发生影响，从而颌骨和牙齿可以表现出相应的影像学改变。本章将仅介绍其中的几种系统性疾病在颌骨的 X 线表现，包括甲状旁腺功能亢进症（hyperparathyroidism）、糖尿病（diabetes mellitus）、佝偻病（rickets）和骨软化症（osteomalacia），以及白血病（leucocythemia，leukemia）等。此外，朗格汉斯组织细胞增生症（Langerhans'cell histiocytosis，LCH）和骨纤维异常增生症（fibrous dysplasia）目前尚难准确划分为某一类疾病的范畴，其均可于颌骨和（或）全身其他骨发生病损，亦在此章予以描述。

第一节　甲状旁腺功能亢进症
Hyperparathyroidism

【概述】

甲状旁腺功能亢进症（hyperparathyroidism）是一组以甲状旁腺激素分泌过多为特征的临床疾病，分为原发性甲状腺功能亢进症、继发性甲状腺功能亢进症和三发性甲状腺功能亢进症。原发性甲状旁腺功能亢进症是由于甲状旁腺自身病变引起的甲状旁腺激素合成、分泌过多所致，常由甲状旁腺腺瘤引起。少数患者可因甲状旁腺增生、过度分泌甲状旁腺激素引起。高钙血症和血清甲状旁腺激素水平升高是诊断原发性甲状旁腺功能亢进的重要依据。继发性甲状旁腺功能亢进症是甲状旁腺对因多种原因造成的低钙血症的一种代偿性甲状旁腺激素分泌增加，见于不恰当的饮食或维生素 D 吸收不良，肝、肾内维生素 D 代谢缺陷等。其临床表现、X 线片表现与原发性甲状旁腺功能亢进症相似。三发性甲状旁腺功能亢进症是在继发性甲状旁腺功能亢进症未被有效控制的基础上，甲状旁腺长期受到低血钙的刺激，部分增生组织转变为腺瘤，自主分泌过多的甲状旁腺激素。还有一种假性甲状旁腺功能亢进症是指由于肺、肾、卵巢等器官的恶性肿瘤可分泌类似甲状旁腺多肽物质或溶骨性因子，导致血钙升高。

原发性甲状旁腺功能亢进症发病率，女性为男性的 2 ～ 3 倍。多发于 30 ～ 60 岁。临床表现变化较大，但大多数患者有肾结石、消化性溃疡、精神障碍或骨与关节疼痛等。这些临床表现与高钙血症有关。可逐渐发生牙齿松动及丧失。

【影像学表现】

甲状旁腺功能亢进症患者可有颌骨、牙及牙周组织结构的改变。较常见的 X 线表现为下颌骨密质骨边缘、下颌管及上颌窦壁密质骨等颌骨的密质骨边缘呈脱矿性改变，如变薄及密度减低等。颌骨骨小梁结构排列紊乱。正常骨小梁结构消失，而呈毛玻璃样。长期患病的病例可发生棕色瘤（brown tumors），以颌面骨最为常见。棕色瘤可为单发或一块骨内有多处病变。有学者报告约 10% 的患者存在牙骨硬板部分或全部消失的 X 线征象，可为单个牙，也可为所有存留牙骨硬板不同程度的受累。由于骨硬板丧失，牙根形态可显得变尖而类似锥形（图 17-1）。发育完全的牙齿本身一般不发生脱矿性改变。

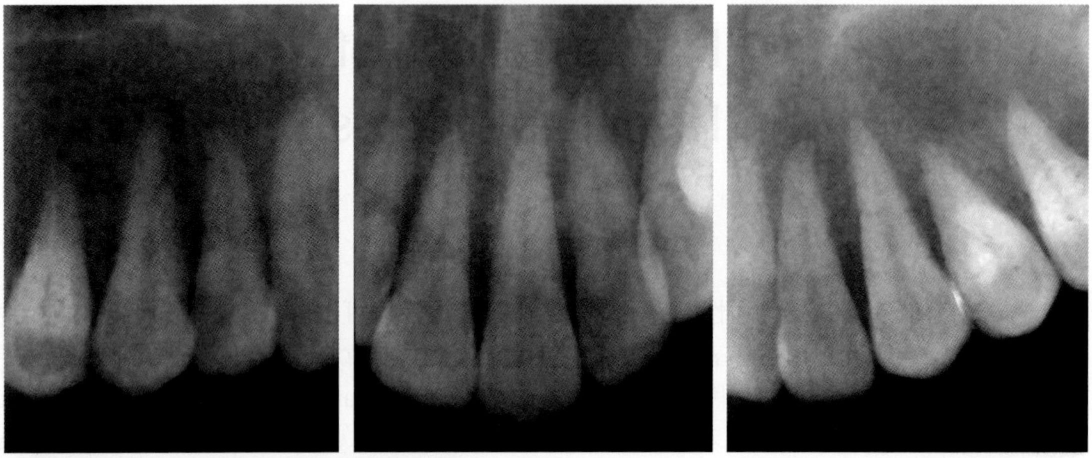

（1）

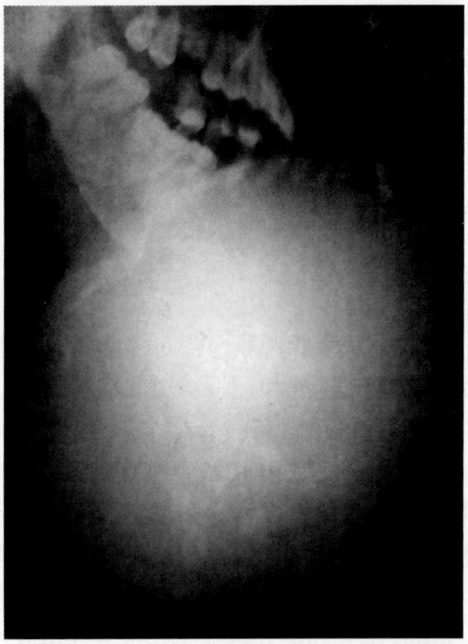

（2）

图 17-1　甲状旁腺功能亢进症

（1）上颌根尖片示牙槽骨骨质疏松，牙槽骨硬板症消失，部分牙根变得尖细；（2）颌面部侧位片（局部）示下颌骨巨大圆形肿物，肿物部位牙齿移位。肿物表面可见部分残留薄层骨壁

【鉴别诊断】

应结合全身临床表现、实验室检查及影像学检查进行诊断。由于棕色瘤组织学表现与巨细胞肉芽肿相同，因此，20 岁以上发生巨细胞肉芽肿的患者，应注意进行实验室检查，以除外甲状旁腺功能亢进症。此外，甲状旁腺功能亢进症患者发生棕色瘤时，可为单一病损，应注意与动脉瘤样骨囊肿相鉴别，详细了解临床表现及病史对鉴别诊断有重要意义。

第二节　糖尿病
Diabetes Mellitus

【概述】

糖尿病（diabetes mellitus）为一种代谢性疾病，1999 年 WHO 糖尿病专家委员会提出了糖尿病的分型标准：1 型胰岛 β 细胞破坏，有酮症酸中毒倾向，占糖尿病的 5% ～ 10%；2 型以胰岛素抵抗为主，伴有胰岛素分泌缺陷；占糖尿病患者的 90% ～ 95%；3 型为其他特殊类型的糖尿病。1 型糖尿病多发生于青少年，但少数患者亦可于 30 岁以后任何年龄发生，其主要临床表现为多饮、多尿、多食、消瘦等，一般发病较急。2 型糖尿病多在 40 岁以上中、老年人中发病，临床表现较轻，发病较缓慢。未能有效控制的糖尿病是牙周炎的易感因素，并可使牙周炎加速、加重发展。此外，尚可见某些未控制的糖尿病儿童患者龋发生率增高等。

【影像学表现】

糖尿病在颌骨及牙齿无特征性 X 线改变。未控制的青少年糖尿病患者，牙槽骨破坏、吸收可以很快，严重者可累及多个，甚至全部牙牙槽骨，呈重度牙槽骨破坏改变；但一般来讲，糖尿病患者牙周炎 X 线表现无特征性，与无糖尿病患者的牙周炎无法区别。有些可见牙发育迟缓表现。

第三节　佝偻病和骨软化症
Rickets and Osteomalacia

【概述】

佝偻病（rickets）为婴儿和儿童生长发育时罹患的疾病，因骨钙化不良而导致骨骼软化、变形；而骨软化症（osteomalacia）则为成人发育成熟骨骼罹患的疾病，因骨基质钙化不良，导致骨软化。佝偻病和骨软化症均因血清中和细胞外矿物质钙和磷缺乏、维生素 D 正常代谢活动障碍所致。正常维生素 D 代谢障碍可因食物中缺乏维生素 D、胃肠吸收障碍，以及 1,25-$(OH)_2D$ 代谢障碍等引起。

佝偻病前 6 个月因低钙血症可出现躁动、手足抽搐及痉挛。在婴儿期，最突出的临床表现为骨骼异常，如颅骨变薄、软化，囟门关闭延迟及腕、踝部肿胀等。在儿童期，主要表现为身材短小及颅骨、胸廓和四肢畸形，如方形头颅、鸡胸、“O”形腿及串珠肋等。此外，尚常可见牙列发育及牙齿萌出迟缓。骨软化症大部分患者有不同程度的骨痛或多处骨压痛及肌无力。此外，尚可见有特殊的摇摆行走步态，手足抽搐，易于发生骨折等。可因负重而发生足、腿及脊柱的弯曲、变形。

【影像学表现】

佝偻病可见颌骨密度不同程度的减低，骨小梁数目减少，变细，密度减低；下颌骨下缘、下颌管管壁等颌骨密质骨结构变薄，常发生于肋骨和长骨改变之后。在婴儿期或儿童早期发病，特别是在 3 岁以前发病时，多可见正在发育中的牙齿牙釉质发育不良（图 17-2）。X 线检查可在未萌出或已萌出牙齿时发现佝偻病这一早期表现，常伴有牙囊的骨硬板及密质骨边缘变薄或消失，以及牙齿迟萌等。

骨软化症多无颌骨异常 X 线改变。长期患病或病情严重的患者，可见牙骨硬板变薄，颌骨骨小梁减少、变稀疏及较广泛的颌骨密度减低等（图 17-3）。由于在骨软化症发生时，牙已完全发育成熟，因此一般不造成牙齿的改变。

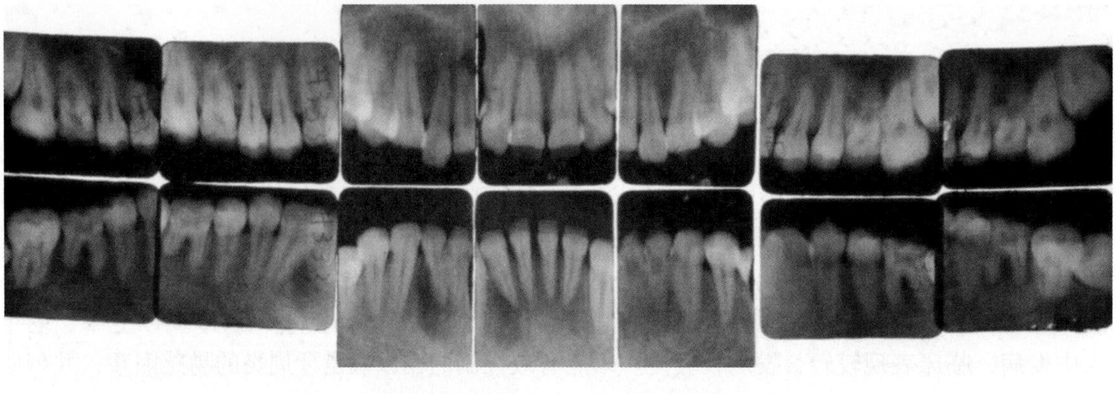

图 17-2　佝偻病

全口根尖片示 11、16、21、26、31、32、36、41、42、46 牙釉质影像部分消失，牙冠外形变短小

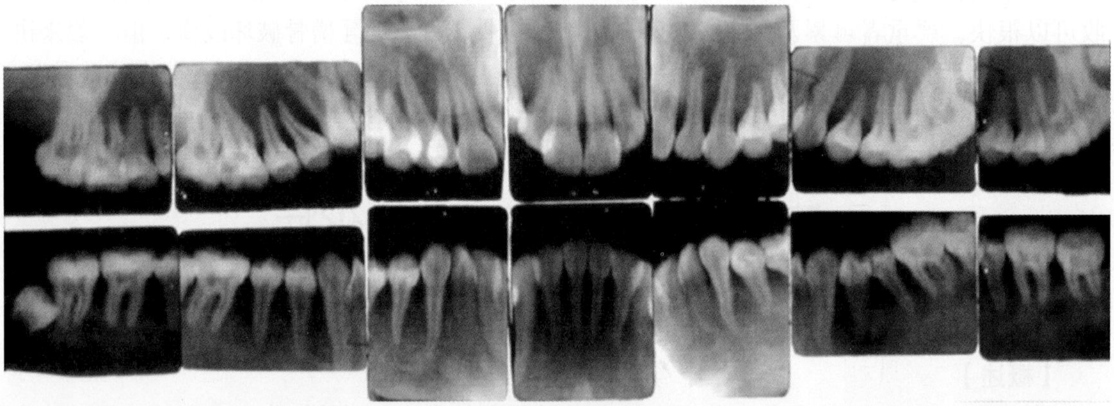

图 17-3　骨软化症

全口根尖片示牙槽骨密度普遍降低，牙无明显受累，多个牙骨硬板消失或明显变薄

【鉴别诊断】

在临床上有诸多疾病可引起钙、磷和维生素 D 吸收减少，25-（OH）D 生成或利用减少，1,25-（OH）$_2$D 生成不足等，如慢性腹泻及慢性肝、肾疾病，长期服用抗癫痫药物等。临床病史有助于鉴别诊断，而仅据 X 线表现难以区别。在疑有上述疾病时，应建议去相关专科就诊。

第四节　白血症
Leucocythemia

【概述】

白血病（leucocythemia，leukemia）是一种造血系统的真正恶性肿瘤，其特征为白细胞进行性过度生长，并通常以不成熟的形式存在于血液中。白细胞或其前体细胞以不协调的、独立的方式进行增殖，常可导致死亡。其病因尚不完全清楚，病毒可能为主要致病因素。此外，遗传性因素、化学毒物、放疗及某些药物亦均被认为是可能的致病因素。

白血病分为急性和慢性两类。依据细胞来源不同，急性白血病和慢性白血病又可分为不同亚型。有学者报告，约 38% 的急性白血病患者存在口腔表征，如自发性出血、瘀斑、黏膜溃疡、牙龈增生及牙松动、脱落等。

【影像学表现】

白血病患者颌骨常表现为骨质疏松改变，并常可见双侧牙根尖部位的不规则密度减低病损影像；也可为较大的溶骨性破坏及牙根吸收（图 17-4）；偶可见在病损中含有颗粒样骨的影像。由于颌骨骨质疏松，牙齿的高密度影像相对显现突出。有的病灶类似局部性恶性肿瘤，称为绿色癌（chloroma），但在颌骨极为罕见。白血病颌骨受累的另一个 X 线片表现特点为发育中牙齿的牙囊壁破坏，骨硬板消失。发育中牙齿在牙囊内发生移位，或在牙根发育之前便移向牙槽嵴顶部，从而导致牙齿在发育成熟之前脱落。此外，病损尚可累及牙周骨结构，造成牙槽嵴顶破坏，而表现为牙周炎样 X 线改变。

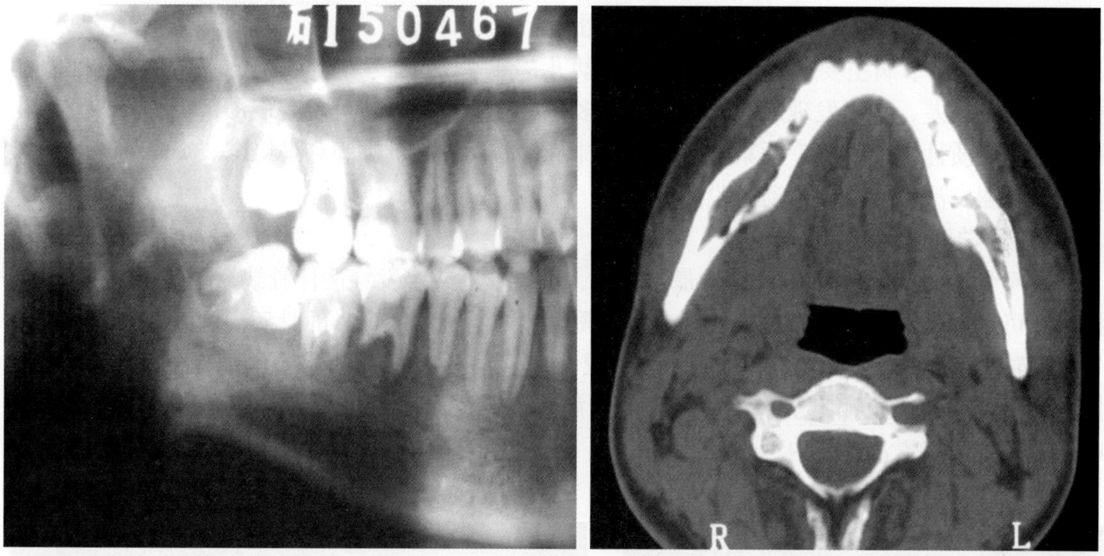

（1）　　　　　　（2）

图 17-4　白血病下颌骨受累

（1）曲面体层片（局部）示右下颌 4—8 部位骨质破坏，骨密度减低，右下颌 5—7 牙根有吸收；（2）MSCT 横断面片示右下颌 4—8 部位骨质破坏，骨密度明显减低

【鉴别诊断】

应注意与牙周炎、骨质疏松症相鉴别，并应注意排除颌骨恶性肿瘤。在怀疑此病时，进行实验室检查是十分必要的。

第五节　朗格汉斯细胞组织细胞增生症
Langerhans' Cell Histiocytosis

【概述】

1. 命名与分类　朗格汉斯细胞组织细胞增生症（Langerhans' cell histiocytosis，LCH）又称为 histiocytosis X，idiopathic histiocytosis 和 Langerhans' cell disease。该疾病为朗格汉斯细胞或其前体细胞的异常增殖所引起的病变。以往曾将朗格汉斯细胞组织细胞增生症分为 3 种独立的疾病：嗜伊红性肉芽肿（eosinophilic granuloma），汉-许-克病（Hand-Schüller-Christian disease）和莱特勒-西韦病（Letterer-Siwe disease），并认为嗜伊红性肉芽肿为单发性疾病，汉-许-克病为慢性弥散性疾病，而莱特勒-西韦病则为急性弥散性疾病。较新的分类建议此病分为两类：①非恶性疾病，如单发或多发的嗜伊红性肉芽肿；②恶性疾病，包括莱特勒-西韦病和组织细胞淋巴瘤（histiocytic lymphoma）的各种变型。近来的研究表明，LCH各种疾病状态可能均为恶性的。

2. 临床表现 约10%的LCH患者发生口腔损害，且可为最早出现的临床症状。嗜伊红肉芽肿可发生于任何年龄，但以年龄偏大的儿童和年轻成人最为常见。通常累及骨，如颅骨、颌骨、肋骨、长骨、骨盆等，累及软组织者罕见。一般无全身性症状。但某些病例，病损形成较快，则可引起局部固定性钝痛。如病损发生于颌骨，则可出现局部肿胀、软组织包块、牙龈炎、牙龈出血、口腔溃疡，以及牙齿松动、脱落等。牙脱落后，牙槽窝通常不能正常愈合。颅骨受累时，颅骨缺损部位可扪及波动感。病损可为单发或多发。颅骨或颌骨的单发病灶可伴有其他部位骨的病损。多发病灶患者可有低热、食欲缺乏等全身症状。单发病灶可进展为多发病灶。如患者表现为多发、弥散性骨损害、尿崩症及眼球突出，则为以往所称的汉-许-克病；主要发生于2～6岁儿童，少数可发生于青壮年。

莱特勒-西韦病主要发生于3岁以下婴幼儿，男性较多。一般发病急剧，为LCH的恶性类型，预后最差，常于发现后几周内死亡。多有持续发热，早期可出现皮疹，且有约半数患儿可出现肺间质性损害，可广泛累及肝、脾、肺及骨骼、皮肤、黏膜和淋巴结。突出的口腔临床表现为牙龈广泛肿胀，牙松动、脱落等。

【影像学表现】

1. 颅骨 LCH骨损害中，颅骨最常发生，可为单发或多发穿凿样骨缺损（图17-5）。骨缺损边缘可以平滑，也可为不规则形状，无密质骨边缘围绕。多个小的骨病损可以融合为较大的“地图样”不规则骨破坏区。在以往所称的汉-许-克病患者，尚可见单侧或双侧眶骨破坏（图17-6）。通常以头颅正侧位片检查，对于明确病变范围及多发病灶的诊断很有帮助；CT片则更有助于了解病变累及颅骨内、外板的情况。

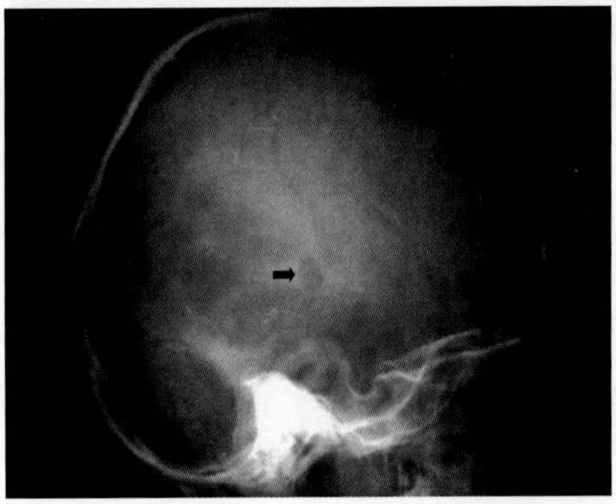

图17-5 朗格汉斯细胞组织细胞增生症
头颅侧位片示穿凿样骨缺损（↑）

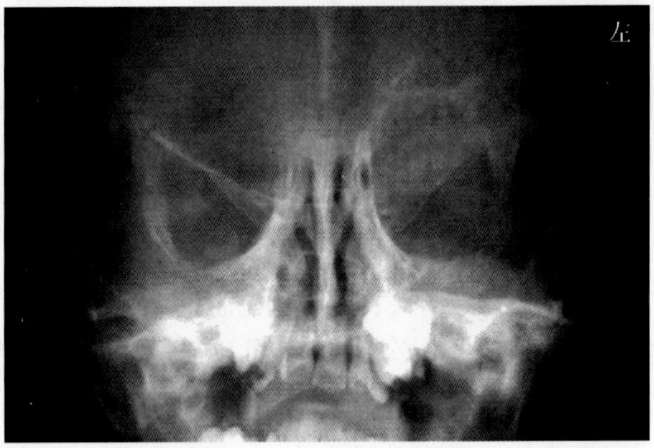

图17-6 朗格汉斯细胞组织细胞增生症
头颅正位片示左眼眶骨质破坏

2. 颌骨 颌骨病损可以分为两种：①牙槽突病损型；②骨内病损型，即病损发生于颌骨牙槽突之外的其他部位。牙槽突病损型通常为多发性病损，而骨内病损型则常为单发性病变。下颌骨较上颌骨常见，颌骨后部较前部多见。下颌升支为骨内型常见的病损发生部位。牙槽突型骨破坏常自牙根中部开始，呈圆弧形破坏，直至牙槽嵴顶，而形成圆弧形骨缺损透影区。病损可破坏牙周围骨质及骨硬板，而发生类似重度牙周炎的改变。牙槽骨破坏严重者，牙完全埋没于病变软组织内，而呈现“漂浮征”（图17-7）。有的患者牙槽突骨质破坏广泛，边缘不清楚，极似恶性肿瘤的骨破坏改变。很少见有牙根吸收。骨内型病损可表现为不规则形、圆形或卵圆形骨破坏低密度影像，而颇似囊肿（图 17-8）。病变可开始于颌骨内，但可发展累及牙槽突骨质，亦可出现“牙漂浮征”。此外，常可见病损部位有骨膜增生反应性新骨形成，其可破坏密质骨边缘，与颌骨炎性病变所致的骨膜反应性成骨难以区分。

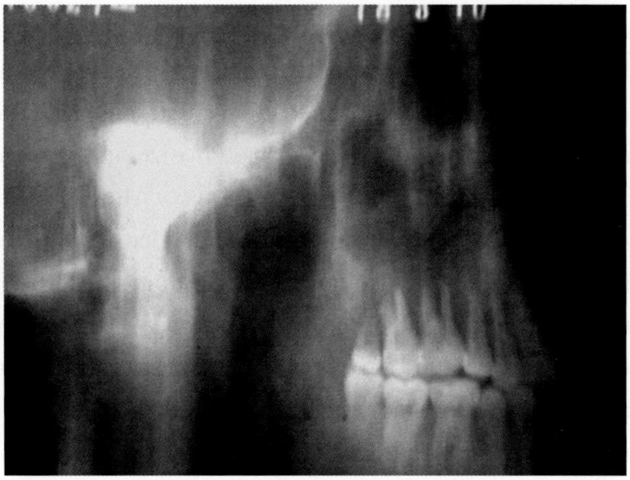

图 17-7　朗格汉斯组织细胞增生症
上颌骨侧位体层片示牙槽骨骨质广泛破坏，牙齿呈“漂浮征”

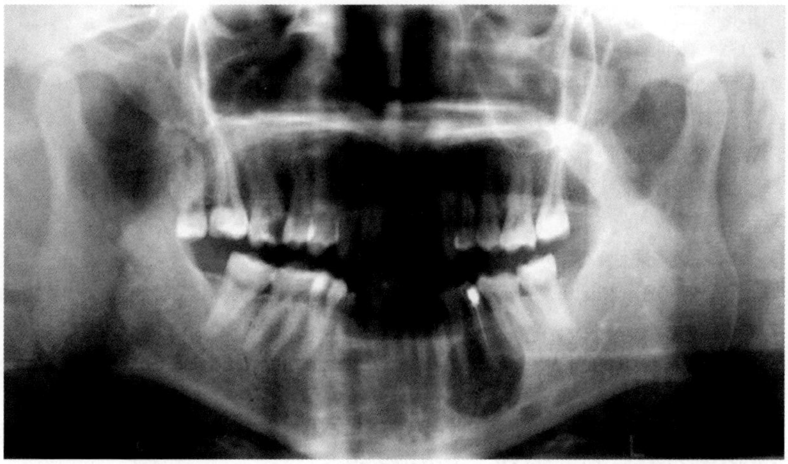

图 17-8　朗格汉斯组织细胞增生症
曲面体层片示左下颌体部圆形骨质破坏，边缘硬化，颇似囊肿

【鉴别诊断】

在影像学诊断上，朗格汉斯组织细胞增多症主要应注意与牙周炎、颌骨恶性肿瘤，特别是鳞癌和骨髓瘤，以及颌骨囊肿和颌骨炎症等进行鉴别诊断，应密切结合临床及其他检查资料。有作者认为 LCH 牙槽突型骨破坏中心始于牙根中部，向上以圆弧形方式进行，形成类似用勺将骨挖出样的改变（scooped-out appearance）；而牙周炎骨破坏始于牙槽嵴顶，病变向根方发展，有助于诊断。但在很多情况下，两者常难以仅据 X 线表现进行鉴别。

Summary

Many systemic diseases may have effects on jaws and teeth，such as some endocrine diseases，metabolic bone diseases，diseases of the hematopoietic system，and so on. Since the systemic diseases affect the entire body，the radiographic changes manifested in the jaws are usually generalized. In most cases it may not be possible to identify diseases just based on their radiographic appearances. The general changes include：“（1）A change in size and shape of the bone.（2）A change in the number，size，and orientation of trabeculae.（3）Altered thickness and density of cortical structures.（4）An increase or decrease in overall bone density.”（White SC and Pharoah MJ. Oral Radiology：Principles and Interpretation. 6th ed. St. Louis：Mosby Inc.，2009，454）. In this chapter，the author only describes the clinical manifestations，radiographic findings of jaws，and differential diagnoses of five systemic diseases which are related to the oral and maxillofacial region. These systemic diseases are hyperparathyroidism，diabetes mellitus，rickets，osteomalacia，leucocythemia and Langerhans’ cell histiocytosis.

参考文献

[1] 马绪臣 . 口腔颌面医学影像诊断学 . 6 版 . 北京：人民卫生出版社，2012.
[2] 马绪臣 . 口腔颌面影像医学图谱 . 北京：人民卫生出版社，2004.
[3] 王云钊 . 中华影像学（骨肌系统卷）. 北京：人民卫生出版社，2002.
[4] 陈敏章 . 中华内科学 . 北京：人民卫生出版社，1999.
[5] 王德炳 . 内科学 . 北京：北京大学医学出版社 . 2012
[6] 吴恩惠 . 医学影像学 . 5 版 . 北京：人民卫生出版社，2004.
[7] 邹兆菊，马绪臣 . 口腔颌面医学影像诊断学 . 2 版 . 北京：人民卫生出版社，1997.
[8] 邹兆菊 . 口腔颌面 X 线诊断学 . 2 版 . 北京：人民卫生出版社，1993.
[9] 张震康，樊明文，傅民魁 . 现代口腔医学 . 北京：科学出版社，2003.
[10] Langlais RP，Langland OE，Nortjé CJ. Diagnostic Imaging of the Jaws. Baltimore：Williams & Wilkins，1995.
[11] White SC，Pharoah MJ. Oral Radiology：Principles and Interpretation. 6th ed. St. Louis：Mosby Inc.，2009.

（张祖燕　马绪臣）

第十八章 口腔颌面部介入放射学

Interventional Radiology of Oral and Maxillofacial Region

第一节 概述

Conspectus

介入放射学（interventional radiology）是在医学影像的监视和引导下，通过各种穿刺和导管技术，应用影像诊断学和临床诊疗学的基本原理，进行疾病诊断和治疗的一门学科。

介入放射学是 Margulis 于 1967 年首先提出，并在 20 世纪 70 年代发展起来的一门新兴学科。尽管起步较晚，但其发展迅速，集先进的影像诊断与微创治疗于一体，形成了自己鲜明的学科特点。头颈部的介入放射学可追溯到 1930 年，Brooks 首先用自体肌肉组织栓塞治疗了 1 例颈内动脉-海绵窦瘘；1960 年 Lussenhop 等以血凝块栓塞颈外动脉治疗脑动静脉畸形；1975 年 Djindjian 报道颈内动脉分支栓塞治疗成功；1979 年，Lasjaunias 等报告了颈外动脉及其分支功能性解剖学，为头颈部栓塞治疗奠定了血管解剖学基础；同时，日本等国学者在七八十年代提出了一种新型的肿瘤化疗方法——动脉栓塞化疗（chemoembolization）。近 20 年来，随着导管和栓塞材料的发展，特别是数字减影血管造影技术（digital subtraction angiography）的发展，头颈部介入性治疗有了进一步的发展。

目前，口腔颌面部介入放射学包括血管和非血管介入放射学。前者主要指经血管对头颈部高血运肿瘤、血管畸形及恶性肿瘤进行选择性血管造影，并根据病变性质行栓塞治疗（embolization therapy），或对恶性肿瘤行动脉灌注化疗或栓塞化疗。通常经股动脉插管，将导管置于颈外动脉、椎动脉或颈内动脉进行造影或栓塞治疗。非血管介入治疗包括颞下颌关节造影-介入治疗及 X 线引导下三叉神经射频温控热凝术等。

第二节 口腔颌面部血管介入放射学

Intra-vascular Interventional Radiology of Oral and Maxillofacial Region

口腔颌面部巨大血管畸形、动静脉畸形及高血运肿瘤始终是临床上极为棘手的问题。由于术中出血汹涌，使这些病变的彻底切除极为困难，并可造成多种器官功能的丧失。近 10 余年来，颈外动脉系统超选择性造影及栓塞治疗技术的发展使这些严重血管性病变的治疗有了较大的进展。为减少栓塞治疗的并发症并提高疗效，应熟练掌握颈外动脉系统功能性解剖学及插管技术，并熟练掌握各种栓塞操作技术。

一、数字减影动脉造影术

目前，口腔颌面部血管介入治疗常规经股动脉插管并行头颈部选择性动脉造影（selective arteriography），包括双侧颈内动脉、颈外动脉、椎动脉等，并且往往需要行颈外动脉超选择性造影（superselective arteriography）。

1. 适应证

（1）头颈部脉管性疾病，包括动静脉畸形、动静脉瘘、动脉瘤和混合型血管畸形等。

（2）头颈部高血运肿瘤，如颈部化感瘤、颈静脉球瘤、鼻咽纤维血管瘤及其他术前考虑为血运丰富的良恶性肿瘤。

（3）观察头颈部肿物与大动脉的关系及颅内 Willis 环情况。

2. 禁忌证

严重高血压、动脉粥样硬化、糖尿病及严重心、肝、肾功能障碍者。

3. 操作技术

采用 Seldinger 技术经股动脉插管。在腹股沟中点附近触摸股动脉搏动最强处，距此远心端 2 cm 处皮肤切开约 2 mm 长小切口，以使穿刺针和导管进入时无阻力。穿刺成功后应有持续喷血，此时将短导丝经穿刺针插入动脉，一般导丝应插入血管 20 cm 左右。若导丝送入血管无阻力则表明其在动脉主干内位置良好，则可拔出穿刺针，否则应在透视下调整。然后经导丝送入大小合适的动脉鞘，动脉鞘的作用在于方便反复置换导管，且可反复注入肝素盐水冲洗。选择性动脉插管应选择大小、形态合适的导管，如 4-6F 多用途导管或椎动脉导管，一般双侧颈总动脉、椎动脉均可直接插入；若主动脉弓明显迂曲，可采用 Cobra 导管。颈外动脉分支超选择性插管多需采用导丝引导，进出导丝应在透视监视下进行，操作应轻柔，遇阻力不可强行进入，特别是对于动脉粥样硬化者更应慎重。一般导丝在体内停留时间不宜超过 90 s，否则易形成血栓。动脉造影常规拍摄头颅侧位和后前位，以利于分析病变供血分支的走行和分布。造影剂可分为离子型和非离子型造影剂。目前一般采用非离子型造影剂。造影完成后，股动脉穿刺点压迫 10 ～ 15 min，加压包扎。

二、口腔颌面部功能性血管解剖学

对头颈部各级血管的解剖及该区域功能性血管解剖学（functional angioanatomy）的掌握是实施介入治疗的基础。口腔颌面部的血液供应主要来自颈外动脉及其分支。功能性解剖学是通过划分区域范围的方式来分析动脉解剖及其相互关系。一个区域可由不同的动脉供血，亦可通过与其他区域血管的吻合支血管（collateral branch）供血，这取决于血流动力学平衡（hemodynamic balance）。对此概念的掌握有助于介入治疗中正确选择血管，达到治疗作用，同时避免不必要的栓塞。

Lasjaunias 等通过大量血管造影及尸体解剖研究指出颈外动脉系统主要由 3 个相互联合的吻合途径——舌面动脉吻合途径、上颌动脉吻合途径和咽枕动脉吻合途径组成。舌面动脉途径为固有颈外动脉系统，其中颏下动脉及舌下动脉是该吻合途径的关键。

颈外动脉栓塞治疗中栓子可由颅内外吻合支（extra-to-intra-cerebral collateral branches）即危险吻合（dangerous anastomasis）入颅造成严重并发症。避免栓子超流需熟悉颈外动脉与颈内动脉或椎动脉间可能存在的病理性吻合支。咽枕动脉吻合途径是构成颈外动脉与椎动脉吻合的主要途径，该吻合系统主要包括四个途径：①枕动脉和椎动脉经第一、二颈间隙吻合支相交通；②咽升动脉舌下支经后齿突动脉弓及第三颈间隙（C3）吻合支与椎动脉吻合；③咽升动脉脊肌支经 C3 吻合支与椎动脉吻合；④颈外动脉主干经 C4 吻合支与椎动脉直接交通。

上颌动脉吻合途径是颈内、外动脉之间主要的吻合途径，包括：①眼动脉与脑膜中动脉吻合；②脑膜中动脉及脑膜副动脉与颈内动脉虹吸段吻合；③圆孔动脉及眶下动脉与颈内动脉及眼动脉分支吻合。

另外，面神经损伤即面瘫也是颈外动脉系统栓塞的并发症，因面神经穿颅骨段供血来自脑膜中动脉的岩支或枕动脉的茎乳突支。

三、口腔颌面部栓塞治疗常用栓塞剂

头颈部栓塞治疗常用的材料有明胶海绵、聚乙烯醇、丙烯酸盐类组织胶、弹簧圈及球囊等。近年来有学者报告采用无水乙醇直接进行动脉栓塞。

1. 明胶海绵（gel foam） 为可吸收栓塞剂，具有价格低廉、无毒和使用方便等特点，栓塞后一般 7 ～ 21 天吸收，在临床上最常应用。商品有明胶海绵块和明胶海绵粉两种。前者可刮削成 0.5 ～ 1 mm 的栓子，用于高血运肿瘤的术前栓塞，也可用于疑有危险吻合存在时临时阻塞血管。明胶海绵粉直径在 40 ～ 100 μm，栓塞水平能达到毛细血管前动脉，可很好地避免侧支循环的建立。

2. 聚乙烯醇（polyvinyl alcohol） 简称 PVA，具有良好的生物相容性、可压缩性及促进纤维化等特点，为永久性颗粒栓塞剂。商品为直径 100 ～ 500 μm，不同规格，可根据病变供血动脉和动静脉瘘的大小选择使用。一般栓塞时宜采用较细小的颗粒，可永久性栓塞动静脉畸形中的微动静脉瘘。

3. 丙烯酸盐类组织胶 有二氰基丙烯酸异丁酯（isobutyl-2-cyanoacrylate，IBCA）和 α-氰基丙烯酸正丁酯（N-butyl-2-cyanoacrylate，NBCA）两种。由于在鼠的实验中产生肝癌，IBCA 已停产，而改用其衍生物 NBCA。该材料为一种低黏度的液体化学黏合剂，具有遇血流迅速凝固的特点，通过加入不同比例的碘苯酯或碘化油可调节其凝固时间。目前口腔颌面部动静脉畸形的栓塞治疗常应用该材料。

4. 弹簧圈（microcoil） 以不同直径的螺旋形金属丝夹带呢绒纤维制成，放在导管时呈直线状，脱离导管后立即扭曲成团，可用于栓堵较大的动静脉瘘。颅内应用多为微小铂金弹簧圈，并通过专用微导管栓塞动静脉瘘或动脉瘤。有学者报道采用弹簧圈对颌骨动静脉畸形行瘤腔栓塞可起到根治作用。

5. 可脱性球囊（detachable balloon） 由乳胶或硅胶制成，可通过专用导管送至病变区，通过注射造影剂或阻射 X 线的可固化物质，使之膨胀后脱离导管并留置于病变区，达到栓塞目的。在口腔颌面部可用于栓堵较大的动静脉瘘。

6. 无水乙醇（absolute ethanol） 可直接破坏血管内皮细胞，并使血红蛋白变性，形成血凝块，导致剧烈的炎症反应，最终血管腔萎缩闭塞，从而永久性封闭动静脉畸形中的微小动静脉瘘。

四、口腔颌面部栓塞治疗技术要点

口腔颌面部栓塞治疗就其目的可分为术前栓塞、姑息性栓塞及治疗性栓塞 3 种。术前栓塞的目的是减少病变区血液供应，从而减少术中出血，使病变更易切除，并减少并发症。姑息性栓塞则是指对于不能手术切除的高血运肿瘤或血管畸形进行栓塞，以减少其自发性出血的可能。治疗性栓塞指使病变被永久性栓塞，主要用于动静脉畸形。无论栓塞的目的如何，均需认真进行动脉造影检查，选择适当的栓塞剂，并必须具备熟练的操作技术，以减少栓塞治疗并发症并提高疗效。归纳起来，栓塞治疗时应注意以下几方面：

1. 栓塞治疗前仔细进行造影检查 对口腔颌面部巨大的高血运病变，常规行双侧颈外动脉、颈内动脉及椎动脉系统选择性造影，仔细分析血管走行、变异及局部血流动力学变化。对参与供血的颈外动脉分支应逐一超选择性造影，其中颌内动脉、咽升动脉和枕动脉常规行正侧位检查，以除外可能存在的危险吻合。必要时以 50 mg 利多卡因注入血管行激惹实验，如注射后出现脑神经麻痹或颈内动脉卒中症状，则提示危险吻合的存在，栓塞治疗时不宜采用液体或过细的颗粒栓塞剂。

2. 应根据病变性质和栓塞目的选择栓塞剂 如行术前栓塞可采用明胶海绵等可吸收栓塞剂；对于恶性肿瘤的姑息性栓塞可采用永久性栓塞剂；对于动静脉畸形病例宜采用 PVA、NBCA 等永久性栓塞剂。

3. 栓塞治疗操作技术 ①使导管头尽量靠近病变中心，并远离颈总动脉分叉，必要时采用微导管；②注射栓塞剂应在透视严密监视下进行，并应低压、分次、缓慢注射，发现栓塞剂流注减慢即停止注射并进行造影复查，避免过度栓塞或反流；③在使用 NBCA 时应根据病变动静脉循环时间调整碘剂的比例，使之均匀流注于畸形血管中。若使用无水乙醇作为动脉栓塞剂，应注意将导管超选择性插入病变中心血管，避开正常组织供血支，并控制好用量，同时严密观察患者心率、血压等生命体征。避免造成明显组织坏死或肺动脉痉挛等严重并发症。在使用颗粒栓塞剂时粒子直径应适当，避免造成栓塞过度或栓塞不足，一般直径在 200 ～ 300 μm；④动脉栓塞与瘤腔栓塞相结合：动静脉畸形病变区动脉及静脉均呈扩张状态，只有使之完全闭塞才可达到根治目的，所以在动脉栓塞时可穿刺畸形静脉进行瘤腔栓塞，这样既可以达到较好的治疗效果，又可减少单纯动脉栓塞的风险。

五、口腔颌面部动静脉畸形的栓塞治疗

动静脉畸形（arteriovenous malformation）的病理实质为病变区毛细血管网消失，动脉与静脉通过畸形血管团连接。该病理基础在胚胎发育期形成，可因血流动力学、内分泌、创伤或医源性因素而发展，使病变范围增大。临床表现为病变区着色、皮温增高并伴有搏动及吹风样杂音，甚至发生溃疡、坏死或出血。发生在颌骨的病变较少，但常可引起致命的大出血，危险性较大。单纯动脉结扎可临时控制出血，但会迅速建立侧支循环使病变发展；手术往往不能全部切除，且常造成严重的组织器官功能损伤。栓塞治疗的宗旨是使病变中心的微动静脉瘘及畸形血管团完全闭塞，以达到永久性治疗作用。研究表明，口腔颌面部表浅病变中畸形血管多较弥散，单纯栓塞治疗难以根治，往往需多次栓塞或结合手术治疗，皮肤明显受损者可于栓后行病变整体切除及皮瓣修复（图 18-1）。深部间隙病变多含腔窦状畸形血管网，应在动脉栓塞后行瘤腔栓塞，即“双途径”栓塞，这样可使动静脉畸形得到很好的控制。颌骨中央性动静脉畸形的栓塞治疗应根据病变范围及颌骨破坏情况而定，若病变范围较小且 X 线检查呈蜂窝状改变，可于栓塞后行刮治术；若病变呈小囊腔状，“双途径”栓塞多可使病变得以根治，栓塞材料可采用 NBCA 组织胶、无水乙醇或弹簧圈；若病变范围较大且患牙明显松动，栓塞后多需行刮治术，其疗效确切（图 18-2），可避免多次复发、多次治疗给患者造成的严重负担；若病变范围虽较大但尚无大出血史，患区牙槽骨无明显吸收破坏，可行“双途径”栓塞，其关键在于使病变瘤腔即畸形血管团完全闭塞，这样造成颌骨破坏的血管团会逐渐萎缩，颌骨得以骨化重建。总之，随着栓塞技术的发展，口腔颌面部动静脉畸形的治疗大多数可达到较好的治疗效果，部分病例可得到永久性根治。但颌面部巨大混合型血管畸形，尤其是累及耳、鼻、眶周，甚至颅内外贯通的复杂病例的治疗，仍然是极为棘手的难题，需要继续不断地探索并最

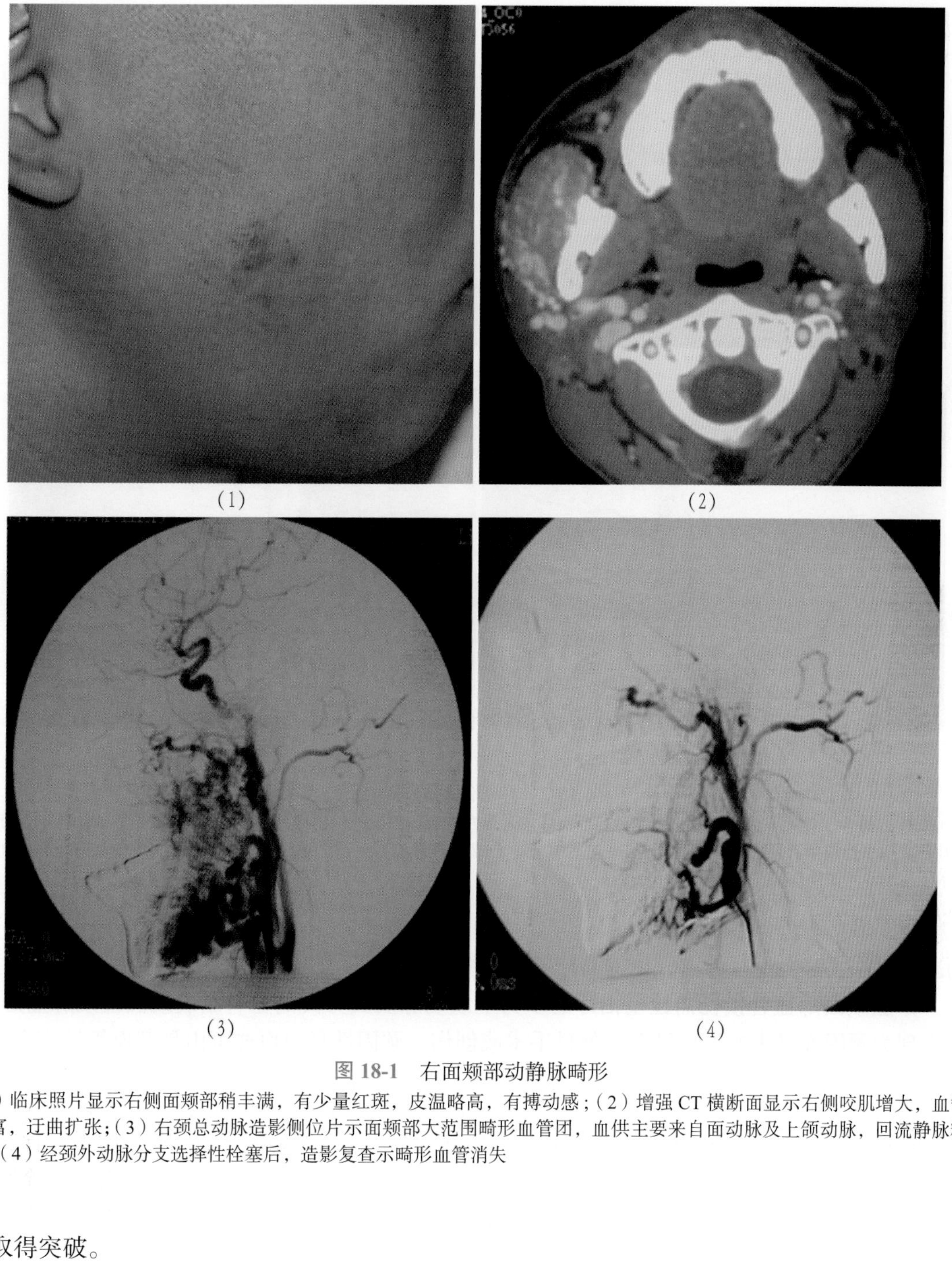

图 18-1　右面颊部动静脉畸形

（1）临床照片显示右侧面颊部稍丰满，有少量红斑，皮温略高，有搏动感；（2）增强 CT 横断面显示右侧咬肌增大，血管丰富，迂曲扩张；（3）右颈总动脉造影侧位片示面颊部大范围畸形血管团，血供主要来自面动脉及上颌动脉，回流静脉粗大；（4）经颈外动脉分支选择性栓塞后，造影复查示畸形血管消失

终取得突破。

六、头颈部动静脉瘘或血管损伤的栓塞治疗

动静脉瘘（arteriovenous fistula）即动脉与静脉直接交通，发生原因可为先天性、创伤性、自发性或医源性。颅内常见的动静脉瘘包括颈内动脉-海绵窦瘘（carotid-cavernous fistula）及脑膜动静脉瘘（dural arteriovenous fistula）；颅外头颈部动静脉瘘包括颈内动脉-颈内静脉瘘（图 18-3）、椎动脉-椎静脉瘘、颈外动脉-颈静脉瘘或上颌动脉动静脉瘘等。一般可脱球囊栓塞是最可靠的方法，部分瘘口较小者也可采用弹簧圈或组织胶栓塞。颈内动脉及椎动脉系统动静脉瘘栓塞治疗的关键是在栓塞瘘口的同时尽量保持载瘘动脉通畅，如果需封闭载瘘动脉则需做颅内 Willis 环评价，以避免动脉闭塞后颅内缺血的发生。如果单纯动脉栓塞不能使瘘口完全

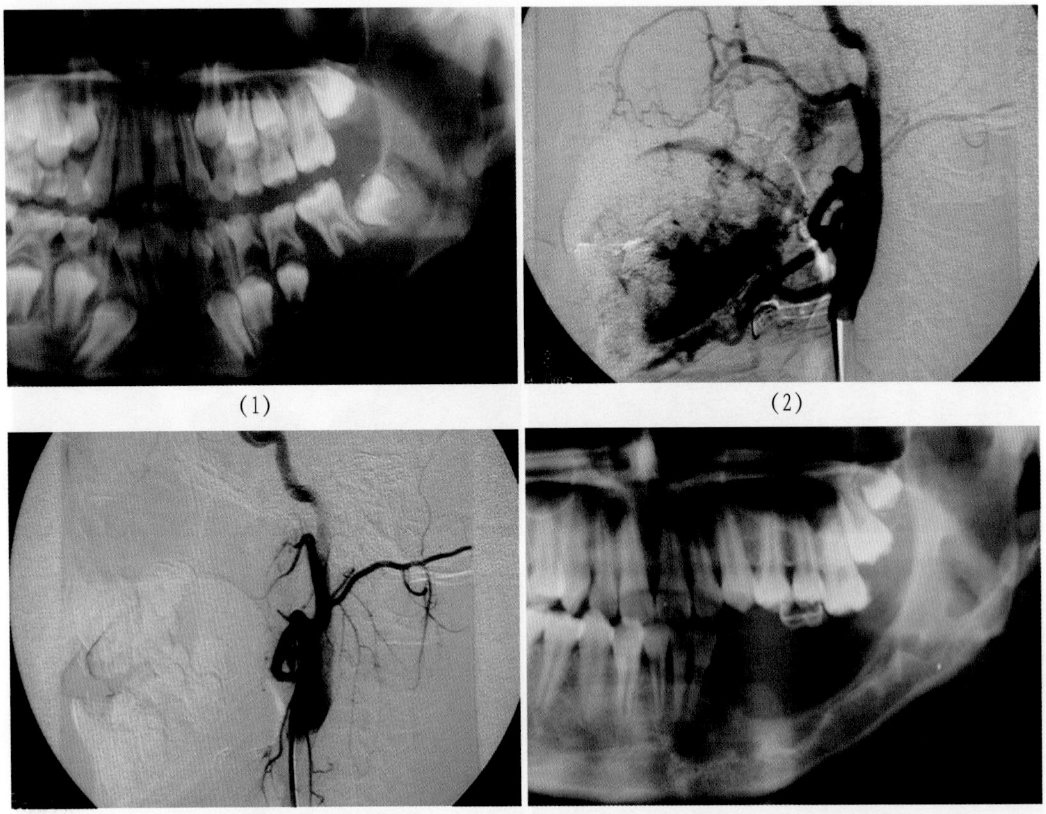

图 18-2 左下颌动静脉畸形

（1）女性，10岁，因左下颌牙龈大出血就诊。曲面体层片示左下颌体部大范围透影区；（2）左颈动脉造影侧位片示左颈外动脉分支供血形成颌骨巨大畸形血管团；（3）左颈外动脉分支选择性栓塞后造影示畸形血管消失；（4）栓塞治疗后行刮治手术，术后4年曲面体层片显示患区愈合重建

闭塞，可采用静脉途径栓塞，以提高栓塞治愈率。

口腔颌面部血管损伤需栓塞治疗的多为上颌动脉及其分支的血管断裂或假性动脉瘤形成，常表现为顽固性鼻出血，可继发于外科手术或创伤。顽固性鼻出血亦可由鼻部血管性病变如先天性出血性毛细血管扩张症、Rendu-Osler 病或全身血液病引起。行颈外动脉系统造影可明确出血来源及其受损程度，并根据情况栓塞上颌动脉、咽升动脉或腭升动脉，多可收到较满意的效果。

七、头颈部高血运肿瘤的栓塞治疗

此类肿瘤包括颈动脉体瘤、鼻咽纤维血管瘤、血管外皮细胞瘤及颈静脉球瘤等。因为其血运丰富，位于颅底或贯穿颅内外，或与颈部大血管关系密切，手术难度大，若术前行栓塞治疗则可明显减少术中出血，减小手术难度和并发症，或使无法手术的病例获得手术机会。

颈动脉体瘤（carotid body tumor）与血管外皮细胞瘤均可表现为颈部搏动性肿物，穿刺有血。目前数字减影血管造影是这些疾病影像诊断的最佳手段，其造影图像于动脉晚期均呈现浓密的肿瘤染色（图 18-4）。如果颈内动脉仅被推移而未被侵蚀，则术中多可被保留；若颈内动脉被广泛侵蚀则术中多需牺牲颈内动脉。栓塞瘤体供血动脉可明显减少术中瘤体剥离时的出血，从而减少手术时间和难度。

青少年鼻咽纤维血管瘤（juvenile nasopharyngeal angiofibroma，JNA）是具有侵蚀性的高

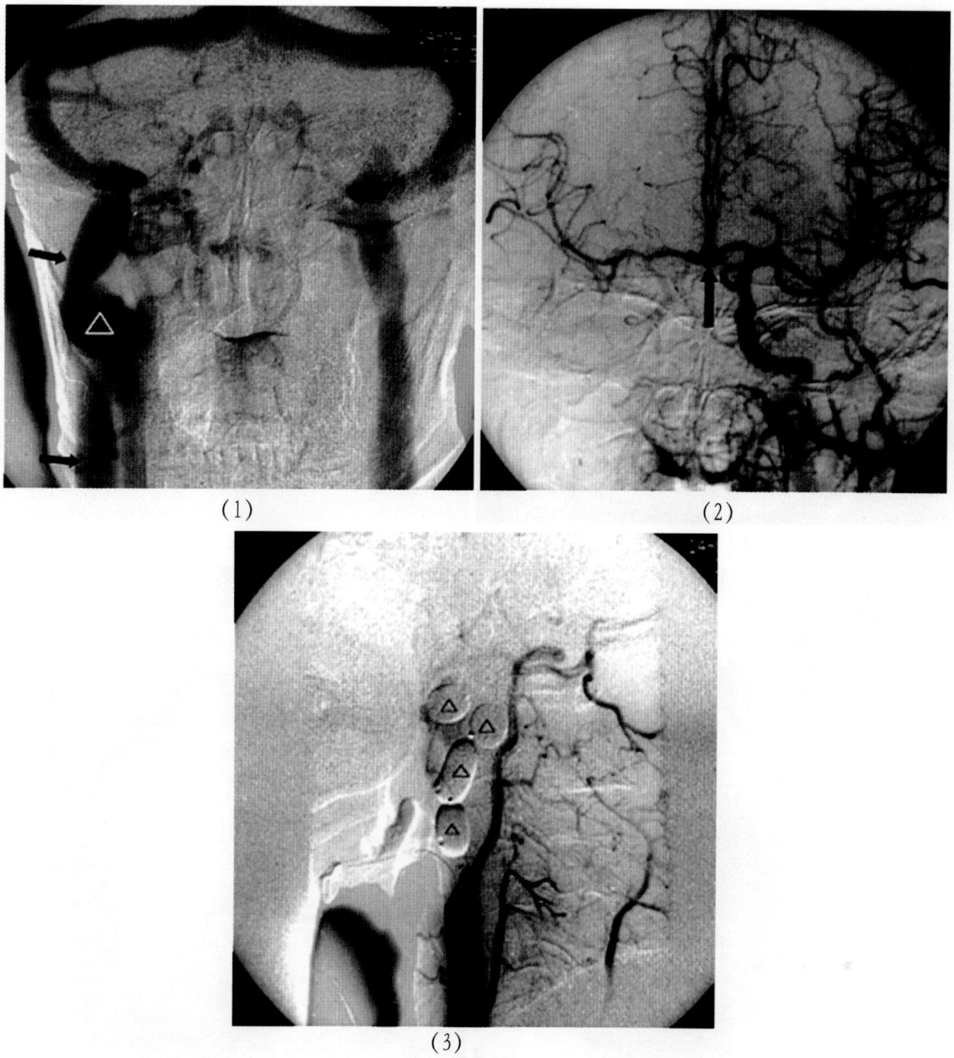

图 18-3　右侧颈内动脉-颈内静脉瘘

（1）右颈总动脉造影正位片示颈内动脉与颈内静脉形成异常交通（△）且静脉呈双向回流（↑）；（2）左侧颈总动脉造影正位片示大脑前交通动脉（↑）发育良好，左颈内动脉可代偿右大脑半球供血；（3）以球囊（△）栓塞后右颈总动脉造影示异常，动静脉交通消失

血运肿瘤，其供血动脉多为上颌动脉、咽升动脉等，术前栓塞可明显减少术中出血，提高病变全切率，减少术后复发率。这类肿瘤若广泛侵蚀颅底，可行瘤腔穿刺栓塞治疗，其栓塞效率可达 90% ～ 100%。

口腔颌面部其他高血运肿瘤较少，但对神经纤维瘤病、大范围动脉瘤样骨囊肿、恶性脉管性肿瘤、颞下窝恶性肿瘤或转移性肿瘤，若术前估计出血较多，可行造影检查，必要时行术前栓塞治疗（图 18-5）。

头颈部肿瘤紧邻或侵犯颈内动脉时，除要了解肿瘤与颈动脉的关系如包绕、推移、侵蚀等情况外，还要了解颅内 Willis 环发育情况，这样在外科手术中若需结扎或牺牲颈内动脉时不致造成颅内缺血等严重后果。一般认为脑血管造影是评价脑代偿循环最直接有效的方法。检查方法是在进行健侧颈动脉及椎动脉造影时，压迫患侧颈总动脉，以了解大脑前、后交通动脉向患侧大脑半球的代偿循环情况，如代偿循环良好，则术中闭塞颈内动脉不至于有半球缺血的问题［图 18-3（2）］。也有人采用颈内动脉球囊阻断实验来检测颅内循环代偿情况，

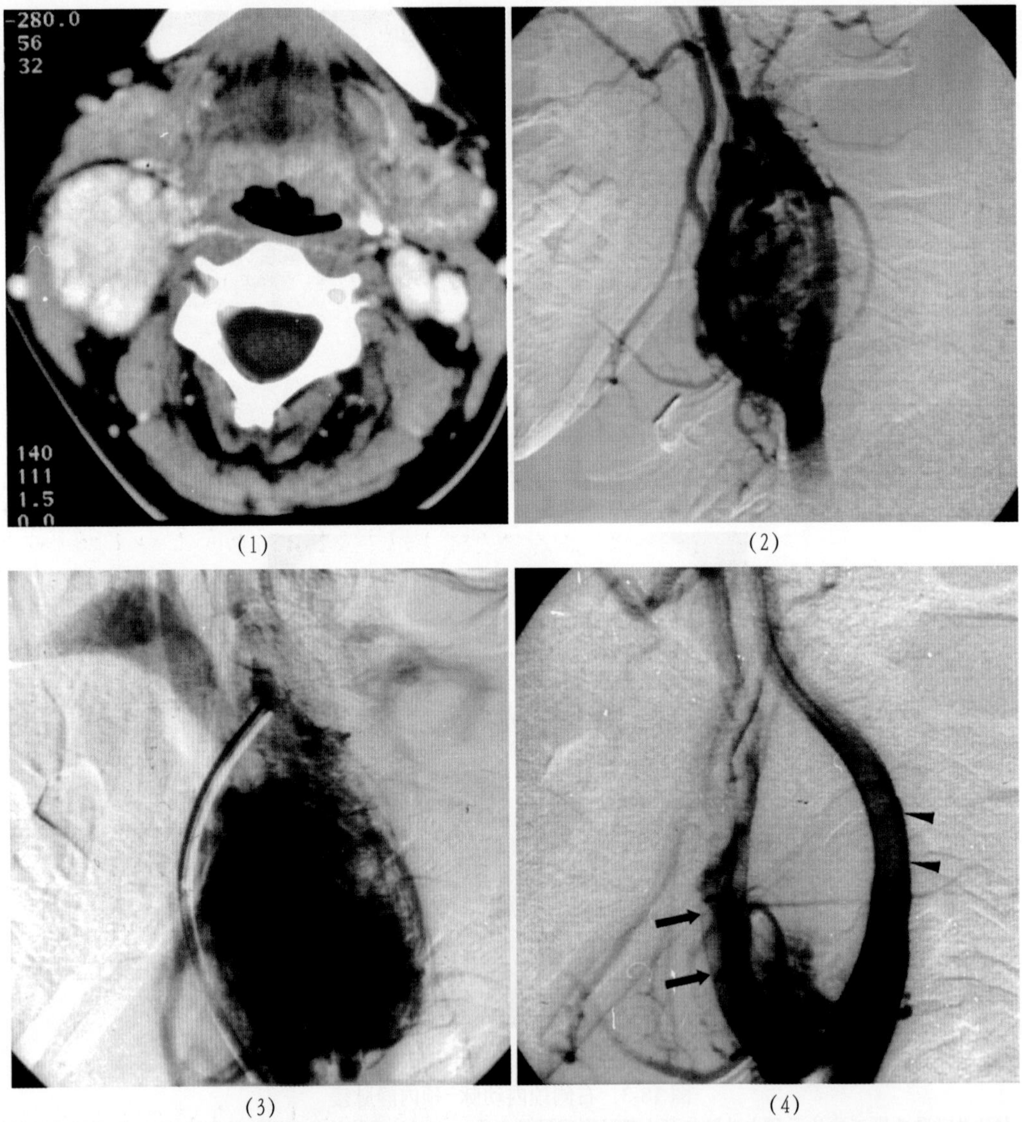

图 18-4　右侧颈动脉体瘤

（1）增强 CT 横断面显示右侧颈部高血运肿瘤，边界清晰；（2）右颈总动脉造影侧位片显示瘤体染色，颈动脉分叉增大呈“鸟巢状”；（3）右侧颈外动脉分支超选择性造影示瘤体大部显影；（4）栓塞后右颈总动脉造影侧位片示瘤体染色明显减少，可见颈外动脉向前移位（↑），颈内动脉后移（▲）

并认为在球囊阻断时应进行降压实验及 Xenon-CT 检查，以提高该方法检出潜在颅内代偿不足者的敏感度。

八、口腔颌面部瘤腔造影及硬化治疗

瘤腔造影（intranidus venography）是检查颌面部静脉畸形（venous malformation）的范围及回流情况的主要方法，可分为普通瘤腔造影和数字减影瘤腔造影。造影时患者仰卧，尽量使瘤体膨胀。根据病变范围可采用一点或多点穿刺。当穿刺有血时，将造影剂注入并拍摄头颅正、侧位。造影剂用量应根据病变大小调整，一般单次注射量为 5 ～ 10 ml。数字减影瘤腔造影可动态观察病变范围及静脉回流情况，且避免了因硬组织重叠造成的图像对比较差的问题。静脉畸形可分为高回流和低回流性两种。前者可显示 1 ～ 2 条较粗大的回流静脉，而后者回流静脉细小或不显示。对于低回流性病变注射硬化剂可较长时间作用于畸形血管腔窦使之硬化，

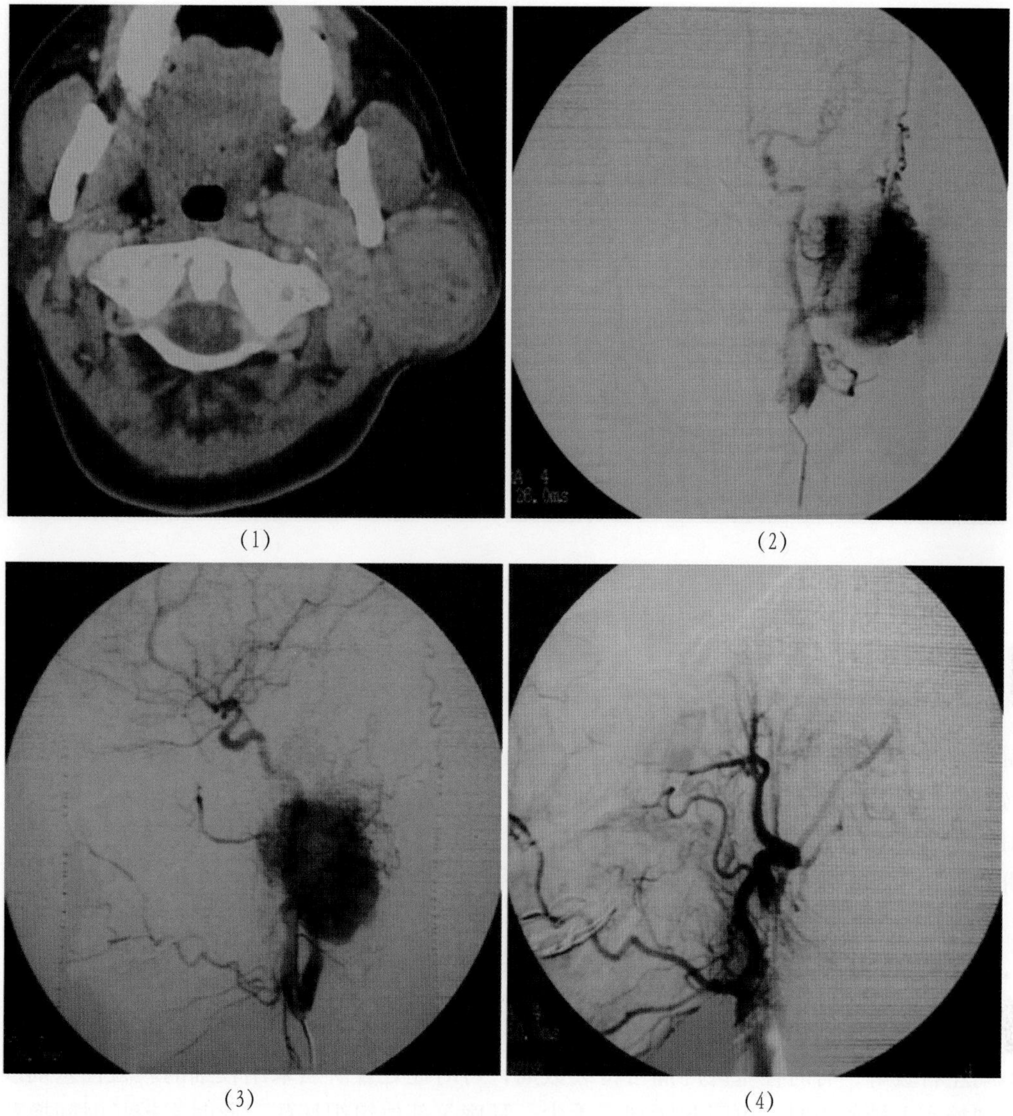

图 18-5　左侧腮腺区血管内皮瘤

（1）增强 CT 显示左侧腮腺区高血运肿瘤；（2）左侧颈总动脉造影后前位及（3）侧位显示局部较大范围肿瘤“染色”；（4）栓塞后颈外动脉造影侧位见肿瘤染色消失

效果较好；而高回流性病变注入硬化剂时应压迫回流静脉使药物于畸形血管腔窦内滞留较长时间。有学者采用无水乙醇行瘤腔注射，使畸形血管腔窦及回流静脉部分闭塞，然后注射平阳霉素等药物进行硬化治疗，可明显提高疗效（图 18-6）。

九、头颈部恶性肿瘤的介入化疗

恶性肿瘤的介入治疗可作为一种姑息性治疗，也可作为手术前后的辅助性治疗。可向肿瘤供血动脉灌注抗癌药物行区域性化疗，也可在药物灌注的同时注入碘油等栓塞剂或直接注射含药微球行栓塞化疗。用于头颈部介入治疗的化疗药包括顺铂、阿霉素、博来霉素、5-FU 及甲氨蝶呤等。栓塞微球可由乙基纤维素、白蛋白或明胶海绵等制成。单纯动脉药物灌注可使癌组织内药物浓度明显提高，且抗癌药物直接进入肿瘤供血动脉产生首过效应，从而更充分发挥抗癌效力。栓塞化疗将动脉灌注和供瘤动脉栓塞两个作用相结合，特别是含药微球既可栓塞肿瘤的滋养动脉，又可缓慢释放抗癌药物，不仅提高了肿瘤组织药物浓度，又延长了

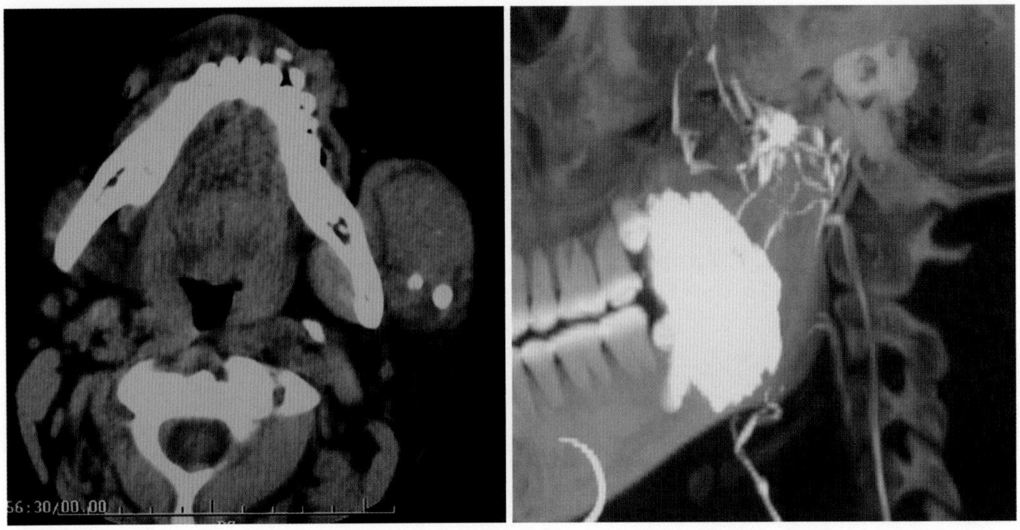

（1）　　（2）

图 18-6　左侧咬肌区静脉畸形

（1）MSCT 横断面显示左侧咬肌区占位性病变，可见钙化；（2）左侧咬肌区瘤腔造影显示较大范围静脉瘤腔，经面前及面后静脉回流

肿瘤组织与抗癌药物接触的时间，同时全身血药浓度降低，这样其疗效可明显提高，而化疗药物毒性明显降低。目前介入性化疗在肝、肾、盆腔等脏器肿瘤的应用已较多，但在头颈部应用的报道较少，在适应证、药物、栓塞技术、降低并发症及与放疗的关系等方面均需进一步研究。

十、口腔颌面部血管栓塞治疗的并发症

颈外动脉系统的栓塞治疗可引起颌面部疼痛、肿胀、麻木、张口受限及恶心呕吐等，一般在1周左右缓解，有时栓塞区疼痛可持续数周，可对症处置。当采用较细的颗粒栓塞剂或液体栓塞剂栓塞末梢血管时，可引起唇部、舌尖、耳廓等部位组织坏死，此时需较长时间换药待坏死组织脱落。颈外动脉造影及栓塞的严重并发症包括颅内误栓和肺栓塞，可导致失明、失语、半侧肢体麻木、偏瘫、急性呼吸心搏骤停甚至死亡，其发生率为1%～2%。其原因主要包括：①栓塞剂反流入颈内动脉造成误栓；②栓塞剂通过颅内外病理性交通支或危险吻合入眶入颅；③插管过程中颈动脉粥样斑块脱离入颅；④机械或造影剂刺激造成颈内动脉广泛痉挛；⑤栓塞剂超流入肺。其预防及处理的方法为：①栓前认真分析造影图像，全面了解病变的供血来源及是否存在危险吻合，对于多次手术或栓塞的病例更应特别注意；②栓塞剂的选择应根据栓塞目的、病变性质及导管位置而定，在上颌动脉、咽升动脉或椎动脉栓塞时，栓子不宜过细；③当疑有危险吻合存在时，栓塞时向靶动脉注入2%利多卡因，进行激惹实验，确认没有神经麻痹时方可栓塞；④导管尖端尽可能靠近病变中心，必要时采用微导管，以避免栓塞正常血管而病变中心栓塞不足；⑤栓塞动静脉瘘或静脉栓塞时，应注意栓塞材料的直径，同时注意压迫颈部，避免超流入肺；⑥术中术后密切观察患者反应，了解有无脑神经损伤表现。一旦发生严重并发症，应积极进行溶栓和扩血管治疗。

第三节　颞下颌关节造影–介入治疗
Arthrographic Interventional Treatment for Temporomandibular Disorders

颞下颌关节紊乱病影像学检查中，需对关节盘移位和穿孔做出明确诊断。虽然磁共振技术是一种非侵入性检查方法，但其检查费用昂贵且对关节盘穿孔的诊断价值较差。关节造影术虽然是侵入性检查，但对人体侵犯轻微，仍广泛应用于关节盘移位及穿孔的诊断。关节造影–介入治疗将关节造影术、关节冲洗术和关节内药物注射3种技术结合起来一次完成，在得到关节盘及关节内软组织病变的影像学信息的同时，完成关节冲洗和（或）关节内药物注射等治疗操作，以减轻关节疼痛，增加开口度及关节动度。适应证包括：①颞下颌关节紊乱病单纯关节盘不可复性前移位，临床表现为开口受限、开口偏斜、髁状突滑动运动明显减低；②颞下颌关节紊乱病关节盘不可复性前移位伴滑膜炎或关节囊炎，临床表现为开口受限、开口偏斜、髁状突滑动运动明显减低，并存在关节区开口或咬合痛、关节局部触压痛等；③颞下颌关节紊乱病关节盘可复性前移位，临床上存在关节绞锁征；④具有上述临床表现的其他颞下颌关节病变。

第四节　X线定位在三叉神经痛射频温控热凝术中的应用
X–ray Guiding Position for Radiofrequency Controlled Thermocoagulation of Trigeminal Neuralgia

经皮穿刺半月神经节及感觉根治疗三叉神经痛的方法包括无水乙醇或甘油的注射、球囊压迫和射频温控热凝术。该类治疗成功与否的关键在于半月神经节穿刺及定位的准确性。最初该治疗的定位方法是使用X线平片，具有一定的局限性，常需凭经验进行判断。20世纪80年代国外主要采用C型臂监控，在荧光屏的监视下直观完成穿刺和穿刺深度定位，使穿刺操作的准确性及观察的客观性有了长足发展，但术者也受到较大剂量射线的损害。国内20世纪90年代开始采用CT定位的方法，具体方法是在完成穿刺后，进行CT扫描。图像不仅能够清楚地显示穿刺针进入卵圆孔的情况，并且能够反映出进针的深度，对于穿刺后的定位及防治误穿刺有重要的指导意义。对于穿刺困难病例，也可在穿刺针达到颅底后，先进行扫描以明确穿刺针与卵圆孔的差距，然后根据提示进行调整，以提高治疗的成功率。目前该方法已成为三叉神经射频治疗的重要辅助定位手段。

Summary

Interventional radiology, which combines medical imaging diagnosis with clinical treatment, is an important part of oral and maxillofacial imaging. It includes intra-vascular and non-vascular interventional procedures. Intra-vascular interventional radiology mainly comprises selective external carotid arteriography, embolization of hypervascular lesions, and chemoembolization of head and neck malignant tumors. At present, embolization therapy may serve as a primary therapy for arteriovenous malformations or arteriovenous fistulas, and serve as an important preoperative assistance for hypervascular neoplasms. The functional angioanatomy, embolic agents, and technical aspects of embolization therapy in the oral and maxillofacial region are introduced, and the knowledge is important and helpful in improving clinical efficacies and prevention of complications, such as cerebral infarction and tissue necrosis.

With respect to non-vascular interventional procedures, arthrographic interventional treatment for temporomandibular disorders and X-ray guided thermocoagulation of trigeminal neuralgia are described in this chapter.

参考文献

[1] Lasjaunias P, Berenstein P. Surgical Neuroangiography. Vol 1. Functional Anatomy of Craniofacial Arteries. Berlin: Springer-Verlag, 1987.
[2] 凌峰，李铁林，刘树山．介入神经放射学．北京：人民卫生出版社，1991.
[3] 柳登高，马绪臣，李宝民．颈外动脉危险吻合血管造影研究．中华口腔医学杂志，2002；37：24-26.
[4] 柳登高，马绪臣．颌骨中心性动静脉畸形的栓塞与手术治疗．中华口腔医学杂志，2002；37：340-342.
[5] 柳登高，赵福运，张建国等．口腔颌面部软组织动静脉畸形血管构筑初探与治疗分析．现代口腔医学杂志，2008，22：561-564.
[6] Liu DG, Ma XC, Zhao FY, Zhang JG. Intra-osseous embolotherapy of central arteriovenous malformations in the jaw: Long-term experience of eight cases. J Oral Maxillofac Surg, 2009, 67: 2380-2387.
[7] Liu Yu, Liu Denggao, Wang Yixiang, et al. Clinical study of sclerotherapy of maxillofacial venous malformation using absolute ethanol and pingyangmycin. J Oral Maxillofac Surg, 2009, 67: 8-104.
[8] 马绪臣，赵燕平，宋小侠等．颞下颌关节紊乱病关节造影-介入治疗．现代口腔医学杂志，1999；13：18-20.
[9] Okamato Y, Konno A, Togawa K, et al. Arterial chemoembolization with cisplatin microcapsules. Br J Cancer, 1986; 53: 369-375.
[10] Yang J, Ma XC, Zou ZJ, et al. Experimental maxillofacial arterial chemoembolization with encased-cisplatin ethylcellulose microspheres. AJNR, 1995; 16: 1037-1041.

（柳登高　赵燕平）

第十九章　口腔颌面种植放射学

Radiology of Oral and Maxillofacial Implants

一、概述

近几年，口腔颌面放射学的发展，尤其是口腔颌面锥形束 CT 在口腔种植中的广泛应用，极大地推动了口腔种植学的快速发展。同时，口腔种植学科的快速发展也促进和推动了与之密切相关的口腔种植放射学（implant radiology）的发展。

口腔种植放射学为种植区域的术前评估、治疗过程中的观察，以及修复后远期效果评价提供影像学依据的同时，更是直接参与到了种植方案的制订和手术实施的全过程中。具体来说，口腔种植中放射学检查的目的主要包括以下几个方面：①评价种植区的骨质和骨量情况；②评价与种植区密切相关的解剖结构的关系，包括上颌窦、下颌管、切牙管，以及近几年广受关注的下颌切牙下方的下颌管的延伸部等。同时，上颌窦内的病变，也需要在种植术实施前做好评估；③评估种植区的骨形态。由于颌骨的形态多样，有时在平片上显示良好的颌骨结构，在三维影像上可以表现为刃状牙槽嵴或牙槽骨倒凹等。这就需要在种植术前对颌骨形态进行充分评估，以免种植体穿通颌骨等情况发生；④评价颌骨内偶然发现的病变情况及与拟种植区域的关系。有时，影像学检查会偶然发现颌骨内存在的病变，这就需要临床医生充分评估其性质及是否需要进一步颌骨手术等；⑤评价种植术后种植体与骨结合情况。种植成功的标准之一是种植体周围 X 线无透射区，这就要求必须用影像学检查来确定种植体与骨的结合情况；⑥评价移植骨是否适合种植体修复。修复外科的进步和成熟，使得颌骨截骨后骨移植的成功率越来越高。为了恢复患者的咀嚼功能，常常需要在移植骨上实施牙种植术。这就需要在种植术实施前通过影像学检查对移植骨的骨质、骨量和截骨端愈合情况进行充分评估；⑦获取三维影像数据，制作种植导板，引导种植体的植入；⑧为复杂种植术中的手术导航提供数据支持。

术前设计对于保证种植成功具有极其重要的作用。对缺失牙部位的临床评价和恰当的放射影像学检查是种植术前设计的基础。为了确保种植成功，使植入体与颌骨形成良好的骨整合界面，术前充分了解颌骨的质与量，以及邻近的重要解剖结构，如鼻腔、上颌窦、下颌管等是十分必要的。当然还有其他一些因素会影响种植的成败，如种植体的选择、对患者的宣教及对种植过程中的风险估计等。

口腔种植工作中常用的 X 线检查方法包括根尖片、䍜片、曲面体层、颌骨横断面体层摄影及 CT 和 CBCT 扫描检查等。本章拟对临床常用的重要检查方法在种植术前、治疗过程中及修复后评价中的作用，以及各种检查方法应用在不同临床阶段的利弊予以介绍。

二、X 线检查

（一）术前检查

术前放射影像学检查可以帮助临床医师充分了解缺失牙部位颌骨的质与量，以及邻近的重要解剖结构。选择合适的种植体，制订最佳手术方案，确保手术成功。

1. 根尖片检查 根尖片检查可以帮助临床医生了解种植部位骨存在的质和量；投照时配合人工标记可以很好地计算出垂直方向上牙槽嵴顶与深在重要解剖结构的距离，如切牙孔、颏孔、上颌窦、下颌神经管及尖牙窝等（图 19-1）。但是根尖片不能提供种植部位骨的宽度信息。要完善术前设计还必须配合其他影像学检查。

2. 下颌横断殆片检查 在进行下颌缺失牙种植前检查时配合下颌横断殆片检查可以较好地显示下颌骨颊舌向的宽度。投照时必须保证射线与下颌骨体受检部位垂直才能比较准确地反映

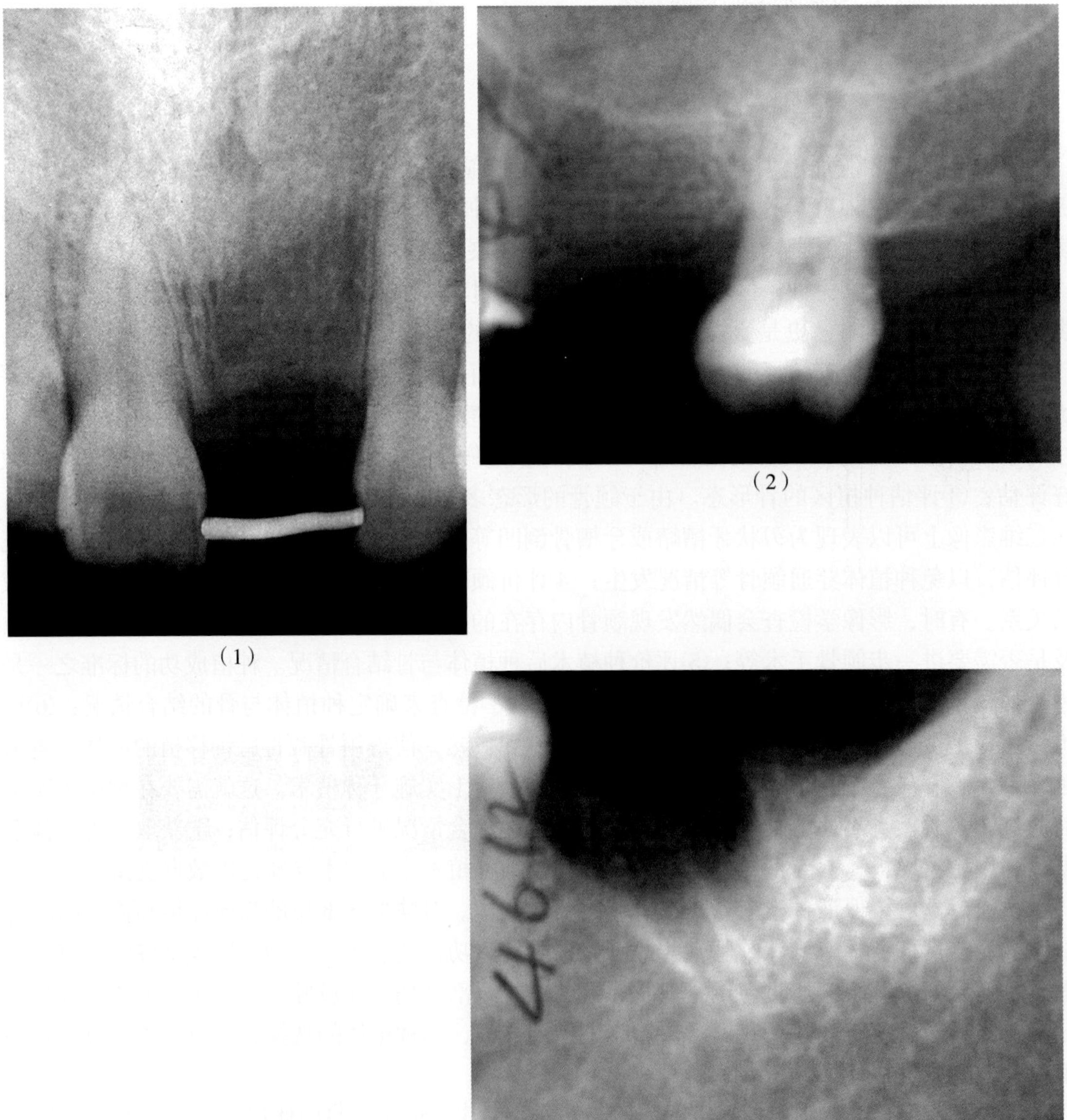

（1）（2）（3）

图 19-1 根尖片检查

（1）上前牙根尖片显示左侧上颌中切牙缺失，可以判断牙槽嵴顶距鼻底的距离；（2）上后牙根尖片显示左侧上颌第一恒磨牙缺失，可以判断牙槽嵴顶距上颌窦底的距离；（3）下后牙根尖片显示左侧下颌第一恒磨牙缺失，牙槽窝未愈合，可以判断牙槽嵴顶距下颌管上壁的距离

骨结构（图 19-2）。但是下颌骨的形态结构不是均匀一致的，上下往往宽度不一，尤其在全口长期缺牙的时候，牙槽嵴顶萎缩，形成一个条形嵴，而下方体部较宽厚。这时下颌横断殆片不能真实地反映下颌骨的宽度。

3. 曲面体层摄影检查　曲面体层片可以同时显示上下颌骨、牙槽突、上颌窦、下颌神经管、颏孔及尖牙窝等重要解剖结构（图 19-3）。曲面体层片适于双侧对比观察，不仅适用于单个缺失牙的检查，还适用于口内位于不同象限的多个缺失牙区域的检查。作为筛查手段它还可以发现不适于种植修复的颌骨病变。但是曲面体层摄影时体层域的选择要合适，选择不当会使图像失真严重，所以建议投照时加人工标记（图 19-4），以避免判断错误。另外，该片亦为二

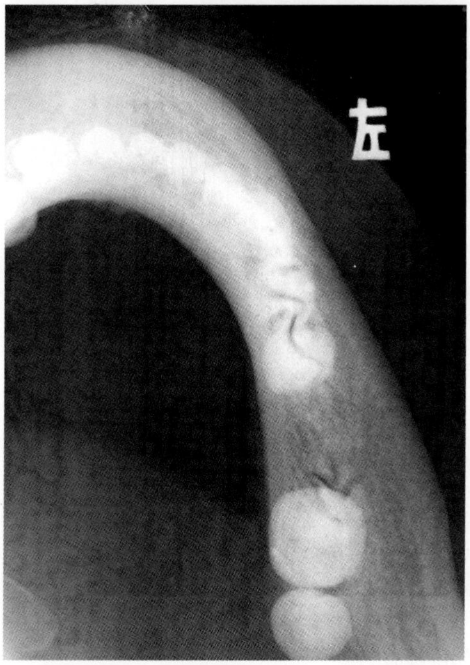

图 19-2　左侧下颌横断殆片示左下第一恒磨牙缺失处下颌骨的宽度

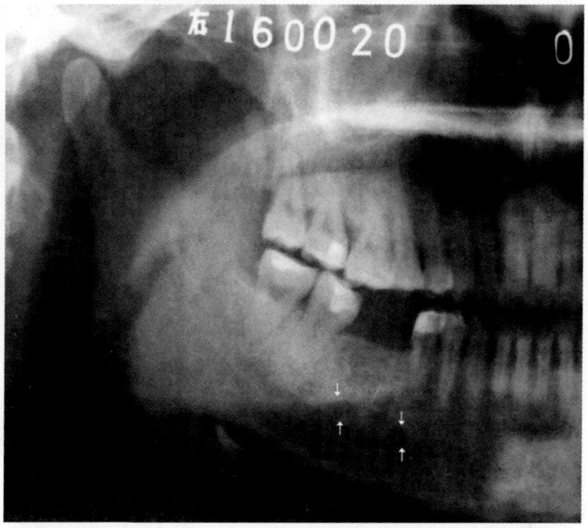

图 19-3　曲面体层片（局部）示右侧下颌第一恒磨牙缺失，缺失牙区域牙槽嵴顶高度丰满，下颌管影像清晰可见，相当于缺失牙远中根尖处下颌管壁上方可见根尖区残留病变（↑），右下第二前磨牙下方可见颏孔影像（↑）

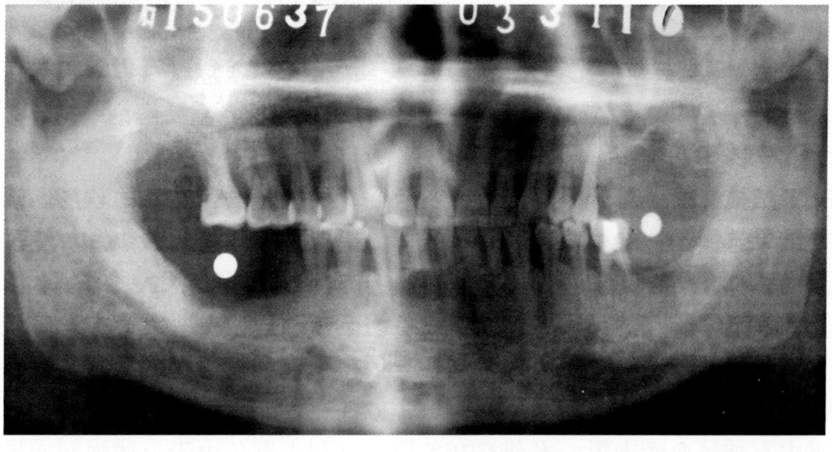

图 19-4　曲面体层片示双侧下颌磨牙区缺失牙，分别在两侧缺牙区置放直径 5 mm 的不锈钢球作参照，与实际对比计算出曲面体层横纵向放大率，换算出缺失牙部位牙槽嵴顶与下颌管的实际距离从而决定选择种植体的长度

维图像，不能显示颌骨颊舌向的宽度。

4. 颌骨横断面体层摄影检查 颌骨横断面体层摄影（transversal pantomography）操作比较复杂，亦有投照所造成的图像失真，所以最好加人工标记。现代曲面体层机提供了可以显示颌骨横断面的投照功能。其图像可以提供颌骨横断面的高度、宽度、骨量、形态及内部结构等信息（图19-5）。

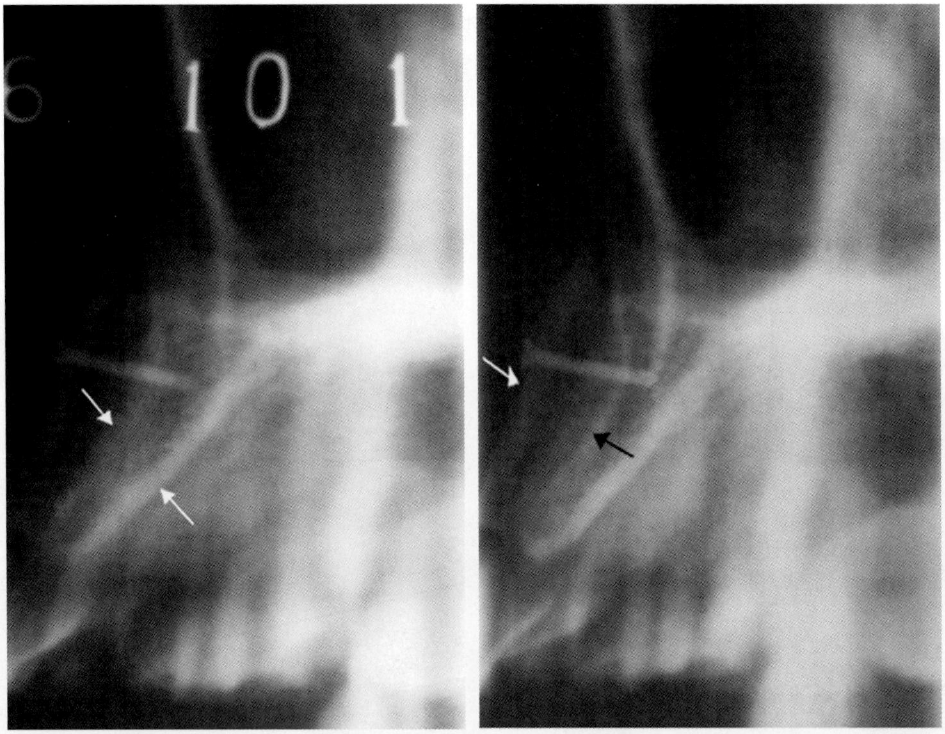

（1）　（2）

图19-5　颌骨横断面曲面体层检查

（1）上前牙缺失区域牙槽嵴厚度不足，形态凹陷（↑），固有牙槽骨不适于种植；（2）在其唇侧植骨（↑）使其厚度和形态得到改善

5. 口腔颌面锥形束CT扫描检查 口腔颌面锥形束CT（cone beam computed tomography，CBCT）检查为种植术前检查最精确、最有效的检查手段，且对患者的辐射剂量远低于螺旋CT，已在种植学临床上普遍应用，取代了传统CT检查。在检查上、下颌多个种植部位时，CBCT检查可以一次完成扫描，比其他检查方法更实用。CBCT软件可以对扫描信息进行二维或三维重建，医生可以在不同方向上了解检查部位骨的质与量、重要解剖结构、颌骨的断面形态及三维的牙槽嵴形态（图19-6）。

针对CBCT扫描资料，部分厂商已经研制开发了种植前设计的专用软件。该软件可以根据CBCT测量结果选择合适的种植体，计算机可以模拟种植体植入的位置，使医生在术前对种植体的选择、手术器具的准备、种植体的位置、方向和深度等有深入的了解。

近年来随着解剖学研究的深入及CBCT设备的不断改进，一些颌骨内未曾认识的结构渐渐被揭示。尤其是下颌骨的一些管孔的解剖变异值得引起种植医生的重视，如双下颌管（图19-7）、下颌正中管（图19-8）、下颌舌侧孔（图19-9）及下颌舌侧管（图19-10）等。研究显示，这些管道内有神经血管走形。术前CBCT检查有利于避免由于上述解剖变异引起的意外并发症。

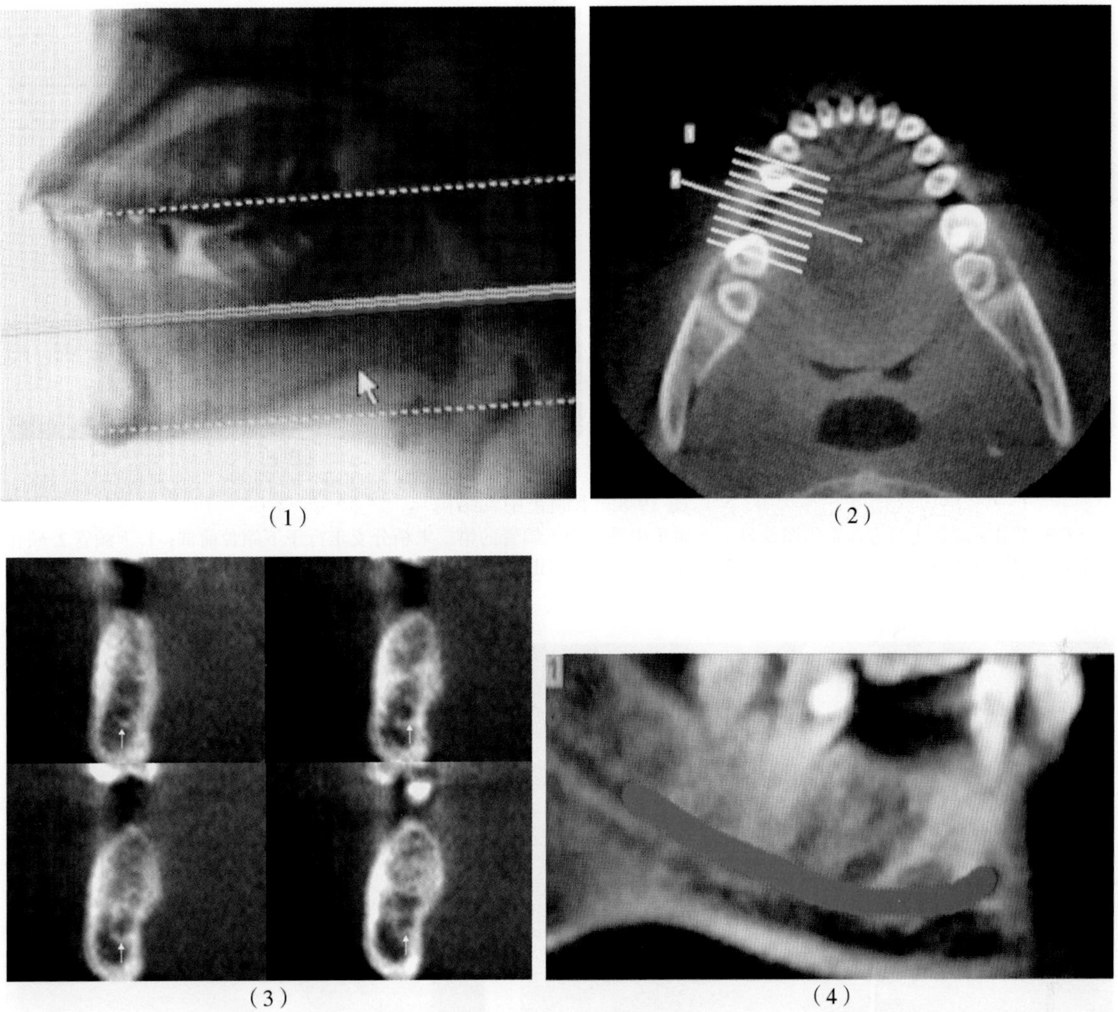

（1）（2）（3）（4）

图 19-6　锥形束 CT 检查

（1）显示一次重建图像的范围；（2）一次重建后生成轴位图像；（3）下颌骨缺失牙部位与颌骨垂直向重建的多层断面图像，“↑”所指为下颌管断面；（4）下颌曲面体层重建图像（部分），可清晰显示下颌管影像（红色标志）

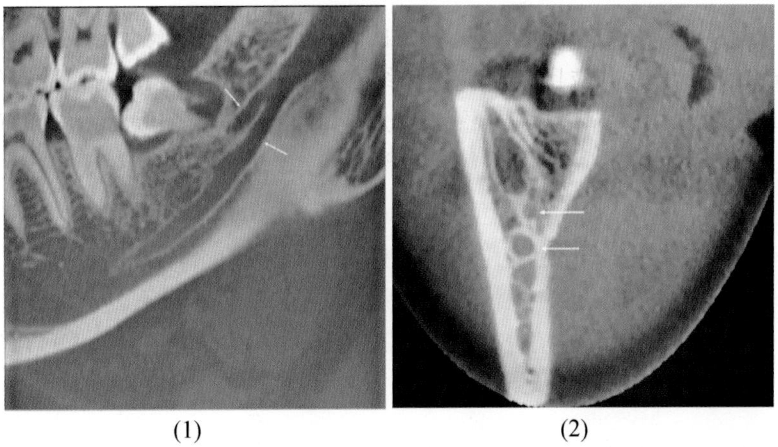

(1)　(2)

图 19-7　双下颌管结构

（1）CBCT 重组曲面体层片（局部）显示双下颌管结构（↑）；（2）与下颌骨长轴垂直断面 CBCT 图像显示双下颌管管断面（↑）

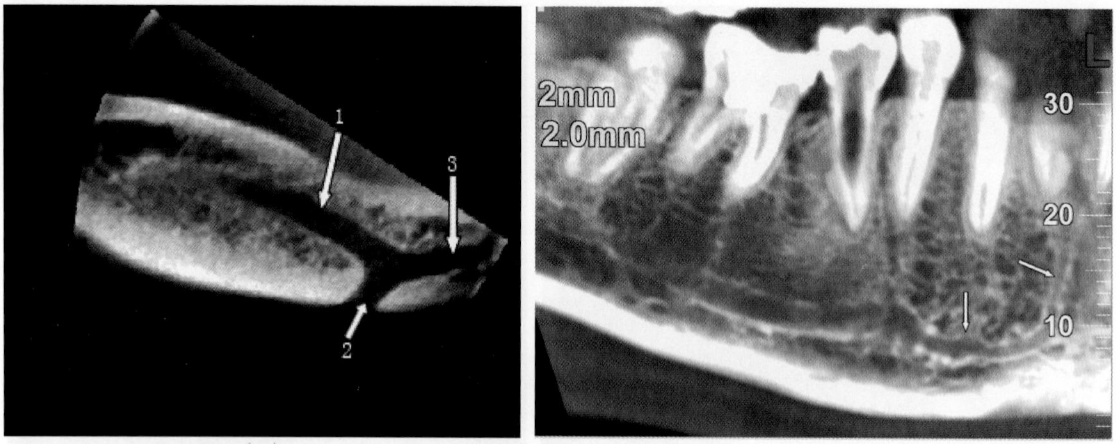

（1）　　（2）

图 19-8　下颌正中管结构

（1）CBCT 沿下颌管走行方向重组图像显示下颌正中管作为下颌管的第二末梢分支走行于下颌骨前部；1. 下颌管 2. 颏孔 3. 下颌正中管；（2）CBCT 沿下颌管走行方向重组图像显示下颌正中管继颏孔后继续走行于下前牙根间（↑）

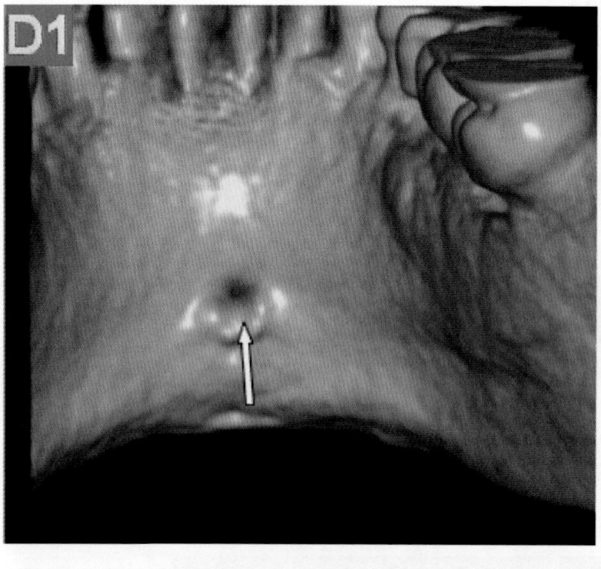

图 19-9　CBCT 三维立体重组图像显示颏棘上方的下颌舌侧孔（↑）

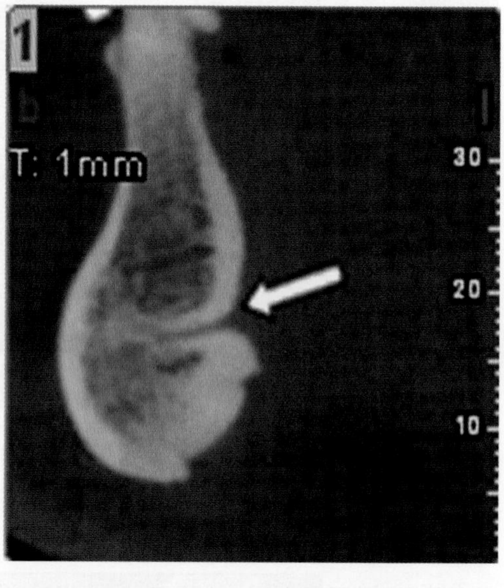

图 19-10　CBCT 下颌正中颌骨垂直断面图像显示下颌舌侧管（↑）

（二）术后即刻及修复后评价

种植术后及修复后远期 X 线检查可以帮助临床医师了解种植体周围骨整合情况、种植体和邻近重要解剖结构的关系，帮助临床医师选择进一步治疗的最佳时间。术后 X 线检查一般选用曲面体层片或根尖片来观察种植体周围骨结合情况（图 19-11），应注意有无颈部的“V”形骨袋。这个阶段由于有金属种植体不宜选用 CBCT 检查，因其会产生伪影严重降低 CBCT 图像质量。

三、三维影像数据在数字化口腔种植中的应用

在口腔种植中，牙和颌骨的三维影像数据的摄取主要依靠 CT 和 CBCT。由于 CT 的价格相对比较高，空间分辨率较 CBCT 低而辐射剂量高，所以在临床实际工作中三维影像数据的

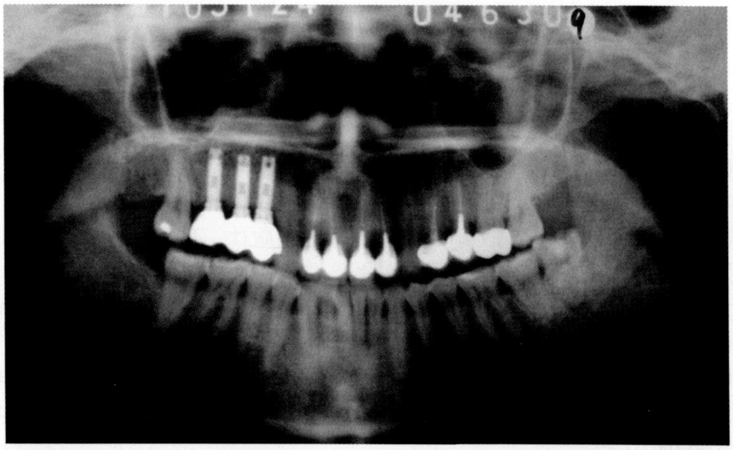

图 19-11 曲面体层片示右上第一、第二前磨牙和第一恒磨牙修复完成，3 个种植体颈部均有轻度骨吸收

获取主要依靠 CBCT。CBCT 在临床中的应用，大大地推动了口腔种植的数字化进程。通过参与种植导板的设计和 3D 动态导航中种植体的植入，三维影像数据可以说参与到了口腔数字化种植的全流程（图 19-12）。

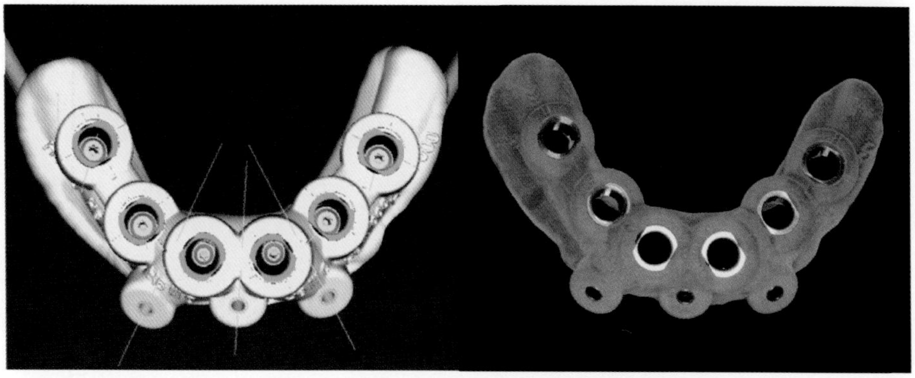

(1) (2)

图 19-12 利用三维影像数据设计的种植导板（1）和实体（2）

为了便于交流，来源于不同影像设备的三维影像数据的输出必须采用 DICOM 格式。DICOM 是英文 Digital Imaging and Communication in Medicine 的简称，即医学数字成像和交流，是医学图像和相关信息的国际标准（ISO 12052）。DICOM 格式的图像文件不仅仅包括医学图像数据，而且还包括病人个体的基本信息，如姓名、性别、身份证号码、医疗保险号等，以及与图像相关的投照参数、投照日期、检查项目等文档信息。现在普遍采用的 DICOM 格式标准是由美国放射学会和国家电器制造协会在 1993 年发布的 DICOM 标准 3.0。

Summary

The important role of radiographic examination in dental implant has been discussed followed by the outlining of the advantages and limitations of each imaging modality in the presurgical, intra-treatment, and post-placement phases, respectively. With the advent of cone beam CT to dentistry, the role of radiographic examination has become more and more important from sole osseous evaluation to going through the full procedure of a dental implant placement and the related dental prosthetics by the application of 3D imaging data.

参考文献

[1] 马绪臣．口腔颌面锥形束 CT 的临床应用．北京：人民卫生出版社，2011.
[2] 邹兆菊，马绪臣．口腔颌面医学影像诊断学．2 版．北京：人民卫生出版社，1997.
[3] 张志愿，俞光岩．口腔颌面外科学．7 版．北京：人民卫生出版社，2018.
[4] 宿玉成．浅谈数字化口腔种植治疗．中华口腔医学杂志，2016，51（4）：194-200.
[5] LiangX，JacobsR，LambrichtsI. An assessment on spiral CT scan of the superior and inferior genial spinal foramina and canals. SurgRadiol Anat，2006，28（1）：98-104.
[6] Liang X，Lambrichts I，Corpas L，et al. Neurovascular disturbance associated with implant placement in the anterior mandible and its surgical implications：literature review including report of a case. Chin J Dent Res，2008，11（2）：56-64.
[7] Liang X，Jacobs R，Lambrichts I，et al. Microanatomical and histological assessment of the content of superior genial spinalforamenanditsbonycanal.Dentomaxillofac Radiol，2005，34（6）：362-368.
[8] Miles DA，van Dis ML.Implant Radiology. Dent Clin of North Am，1993，37（4）：645-668.
[9] Scarfe W. The reality of language. Oral Surg Oral Med Oral Pathol Oral Radiol，2015，120（3）：281-283.

（李　刚　张万林）

索　引

H

J

K

L

M

N

P

Q

R

S

T

W